まえがき

『新 伴侶動物治療指針』は，早いものでここに第3巻の出版を迎えることになった。この新シリーズは，刊行以来，日本国内はもとより中国でも注目されてきており，すでに第1巻および第2巻の中国簡体字翻訳版の出版が決まっている。本シリーズが国内外の獣医界から大きな関心を寄せられている理由は，前半に臓器・疾患別の最も興味を引きそうな特集を組んでいること，そして後半では，前シリーズからの各器官系オムニバス形式を踏襲しつつ，最新の診断・治療ガイドラインを紹介していることであろう。

今回は，前半の特集では，監修にアメリカ獣医内科専門医（腫瘍学）の小林哲也先生を迎え，リンパ腫の分類，診断手法からはじまり，各病態の詳しい治療法とレスキュープロトコール，将来の治療に至るまで，それぞれの専門家に執筆いただいている。また，後半のオムニバスでは，腫瘍，感染症，呼吸器，消化器，腎泌尿器，神経，整形外科，眼科，皮膚科，一般内科，救急医療といった，多岐にわたる器官系や診療科についての最新情報が，盛りだくさんに並べられている。どこから読んでも興味深い文献がこれだけ並んでいるので，おそらく本書を手にして最初にページをめくる作業は，心がときめくものであろう。

そして，前シリーズから続く伝統であるが，今回も新しい著者に登場いただき，我が国の獣医界の将来を担う方々による新しい知見が次々と書き下ろされている。最近では情報の更新もめまぐるしく，本書の内容が数年後には書きかえられることがあっても，総監修者としては，それはそれでよいことであろうと考えている。毎年1回出版し，最新情報を本棚からすぐに取り出せる，また持ち出せる紙媒体でお届けしていることは，我々の使命であり，喜びでもある。どうか，現時点での最新情報と考えて手元に置き，情報が更新されるまで愛用していただきたい。

2024年9月

アジア小動物獣医師会（FASAVA）会長
一般社団法人 日本臨床獣医学フォーラム名誉会長
石田卓夫

監修者・執筆者一覧

（掲載順。所属は 2024 年 8 月現在）

■ 総監修　石田卓夫（赤坂動物病院）

リンパ腫の診断と治療法

監修　小林哲也（公益財団法人 日本小動物医療センター附属 日本小動物がんセンター）

[リンパ腫総論]

賀川由美子（病理組織検査 ノースラボ）　病理組織学的分類 ………………………… 10

浅川　翠（どうぶつの総合病院　専門医療＆救急センター）　診断手法 …………………………………… 18

李　美侑[1]，小野　晋[1, 2]　画像診断 …………………………………… 31
1）日本小動物医療センター，2）㈱スカイベッツ

[犬のリンパ腫]

松山　新（University of Saskatchewan, Western College of Veterinary Medicine）　多中心型高グレードリンパ腫の治療 ……… 65

瀬戸口明日香（JASMINE どうぶつ総合医療センター）　低グレードリンパ腫の治療 ……………… 80

原田　慶[1]，村山信雄[2, 3]　皮膚型リンパ腫の治療 ……………………… 88
1）日本小動物がんセンター，2）日本小動物医療センター，
3）犬と猫の皮膚科

[猫のリンパ腫]

村上景子（Iowa State University, College of Veterinary Medicine）　節外性リンパ腫の治療 ……………………… 103

藤原亜紀（日本獣医生命科学大学　獣医放射線学研究室／付属動物医療センター）　鼻腔／鼻咽頭リンパ腫の治療 ……………… 113

[犬と猫の消化器型リンパ腫]

高橋　雅（鹿児島大学共同獣医学部附属動物病院）　消化器型高グレードリンパ腫の治療 ……… 126

金本英之（ER 八王子　動物高度医療救命救急センター）　消化器型低グレードリンパ腫の治療 ……… 137

[リンパ腫のより高度な治療法]

細谷謙次（北海道大学動物医療センター）　犬と猫の多中心型リンパ腫に対するレスキュー療法 … 148

伊賀瀬雅也，水野拓也（山口大学獣医臨床病理学研究室，日本小動物がんセンター）　リンパ腫治療の将来 ……………………… 160

臓器・疾患別　最新の治療ガイドライン

諏訪晃久（すわ動物病院）　［腫　瘍］　犬の白血病の診断と治療 ………………… 172

石田卓夫（赤坂動物病院）　［感染症］　猫伝染性腹膜炎（FIP）の診断と治療の最新情報 … 183

谷口哲也（兵庫ペット医療センター，京都動物医療センター，埼玉動物医療センター）　［呼吸器疾患］　呼吸器薬の使い方 ……………………… 197

大森啓太郎（東京農工大学小金井動物救急医療センター）　［消化器疾患］　腸内細菌叢の改善へのアプローチ
〜消化器疾患に対するプロ・プレバイオティクスと糞便移植療法の可能性〜 … 208

五十嵐寛高（麻布大学　小動物内科学研究室）　［消化器疾患］　巨大食道症の診断と治療・管理 ………… 222

宮川優一（日本獣医生命科学大学　獣医内科学研究室第二）　［腎泌尿器疾患］　慢性腎臓病治療のアップデート
〜 IRIS CKD ガイドラインの変更点を踏まえた治療〜 ………… 231

中本裕也（Neuro Vets 動物神経科クリニック，大阪公立大学獣医学部附属獣医臨床センター）　［神経疾患］　犬と猫の脳血管障害への対応 …………… 242

宮﨑悠太（相川動物医療センター）　［整形外科］　犬と猫の変形性関節症の診断と治療 …… 256

平島　享（千村どうぶつ病院）　［眼科疾患］　鼻涙管経路に関連した疾患の診断と治療 ………… 263

島崎洋太郎（東京農工大学動物医療センター）　［皮膚疾患］　猫アトピー症候群の定義と鑑別疾患および治療 … 278

小島一輝（日本動物高度医療センター）　［一般内科］　食欲不振症例への栄養療法 …………… 288

森田　肇（日本小動物医療センター）　［救急疾患］　誤食に対する内視鏡テクニック ……… 302

3

目　次

まえがき ……… 2
監修者・執筆者一覧 ……… 3

リンパ腫の診断と治療法

リンパ腫総論

病理組織学的分類　10
病理組織学的な分類とは ……… 10
リンパ腫の発生部位 ……… 10
リンパ濾胞の構造 ……… 10
B 細胞性リンパ腫 ……… 10
　1. 大細胞型 B 細胞性リンパ腫 ……… 11
　2. 濾胞型リンパ腫(FL) ……… 12
T 細胞性リンパ腫 ……… 14
　1. T 細胞領域リンパ腫 ……… 14
　2. 皮膚 T 細胞性リンパ腫 ……… 15
　3. 消化管 T 細胞性リンパ腫 ……… 16
　4. 節外性 T 細胞性リンパ腫 ……… 17

診断手法　18
はじめに ……… 18
細胞診 ……… 18
　1. サンプルの採取方法 ……… 18
　2. 染色方法 ……… 19
　3. 形態評価の基本とトラブルシューティング ……… 21
犬と猫のリンパ腫の診断手法 ……… 22
　1. 細胞診 ……… 22
　2. 病理組織学的検査 ……… 22
　3. 各リンパ腫の診断手法 ……… 22
　4. 免疫染色 ……… 27
　5. クローナリティ検査(PARR 検査) ……… 28
おわりに ……… 30

画像診断　31
リンパ節 ……… 31
　1. 画像診断に重要なリンパ節の解剖 ……… 31
　2. X 線検査 ……… 34
　3. 超音波検査 ……… 34
　4. CT 検査 ……… 35
　5. MRI 検査 ……… 36
　6. 鑑別診断 ……… 36
神経系のリンパ腫 ……… 36
　1. 病態 ……… 36
　2. 診断 ……… 37
　3. 画像検査モダリティの選択 ……… 37
　4. MRI 検査所見 ……… 37
　5. 神経外病変 ……… 39
　6. 鑑別診断 ……… 39
眼のリンパ腫 ……… 39
　1. 病態 ……… 39
　2. 画像検査 ……… 40
肝臓のリンパ腫 ……… 40
　1. X 線検査所見 ……… 40
　2. 超音波検査所見 ……… 41
　3. CT 検査所見 ……… 41
　4. 鑑別診断 ……… 41
胆嚢・胆管のリンパ腫 ……… 41

脾臓のリンパ腫 ……… 42
　1. X 線検査所見 ……… 43
　2. 超音波検査所見 ……… 43
　3. 鑑別診断 ……… 43
腎臓のリンパ腫 ……… 44
　1. X 線検査所見 ……… 45
　2. 超音波検査所見 ……… 45
　3. CT 検査所見 ……… 46
　4. 鑑別診断 ……… 46
消化管のリンパ腫 ……… 46
　1. 胃のリンパ腫 ……… 46
　2. 小腸のリンパ腫 ……… 49
　3. 回盲結口部のリンパ腫 ……… 52
　4. 結直腸のリンパ腫 ……… 52
縦隔のリンパ腫 ……… 53
　1. 画像所見 ……… 53
　2. 鑑別診断 ……… 55
鼻腔／鼻咽頭リンパ腫 ……… 56
　1. 画像検査の選択 ……… 56
　2. X 線検査 ……… 56
　3. CT 検査 ……… 56
　4. MRI 検査 ……… 57
喉頭／気管のリンパ腫 ……… 57
　1. 喉頭リンパ腫 ……… 57
　2. 気管リンパ腫 ……… 58
肺リンパ腫 ……… 58
　1. X 線検査 ……… 59
　2. 超音波検査 ……… 59
　3. CT 検査 ……… 59
　4. リンパ腫様肉芽腫症 ……… 60

犬のリンパ腫

多中心型高グレードリンパ腫の治療　65
病態生理 ……… 65
臨床徴候 ……… 65
検査と診断 ……… 66
　1. 診断 ……… 66
　2. ステージングに関する検査 ……… 66
　3. 血液を用いた検査 ……… 66
治療の概要 ……… 67
内科的治療 ……… 67
　1. CHOP 療法 ……… 67
　2. ドキソルビシン／プレドニゾロン療法 ……… 71
　3. CCNU／プレドニゾロン療法 ……… 72
　4. プレドニゾロン療法 ……… 73
実際の症例 ……… 74

低グレードリンパ腫の治療　80
疾患の概要 ……… 80
病態生理 ……… 80
　1. B 細胞性腫瘍 ……… 80
　2. T 細胞性腫瘍 ……… 81
臨床徴候 ……… 81
　1. 白血病型 ……… 81
　2. リンパ節腫大型 ……… 81
　3. 脾臓腫瘤型 ……… 82

4. 消化管浸潤型	……	82

検査と診断 …… 82
1. 細胞診 …… 82
2. 病理組織学的検査 …… 82
3. クローナリティ検査 …… 82
4. フローサイトメトリー …… 83

治療 …… 83
1. 治療方針の決定 …… 83
2. 治療の選択肢 …… 84
3. 外科的治療 …… 85

治療の注意点 …… 85
1. 治療を開始すべきかどうか？ …… 85
2. 治療強度をどれくらいにするか？ …… 86

入院時・自宅看護の注意点 …… 86
予後 …… 86

皮膚型リンパ腫の治療 88
疾患の概要 …… 88
病態生理 …… 89
1. 菌状息肉症（MF） …… 90
2. パジェット様細網症（PR） …… 90
3. セザリー症候群（SS） …… 90
臨床徴候 …… 90
検査と診断 …… 91
治療方針の考え方 …… 92
治療方法 …… 92
1. 内科的治療 …… 92
2. 外科的治療 …… 95
3. 放射線療法 …… 95
予後 …… 95
入院時・自宅看護の注意点 …… 95
1. ロムスチン（CCNU） …… 95
2. 抗がん剤への曝露 …… 96
3. レチノイド …… 96
実際の症例 1 …… 96
実際の症例 2 …… 99

猫のリンパ腫

節外性リンパ腫の治療 103
節外性リンパ腫の概要 …… 103
1. 病態生理 …… 103
2. 臨床徴候 …… 103
3. 検査 …… 103
4. 診断 …… 103
5. 治療法と予後 …… 103
縦隔型リンパ腫 …… 104
1. 病態生理 …… 104
2. 臨床徴候 …… 104
3. 検査 …… 104
4. 診断 …… 104
5. 治療法と予後 …… 104
腎リンパ腫 …… 104
1. 病態生理 …… 104
2. 臨床徴候 …… 105
3. 検査 …… 105
4. 診断 …… 106

5. 治療法と予後 …… 106
中枢神経型リンパ腫 …… 106
1. 病態生理 …… 106
2. 臨床徴候 …… 106
3. 検査 …… 106
4. 診断 …… 107
5. 治療法と予後 …… 107
皮膚型／皮下リンパ腫 …… 107
1. 病態生理 …… 107
2. 臨床徴候 …… 107
3. 検査 …… 107
4. 診断 …… 108
5. 治療法と予後 …… 108
喉頭／咽頭リンパ腫 …… 108
1. 病態生理 …… 108
2. 臨床徴候 …… 108
3. 検査 …… 108
4. 診断 …… 109
5. 治療法と予後 …… 109
眼内リンパ腫 …… 109
1. 病態生理 …… 109
2. 臨床徴候 …… 109
3. 検査 …… 109
4. 診断 …… 109
5. 治療法と予後 …… 109
その他のまれな節外性リンパ腫 …… 110

鼻腔／鼻咽頭リンパ腫の治療 113
病態 …… 113
臨床徴候 …… 113
検査と診断 …… 113
1. X 線検査 …… 113
2. 血液を用いた検査 …… 114
3. 病理組織学的検査 …… 114
4. 転移の評価 …… 115
治療方針の決定 …… 115
1. 診断時に腫瘍が鼻腔／鼻咽頭に限局
している場合 …… 115
2. 診断時に腎臓への転移が認められた場合 …… 117
治療方法 …… 118
1. 放射線療法 …… 118
2. 化学療法 …… 118
予後 …… 120
入院時・自宅看護の注意点 …… 121
実際の症例 …… 121

犬と猫の消化器型リンパ腫

消化器型高グレードリンパ腫の治療 126
定義 …… 126
犬の消化器型高グレードリンパ腫 …… 126
1. 臨床徴候 …… 126
2. 検査と診断 …… 127
3. 治療 …… 127
4. 予後 …… 129
5. 異なる特徴をもつ消化器型
高グレードリンパ腫 …… 129

5

猫の消化器型高グレードリンパ腫 130
1. 臨床徴候 130
2. 検査と診断 130
3. 治療 132
4. 予後 135

消化器型低グレードリンパ腫の治療 137
病態生理 137
疫学と臨床徴候 137
検査と診断 137
1. 診断アプローチ 137
2. 検査所見 138
治療 140
1. 外科的治療 140
2. 内科的治療 141
実際の症例1 144
実際の症例2 146

リンパ腫のより高度な治療法

犬と猫の多中心型リンパ腫に対するレスキュー療法 148
はじめに 148
レスキュープロトコールの概要 148
1. アンスラサイクリン系薬剤の単剤 148
2. ダカルバジン，またはテモゾロミドと
アンスラサイクリン系薬剤の併用 150
3. アルキル化剤の単剤 150
4. MOPPプロトコールとその派生形 150
5. DMACプロトコール 150
6. LAPプロトコール 150
7. ラバクフォサジン 151
8. その他 151
レスキュープロトコールに踏み切る
タイミング（再導入 vs レスキュー） 151
レスキュープロトコール選択の基準 151
各種のレスキュープロトコール 152
1. プロトコールを組む際の原則 152
2. 代表的なレスキュープロトコール 152
導入プロトコールへのレスキュー薬の適用 154
猫におけるレスキュープロトコール 155
1. レスキュープロトコールが少ない理由 155
2. 猫における代表的なレスキュー
プロトコール 155
高齢動物での注意点 157
ご家族への説明のポイント 158
おわりに 158

リンパ腫治療の将来 160
はじめに 160
分子標的薬とは 160
抗体薬 161
1. 抗体薬の製造過程 161
2. 抗体薬の機能 161
CAR-T細胞療法 162
1. CAR-T細胞の製造過程 163
2. CAR-T細胞療法の注意点 164
人の血液腫瘍における抗体薬と
CAR-T細胞療法 164

1. 人のリンパ腫の治療 165
2. CD19-CAR-T細胞療法 165
3. 犬や猫への応用における課題 166
獣医療における抗体薬の現状 166
犬のリンパ腫に対する抗CD20抗体 168
犬のCAR-T細胞療法 168
おわりに 169

臓器・疾患別　最新の治療ガイドライン

腫瘍 犬の白血病の診断と治療 172
病態および診断 172
1. 病態 172
2. 診断 172
最新の治療 176
1. 急性骨髄性白血病（AML） 176
2. 急性リンパ芽球性白血病（ALL） 178
3. 慢性骨髄性白血病（CML） 179
4. 慢性リンパ性白血病（CLL） 179
薬の処方例 180
1. 症例1：急性白血病 180
2. 症例2：慢性白血病 180
3. 症例3：慢性白血病 180

感染症 猫伝染性腹膜炎（FIP）の診断と治療の最新情報 183
猫伝染性腹膜炎（FIP）研究の変遷 183
猫コロナウイルスと変異 183
1. 猫腸コロナウイルス（FECV） 184
2. 病原性の変異 184
3. 犬コロナウイルスと遺伝子の組換え 185
病理発生 185
1. 滲出型と非滲出型 185
2. その他の病態 188
診断 189
治療 193
1. 新型コロナウイルス治療薬の登場 193
2. 第二の抗コロナウイルス薬 194
3. 抗ウイルス薬以外の補助治療 194

呼吸器疾患 呼吸器薬の使い方 197
呼吸器薬のドラッグデリバリーシステム 197
1. 吸入器 197
2. ネブライザー装置 197
呼吸器薬の種類 198
気管支拡張薬 199
1. β作動薬 199
2. キサンチン誘導体 200
3. 抗コリン薬 201
去痰薬 201
1. 気道分泌促進薬 201
2. 気道粘液潤滑薬 201
3. 気道粘膜修復薬 202
4. 気道粘液溶解薬 202
鎮咳薬 202
1. 中枢性鎮咳薬 202
2. 中枢性・末梢性鎮咳薬 203

3. 末梢性鎮咳薬 ……………………… 203
　抗炎症薬 ………………………………… 204
　　1. 吸入ステロイド薬 ………………… 204
　　2. ロイコトリエン拮抗薬 …………… 205
　　3. 充血除去薬 ………………………… 205
　おわりに ………………………………… 205

消化器疾患 腸内細菌叢の改善へのアプローチ
〜消化器疾患に対するプロ・プレバイオティクスと糞便移植療法の可能性〜 208
　腸内細菌叢の重要性 …………………… 208
　腸内細菌叢の分類 ……………………… 208
　ディスバイオーシスを標的とした治療法 … 209
　　1. プロバイオティクス ……………… 209
　　2. プレバイオティクス ……………… 210
　　3. 糞便移植療法 ……………………… 211
　伴侶動物医療における最新の動向 …… 213
　　1. プロ・プレバイオティクスによる治療 … 213
　　2. 糞便移植療法(FMT)による治療 … 214
　慢性腸症の犬に対する
　糞便移植療法(FMT)の効果 ………… 214
　猫の消化器疾患に対する
　糞便移植療法(FMT)の効果 ………… 215
　糞便移植療法(FMT)の実際 ………… 215
　　1. *Clostridioides difficile* 関連性下痢 … 216
　　2. 免疫抑制薬非反応性腸症(NRE) … 216
　糞便移植療法(FMT)の課題 ………… 217
　　1. プロトコール ……………………… 217
　　2. 安全性 ……………………………… 219
　おわりに ………………………………… 220

消化器疾患 巨大食道症の診断と治療・管理　**222**
　病態 ……………………………………… 222
　　1. 先天性巨大食道症 ………………… 222
　　2. 後天性巨大食道症 ………………… 222
　検査および診断 ………………………… 224
　　1. 臨床徴候 …………………………… 224
　　2. 巨大食道症の診断 ………………… 224
　　3. 基礎疾患のスクリーニング ……… 224
　最新の治療 ……………………………… 226
　　1. 基礎疾患の治療 …………………… 226
　　2. 栄養療法 …………………………… 226
　　3. 薬物療法 …………………………… 226
　　4. 外科手術 …………………………… 227
　薬の処方例 ……………………………… 227
　　1. シルデナフィル …………………… 227
　　2. 平滑筋運動促進薬 ………………… 228
　　3. 制酸薬 ……………………………… 228
　　4. 消化管粘膜保護薬 ………………… 228
　　5. 抗菌薬 ……………………………… 228
　予後 ……………………………………… 228

腎泌尿器疾患 慢性腎臓病治療のアップデート
〜IRIS CKD ガイドラインの変更点を踏まえた治療〜 231
　IRIS CKD ガイドラインの変更点 …… 231
　　1. クロピドグレルの追加(犬・猫) … 231

　　2. 食事療法開始の指標としての
　　　 FGF-23 の導入(猫) ……………… 232
　　3. 食事療法後の高カルシウム血症の回避 … 232
　　4. 蛋白尿に対する治療推奨の変更(犬) … 233
　実際の症例 ……………………………… 233
　　1. 猫での食事療法の判断(症例 1) … 233
　　2. 犬の蛋白尿に対する治療方針(症例 2) … 235
　従来のガイドラインから変更されていない
　治療推奨 ………………………………… 237
　　1. 全ステージ共通の推奨 …………… 237
　　2. ステージ 2 での推奨 ……………… 238
　　3. ステージ 3 での推奨 ……………… 240
　　4. ステージ 4 での推奨 ……………… 240

神経疾患 犬と猫の脳血管障害への対応　　**242**
　病態および分類 ………………………… 242
　　1. 脳の血管系 ………………………… 242
　　2. 分類および原因 …………………… 243
　　3. 病態生理 …………………………… 244
　　4. 好発品種および疫学 ……………… 245
　検査および診断 ………………………… 245
　　1. 神経学的検査 ……………………… 245
　　2. 身体診察 …………………………… 245
　　3. 血液の検査 ………………………… 245
　　4. 画像検査 …………………………… 245
　　5. 脳脊髄液検査 ……………………… 246
　治療 ……………………………………… 248
　　1. 保存的治療 ………………………… 249
　　2. 外科的治療 ………………………… 249
　予後 ……………………………………… 249
　実際の症例 ……………………………… 250

整形外科 犬と猫の変形性関節症の診断と治療　**256**
　病態および臨床徴候 …………………… 256
　　1. 病態 ………………………………… 256
　　2. 疼痛のメカニズム ………………… 256
　　3. 臨床徴候 …………………………… 256
　検査および診断 ………………………… 257
　　1. 検査および検査所見 ……………… 257
　　2. COAST によるグレード分類 …… 257
　　3. COASTeR によるグレード分類 … 259
　最新の治療 ……………………………… 259
　　1. 薬物療法 …………………………… 259
　　2. 体重管理 …………………………… 259
　　3. 運動管理および理学療法 ………… 261
　　4. 食事管理 …………………………… 261
　　5. 外科的治療 ………………………… 261
　薬の処方例 ……………………………… 261
　　1. NSAIDs …………………………… 261
　　2. ピプラント系消炎鎮痛剤 ………… 261
　　3. 抗 NGF モノクローナル抗体 …… 261
　　4. その他の鎮痛薬 …………………… 262

眼科疾患 鼻涙管経路に関連した疾患の診断と治療　**263**
　病態と検査および診断 ………………… 263
　　1. 鼻涙管経路の概要 ………………… 263

7

2. 鼻涙管経路に関連する検査 ………… 264
最新の治療 ………………………………… 268
 1. 犬の鼻涙管経路に関連した疾患 ……… 268
 2. 猫の鼻涙管経路に関連した疾患 ……… 274
薬の処方例（当院の場合） ……………… 276

皮膚疾患 猫アトピー症候群の定義と鑑別疾患および治療　**278**

猫アトピー症候群（FAS）の定義 ……… 278
猫アトピー性皮膚症候群（FASS） ……… 278
 1. 特徴 ……………………………………… 278
 2. 臨床徴候 ………………………………… 278
猫食物アレルギー（FFA） ……………… 281
 1. 特徴 ……………………………………… 281
 2. 診断 ……………………………………… 281
猫喘息 ……………………………………… 282
 1. 特徴 ……………………………………… 282
 2. 診断 ……………………………………… 282
FASS の鑑別疾患 ………………………… 283
ノミアレルギー性皮膚炎（FAD） ……… 283
 1. 特徴 ……………………………………… 283
 2. 診断 ……………………………………… 283
ノミ以外の外部寄生虫症 ………………… 283
 1. 特徴 ……………………………………… 283
 2. 診断 ……………………………………… 283
ブドウ球菌性皮膚炎，マラセチア過剰増殖 … 284
 1. 特徴 ……………………………………… 284
 2. 診断 ……………………………………… 284
FASS の診断 ……………………………… 284
アレルギー検査の有用性 ………………… 284
FASS の治療 ……………………………… 284
 1. 全身性グルココルチコイド（推奨度 A） ……… 285
 2. シクロスポリン（推奨度 A） ………… 285
 3. オクラシチニブ（推奨度 A） ………… 285
 4. 抗菌薬（推奨度 A） …………………… 285
 5. 外用グルココルチコイド製剤（推奨度 B） … 285
 6. 抗ヒスタミン薬（推奨度 B） ………… 286
 7. 必須脂肪酸（推奨度 B） ……………… 286
 8. 超微細化パルミトイルエタノールアミド
  （PEAum）（推奨度 B） ……………… 286
 9. アレルゲン特異的免疫療法（推奨度 B） … 286
 10. アレルゲンの回避（推奨度 C） ……… 286
まとめ ……………………………………… 286

一般内科 食欲不振症例への栄養療法　**288**

栄養療法の重要性 ………………………… 288

栄養失調の病態生理 ……………………… 288
 1. 重症例における代謝変化 ……………… 288
 2. 過剰栄養の弊害 ………………………… 289
食欲不振の原因と診断のピットフォール … 289
栄養療法の策定 …………………………… 289
 1. 適用は？：栄養状態の
  スクリーニングと評価法 ……………… 289
 2. どのように？：自力摂食 vs チューブ
  フィーディング vs 経静脈栄養 ……… 292
 3. いつから？ …………………………… 294
 4. どれくらい？：必要カロリーの計算 … 294
 5. 何を？：食事内容 …………………… 295
各フィーディングチューブの特徴 ……… 296
 1. 経鼻食道（胃）チューブ ……………… 296
 2. 食道瘻チューブ ………………………… 296
 3. 胃瘻チューブ …………………………… 297
 4. 空腸（腸瘻）チューブ ………………… 297
トラブルへの対応 ………………………… 298
 1. チューブの閉塞 ………………………… 298
 2. 消化管のうっ滞 ………………………… 298
食欲増進剤 ………………………………… 298
 1. 食欲増進剤を検討する前に …………… 298
 2. ミルタザピン …………………………… 299
 3. カプロモレリン ………………………… 299

救急疾患 誤食に対する内視鏡テクニック　**302**

鉗子の選択と異物 ………………………… 302
 1. V 字鰐口把持鉗子 ……………………… 302
 2. バスケット型把持鉗子 ………………… 302
 3. 回収ネット ……………………………… 302
 4. スネア鉗子 ……………………………… 303
鉗子以外のアイテム ……………………… 303
 1. 内視鏡用装着フード …………………… 303
 2. 潤滑剤 …………………………………… 304
実際の症例 ………………………………… 304
 1. 症例 1（ボタン電池の誤食） ………… 304
 2. 症例 2（手羽先の骨の誤食） ………… 305
 3. 症例 3（マスク〔？〕の誤食） ……… 307
 4. 症例 4（胃～十二指腸内異物） ……… 308
 5. 症例 5（焼き鳥の串の誤食） ………… 311
 6. 症例 6（食道内異物〔りんご〕） …… 313
 7. 症例 7（胃内で異物を変形〔消しゴム〕） … 315
おわりに …………………………………… 315

索引 ………………………………………… 316

ご　注　意

本書中の診断法，治療法，薬用量については，最新の獣医学的知見をもとに，細心の注意をもって記載されています。しかし獣医学の著しい進歩からみて，記載された内容がすべての点において完全であると保証するものではありません。実際の症例へ応用する場合は，使用する機器，検査センターの正常値に注意し，かつ用量等はチェックし，各獣医師の責任の下，注意深く診療を行ってください。本書記載の診断法，治療法，薬用量による不測の事故に対して，著者，監修者，編集者ならびに出版社は，その責を負いかねます。（株式会社緑書房）

リンパ腫の診断と治療法

監修　小林哲也

リンパ腫総論
病理組織学的分類
診断手法
画像診断

犬のリンパ腫
多中心型高グレードリンパ腫の治療
低グレードリンパ腫の治療
皮膚型リンパ腫の治療

猫のリンパ腫
節外性リンパ腫の治療
鼻腔／鼻咽頭リンパ腫の治療

犬と猫の消化器型リンパ腫
消化器型高グレードリンパ腫の治療
消化器型低グレードリンパ腫の治療

リンパ腫のより高度な治療法
犬と猫の多中心型リンパ腫に対するレスキュー療法
リンパ腫治療の将来

リンパ腫の診断と治療法

リンパ腫総論

病理組織学的分類

賀川由美子
病理組織検査 ノースラボ

病理組織学的な分類とは

病理組織学的なリンパ腫の分類は，腫瘍の分布や組織内での広がり，細胞形態，免疫表現型などを加味して行われる。リンパ腫は，節性（リンパ節性）または節外性，限局性または全身性，低グレード（悪性度）または高グレード（悪性度）など，非常に多様な臨床像を示す。動物では2002年にWHO分類[1]が発表されており，その後，Valliらにより少しずつ改訂が行われている[2~4]。

病理組織学的検査では，細胞診での診断とは異なり，組織の構造や免疫表現型を評価し，腫瘍がB細胞性かT細胞性か，またはそれらの組織型を評価する。リンパ腫の組織型と予後の関係が報告されていることから，組織型の決定は，腫瘍の予後の予測や治療法の決定に重要である。

世界保健機関（WHO）による分類では，リンパ腫が43の組織型に分類されている[1]。しかしながら，ここには非常にまれな疾患も含まれており，Valliらの報告[2,5]では，約80％が6つの分類に集約されている。これら6種類の病変には，び漫性大細胞型B細胞性リンパ腫（DLBCL，145例），辺縁帯リンパ腫（11例），特定不能の（NOS）末梢性T細胞性リンパ腫（PTCL，42例），節性T細胞領域リンパ腫（38例），Tリンパ芽球性リンパ腫（12例），リンパ腫以外の疾患（20例）が含まれている。また，『Tumors in Domestic Animals』[2]では，犬のリンパ腫はDLBCL（50％）と末梢性T細胞性リンパ腫NOS（15％）の2つが最も多く，そのほかにはT細胞領域リンパ腫（3~15％），T細胞性リンパ芽球性リンパ腫（3~5％），および辺縁帯リンパ腫（5~10％）がみられるとされている。

リンパ腫の発生部位

リンパ腫の最も一般的な発生部位はリンパ節であり，「節性（nodular）」と呼ばれる。鼻，呼吸器，皮膚，神経，眼などリンパ細網組織以外の場所に発生するリンパ腫は，「節外性（extranodal）」と呼ばれる。

リンパ濾胞の構造

リンパ節は皮質と髄質に分かれており，皮質部にはリンパ濾胞が形成され，皮質深部にはT細胞が存在する傍皮質領域がある（図1）。

B細胞は，リンパ球の分化段階により濾胞内での分布が変わる。一次濾胞では，小型のリンパ球（マントル細胞）が主体となっているが（図2a），抗原刺激が加わると，胚中心の形成を伴う二次濾胞が形成される（図2b）。胚中心は，暗帯（濾胞中心芽細胞）と明帯（濾胞中心細胞）に分かれる（図2c）。胚中心周囲にはマントルゾーンが存在し，これらの細胞が胚中心に移動し，芽球化すると考えられている。免疫芽細胞は辺縁帯（マージナルゾーン）に移行し，最終的には髄索で形質細胞へと成熟する。濾胞型リンパ腫（FL）は，この二次濾胞の構造に従い分類される。

B細胞性リンパ腫

B細胞は，細胞の分化の段階に基づき，組織型が分類される（図3）。B細胞は骨髄で形成された後にリンパ濾胞に移動して，細胞の分化が進んでいく。特に濾

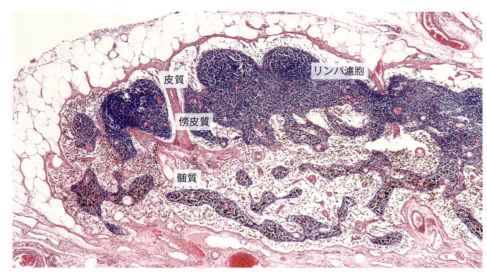

図1 正常なリンパ節の病理組織像（HE染色）
低倍。皮質および髄質に分かれており，皮質部にはリンパ濾胞が形成され，皮質深部には傍皮質領域がある。

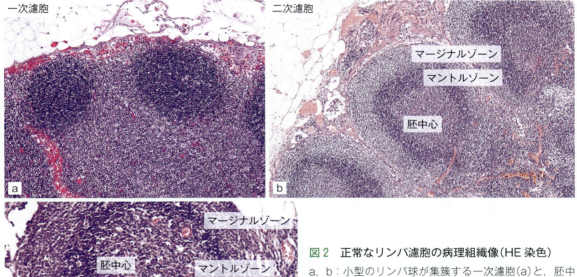

図2 正常なリンパ濾胞の病理組織像（HE染色）
a, b：小型のリンパ球が集簇する一次濾胞(a)と，胚中心の形成を伴う二次濾胞(b)がある。二次濾胞では，胚中心を取り囲むようにマントルゾーンと辺縁帯（マージナルゾーン）が存在する。
c：濾胞の拡大像。一次濾胞のB細胞は，抗原刺激を受けると活性化し，胚中心を形成する。胚中心は，暗帯（dark zone）と明帯（light zone）に分かれ，暗帯の濾胞中心芽細胞は明帯に移動し，濾胞中心細胞となる。それぞれの部位からリンパ腫が発生する。

胞型の高分化な腫瘍では，腫瘍化しても組織構造が保たれることから，それに基づき分類がなされる。

1．大細胞型B細胞性リンパ腫

（1）び漫性大細胞型B細胞性リンパ腫（DLBCL）

DLBCLは，最も多いタイプのリンパ腫であり，胚中心の暗帯より発生する（図2c）。組織学的には濾胞構造は消失し，シート状に増殖する大型のリンパ球様細胞から成り立っている（図4）。

（2）T細胞豊富型B細胞性リンパ腫

T細胞豊富型B細胞性リンパ腫（T cell rich B cell lymphoma）は，大型のB細胞の増殖と，多数の小型

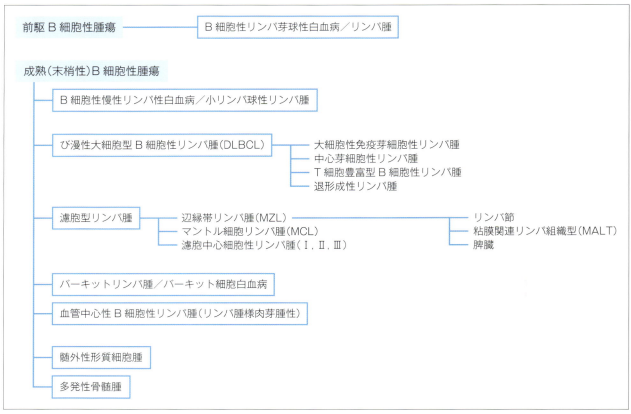

図3 動物のB細胞性リンパ腫の分類
（文献1〜5をもとに作成）

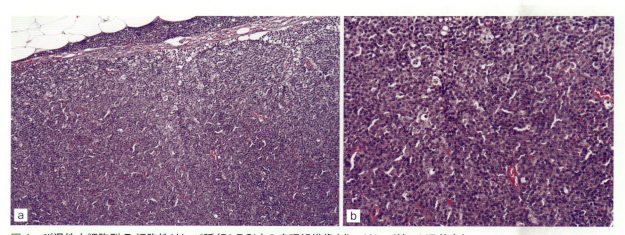

図4 び漫性大細胞型B細胞性リンパ腫（DLBCL）の病理組織像（犬，リンパ節，HE染色）
a：低倍。正常なリンパ節構造は，腫瘍細胞の増殖により消失している。
b：高倍。シート状に増殖する腫瘍細胞。大型のリンパ球様細胞の増殖が認められる。

のT細胞の浸潤からなるB細胞性のリンパ腫である。猫の頸部リンパ節に好発する猫のホジキン病様リンパ腫も，この腫瘍に分類されると考えられる（図5）。

2．濾胞型リンパ腫（FL）[6]

リンパ濾胞の各部位（濾胞中心性，辺縁帯，マントルゾーン）からリンパ腫が発生するが（図2c），いずれも緩徐進行型のリンパ腫とされている。FLはリンパ節のほか，リンパ濾胞の存在する脾臓や消化管から

リンパ腫総論

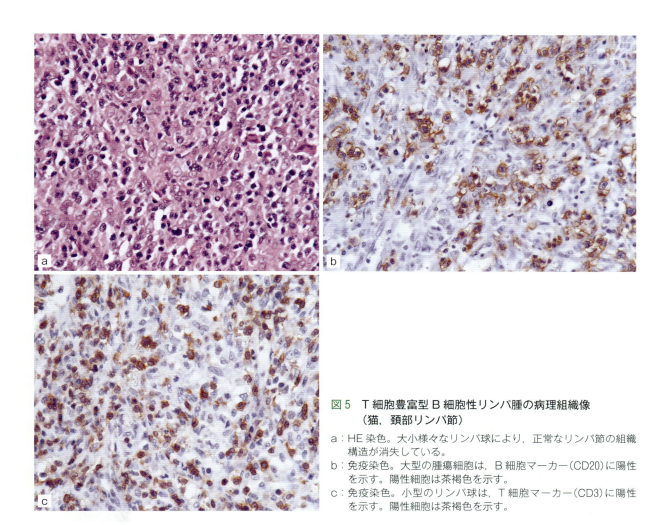

図5 T細胞豊富型B細胞性リンパ腫の病理組織像
（猫，頚部リンパ節）
a：HE染色。大小様々なリンパ球により，正常なリンパ節の組織構造が消失している。
b：免疫染色。大型の腫瘍細胞は，B細胞マーカー（CD20）に陽性を示す。陽性細胞は茶褐色を示す。
c：免疫染色。小型のリンパ球は，T細胞マーカー（CD3）に陽性を示す。陽性細胞は茶褐色を示す。

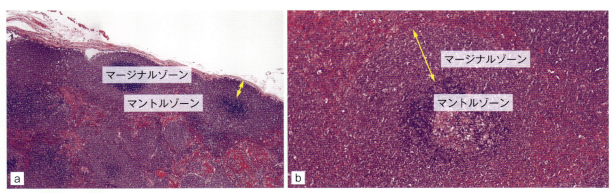

図6 濾胞型リンパ腫（FL，辺縁帯リンパ腫）の病理組織像（HE染色）
a：低倍。リンパ節の組織構造は保たれているが，濾胞の辺縁帯（マージナルゾーン）の拡大が認められる（矢印）。
b：高倍。辺縁帯の拡大により（矢印），中心部の濾胞が圧迫されている。

も発生する。

　濾胞から発生するリンパ腫の中では，辺縁帯（マージナルゾーン）リンパ腫の発生率が最も高い（図6）。マントル細胞は，リンパ濾胞に存在するB細胞で最も幼若な細胞であり，FLの中では中間悪性度の挙動を示すと考えられているが，犬ではその発生はまれで，詳細は不明である。濾胞中心細胞性リンパ腫は複数のリンパ濾胞構造が形成されることが特徴であり，

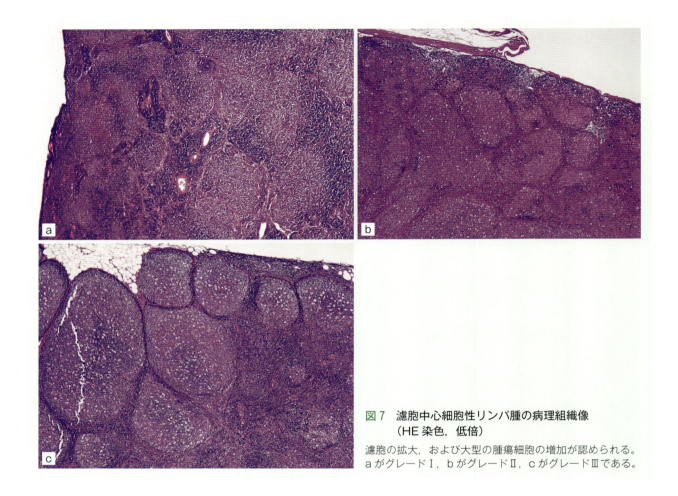

図7 濾胞中心細胞性リンパ腫の病理組織像（HE染色，低倍）

濾胞の拡大，および大型の腫瘍細胞の増加が認められる。aがグレードⅠ，bがグレードⅡ，cがグレードⅢである。

大型細胞の密度によりグレードⅠ～Ⅲの組織型に分類される（図7）。

これらのFLは，初期には低グレードであっても，長期的経過を経てDLBCLへ悪性転化した例もみられる[7]。また，小型／大型のB細胞性リンパ腫の生存曲線を比較すると，類似した経過をたどることから，緩徐進行型のリンパ腫といえども，経過には注意が必要である[3]。

T細胞性リンパ腫

T細胞は胸腺で分化した後，各臓器（末梢性）に分布することから，分布先の臓器や組織学的な特徴によって組織型が分類される（図8）。リンパ節や皮膚など，骨髄・胸腺以外に発生したT細胞性腫瘍は「末梢性」に分類される。明確な特徴がない場合，Not Otherwise Specified（NOS：特定不能）と分類される。T細胞性リンパ腫は，T細胞領域リンパ腫と末梢性T細胞性リンパ腫（PTCL）"NOS"が大部分を占めている。

1．T細胞領域リンパ腫[6]

リンパ節の傍皮質（胸腺依存帯）から発生するT細胞領域リンパ腫は，主として犬のリンパ節に発生する緩徐な進行を示すリンパ腫である。また近年，舌での発生が報告されている[8]。組織学的には，傍皮質領域の拡大が起こり，リンパ濾胞は辺縁部に圧迫される（図9）。細胞診では確定診断には至らないが，「手鏡状」や「オタマジャクシ様」と呼ばれる特徴的なリンパ球が採取される。免疫染色では，CD45に陰性を示すことが特徴である[9]。

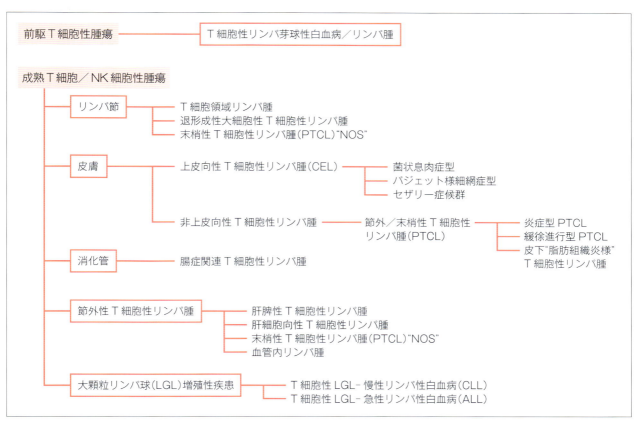

図8 動物のT／NK細胞性リンパ腫の分類
（文献1〜5をもとに作成）

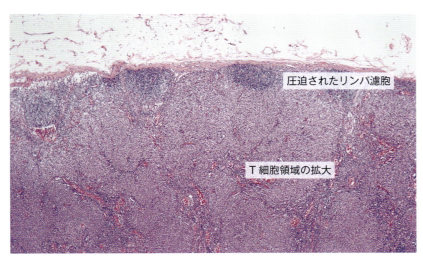

図9 T細胞領域リンパ腫の病理組織像（HE染色）

傍皮質領域（T細胞領域）の拡大により，リンパ濾胞は辺縁部に圧迫されている。

2．皮膚T細胞性リンパ腫

動物の皮膚T細胞性リンパ腫は，上皮向性と非上皮向性に大別される（図10a, b）。上皮向性T細胞性リンパ腫は，表皮内に腫瘍細胞が浸潤するパジェット様細網症型（Pagetoid reticulosis, 図10c）と，表皮内と真皮内に腫瘍細胞が増殖する菌状息肉症（mycosis fungoides：MF）型（図10d, e）に分類される。末梢血中に腫瘍細胞が認められると，セザリー症候群と呼ばれる。そしてMFはさらに亜型に分類される。MFは医学で用いられる用語であるが，人と犬の病態は異

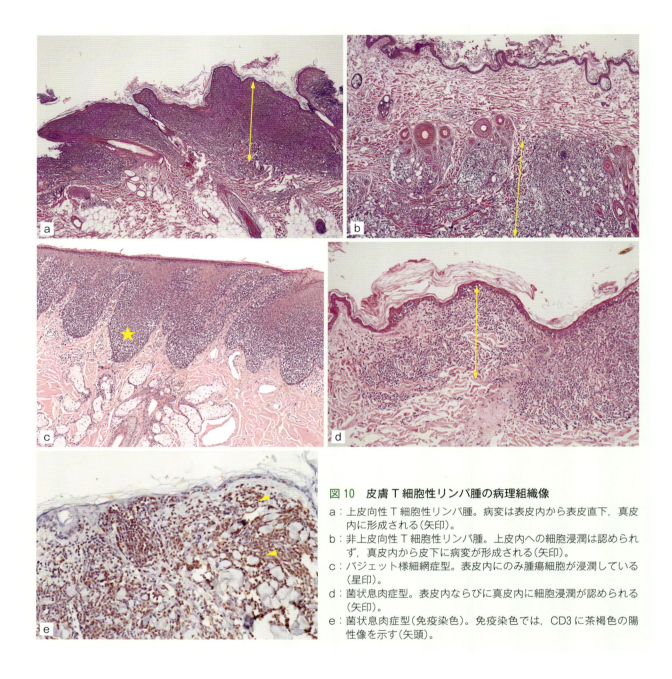

図10 皮膚T細胞性リンパ腫の病理組織像

a：上皮向性T細胞性リンパ腫。病変は表皮内から表皮直下，真皮内に形成される(矢印)。
b：非上皮向性T細胞性リンパ腫。上皮内への細胞浸潤は認められず，真皮内から皮下に病変が形成される(矢印)。
c：パジェット様細網症型。表皮内にのみ腫瘍細胞が浸潤している(星印)。
d：菌状息肉症型。表皮内ならびに真皮内に細胞浸潤が認められる(矢印)。
e：菌状息肉症型(免疫染色)。免疫染色では，CD3に茶褐色の陽性像を示す(矢頭)。

なる。犬ではCD8陽性T細胞あるいはγδT細胞が増殖するが[10]，人ではCD4陽性T細胞が増殖する。また，人では緩徐な進行を示すのに対し，犬では急速な進行を示すことも多い。

犬の皮膚に発生するリンパ腫の予後は，上皮向性の方が非上皮向性よりも悪いことが報告されている[11]。

犬の非上皮向性T細胞性リンパ腫には，特徴所見を欠くPTCL"NOS"のほか，T細胞以外の炎症細胞が混在する炎症型PTCL[12]や，脂肪組織炎様の所見を示すPTCL[13]など，複数の病態が含まれている。

3．消化管T細胞性リンパ腫

消化管T細胞性リンパ腫(intestinal T cell lymphoma：ITCL)は，2002年に発刊された動物のWHO分類[1]では，小型リンパ球が粘膜上皮内で浸潤・増殖する小細胞性リンパ腫と定義されている(図11)。しかし近年，粘膜に発生する消化管のリンパ腫は小型の細胞のみならず，大型の細胞が増殖する病態も複数報告

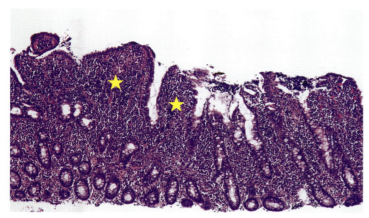

図11 小細胞性リンパ腫の病理組織像
（猫，消化管，HE染色）
低倍。粘膜固有層に多数の小型のリンパ球の浸潤が認められる（星印）。

されている[14, 15)]。

　こうしたことから，動物でも人の分類に準じて，大細胞性を腸症関連T細胞性リンパ腫（enteropathy-associated T cell lymphoma：EATL）-1型，小細胞性をEATL-2型と分類している[13)]。しかし，猫の小細胞性リンパ腫は緩徐に進行し，悪性度の高い人の腫瘍と臨床的な挙動が異なることから，同じ診断名の使用には注意が必要である。現時点では，小細胞性，大細胞性とする方が適切かもしれない[15)]。

4．節外性T細胞性リンパ腫

　T／NK細胞では，骨髄・胸腺がT細胞の中枢器官（central organ）であり，その他は末梢器官（peripheral organ）となる。特徴的な所見がある場合は，肝脾性T細胞性リンパ腫，肝細胞向性T細胞性リンパ腫，血管内リンパ腫などと診断されるが，特徴的な所見がない場合は，PTCL "NOS" と分類される。

参考文献

1) Valli VE, Jacobs RM, Parodi AL, et al. In: Histological Classification of Hematopoietic Tumors of Domestic Animals. 2 ed. Valli VE, ed. Armed Forces Institute of Pathology, 2002.

2) Valli VE, Bienzle D, Meuten DJ. Tumors of the hemolymphatic system. In: Tumors in Domestic Animals. 5 ed. Meuten DJ, ed. Wiley-blackwell, 2017, p. 203-321.

3) Valli VE, Kass PH, San Myint M, et al. Canine lymphomas: association of classification type, disease stage, tumor subtype, mitotic rate, and treatment with survival. Vet Pathol. 2013; 50(5): 738-748.

4) Valli VE, Kiupel M, Bienzle D. Hematopoietic system. In: Jubb Kennedy, and Palmer's Pathology of Domestic Animals. 6 ed. Maxie MG, ed. Elsevier, 2016, p. 230-232.

5) Valli VE, San Myint M, Barthel A, et al. Classification of canine malignant lymphomas according to the World Health Organization criteria. Vet Pathol. 2011; 48(1): 198-211.

6) Valli VE, Vernau W, de Lorimier LP, et al. Canine indolent nodular lymphoma. Vet Pathol. 2006; 43(3): 241-256.

7) Shiga T, Chambers JK, Sugawara M, et al. Long-term observation of the progression from nodal marginal zone lymphoma to diffuse large B-cell lymphoma in a dog. Vet Pathol. 2020; 57(4): 520-524.

8) Harris LJ, Rout ED, Hughes KL, et al. Clinicopathologic features of lingual canine T-zone lymphoma. Vet Comp Oncol. 2018; 16(1): 131-139.

9) Martini V, Cozzi M, Aricò A, et al. Loss of CD45 cell surface expression in canine T-zone lymphoma results from reduced gene expression. Vet Immunol Immunopathol. 2017; 187: 14-19.

10) Moore PF, Affolter VK, Graham PS, et al. Canine epitheliotropic cutaneous T-cell lymphoma: an investigation of T-cell receptor immunophenotype, lesion topography and molecular clonality. Vet Dermatol. 2009; 20(5-6): 569-576.

11) Azuma K, Ohmi A, Goto-Koshino Y, et al. Outcomes and prognostic factors in canine epitheliotropic and nonepitheliotropic cutaneous T-cell lymphomas. Vet Comp Oncol. 2022; 20(1): 118-126.

12) Moore PF, Affolter VK, Keller SM. Canine inflamed nonepitheliotropic cutaneous T-cell lymphoma: a diagnostic conundrum. Vet Dermatol. 2013; 24(1): 204-211. e44-45.

13) Noland EL, Keller SM, Kiupel M. Subcutaneous panniculitis-like T-cell lymphoma in dogs: morphologic and immunohistochemical classification. Vet Pathol. 2018; 55(6): 802-808.

14) Carrasco V, Rodriguez-Bertos A, Rodriguez-Franco F, et al. Distinguishing intestinal lymphoma from inflammatory bowel disease in canine duodenal endoscopic biopsy samples. Vet Pathol. 2015; 52(4): 668-675.

15) Matsumoto I, Nakashima K, Goto-Koshino Y, et al. Immunohistochemical profiling of canine intestinal T-cell lymphomas. Vet Pathol. 2019; 56(1): 50-60.

リンパ腫の診断と治療法

リンパ腫総論

診断手法

浅川　翠
どうぶつの総合病院　専門医療＆救急センター

はじめに

　犬と猫のリンパ腫は発生頻度の高い疾患であり，適切な診断を早期に実施することで適切な治療へと結びつけることができる。リンパ腫の診断では，細胞診，病理組織学的検査，免疫染色，クローナリティ検査を，症例ごとに最適な検査方法を用いて診断することが有用である[1,2]。診断の基本として，すべての検査において100％の特異度，100％の感度を保証できる検査はなく，臨床的な背景から鑑別疾患の順位を付け，その疾患に対応する検査方法を選択することが重要である。

　診断方法を誤って選択すると，必要のない検査を実施し，動物に過度な侵襲を与える可能性があるのみならず，誤った診断へと導くことがある。そのため，それぞれの検査方法の利点や欠点を正しく理解し，最小限の侵襲性をもって適切な診断へと結びつけることが重要である。

　本稿では，細胞診，病理組織学的検査，免疫染色，クローナリティ検査の診断方法の利点や欠点を中心に解説を行う。

細胞診

　犬と猫のリンパ腫の診断において細胞診は，仮診断または確定診断をつけ，診断や治療の計画を立て，ステージングに伴う予後の評価，治療への反応性，再発の有無を評価するために重要な診断方法である。細胞診の長所としては，個々の細胞形態を詳細に評価できることと，手技に伴う動物への侵襲性や検査費用が病理組織学的検査と比較すると少なく，迅速な診断が得られることである。

　一方，短所としては，病理組織学的検査と比較すると評価する細胞数が少ないために，採取した標本が病変の全体像を反映していない可能性があること，そして潰瘍や線維化を伴う場合や，病変の解剖学的な位置の影響で採取が困難な病巣の場合には，手技の不備による影響を受けやすいことである。また，猫の小細胞性リンパ腫やT細胞豊富型B細胞性リンパ腫，犬の低グレードのリンパ腫(T細胞領域リンパ腫や辺縁帯リンパ腫など)などでは，細胞診のみの確定診断が困難であり，病理組織学的検査による組織構築の評価が必要となる[3~6]。特に大細胞性リンパ腫においては，診断が細胞診のみで実施され，病理組織学的検査は実施されず，治療が開始されることもあるが，その場合には，組織学的なWHO分類やグレードが細胞診では確定できないことを理解しておく必要がある[5]。

1. サンプルの採取方法

　リンパ節腫大が認められる場合，細胞診が顕微鏡検査の第一歩となるが，複数のリンパ節が腫大している場合には，膝窩リンパ節などの生理的な抗原刺激の少ない部位からサンプルを採取することが推奨される[7]。下顎リンパ節は，口腔内からの炎症や抗原刺激が波及していることがあるため，複数のリンパ節が腫大している場合には，あまり推奨されない。ただし，下顎リンパ節が最も腫大している場合や，下顎リンパ節のみが腫大している場合には，下顎リンパ節の細胞診が有用なことがある。なお，複数のリンパ節が腫大している場合には，2~4カ所のリンパ節から採取することでより正確な診断につなげることができる。

適切な細胞診診断を下すためには，良質なサンプルを採取する必要がある。サンプルが不適切な場合には，適正な診断に至らないことがある。リンパ腫の細胞診では，22～25Gの針を用いると，出血のリスクを最小限にしながら，診断に有用な細胞を採取することができる。吸引をかけず，針を動かしながら採取することで，診断に十分な量の細胞を採取できることが多いが，場合によっては，シリンジによる吸引が必要となる。吸引をかけない場合には，針のハブを親指と中指で保持し，針側から液体や細胞成分が漏出しないようにシリンジを付ける側を人差し指でカバーしながら，病巣内に針を挿入し動かして，細胞を採取する方法もある[7]。

サンプルを1枚目のスライドに載せたら，2枚目のスライドをスライド以上の重さをかけないようにやさしく重ねあわせ，スライドを平行に引いて，細胞をスライドに塗布する。この際，余分な力がかかると細胞が壊れ，顕微鏡検査で裸核または核融解物質が主体となってしまう。また，2枚目のスライドで液体成分が十分に引きのばされていない場合には，細胞が重なり，顕微鏡検査での詳細な評価が困難となることがある。いずれの場合でも，採取した複数のスライドのうち，1枚～少数枚染色し，診断に有意な良質なサンプルが採取されていることを確認した後，検査のための細胞採取を終了することが重要である。

臨床現場では，麻酔・鎮静下または超音波ガイド下で細胞を採取することも多いため，良質のサンプルが採取されているか否かの判断は，迅速に行える方が望ましい。そのため，簡易染色での仮評価を行うことで，再度針生検による採取が必要なのか，採取を終了してよいのかという判断を迅速に行うことができる。簡易染色での仮鏡検の観察ポイントとしては，①目的とする臓器（リンパ節）から採取できているか，②十分な数の細胞が採取できているか（リンパ腫では多くの場合，視野に多数の細胞が確認できる），③細胞が壊れていないかという3点を判断することが重要である[7]。

特に下顎部腫瘤の細胞診においては，唾液腺（下顎腺）を穿刺していた場合には，速やかにリンパ節から再採取を行う（図1a）。核が崩壊している場合には（図1b），細胞の挫滅に気付くことも多いが，核が円形状で裸核になっている場合には，注意深く観察しないと裸核になっていることに気付かず，腫瘍細胞が観察可能な状態で採取されていると誤認してしまうことがある。また，超音波ゼリーの混入で，観察不能となっていないか確認することも重要である（図1c）。仮鏡検を実施する場合には，「円形核が確認されること」「核の周囲に細胞質が観察されること」の2点をしっかりと評価することが重要である。

2．染色方法

細胞診の染色方法は，簡易染色（ディフクイック染色，ヘマカラー染色）と，ロマノフスキー染色（ライトギムザ染色やライト染色など）に大別される。簡易染色は染色時間が短く，前述の標本のクオリティーについて仮鏡検をする際に有用である。しかし，特にリンパ腫の診断において簡易染色は，T細胞またはNK細胞由来のリンパ球に認められる細胞質内顆粒が難染色性を示し，細胞起源の詳細な評価が困難となることがある[10]。顆粒が難染色性を示すことにより，細胞の起源の特定に重要な顆粒の可視化が困難になるリンパ腫として代表的なものには，犬の肝脾性T細胞性リンパ腫[8,9]，柴の消化器型小細胞性リンパ腫，猫の消化器型大顆粒リンパ球性（LGL）リンパ腫などが挙げられる[7,10]。また，消化管に発生するリンパ腫の鑑別疾患として肥満細胞腫が挙げられるが，簡易染色では肥満細胞の顆粒が難染色性を示すことがある（図2）。そのため，一見リンパ腫に形態が類似してしまうことがあり[7]，詳細な評価にはライトギムザ染色やライト染色を用いて，肥満細胞の顆粒がないことを確認することも重要である。

診断医はしばしば，リンパ腫や白血病を診断する際にクロマチンの微細さを観察するが，簡易染色はライトギムザ染色やギムザ染色などのロマノフスキー染色と比較し，腫瘍細胞の成熟段階に伴うクロマチンの凝集程度の観察が困難なことが多い。ロマノフスキー染色は，染色液の調整や染色時間といった染色プロトコールが簡易染色と比較すると煩雑で，長時間必要だ

リンパ腫の診断と治療法

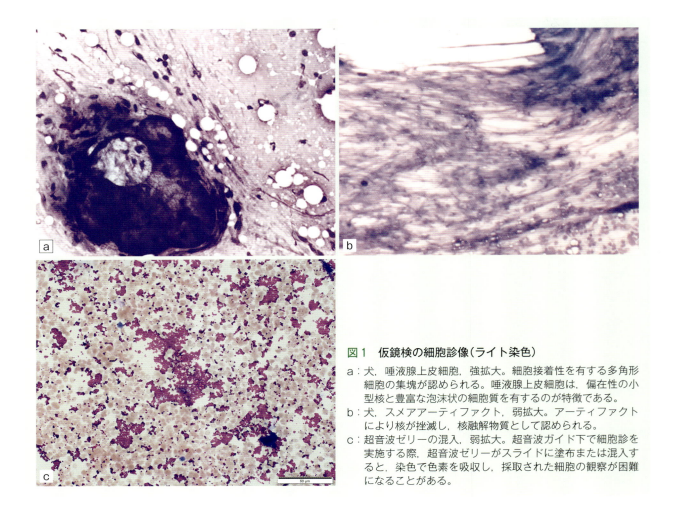

図1　仮鏡検の細胞診像（ライト染色）

a：犬，唾液腺上皮細胞，強拡大。細胞接着性を有する多角形細胞の集塊が認められる。唾液腺上皮細胞は，偏在性の小型核と豊富な泡沫状の細胞質を有するのが特徴である。
b：犬，スメアアーティファクト，弱拡大。アーティファクトにより核が挫滅し，核融解物質として認められる。
c：超音波ゼリーの混入，弱拡大。超音波ガイド下で細胞診を実施する際，超音波ゼリーがスライドに塗布または混入すると，染色で色素を吸収し，採取された細胞の観察が困難になることがある。

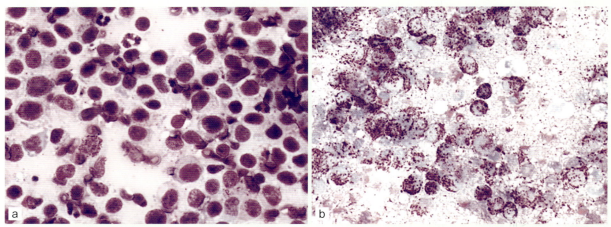

図2　犬の肥満細胞腫の細胞診像

a：ディフクイック染色，強拡大。簡易染色では肥満細胞の顆粒が染色されず，リンパ腫と形態的に類似してしまうことがある。
b：ライト染色，強拡大（aと同一症例）。ライト染色では，腫瘍細胞の細胞質内に明瞭に紫色の顆粒が認められる。リンパ腫の可能性は除外され，細胞診で肥満細胞腫と確定診断することができる。

という欠点がある[7,10]。しかし，詳細な評価が可能になることから，リンパ腫を含む造血器腫瘍の診断には，ロマノフスキー染色の方が，個々の細胞の詳細な分化段階を評価するのに有用である。したがって，リンパ腫の診断では，細胞診標本を複数用意し，クオリティーを評価するために1〜2枚簡易染色を実施した後，残りはライトギムザ染色やライト染色を実施することが望ましい。

3．形態評価の基本とトラブルシューティング

（1）核が裸核，細胞が挫滅している場合

特に大細胞性リンパ腫においては，腫瘍細胞が脆弱で，細胞診標本を作製する際に核が裸核化したり，挫滅することがある。標本を観察する際には，核が類円形に観察できるだけでなく，挫滅していない細胞質が観察できることも重要である。挫滅している場合には，挫滅していない部分が標本上に含まれているかを確認し，標本の大部分が挫滅してしまっている場合には，サンプルの再採取や，標本の再作製を行うことが望ましい。

猫の消化器型大細胞性リンパ腫や，腎臓のリンパ腫など，リンパ節と比較し採取が困難な部位に原発巣がある場合には，挫滅していない細胞を多数採取できないこともある。しかし，元来リンパ球が少ない，またはない臓器にリンパ腫を疑う原発巣がある場合には，採取されている細胞が比較的少なくても，挫滅していない部分で細胞を評価することができる。

（2）細胞が染色されていない場合

細胞の核が適切に染色されない場合には，①染色液の調整不良，②細胞数・標本の厚さに対する染色時間の不足，③ホルマリン曝露による染色性の低下の3つの可能性について評価を行う[7]。適切に調整・管理された染色液を用いても核の染色性が乏しい場合には，細胞数・標本の厚さに対する染色時間の不足であることが多い。特にリンパ腫の標本では，多数の腫瘍細胞が採取されることがあり，塗抹の中心部が厚くなる傾向がある。その場合，中心部を観察すると，核が水色

で詳細な評価が困難なこともあるため，薄く塗抹された部分を鏡検したり，再び染色を行う（重染色）ことで観察が可能になる場合がある。

（3）細胞が密集し，大きさの評価が困難である場合

特に多中心型リンパ腫で多数の腫瘍細胞が採取される場合には，細胞診標本が比較的厚く塗抹されることが多い。このような場合には，細胞が密集している部分では塗抹が伸びきっておらず，小さく凝集した形で塗抹され，正確な腫瘍細胞の大きさの評価が困難になることがある。細胞が密集し，観察が困難である場合には，塗抹領域の辺縁部を観察すると，小領域ながら比較的薄く塗抹されている部分がみつかることが多いため，辺縁部も観察することが大切である。なお，細胞診で評価を行う場合には，必ず同視野内で好中球や赤血球など大きさの指標となりうる細胞を観察し，同視野内で比較を行うことが重要である。

（4）炎症や壊死が採取された場合

特に犬や猫の消化器型大細胞性リンパ腫や，鼻腔リンパ腫など，二次的な炎症や壊死を併発しやすいリンパ腫の場合，細胞診において，一度目のサンプル採取では診断に有意なリンパ球が採取できないことがある。臨床的あるいは画像検査でリンパ腫が疑われ，細胞診で好中球などの炎症細胞が主体となっている場合には，採取された部位が病変の全体を反映していない可能性も考慮する。少し部位を変更し，より深部または充実部からサンプルを再採取することで正確な診断に結びつくことがある。

（5）唾液腺（下顎腺）の誤穿刺

下顎リンパ節に隣接する臓器として，下顎腺が挙げられる。前述のように細胞診では，ときおり誤って下顎腺を穿刺してしまうことがあるため，下顎腺を穿刺した際の細胞学的な特徴を理解しておくことが重要である（図1a）。唾液腺上皮細胞が採取された場合には，速やかに下顎リンパ節の穿刺を実施することが重要である。

犬と猫のリンパ腫の診断手法

犬のリンパ腫には多数の組織型があるが，2011 年にアメリカ獣医病理学専門医（ACVP）の腫瘍科委員会を中心にまとめられた 300 例の犬のリンパ節を主とした病理組織学的検査の評価では，80％の症例が 6 種類の組織型に分類されることが明らかとなった[17]。代表的な 6 種類は，①び漫性大細胞型 B 細胞性リンパ腫（DLBCL），②辺縁帯リンパ腫，③末梢性 T 細胞性リンパ腫 “NOS（特定不能）”，④節性 T 細胞領域リンパ腫，⑤T リンパ芽球性リンパ腫，⑥リンパ濾胞過形成である。

犬や猫のリンパ腫では，解剖学的発生部位による分類や，病理組織学的所見による WHO 分類が行われるが[5,11]，臨床的な予後の判定や治療の選択には，腫瘍細胞の大きさ（大細胞性 vs 小細胞性）を用いることがある。

本稿では，犬のリンパ腫は WHO 分類に基づき，猫の消化器型リンパ腫については過去の報告に基づき，臨床現場で遭遇する可能性の高いリンパ腫や，細胞診で診断可能な特徴を有するリンパ腫を中心に，細胞診および病理組織学的検査の診断手法について解説する。

1．細胞診

細胞診にて，診断に有用な良質の標本が採取され，大型リンパ球の腫瘍が疑われる場合，大細胞性リンパ腫と診断される[7]（図 3a）。反応性リンパ節（図 4）とは，大小様々なリンパ球が標本中に混在していることから区別される。

特に細胞診は，多中心型の DLBCL や，末梢性 T 細胞性リンパ腫 “NOS”，肝脾性 T 細胞性リンパ腫（図 3b），猫の LGL リンパ腫（図 3c）の診断の際に有用である[7]。一方，犬や猫のリンパ腫において，細胞診で確定診断に至らないリンパ腫として，犬の T 細胞領域リンパ腫[12]（図 3d），犬の辺縁帯リンパ腫[12]，犬と猫の消化器型小細胞性リンパ腫，皮膚型リンパ腫[13~15]，猫の T 細胞豊富型 B 細胞性リンパ腫[3]，ホジキン病様リンパ腫[6]などが挙げられる。細胞診で確定診断がつかない組織型のリンパ腫の診断では，病理組織学的検査や免疫染色，クローナリティ検査との総合的な評価が必要となる。

このように良質の検査サンプルが採取された場合であっても，細胞診で確定診断がつくリンパ腫とそうでないリンパ腫が存在することを理解しておくことが重要である。

2．病理組織学的検査

病理組織学的検査は細胞診と比較し，ホルマリン固定が必要であり，採材にあたって動物への侵襲性が高い検査方法である。一方，組織構築を評価できるとともに，免疫染色を実施することで腫瘍細胞の免疫表現型（T または B 細胞性）の評価が可能となる[4]。また，組織学的なグレードの評価は，犬では病理組織学的検査での有糸分裂像に基づくため[4,16]，細胞診ではグレードを同定できない。そのため，エビデンスに基づいた正確な予後評価を実施する際には，病理組織学的検査によるグレード評価が必要である。病理組織学的検査の標本作製には，Tru-cut® 生検などの切開生検，内視鏡生検，消化管の全層生検，リンパ節の切除生検などの手法が含まれる[4]。

犬の多中心型リンパ腫で最も多い DLBCL においては，細胞診でリンパ腫の診断と，腫瘍細胞の大きさを評価することができる。しかし，前述のように，免疫表現型（T または B 細胞性）や腫瘍の有糸分裂像に伴う組織学的グレードの評価には，病理組織学的検査が必要である[4,16]。ただし，ほとんどの大細胞性リンパ腫は臨床的に高グレードであるため，臨床現場では病理組織学的検査を実施せず，細胞診のみでリンパ腫の診断や治療方針の選択がなされることが多い。

3．各リンパ腫の診断手法

（1）び漫性大細胞型 B 細胞性リンパ腫（DLBCL）

DLBCL は，犬のリンパ腫全体のおよそ 40％を占める最も多いタイプのリンパ腫である[17]。また，臨床的には犬の多中心型リンパ腫の典型例であり，多くの場

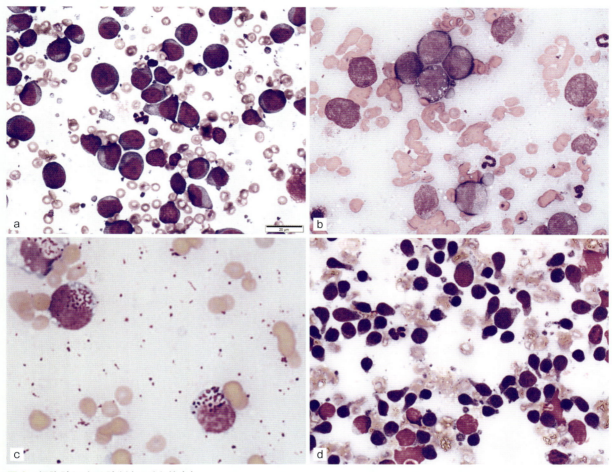

図3　細胞診による診断（ライト染色）

a：犬，大細胞性リンパ腫，強拡大。典型的な多中心型リンパ腫は大細胞性リンパ腫であることが多く，類似の形態を示すが，大型リンパ球が主体である。明瞭な核小体や核周囲明帯，深青色の細胞質が特徴的である。

b：犬，肝脾性T細胞性リンパ腫，強拡大。典型的な肝脾性T細胞性リンパ腫では，腫瘍細胞の核は大型で，微細なクロマチンを有し，細胞質内には微細な赤紫色顆粒が観察される。顆粒は肥満細胞腫の顆粒と異なり，より赤紫色であり，核周囲に限局して認められることも特徴である。

c：猫，消化管腫瘤，大顆粒リンパ球性（LGL）リンパ腫，強拡大。典型例では，腫瘍細胞の核は大型で，細胞質内には大型で粗雑な赤紫色顆粒が認められる。このような所見は，T細胞領域リンパ腫のほか，リンパ濾胞過形成でも認められることがある。両者の鑑別には病理組織学的検査，免疫染色，クローナリティ検査での診断が提唱されている。

d：犬，リンパ節，T細胞領域リンパ腫，中拡大。リンパ球は大小様々で混在性であるものの，小型～中型の核を有し手鏡状の形態を示すT細胞領域のリンパ球と形態的に類似するリンパ球が認められる。

合で細胞診によりリンパ腫の確定診断を行うことが可能である。リンパ節の細胞診では大型リンパ球が優位であり，類円形核，微細なクロマチン，明瞭な核小体，少量の深青色の細胞質を有する（図3a）。DLBCLは腫瘍細胞の形態からcentroblastic型（中心芽球型）とimmunoblastic型（免疫芽球型）に分類される。中心芽球型では2～3個の明瞭な核小体が認められ，免疫芽球型では単一の大型の核小体が認められる[7]。

細胞診はリンパ腫の確定診断に有用であるが，DLBCLと大細胞性T細胞性リンパ腫"NOS"では細胞学的特徴が類似するため，細胞診の形態評価で免疫表現型の評価を行うことはできない。

（2）辺縁帯リンパ腫

辺縁帯リンパ腫は，犬の脾臓またはリンパ節に発生する低グレードのリンパ腫である。確定診断には病理

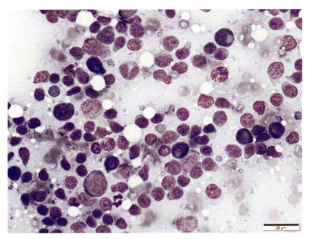

図4 犬の反応性リンパ節の細胞診像
ライト染色，中拡大。大小様々なリンパ球が混在しており，多くは好中球より小型で，凝集したクロマチンを有する。少数の大型リンパ球や形質細胞が散見される。

組織学的検査，免疫染色，およびクローナリティ検査の併用が提唱されている[4]。辺縁帯リンパ腫はリンパ節の濾胞構造を保持したまま，辺縁帯に相当するリンパ球が腫瘍性に増生するリンパ腫である[12]。そのため，細胞診では，リンパ濾胞構造に含まれる大小様々なリンパ球が混在するため，反応性リンパ節との区別が困難であり，細胞診のみで確定診断することができない。しかしながら，辺縁帯に存在するリンパ球は，リンパ濾胞の胚中心に存在する大型リンパ球とは形態が異なり特徴的であるため，辺縁帯のリンパ球が増加していることは細胞診で観察可能である。辺縁帯のリンパ球は，細胞診では好中球の細胞質と同等の大きさであり，病理組織学的検査では，赤血球1.5個分の中型核を有する中型リンパ球として確認される。

細胞診で辺縁帯のリンパ球と形態的に一致するリンパ球が相対的に増加傾向にある場合には，辺縁帯リンパ腫である可能性と，リンパ濾胞過形成である可能性が考慮される。両者の区別と確定診断のためには，病理組織学的検査，免疫染色，クローナリティ検査といった総合的な評価を行うことが提唱されている[4,5,12]。

（3）末梢性T細胞性リンパ腫"NOS"の診断手法

末梢性T細胞性リンパ腫"NOS"（Not Otherwise Specified：特定不能）は，リンパ節，肝臓，消化管などに発生することがあり，多くの場合，大細胞性を示すことが報告されているが，細胞の大きさは診断に規定されていない[4,5]。そのため，腫瘍細胞が小型の場合には炎症性リンパ球との区別が困難となり，細胞診では確定診断に至らないことがある[4]。また，本腫瘍は，好酸球をはじめとした炎症細胞の誘因を伴うことがある。

前述のように腫瘍細胞が大細胞性を示す場合には，細胞診で確定診断が可能となる。細胞診では有核細胞のうち，大型核を有する細胞が優位を占める。腫瘍細胞が小型である場合や，組織球や好酸球が混在し，リンパ球が少なく，細胞診で確定診断に至らない場合には，病理組織学的検査が必要となる。

（4）T細胞領域リンパ腫

T細胞領域リンパ腫は，主に犬のリンパ節に発生する，緩徐な進行を示すことの多いリンパ腫である[4,12]。病理組織学的に腫瘍細胞は，傍皮質領域とリンパ洞を拡大させるものの，皮質，髄質の組織構築は破壊しないことが定義づけられている。腫瘍細胞は小型〜中型のリンパ球で構成され[4]，核内の詳細を欠き，核に比較的浅めの陥凹部を有し，細胞診では，手鏡状の細長く伸展した水色の細胞質を有することが特徴である（図3d）。

前述の辺縁帯リンパ腫と同様，濾胞構造を比較的保持したまま増生するため，リンパ節にはその他の小型／大型リンパ球が残存している。細胞診では傍皮質領域のリンパ球が増生しているものの，反応性リンパ節との区別が困難であるため，確定診断には病理組織学的検査での濾胞構築の評価や，免疫染色でのT細胞の増生，クローナリティ検査でのモノクローナリティの確認を含む総合的な評価が必要である[4]。

（5）Tリンパ芽球性リンパ腫の診断手法

Tリンパ芽球性リンパ腫は，犬のリンパ腫のおよそ

リンパ腫総論

表　細胞診，内視鏡生検および全層生検の利点と欠点

検査	細胞診	内視鏡生検	全層生検
利点	●迅速・簡易 ●大細胞性リンパ腫は診断可能 ●低侵襲性	●一度に複数の部位から採取可能 ●粘膜病変の観察が可能 ●低侵襲性 ●短時間の麻酔	●筋層の評価が可能 ●腸間膜リンパ節，肝臓，脾臓など腹腔内臓器への転移の有無の診断が可能 ●腸管吻合切除生検では，消化管穿孔のリスクを伴う病変の治療を兼ねる
欠点	●小細胞性リンパ腫やリンパ管拡張症は診断できない ●届かない位置は採取できない	●筋層の評価ができない ●届かない位置は採取できない ●腸間膜リンパ節，肝臓，脾臓などの腹腔内臓器は採取できない	●高侵襲性 ●麻酔時間の延長 ●術後合併症の可能性 ●サンプル数，部位が限られる ●漿膜面からの病変部の特定が困難
診断の第一ステップとして適応される疾患の代表例	●大細胞性リンパ腫 ●肥満細胞腫 ●平滑筋肉腫・GIST ●腺癌　　など	●小細胞性リンパ腫 ●慢性腸症 ●リンパ管拡張症 ●細胞診が届かない位置の胃腺癌など	●内視鏡が届かない位置にある病変 ●穿孔のリスクを伴う病変：貫壁型リンパ腫や腺癌など ●筋層主体の病変：限局性脂肪肉芽腫性リンパ管炎，FIP，平滑筋肉腫・GISTなど

GIST：消化管間質腫瘍，FIP：猫伝染性腹膜炎

4％を占め，比較的発生頻度の少ないリンパ腫である[4]。「リンパ芽球性」という分類名は，獣医学領域においては，しばしば不適切に「大型リンパ球の出現」と同義語として使用されている。細胞診・病理組織学的診断領域においてリンパ芽球は，リンパ球のひとつの分化段階（未分化段階，前駆細胞性）であり，中型リンパ球の形態を示すことが特徴とされる。したがって，Tリンパ芽球性リンパ腫は，中型リンパ球が腫瘍性に増殖する疾患で，多くの場合，有糸分裂像が多く，組織学的に高グレードであるとされる。

小動物臨床では，「大型リンパ球＝高グレード」「小型～中型リンパ球＝低グレード」との理解が慣習的になされていることが多い。それは多くの場合で臨床的に適切な判断であるが，リンパ腫の中には有糸分裂像が多く高グレードの場合でも，腫瘍細胞が大型とは限らない点を理解しておくことが大切である。細胞診では腫瘍細胞の大きさのみならず，有糸分裂像の数を含めて評価することが重要である。

（6）猫の大顆粒リンパ球性（LGL）リンパ腫

猫のLGLリンパ腫は，典型例の細胞診では，大型腫瘍性リンパ球に粗雑～大型の赤紫色顆粒がみられるが[4,7]（図3c），顆粒は微細なこともある。猫のLGL

リンパ腫は消化管に発生することが多い。消化管腫瘍の診断には，腹部超音波検査などを含む画像検査が必要であることが多いが，猫のLGLリンパ腫では，しばしば血液塗抹標本が診断の第一歩となる。本腫瘍は特徴的な顆粒を有するリンパ球が腫瘍化するが，このようなリンパ球は健常な猫の末梢血液中には存在しない。そのため，少数でも末梢血液中に大型顆粒を有するリンパ球が認められる場合には，体内にLGLリンパ腫を有している可能性が高いと判断することができる。こうしたことから，臨床的に日頃から末梢血液塗抹標本の評価を行い，腫瘍細胞を見逃さないことが大切である。確定診断には消化管の細胞診が有用であり，前述のとおり，大型顆粒を有するリンパ球が採取されるのが特徴である。

（7）消化器型リンパ腫

消化器型リンパ腫の診断方法には，細胞診，内視鏡生検，全層生検がある[18~21]。それぞれの方法には利点や欠点があるため（表），臨床徴候や画像検査などで鑑別疾患の順位づけを行い，それに基づき適正な生検方法を選択することが望ましい。

一般的に，細胞診は大細胞性リンパ腫の診断に優れているため，超音波検査で消化管の5層構造の消失を

リンパ腫の診断と治療法

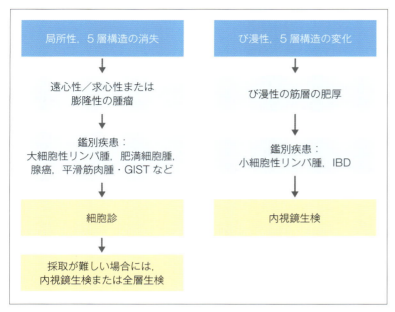

図5 消化器型リンパ腫の診断手法
消化器型リンパ腫の診断手法には，細胞診，内視鏡生検，全層生検がある。適切な診断方法を選択するためには，臨床徴候などのほか，画像診断での所見や，鑑別疾患から総合的に判断することが大切である。
GIST：消化管間質腫瘍，IBD：炎症性腸疾患

伴う腫瘤が認められる場合には，第一選択として細胞診が用いられることがある（図5）。細胞診は簡易で迅速に診断できることから，動物への侵襲性を最小限に抑えてリンパ腫の確定診断を行うことができる。ただし，消化器の細胞診において注意すべき点は，針生検の実施時，消化管内腔に針先が到達しないようにすることである。消化管の走行に対し水平に針生検を実施することで，消化管内容物や腫瘍粘膜表面の二次的な炎症や感染部位を避けて，腫瘍細胞を採取することが可能になる。

臨床的に慢性消化器徴候を伴い，画像検査でび漫性の筋層肥厚が認められる場合には，小細胞性リンパ腫や炎症性腸疾患（IBD）を含めた慢性腸症が鑑別疾患として含まれる（図5）。超音波検査で認められた筋層の肥厚はいずれの疾患でも，病理組織学的には平滑筋が肥大しているに過ぎず，リンパ球浸潤などの異常が検出されることは少ない。疾患があるにもかかわらず異常を検出できない事態を回避するためには，適切な診断手法を用いて適切な部位から生検することが重要である。

消化管の小細胞性リンパ腫では，腫瘍性リンパ球が粘膜固有層，粘膜下組織に浸潤し，健常な組織構築を置換している所見が典型的で，ときに筋層浸潤を伴う[22,23]。このため，臨床徴候や画像検査で，IBDを含めた慢性腸症や小細胞性リンパ腫が鑑別として含まれる場合には，腸絨毛や粘膜固有層を中心に評価できる内視鏡生検[18,19,21]が選択されることが多い。

① 猫のリンパ球性腸炎および小細胞性リンパ腫

近年発表された，猫のリンパ球性腸炎および小細胞性リンパ腫の診断に対する国際的なコンセンサスステートメントにおいては[22]，両者は臨床的に類似点が多い。そのため，臨床徴候や血液の検査，画像検査などでは両者を区別することができないため，標準診断方法として病理組織学的検査が推奨されている。内視鏡生検や全層生検のいずれの方法でも，サンプリング方法やハンドリング方法が不適切であるとサンプルの質が低下し，診断が困難になる可能性がある。リンパ球性腸炎および小細胞性リンパ腫の病変は粘膜固有層に存在することから，内視鏡生検で良質なサンプルが採取された場合には，全層生検が不要であることもある。ただし，内視鏡では空腸遠位まで届かない。

リンパ球性腸炎と小細胞性リンパ腫の区別には，病理組織学的検査が必須であり[22,24]，免疫染色やクローナリティ検査を含む追加検査が必要になることがある[18]（図6）。クローナリティ検査は，両者の区別を行う際に重要な補助検査のひとつであるが，クローナリティ検査単独でリンパ腫の診断を下すべきではない。

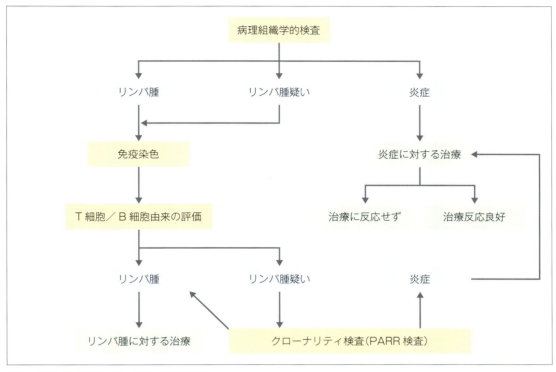

図6 猫の消化器型リンパ腫の診断手法
内視鏡生検でリンパ球性腸炎とリンパ腫を区別する際の診断アプローチは，ヘマトキシリンエオジン(HE)染色での形態評価のほか，免疫染色やクローナリティ検査の結果を総合的に判断する。
（文献9をもとに作成）

リンパ腫は臨床的・病理組織学的な所見や，免疫染色などから総合的に診断する。猫の消化器型リンパ腫においては，病理組織学的な分類と予後との関連性が報告されている[25]。小細胞性リンパ腫の診断には病理組織学的検査が必須であるが[1]，大細胞性リンパ腫については細胞診で診断が可能なことがある。

②内視鏡生検サンプルの注意点

内視鏡生検では，上部・下部消化管（胃，十二指腸，空回腸，結腸）1カ所につき6～8個程度，サンプルを採取する。サンプルの質は診断に大きく影響する。特に小腸領域においては，腸絨毛の長さを評価できることは重要であり[26]，腸絨毛を上にして粘膜下組織／粘膜筋板を濾紙に貼りつけ，ホルマリン固定を実施する。この際，6分割カセットなどを用いる方法もある[1]。

4．免疫染色

免疫染色は，各抗原に対する抗体を用いて，細胞の蛋白発現を評価する検査方法であり，リンパ腫の診断においても重要な役割を果たす。T細胞性マーカーやB細胞性マーカーを用いることで，リンパ腫の確定診断や，免疫表現型（T細胞性，B細胞性）の評価に役立つ（図7）。

免疫染色による細胞の蛋白発現を評価する。腫瘍か非腫瘍かを免疫染色のみで評価することはできず，病理組織学的検査の形態評価においてリンパ腫が疑われる場合に用いることができる点に注意する。特に内視鏡生検においては，T細胞やB細胞が混在して浸潤しており，どちらが優位であるかを区別し，形態学的な評価と組み合わせることによって，リンパ腫の診断に至ることがある。また，免疫染色もその他の検査と同様，偽陰性や偽陽性が起こりうる検査であるため，単一の検査としては有用性が低いものの，病理組織学的検査と組み合わせることで，リンパ腫の正確な診断に

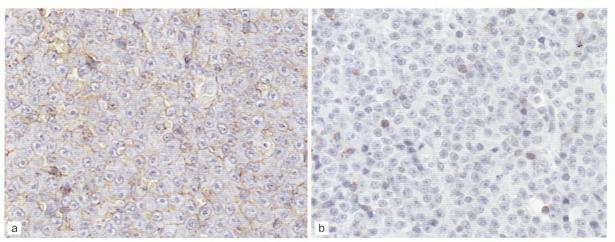

図7 犬の脾臓の辺縁帯リンパ腫の免疫染色の所見
特徴的な単一の核小体を有する中型リンパ球が, B細胞性マーカー(抗CD20抗体)に陽性(茶色, a), T細胞性マーカー(抗CD3抗体)に陰性(b)を示している。

重要な役割を果たす。

一般的に, T細胞性マーカーとして抗CD3抗体が広く用いられ, また細胞障害性T細胞性マーカーとして抗グランザイムB抗体が用いられる。B細胞性マーカーとしては一般的に, 抗CD20抗体, 抗CD79α抗体, 抗Pax-5抗体などが用いられる。

免疫染色は, 細胞の由来を特定するのに重要な検査であるが, 単一の抗体の評価では, 誤判断につながるリスクを伴う。特に低分化なT細胞性リンパ腫では, CD3発現が低下することがある。また, 非腫瘍性のT細胞の一部や, T細胞性リンパ腫ではCD20発現が起きたりするなど, 偽陽性や偽陰性の可能性を考慮する必要がある。そのため, リンパ腫の診断においては, T細胞性マーカーとB細胞性マーカーを組み合わせたパネル診断を行うことで, 診断の精度を向上させる手法が用いられている[5, 6, 11, 12, 17]。

5. クローナリティ検査(PARR検査)

犬や猫のリンパ腫診断において, クローナリティ検査を実施することが可能になり, 小動物臨床では, クローナリティ検査と細胞診, 病理組織学的検査を総合的に評価して診断する機会が増えている。クローナリティ検査の感度, 特異度は, サンプルの状態やリンパ腫の種類によっても影響を受けるため, 獣医学領域では2016年に, 初のクローナリティ検査のガイドラインが提唱された[27]。クローナリティ検査の有用性については, 検査の性質を学ぶことで, 適切な診断や治療に結びつけることができる。

クローナリティ検査は, リンパ腫が疑われる場合, 採取されたリンパ球のDNAをプローブを用いてPCRで増幅し, B細胞またはT細胞のモノクローナリティの有無を検出する検査である。モノクローナリティが検出される場合にはリンパ球の腫瘍性増殖の可能性がより高いと判断され, 検出されない場合にはリンパ球の反応性増殖が示唆される[27](図8)。しかしながら, リンパ腫であってもモノクローナリティが検出されない場合, つまり偽陰性の場合があり, その頻度は犬で25%, 猫で35%と報告されている[28]。特にリーシュマニア症などの感染症を含め, 反応性のリンパ球増生の場合にもモノクローナリティが検出されることがあるため[27], 結果の解釈には注意が必要である。

クローナリティ検査は単一の検査としての有用性が限られており, 細胞診や病理組織学的検査を実施せずに単独で行うことは推奨されていない。臨床的な背景, 細胞診, 病理組織学的検査や免疫染色などとの併用が強く推奨されている。特にクローナリティ検査は, 細胞の起源を特定するための主要な診断方法ではないため, リンパ腫以外の疾患を除外する方法として

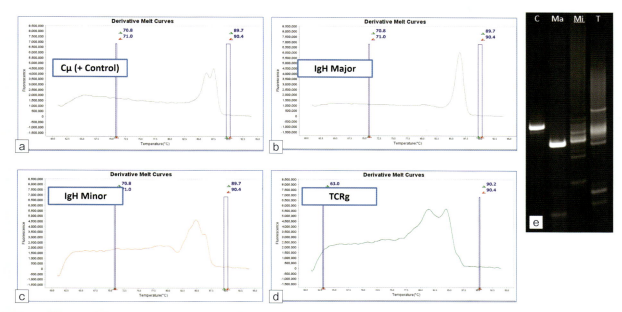

図8 リンパ腫症例のクローナリティ検査（PARR検査）の所見
a：コントロールサンプル。
b：IgH Major。右のジェルにおいては単一のバンドが検出され（Ma），グラフにおいてはモノクローナルのピークが観察されることから，B細胞性のモノクローナリティが確認される。
c：IgH Minor。
d：TCRg。ジェルのバンドが不明瞭であり，グラフでは幅の広い増幅が認められ，モノクローナリティは検出されていない。
e：左から，コントロール，IgH Major，IgH Minor，TCRgのバンド。

用いることは推奨されていない。組織球性腫瘍，骨髄球性白血病などでは，リンパ球のクローナリティ検査において偽陽性が発生することも報告されている[27]。

（1）結果の解釈に注意が必要な場合

クローナリティ検査の結果に注意が必要なケースとして，リーシュマニア症，エールリヒア症などの感染症を疑う場合，リンパ腫以外の腫瘍の場合があり，偽陽性となることがある。また，①サンプルに含まれるDNA量が不十分である場合や，②細菌や唾液腺，甲状腺などの異なる組織が混入している場合，③プライマーの設定不足，プライマー設定部位の遺伝子変異，染色体変異などがある場合には，偽陰性が発生することもある[27]。このように，クローナリティ検査では，サンプルに含まれる腫瘍細胞の数やその他の細胞の混入の有無が結果に影響を与えるため，細胞診や病理組織学的検査でリンパ腫を疑う所見があるときに検査を実施することが重要である。

（2）細胞診でリンパ腫と診断された場合のTB分類のためのクローナリティ検査

細胞診でリンパ腫と診断された場合，免疫表現型（TまたはB細胞性）の評価としてのゴールドスタンダードは，病理組織学的検査を用いた免疫染色またはフローサイトメトリー法である[4,27]。しかしながら，臨床的な侵襲性の観点から，家族が病理組織学的検査を希望しないことも少なくなく，その場合には補助的な手段としてクローナリティ検査を実施することがある。

典型例として，十分なサンプルが採取されている場合には，T細胞性リンパ腫ではTCR領域のモノクローナリティが，B細胞性リンパ腫ではIgH領域のモノクローナリティが観察される。しかしながら，少数のT細胞性リンパ腫ではB細胞性のクローナリティが，少数のB細胞性リンパ腫ではT細胞性のクローナリティが報告されており（交叉性クローナリティ）[27]，100％の正確性をもった検査方法ではないことを理解しておく必要がある。犬のリンパ腫62例を

用いた報告では，クローナリティ検査でT細胞性かB細胞性かを判定した場合，標準診断とされている免疫染色との一致率は70％であった[4]。

おわりに

犬と猫のリンパ腫の診断には，細胞診，病理組織学的検査，免疫染色，クローナリティ検査，フローサイトメトリー法など複数の診断方法があり，それぞれの検査の長所と短所を正しく理解し，状況に応じて適切な検査を選択することが正確な診断につながる。そして，正確な診断を行うことがエビデンスに基づく治療の基本となる。

参考文献

1) Scott KD, Zoran DL, Mansell J, et al. Utility of endoscopic biopsies of the duodenum and ileum for diagnosis of inflammatory bowel disease and small cell lymphoma in cats. J Vet Intern Med. 2011; 25(6): 1253-1257.

2) Valli VE, Jacobs RM, Norris A, et al. The histologic classification of 602 cases of feline lymphoproliferative disease using the National Cancer Institute working formulation. J Vet Diagn Invest. 2000; 12(4): 295-306.

3) Day MJ, Kyaw-Tanner M, Silkstone MA, et al. T-cell-rich B-cell lymphoma in the cat. J Comp Pathol. 1999; 120(2): 155-167.

4) Valli VE, Bienzle D, Meuten DJ, et al. Tumors of the hemolymphatic system. In: Tumors in Domestic Animals. 5 ed. Meuten DJ, ed. 2016, Wiley-Blackwell, p. 203-321.

5) Valli VE, Kass PH, San Myint M, et al. Canine lymphomas: association of classification type, disease stage, tumor subtype, mitotic rate, and treatment with survival. Vet Pathol. 2013; 50(5): 738-748.

6) Walton RM, Hendrick MJ. Feline Hodgkin's-like lymphoma: 20 cases (1992-1999). Vet Pathol. 2001; 38(5): 504-511.

7) Messick JB. The lymph nodes. In: Cowell and Tylers Diagnostic Cytology and Hematology of the Dog and Cat. 4 ed. Valenciano AC, Cowell RL, ed. Mosby, 2013, p. 180-194.

8) Fry MM, Vernau W, Pesavento PA, et al. Hepatosplenic lymphoma in a dog. Vet Pathol. 2003; 40(5): 556-562.

9) Keller SM, Vernau W, Hodges J, et al. Hepatosplenic and hepatocytotropic T-cell lymphoma: two distinct types of T-cell lymphoma in dogs. Vet Pathol. 2013; 50(2): 281-290.

10) Allison RW, Velguth KE. Appearance of granulated cells in blood films stained by automated aqueous versus methanolic Romanowsky methods. Vet Clin Pathol. 2010; 39(1): 99-104.

11) Wolfesberger B, Skor O, Hammer SE, et al. Does categorisation of lymphoma subtypes according to the World Health Organization classification predict clinical outcome in cats? J Feline Med Surg. 2017; 19(8): 897-906.

12) Valli VE, Vernau W, de Lorimier LP, et al. Canine indolent nodular lymphoma. Vet Pathol. 2006; 43(3): 241-256.

13) Moore PF, Affolter VK, Graham PS, et al. Canine epitheliotropic cutaneous T-cell lymphoma: an investigation of T-cell receptor immunophenotype, lesion topography and molecular clonality. Vet Dermatol. 2009; 20(5-6): 569-576.

14) Moore PF, Olivry T. Cutaneous lymphomas in companion animals. Clin Dermatol. 1994; 12(4): 499-505.

15) Moore PF, Affolter VK, Keller SM. Canine inflamed nonepitheliotropic cutaneous T-cell lymphoma: a diagnostic conundrum. Vet Dermatol. 2013; 24(1): 204-211.e44-45.

16) Avallone G, Rasotto R, Chambers JK, et al. Review of histological grading systems in veterinary medicine. Vet Pathol. 2021; 58(5): 809-828.

17) Valli VE, San Myint M, Barthel A, et al. Classification of canine malignant lymphomas according to the World Health Organization criteria. Vet Pathol. 2011; 48(1): 198-211.

18) Carrasco V, Rodriguez-Bertos A, Rodríguez-Franco F, et al. Distinguishing intestinal lymphoma from inflammatory bowel disease in canine duodenal endoscopic biopsy samples. Vet Pathol. 2015; 52(4): 668-675.

19) Evans SE, Bonczynski JJ, Broussard JD, et al. Comparison of endoscopic and full-thickness biopsy specimens for diagnosis of inflammatory bowel disease and alimentary tract lymphoma in cats. J Am Vet Med Assoc. 2006; 229(9): 1447-1450.

20) Kleinschmidt S, Meneses F, Nolte I, et al. Retrospective study on the diagnostic value of full-thickness biopsies from the stomach and intestines of dogs with chronic gastrointestinal disease symptoms. Vet Pathol. 2006; 43(6): 1000-1003.

21) Kojima K, Chambers JK, Nakashima K, et al. Immunophenotyping of intraepithelial lymphocytes in canine chronic enteropathy and intestinal T-cell lymphoma using endoscopic samples. Vet Pathol. 2022; 59(2): 227-235.

22) Marsilio S, Freiche V, Johnson E, et al. ACVIM consensus statement guidelines on diagnosing and distinguishing low-grade neoplastic from inflammatory lymphocytic chronic enteropathies in cats. J Vet Intern Med. 2023; 37(3): 794-816.

23) Matsumoto I, Uchida K, Nakashima K, et al. Pathological features of intestinal T-cell lymphoma in Shiba dogs in Japan. Vet Comp Oncol. 2018; 16(4): 417-423.

24) Kiupel M, Smedley RC, Pfent C, et al. Diagnostic algorithm to differentiate lymphoma from inflammation in feline small intestinal biopsy samples. Vet Pathol. 2011; 48(1): 212-222.

25) Moore PF, Rodriguez-Bertos A, Kass PH. Feline gastrointestinal lymphoma+ mucosal architecture, immunophenotype, and molecular clonality. Vet. Pathol. 2012; 49: 658-668.

26) Willard MD, Mansell J, Fosgate GT, et al. Effect of sample quality on the sensitivity of endoscopic biopsy for detecting gastric and duodenal lesions in dogs and cats. J Vet Intern Med. 2008; 22(5): 1084-1089.

27) Keller SM, Vernau W, Moore PF. Clonality testing in veterinary medicine: a review with diagnostic guidelines. Vet Pathol. 2016; 53(4): 711-725.

28) Cullen JM, Breen M. An overview of molecular cancer pathogenesis, prognosis, and diagnosis. In: Tumors in Domestic Animals. 5 ed. Menten DJ, ed. Wiley-Blackwell, 2020, p1-26.

リンパ腫の診断と治療法

リンパ腫総論

画像診断

李　美侑[1]，小野　晋[1,2]
1）公益財団法人 日本小動物医療センター，2）㈱スカイベッツ

▶ リンパ節

　リンパ腫には，リンパ節を原発とするリンパ腫と，節外臓器を原発とするリンパ腫が広がって（浸潤）起こるものとがある。前者には，高グレード（高悪性度）あるいは低グレード（低悪性度）の多中心型リンパ腫が含まれ，どちらも孤立性〜全身のリンパ節腫大がみられる。後者のリンパ腫のリンパ節への浸潤は，一般的にはその他の悪性腫瘍と同様に領域リンパ節で起こるが，解剖学的に離れたリンパ節で起こることもある。

　リンパ腫の画像診断では，病変リンパ節が解剖学的にどのリンパ節にあたるのかを特定することと，病変リンパ節個々の画像所見の解釈が必要となる。正常では超音波検査やCT検査で検出できないリンパ節が，リンパ腫などのリンパ節が腫大する疾患ではじめて検出されるようになるものがある。これによりリンパ節が「腫大した」だけでなく，「数が増えた」「いつもリンパ節がみえない場所に腫大リンパ節が出現した」ということが起こる。

1．画像診断に重要なリンパ節の解剖
（1）体表リンパ節の解剖学的ランドマークと正常像（図1）

　多中心型リンパ腫や猫のホジキン病様リンパ腫（別名：T細胞豊富型B細胞性リンパ腫〔T cell rich B cell lymphoma〕）など，体表リンパ節が起源となるリンパ腫の検出は，身体診察により行われる。多中心型リンパ腫の診断において，リンパ節自体の画像検査は必須ではないが，検出された腫瘤がリンパ節かどうか確認する必要がある場合（腫大下顎リンパ節 vs 下顎腺，腫大内側咽頭後リンパ節 vs 甲状腺腫瘤など）や，その他

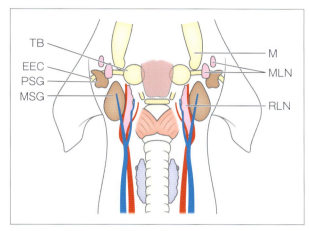

図1　頚部のリンパ節の解剖
TB：鼓室胞，EEC：外耳道，PSG：耳下腺，MSG：下顎腺，M：下顎，MLN：下顎リンパ節，RLN：内側咽頭後リンパ節

の転移性腫瘍などが鑑別に入る場合，超音波ガイド下生検が必要な場合などに実施される。また，同時にステージングやスクリーニングを目的とした胸腹部の画像検査が行われる。体表リンパ節を超音波検査で描出する際は，基本的には触診できる場所にプローブを当てればよい。

①下顎リンパ節

　下顎角の腹側，下顎腺の外側かつ頭側，表層に近い皮下で，舌側顔面静脈の背側と腹側に1個ずつ，通常左右に2対存在し，楕円形〜三角形を呈する。超音波検査では下顎腺を描出し，そこからプローブを頭外側へスライドすると，下顎腺のレベルよりも表層に描出される。周囲脂肪よりやや低〜等エコーである。

②内側咽頭後リンパ節

　よほど腫大がないと触診で検出することは困難だが，猫のホジキン病様リンパ腫が最初に発生すること

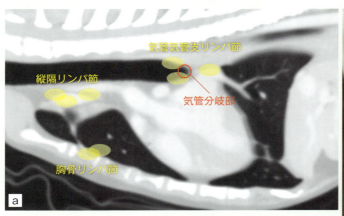
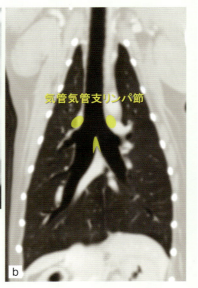

図2　胸腔内リンパ節のX線解剖
胸骨リンパ節は正常〜軽度の腫大でも検出できる場合があるが，前縦隔リンパ節と気管気管支リンパ節は，重度に腫大しないと検出できない。

が多いリンパ節として重要である。環椎翼の腹側，咽頭の背側，下顎腺の尾内側に，通常左右1対存在し，頭側部分が尾側部分よりも幅広い紡錘形を呈する。超音波検査では，下顎腺を描出し，そこからプローブを尾内側へスライドすると，下顎腺のレベルよりも深層に描出される。鑑別としては，甲状腺癌，扁桃扁平上皮癌のリンパ節転移，リンパ節原発血管肉腫（内側咽頭後リンパ節原発が多い）が重要である。

③浅頸リンパ節

尾側頸部の腹側，通常は腹鋸筋と斜角筋の外側で棘上筋の頭側に1対と，その背側に1対の，計左右2対存在し，扁平な楕円形を呈する。超音波検査では有用なランドマークはないが，触診時と同様に，尾側頸部肩関節の内側に頭側からプローブを当てる。

④腋窩リンパ節

主腋窩リンパ節は，肩関節の尾側，上腕と肩甲下の血管の分岐部のすぐ尾側に通常1対存在し，円板状を呈する。副腋窩リンパ節は，主腋窩リンパ節の尾側，大円筋の内側，胸直筋の外側，深胸筋の背側に通常1対存在する（猫ではほとんど存在するが，犬では存在しない個体も多い）。超音波検査では，脇を開いて凹みにプローブを当て，腋窩動静脈や腕神経叢の集合を描出すると（いずれも無エコーの管腔状構造），このやや尾側で体幹寄りに主腋窩リンパ節が，さらに胸壁に沿って尾側へ動かすと副腋窩リンパ節が描出される。

⑤浅鼠径リンパ節

鼠径部の皮下脂肪内，鼠径部乳腺の深層，浅後腹壁動静脈の周囲に1〜2対存在し，短紡錘形〜楕円形を呈する。猫では，これよりも頭外側に浅後腹壁リンパ節が存在する（副鼠径リンパ節とも呼ばれるが誤り）[1,2]。超音波検査では，左右の第5乳頭周囲にプローブを当て，鼠径部皮下脂肪内を探索すると描出される。

⑥膝窩リンパ節

大腿二頭筋の内側と半腱様筋の外側の凹みの脂肪内に，左右1対存在し，楕円形を呈する。超音波検査では，膝関節に尾側からプローブを当て，やや近位へスライドすると，比較的表層の皮下脂肪内に描出される。

（2）胸腔内リンパ節の解剖学的ランドマークと正常像（図2）

縦隔型リンパ腫は，縦隔内の前縦隔リンパ節や胸骨リンパ節，胸腺などを起源として起こるリンパ腫であり，猫でしばしば，犬でもまれに遭遇する。縦隔型リンパ腫については，「縦隔」の項で記述する。

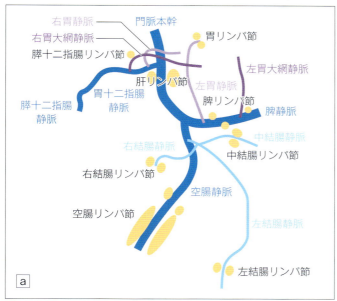
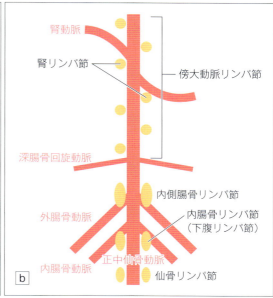

図3 腹腔内リンパ節の解剖
a：門脈に沿ってみられるリンパ節と，ランドマークとなる血管。
b：大動脈に沿ってみられるリンパ節と，ランドマークとなる血管。

①胸骨リンパ節

　第2～3胸骨のすぐ背側の縦隔内に，内胸動静脈に沿って通常犬で2個，猫で1個存在し，円形～楕円形を呈する。正常～軽度の腫大でもX線検査，超音波検査で検出できる。支配領域は広く，胸腔内のほか，胸壁（肋骨，胸骨，筋肉），腹腔（上腹部），胸腹部体幹の体表などにも及ぶ。胸腔内に発生したリンパ腫のほか，腹腔内（上腹部）臓器原発のリンパ腫も直接的に胸骨リンパ節へ浸潤する。また，多中心型リンパ腫で，特に浅頸/腋窩リンパ節が侵されている場合には，同時に胸骨リンパ節腫大がみられることも多い。

②前縦隔リンパ節

　前縦隔内の気管や前大静脈などの主要血管の周囲に1～複数個存在し，円形～楕円形を呈する。重度に腫大しない限りは，X線検査や超音波検査では検出できない。

③気管気管支リンパ節

　右気管気管支リンパ節は，右主気管支分岐部の頭側かつ右側に接するようにして奇静脈との間に存在し，左気管気管支リンパ節は，左主気管支分岐部の頭側かつ左側に接するようにして左肺動脈との間に存在し，中気管気管支リンパ節は気管分岐部の尾側に接して存在する。それぞれ1個ずつあり，左右の気管気管支リンパ節は楕円形～短紡錘形を呈し，中気管気管支リンパ節は気管分岐に沿ってV字型を呈する。重度に腫大しない限りは，X線検査では検出できず，腫大しても超音波検査では通常描出できない（心臓を介して心基底部腫瘤のように検出できることがある）。肺のリンパ腫により腫大する。

（3）腹腔内リンパ節の解剖学的ランドマークと正常像（図3）

　腹腔内リンパ節へは肝臓，脾臓，消化管など，腹部臓器原発のリンパ腫の浸潤が起こる。その他のリンパ腫でも，ステージの進行した場合に浸潤する。

①門脈周囲のリンパ節

- 肝リンパ節：肝門部の門脈の左右に1対存在し，左側が大きく，楕円形～短紡錘形を呈する。肝脾リンパ腫，消化器型リンパ腫などで腫大することが多い。

- 胃リンパ節：胃小弯の小網内で胃静脈に沿って2個ほど存在し，円形〜楕円形を呈する。胃のリンパ腫で腫大することが多い。
- 膵十二指腸リンパ節：右胃大網静脈に沿って，幽門と膵右葉との間に1個存在する。胃〜十二指腸のリンパ腫で腫大することが多い。
- 脾リンパ節：脾静脈の周囲に3〜5個存在し，円形〜楕円形を呈する。肝脾リンパ腫，消化器型リンパ腫などで腫大することが多い。
- 空腸リンパ節：空腸静脈（前腸間膜静脈）の周囲に1〜3対存在し，腹腔内リンパ節で最大で，細長い紡錘形を呈する。消化器型リンパ腫で腫大することが多く，かなり大型の腫瘤を形成し，周囲へのマスエフェクト*1を伴うことも多い。
- 結腸リンパ節：右結腸リンパ節／回盲部リンパ節は，回盲結口部の腸間膜側で回結腸静脈周囲に2個ほど存在し，中結腸リンパ節は中結腸静脈の周囲に2個ほど，左結腸リンパ節／後腸間膜リンパ節は，骨盤腔手前くらいの下行結腸遠位の腸間膜側で左結腸静脈の周囲に2個ほど存在する。いずれも楕円形〜短紡錘形を呈する。消化器型リンパ腫で腫大することが多い。

*1：Mass effect，腫瘤効果ともいう。腫瘤性病変が周囲の組織を圧迫することで生じる二次的な変化のこと。小腸の高グレードリンパ腫では，消化管腫瘤や腫大した空腸リンパ節などによって，消化管が外側方向および頭尾側方向へ変位することが多い。

②腹部大動脈周囲のリンパ節

- 腎リンパ節：大動脈の腎動脈起始部に左右1対存在し，円形〜楕円形を呈する。腎リンパ腫で腫大する。また，ステージの進行したリンパ腫で，ほかの多発性リンパ節腫大とともにみられる。
- 腰大動脈リンパ節：深腸骨回旋動脈〜横隔膜レベルの大動脈周囲に複数存在し，円形〜楕円形を呈する。腎リンパ節も腰大動脈リンパ節に含まれる。ステージの進行したリンパ腫で，ほかの多発性リンパ節腫大とともにみられる。
- 内側腸骨リンパ節：深腸骨回旋動脈〜外腸骨動脈起

始部レベルの外側に左右1〜2対存在し，紡錘形を呈する。多中心型リンパ腫で腫大することが多い。
- 内腸骨リンパ節（下腹リンパ節）：内腸骨動脈起始部レベルに左右1対存在し，円形〜楕円形〜紡錘形を呈する。ステージの進行したリンパ腫で，ほかの多発性リンパ節腫大とともにみられる。まれだが，外陰部や会陰領域のリンパ腫で腫大する。
- 仙骨リンパ節：正中仙骨動脈の背側に左右1対存在し，円形〜楕円形を呈する。ステージの進行したリンパ腫で，ほかの多発性リンパ節腫大とともにみられる。まれだが，外陰部や会陰領域のリンパ腫で腫大する。

2．X線検査（図4）

ほとんどのリンパ節は，正常〜軽度腫大程度では検出できない。なお，膝窩リンパ節，胸骨リンパ節，皮下脂肪の豊富な猫の鼠径リンパ節，後腹膜腔脂肪の豊富な猫の腰下リンパ節群などは，正常〜軽度の腫大であっても検出できることが多い。その他のリンパ節については，重度の腫大があり，マスエフェクトを生じてはじめて検出される。

3．超音波検査

リンパ節の画像診断の主軸となる。超音波が届く範囲であれば，正常なサイズでも検出可能である。内部構造や血流などについても評価でき，鎮静・麻酔が不要であること，超音波ガイド下生検と同時に実施できること，多くの病院で簡便に実施可能であることなどがメリットとなる。一部検出が難しいリンパ節があること（腫大が軽度の前縦隔リンパ節，気管気管支リンパ節，骨盤腔周囲のリンパ節〔仙骨／殿部／坐骨リンパ節〕など），客観性や再現性がやや劣ること，検査者の技量に依存する部分が大きいことなどがデメリットとなる。

（1）正常像

形状やサイズは様々であるが（前述），多くは楕円形であるため，円形のものと紡錘形のものを覚えておくとよい。正常では，辺縁が低エコー（実質），中心部が

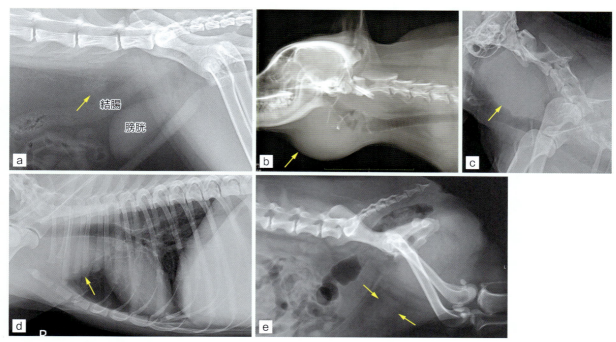

図4 リンパ節のX線画像
a：腹腔内，後腹膜の脂肪が豊富な猫で，正常な後腸間膜リンパ節が検出されている(矢印)。
b：多中心型リンパ腫の犬の下顎リンパ節腫大，c：内側咽頭後リンパ節腫大，d：前縦隔リンパ節腫大，e：鼠径リンパ節腫大。
内側咽頭後リンパ節腫大(c矢印)は，X線画像で頚椎－喉頭間の開大と軟部濃度の亢進，咽頭〜気管の腹側偏位としてみられる。
正常な頚椎－喉頭間の幅は，C2の高さと同程度である。前縦隔リンパ節腫大(d矢印)は，より重度になると気管の偏位を起こす。

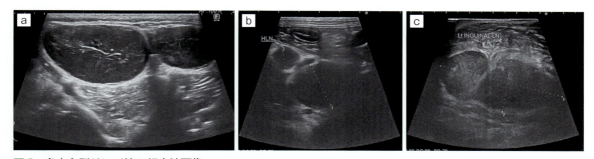

図5 多中心型リンパ節の超音波画像
それぞれ，多中心型リンパ腫の犬のリンパ節の所見である(a：下顎リンパ節，b：肝リンパ節，c：鼠径リンパ節)。
いずれも腫大，円形化，低エコー化がみられる。

高エコー(リンパ門の脂肪)に描出される。通常1カ所のリンパ門にカラードプラで血流が確認できる。

(2) リンパ腫の所見(図5, 6)

リンパ腫では，リンパ節の腫大，円形化(短径／長径比が1に近似する)，低エコー化(ほぼ無エコーとなり後方増強を伴うこともある)[3]，周囲脂肪の高エコー化，リンパ門の消失，血流の増加，支配血管の本数の増加などがみられる。

4．CT検査

正常なサイズでも検出可能で，解剖学的位置や個数を正確かつ客観的に把握でき，超音波検査で描出できない範囲のリンパ節が検出できるといったメリットが

リンパ腫の診断と治療法

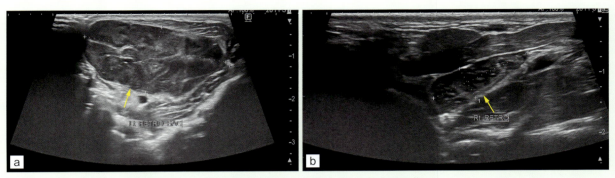

図6　ホジキン病様リンパ腫の猫の左右の内側咽頭後リンパ節(矢印)の超音波画像
a：腫瘤化，b：正常。
円形化し，低エコーを呈している。
内側咽頭後リンパ節の腫瘍性腫大には，重要な鑑別疾患がいくつかある。転移性リンパ節としては，扁桃扁平上皮癌の転移や，その他の頭部腫瘍(メラノーマなど)の転移，その他の頸部腫瘍(甲状腺癌など)の転移が，そして，リンパ節原発悪性腫瘍としては，猫のホジキン病様リンパ腫，血管肉腫，多中心型リンパ腫が挙げられる。

ある。一方で，リンパ腫のリンパ節評価を目的として，CT検査を実施する機会はほとんどない。

5．MRI検査

非腫瘍性リンパ節，リンパ腫以外の悪性腫瘍の転移性リンパ節などとの鑑別が，より高精度となる可能性があるが，臨床現場で広く実用化はされていない[4,5]。

6．鑑別診断

鑑別疾患としては，その他の悪性腫瘍の転移性リンパ節，リンパ節炎，反応性過形成，猫伝染性腹膜炎(FIP)，猫好酸球硬化性線維増殖症，組織球性肉腫，リンパ節原発血管肉腫などが挙げられる。

リンパ腫では，その他の悪性腫瘍の転移と比較して，より広範囲に多発性のリンパ節腫大がみられる。

リンパ節の内部は均一な低エコーを示すことが多く，転移性リンパ節でみられるような内部構造の不均一性(壊死や石灰化による低エコー域，高エコー域，空洞化)，もしくは正常および過形成性リンパ節でみられるような嚢胞化はあまりみられない。リンパ節周囲の脂肪の高エコーは，リンパ腫で多くみられる傾向があるかもしれないが，その他の転移性リンパ節やリンパ節炎でもみられる[6]。超音波エラストグラフィやMRI検査の拡散強調画像の併用で，より鑑別の精度が向上する可能性があるが，臨床現場で広く実用化は

されていない[4,7,5]。

神経系のリンパ腫

1．病態

リンパ腫は，中枢神経および末梢神経の両方に発生する。中枢神経での発生がより一般的であり，しばしば中枢神経から末梢神経へ伸展する。その一方で，末梢神経単独での発生はまれである。

(1) 中枢神経リンパ腫

多中心型リンパ腫の一部として起こることが多く，原発性はまれである。猫では，頭蓋内リンパ腫は頭蓋内腫瘍のうち髄膜腫に次いで2番目に多く(13～31％)，転移性(二次性)頭蓋内腫瘍としては最多である。また，脊髄リンパ腫は脊髄腫瘍で最多である(27～39％)[8～12]。犬では，原発性頭蓋内リンパ腫は原発性頭蓋内腫瘍の4％である[14,15]。転移性頭蓋内リンパ腫は転移性頭蓋内腫瘍の12～29.6％を占め3番目に多い[15,16]。また，犬での脊髄リンパ腫の発生はまれである。

(2) 末梢神経リンパ腫

猫の末梢神経腫瘍で最多であり，猫では原発性が多いとされるが，転移性が多いとする記述もある[11,12]。

36

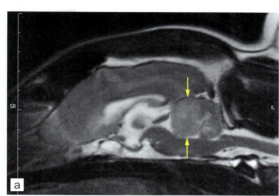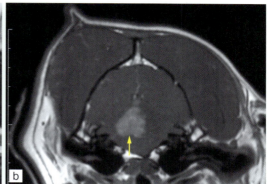

図7 犬の小脳のリンパ腫のMRI検査画像
a：T2WI，b：造影T1WI。
小脳に，T2WI高信号，造影後T1WIで強い増強を呈する腫瘤がみられる（矢印）。

犬では転移性が多い。

　猫のリンパ腫全体の2.5〜13％で，中枢神経への浸潤が認められている[11]。また，神経系へのリンパ腫浸潤がないにもかかわらず，リンパ腫の腫瘍随伴症候群として中枢神経あるいは末梢神経障害が起こることが知られている。神経徴候を伴うリンパ腫の症例では，画像検査によってそれらの鑑別を行うことが可能である。

2．診断

　中枢神経リンパ腫は，MRI検査の画像的特徴と脳脊髄液（CSF）検査との組み合わせで診断されることが多いが，CSFサンプルに診断的な腫瘍性リンパ球が出現する可能性は高くない（9〜68％）[9,10]。診断には病変の生検が必要なことも多いが，生検の侵襲性が高いために試験的治療の反応性によって仮診断とすることや，神経系以外のリンパ腫病変がある場合，その生検によって仮診断とすることも多い。また，末梢神経リンパ腫では，病変の針生検などが可能なことがある。

3．画像検査モダリティの選択

　中枢神経リンパ腫では特に，MRI検査が推奨される。CT検査はMRI検査と比較して，中枢神経病変に対する検出感度，診断精度は劣るが，中枢神経周囲の組織（骨，筋肉，鼻腔など）や他臓器（腎臓，消化管など）への浸潤の検出に優れる。

　末梢神経リンパ腫に対しては，そのサイズや発生部位により，MRI検査とCT検査のそれぞれに優劣があるが，基本的には中枢神経の関与の有無を判断するためにMRI検査を優先し，必要に応じてCT検査を追加することが望ましい。体表に近い病変については，超音波検査での検出や，超音波ガイド下生検が可能なことがある。

4．MRI検査所見

（1）頭蓋内リンパ腫（図7）

　頭蓋内リンパ腫は孤立性，多発性または瀰漫性に認められる。病理組織学的な分布は，実質内，血管向性，髄膜，脳室周囲，脈絡叢などに分類され，これらが単独あるいは組み合わさって発生し，この分布はMRI検査所見にも反映される。MRI検査では実質内，実質外，あるいは実質内外に，多くの場合，境界不明瞭なマスエフェクトを伴う腫瘤が認められる[8,10,17,18]。画像検査で実質外と判断された病変でも，組織学的には実質内浸潤を伴っていることがあるため，実質外病変が主体であっても境界不明瞭である場合は，実質内浸潤を伴っていると判断する[10]。脳室内のリンパ腫は主に転移性と考えられており，第四脳室の脈絡叢に好発する。脳室内のリンパ腫は，その他の脳室内腫瘍と異なり，脳室拡大がない，もしくは軽

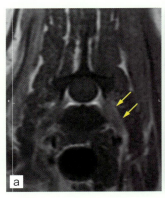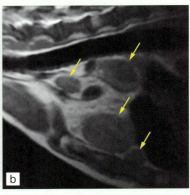

図8 犬の脊髄神経のリンパ腫のMRI検査所見
左側の第7頸神経（C7）の神経腫大（a矢印）とともに前縦隔リンパ節の腫大（b矢印）がみられる。

度である傾向にある。また，頭蓋内リンパ腫はしばしば下垂体領域に病変を形成し，下垂体腺腫／腺癌や頭蓋底髄膜腫との鑑別が問題となる。

血管向性リンパ腫では，組織学的には血管内腔にリンパ腫が発生し，進行すると血管周囲の実質へ浸潤して腫瘤を形成する。画像上，実質内リンパ腫との区別はつかないが，梗塞，出血，出血性梗塞の所見を呈することがある[9～12]。ほかには，広範囲のくも膜下腔に拡散する軟膜リンパ腫症や，腫瘤を形成せず広範囲の脳実質に浸潤する脳リンパ腫症も報告されている[13]。

MRI検査では，頭蓋内リンパ腫の多くが灰白質と比較してT2強調画像／FLAIR画像で等～高信号，T1強調画像で低信号を示すとともに，造影T1強調画像で強い造影増強を示す。また，病変周囲のFLAIR高信号領域（脳浮腫や腫瘍浸潤を示唆する）や，隣接する髄膜の異常増強を伴うことがある。しばしば，近傍の髄膜の造影増強を伴う[8,10,17,18]。リンパ腫は一般的に細胞密度の高い腫瘍であるため，腫瘍内部において水分子の拡散が制限される。このことを利用して，人では拡散強調画像（DWI）とADCマップが，中枢神経リンパ腫の診断に有用とされている。しかし，獣医学領域ではまだ十分な情報がなく，リンパ腫でも拡散制限がみられないものや[10]，リンパ腫以外の脳腫瘍でも拡散制限がみられるものもあり[23～25]，活用には注意が必要である。

（2）脊髄リンパ腫（図8）

孤立性，多発性あるいはび漫性病変を形成する。多発性やび漫性の場合，複数の脊髄分節にわたっていることが多く，特に猫では最大半数の症例で多分節に認められる。猫では胸髄～腰仙部に好発し，最大43％で脳病変を伴う[10,11,13,26]。MRI検査では犬・猫ともに，多くは硬膜外の脊髄圧迫病変としてみられ，境界不明瞭で硬膜や髄内に浸潤し，一部では神経根～脊髄神経，脊椎，周囲骨格筋への浸潤を伴うこともある。また，まれに硬膜内髄外や髄内への発生もみられる[11,13,26]。信号や造影増強については，「（1）頭蓋内リンパ腫」と同様である。

（3）末梢神経リンパ腫（図9）

末梢神経単独での発生はまれであり，多くは多中心型の一部として発生する。頭蓋内リンパ腫が脳神経に，あるいは脊髄リンパ腫が脊髄神経に伸展することもある。脳神経での発生はよりまれであり，すべての脳神経でみられるが，特に三叉神経で多くみられる[10,13,27]。脊髄神経では，神経根～脊髄神経での発生が多く，より末梢では坐骨神経や，腕神経叢，腰仙骨神経叢での発生が多いとされる[9～11,13]。また，広範囲の末梢神経にリンパ腫が浸潤する神経リンパ腫症の報告がある[11,13,27～29]。末梢神経に沿って孤立性～多発性（数珠状）の腫瘤の形成がみられ，末梢神経の腫大，椎間孔への伸展がある場合には，椎間孔が拡大することもある。骨格筋とくらべてT1強調画像でわずかに高信号で均一，T2強調画像で著明に高信号を呈する[11]。

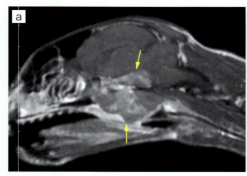
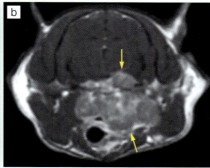

図9 猫のリンパ腫のMRI検査所見（脳神経のリンパ腫）

頭蓋底から鼻咽頭，眼窩にかけて，三叉神経，内耳神経，顔面神経に沿って広がる，強い造影増強を呈する腫瘤が認められる（矢印）。多発性の脳神経のリンパ腫に一致する。

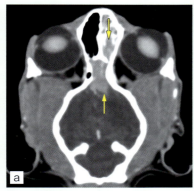
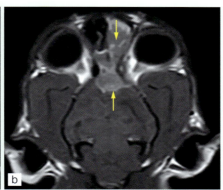

図10 猫のリンパ腫の画像検査所見（嗅神経のリンパ腫）

a：CT検査，b：MRI検査。
篩板を中心に，鼻腔から嗅球まで広がる，強い造影増強を呈する腫瘤が認められる（矢印）。分布は嗅神経のリンパ腫に一致する。

5．神経外病変（図10）

　神経系のリンパ腫では，神経病変の隣接組織（末梢神経，骨，筋肉，その他）への局所の浸潤を伴うこともある[8,17〜19,26]。これらの病変では，その広がりに比して，その境界となる骨の破壊は軽度であることが多い[10]。筆者の経験では，浸潤範囲が広いものの，骨破壊がほとんどないか軽度な所見は，比較的リンパ腫に特異的な所見と考えている。

　猫の頭蓋内リンパ腫と神経外への浸潤には，一定のパターンが存在する。鼻咽頭〜頭蓋底，篩板を中心として，鼻腔〜嗅球，前頭洞〜前頭葉，鼓室胞〜頭蓋底などが，比較的よくみられるパターンである[10,30,31]。

　多中心型リンパ腫の一部として神経リンパ腫が発生している場合，神経病変の周囲だけでなく解剖学的に離れた臓器やリンパ節に病変が存在し，猫では特に中枢神経リンパ腫に，骨髄や腎臓のリンパ腫を併発することが多い[11]。

6．鑑別診断

　中枢神経リンパ腫の鑑別疾患としては，脳脊髄炎（感染性／非感染性），その他の中枢神経腫瘍（髄膜腫，グリオーマ，組織球性肉腫など）が挙げられる。髄膜腫との鑑別は，リンパ腫では多くの場合，境界不明瞭であることから判断できる。鑑別にDWIが有用な場合もあるが，感度・特異度ともにあまり高くないと考えられる。

▶眼のリンパ腫

1．病態

　眼のリンパ腫は，猫の眼腫瘍，眼周囲腫瘍で最も多い一方，犬ではまれである（6％）[32]。また，そのほとんどが転移性であり，原発性（孤立性）はかなりまれである。解剖学的な発生部位によって，眼内リンパ腫と

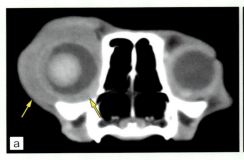
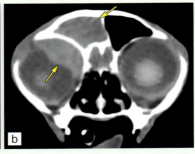

図11 猫の眼周囲リンパ腫のMRI検査所見
a：眼瞼の全周性の腫脹と，連続して眼窩まで広がる腫瘤が認められる（矢印）。
b：眼窩〜前頭洞に広がる腫瘤が認められる（矢印）。骨溶解を伴わずに隣接スペースへ浸潤している点が特徴的である。

眼周囲リンパ腫とに分けられ，さらに眼内リンパ腫はぶどう膜，網膜，強膜，角膜などに分類され，眼周囲リンパ腫は結膜，眼瞼（上／下／第三眼瞼），後眼部などに分類される。眼周囲リンパ腫は，鼻腔リンパ腫などの浸潤として起こることもある。眼内リンパ腫は犬・猫ともに，ぶどう膜，特に前部ぶどう膜に好発する[33〜36]。人では，原発性眼内リンパ腫は中枢神経リンパ腫のサブタイプとして扱われており，多くが後に中枢神経へ浸潤するが，犬・猫でも同様の挙動をとる可能性がある[36,37]。

2．画像検査（図11）

多くは転移性に発生するため，眼以外の病変から診断されることが多い。また，眼が原発であっても，発生部位によっては身体診察，眼科検査，および病変の針生検サンプルや眼房水の細胞診のみで診断されることもあり，眼のリンパ腫自体を画像診断する機会はあまりない。画像診断に関するまとまった報告もなく，超音波検査，CT検査，MRI検査の所見が少し記載されているのみである。

眼内リンパ腫の超音波検査所見としては，虹彩と毛様体の高エコー性の肥厚や結節，前房と後房の高エコー，脈絡膜の肥厚，硝子体内の結節，網膜剥離などがみられる[3,38,39]。眼周囲リンパ腫では，結膜や眼瞼のリンパ腫については身体診察や眼科検査で評価を行い，画像検査を行うのは後眼部のリンパ腫に対してである。後眼部のリンパ腫は鼻腔リンパ腫の浸潤が最多であるが，後眼部原発のリンパ腫が，CT検査で片側性の後眼部腫瘤として検出された症例の報告がある[40]。

肝臓のリンパ腫

肝臓のリンパ腫は，肝臓±脾臓を原発としたリンパ腫，あるいはほかの部位で起こったリンパ腫の浸潤（ステージⅣ）として発生する。肝臓原発のリンパ腫は，画像検査時に偶発的にみつかるといったことはまれで，通常は，臨床徴候や全血球計算（CBC）および血液化学検査所見から疑診され，画像検査に進んで診断されることがほとんどである。画像検査所見は以下に示すとおり，非特異的で目立たないことも多いため，臨床的に疑うことが重要であり，その場合，画像所見の有無にかかわらず針生検などを実施する必要がある。

1．X線検査所見（図12）

肝腫大，肝臓辺縁の鈍化，胃軸の尾側偏位が認められる。そのほかには，腹腔内ディテールの低下（腹水を反映），脾腫，体表リンパ節の腫大が認められる。

非特異的所見だが，重度の肝腫大は，リンパ腫や副腎皮質機能亢進症（クッシング症候群）などを疑診する所見であり，これらはほとんどの場合，画像検査に進む前の臨床所見により鑑別できる。また，同時に重度の脾腫や撮影範囲の体表リンパ節の腫大などがみられる場合，X線検査のみでもリンパ腫を強く疑うことができる。一方で，肝腫大がみられない，あるいはごく軽度の場合でも，肝臓リンパ腫を否定できない。

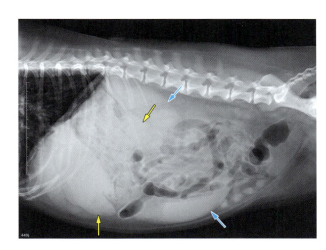

図12　肝脾リンパ腫の犬のX線画像
肝腫大（黄矢印），脾腫大（青矢印）を認める。肝腫大では，肝臓の辺縁が肋骨弓を越えて尾側へ伸展し，辺縁が鈍化するなどの所見がみられる。

2．超音波検査所見（図13）

　肝腫大，辺縁鈍化が認められる。超音波検査での肝臓サイズは主観的な評価となるが，肝臓尾側縁が胃を越えて尾側まで伸展しているか，辺縁の鈍化があるかを指標とする。

　肝臓のリンパ腫は，典型的にはび漫性の低エコーを呈するが，高エコーあるいは不均一な混合エコーになることも珍しくない。肝臓のび漫性の低エコーは，肝内門脈枝が目立つこと，鎌状間膜脂肪や腎皮質とのコントラストが大きくなることなどを指標とし，び漫性の高エコーは，脾臓よりも高エコーを示すこと，肝内門脈枝が目立たなくなることなどを指標とする。

　また，低～混合エコーの多発性結節を伴うこともある。結節はしばしば，中心が少し高エコーで辺縁がより低エコーなターゲット様を呈することも多い[3,41]。肝臓自体に画像上の異常が検出できない場合もある[3,41]。

　そのほかには，肝臓周囲の腹膜脂肪の高エコー，肝リンパ節の腫大，胆囊壁の浮腫が認められることがある。肝臓自体に異常がみられない場合には，これらの所見とCBCおよび血液化学検査所見とをあわせて肝臓リンパ腫を疑うこともできる。また，腹水や，リンパ腫の広がりに応じて腹部のその他の臓器の異常やリンパ節の腫大などがみられる。

3．CT検査所見

　肝臓リンパ腫でCT検査を実施する機会はあまりなく，また報告も多くない。所見としては，肝腫大，辺縁鈍化，periportal collar，造影前後のび漫性の低吸収などが認められる[42]。

4．鑑別診断

　類似した画像所見を示す鑑別疾患として，組織球性肉腫，肥満細胞腫，悪性腫瘍のび漫性～多発性浸潤，うっ血肝，急性肝炎が挙げられる。組織球性肉腫は低エコーな腫瘤を伴うことが多いが，腫瘤がなくび漫性の低エコーのみのこともある[3]。肥満細胞腫はび漫性の高エコーになることが多いが，バリエーションが様々である[3]。悪性腫瘍のび漫性～多発性浸潤では，壊死，炎症，出血，空洞の有無によって超音波検査所見は変わるが，通常はこれらが混ざって混合エコーになる[3]。うっ血肝では低エコーを呈して腫大し，肝静脈や後大静脈の拡張がみられ，この場合には右心不全などうっ血肝の原因を同時に検出する。急性肝炎でも低エコーを示して腫大することがあるが，肝腫大，肝リンパ節腫大の程度は軽度である。これらの鑑別には細胞診などを実施する。

▶ 胆囊・胆管のリンパ腫（図14）

　犬および猫で，胆囊および胆管由来のリンパ腫が散発的に報告されているが，症例報告レベルであり，これらから胆囊・胆管のリンパ腫の画像所見について言及することは難しい。胆囊壁の孤立性腫瘤と胆囊壁の

リンパ腫の診断と治療法

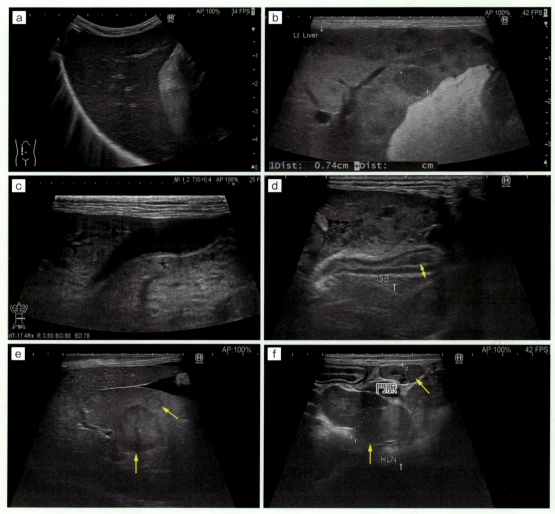

図13 肝臓リンパ腫の超音波画像
a：腫大とび漫性低エコー化を認める。び漫性低エコーでは，肝内門脈枝が目立つ。
b：辺縁不整な腫大と多発性低エコー域，低エコー結節を認める。組織球性肉腫や結節性過形成との鑑別が必要となる所見である。
c：肝臓のび漫性の蜂巣状の低エコー。
d：胆嚢浮腫も同時にみられることが多い（両矢印）。
e：ターゲットリージョン（矢印）。
f：肝リンパ節腫大（矢印）。

び漫性肥厚，胆嚢壁の多発性結節，胆嚢壁の重度かつ低エコー性肥厚と壁内のターゲットリージョン，総胆管閉塞などの所見が記載されている[43〜46]。

人の胆嚢・胆管リンパ腫では腫瘤の形成や壁肥厚，総胆管閉塞がみられ，胆管癌や胆嚢腺癌，胆嚢炎などと所見が重複し，生検前の診断は困難とされる。一方で，比較的平滑な壁肥厚や，壁肥厚の程度に対して胆道閉塞の程度が軽度であることなどが，リンパ腫の特徴である可能性が示唆されている[47,48]。

脾臓のリンパ腫

脾臓±肝臓を原発としたリンパ腫，あるいはほかの部位で起こったリンパ腫の浸潤（ステージⅣ）として発生する。脾臓原発のリンパ腫には，高グレードのリンパ腫と低グレードのリンパ腫が含まれ，画像所見はやや異なる。

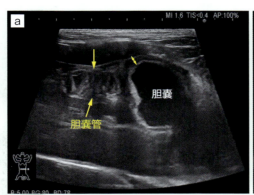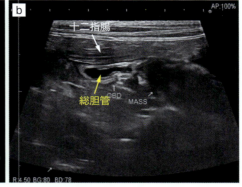

図14 猫の胆囊管～総胆管を中心としたリンパ腫の超音波画像
胆管壁の全周性かつ遠心性の重度肥厚(a矢印)により，低エコー性腫瘤が形成されている。胆囊壁はび漫性に中等度に肥厚し，遠位総胆管の壁も軽度に肥厚している。

1．X線検査所見

脾腫や脾臓腫瘤が認められる。重度の脾腫では，胃の頭側・左側偏位，消化管の左側偏位などのマスエフェクトを伴う。非特異的所見だが，重度の脾腫はリンパ腫(猫では肥満細胞腫も)を疑診する所見となる。同時に，重度の肝腫や撮影範囲の体表リンパ節の腫大などがみられる場合，X線検査のみでもリンパ腫を強く疑うことができる。

2．超音波検査所見(図15)

脾腫や辺縁の鈍化が認められる。猫では厚み＞10mmで脾腫と判断する。特に，猫の脾腫では脾臓が折りたたまれることがある[3](図16)。犬では，脾臓サイズの評価は主観的であるため，筆者は辺縁の鈍化，脾門部の血管流入部を起点とした辺縁の膨隆に注目している。

内部構造は，不均一なこともあれば均一なこともあり，低エコーになることが多いが，等エコー，混合エコーとなることもある。蜂巣状[*2]の変化はリンパ腫を強く示唆するが，子犬・子猫では正常でもみられ，また特に猫ではリンパ腫に限らず，良性変化やほかの悪性腫瘍でもみられる[3,49,50]。この所見はコンベックスプローブで認められなくても，リニアプローブでは検出できることが多いので，疑われる場合にはリニアプローブで観察する。また，孤立～多発性の低エコー結節/腫瘤を形成することもある。画像上の変化がない場合もあるとされるが，何らかの異常(脾腫，エコーレベルの変化，粗造，腫瘤など)をすべて所見とした場合には，感度はかなり高く(特異度は低い)，超音波検査上の異常が全くないということはほとんどない[41]。

そのほかには，脾臓周囲の脂肪の高エコー化，脾静脈内浸潤，脾リンパ節の腫大などがみられる。リンパ腫の広がりに応じて，その他の腹部臓器の異常やほかのリンパ節の腫大などがみられる。

脾臓の低グレードリンパ腫は，そのほとんどが孤立性腫瘤であり(66％)，多発性脾臓結節(24％)，脾腫(7％)，脾門リンパ節の腫大などがみられる場合もある[51]。偶発所見としてみつかることが多く，脾臓病変からの出血，不定愁訴，その他の腫瘍性あるいは非腫瘍性の併発疾患などの検査でみつかることもある。

＊2：スイスチーズ様虫食い状などとも表現される，無数の低エコーのスポット。

3．鑑別診断

脾腫の鑑別疾患としては，髄外造血，リンパ濾胞の過形成，感染症，脾炎，脾捻転，うっ血(脾静脈や門脈血栓)，肥満細胞腫が挙げられる。蜂巣状パターンの鑑別疾患としては，感染症(リーシュマニア，バベシア，エーリキア)，肥満細胞，組織球性肉腫，虚血性壊死が，脾臓結節の鑑別疾患としては，結節性過形

リンパ腫の診断と治療法

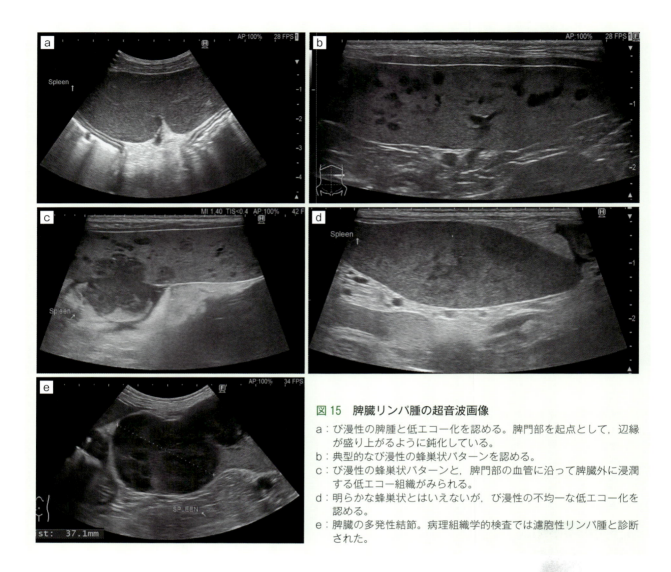

図15 脾臓リンパ腫の超音波画像
a：び漫性の脾腫と低エコー化を認める。脾門部を起点として、辺縁が盛り上がるように鈍化している。
b：典型的なび漫性の蜂巣状パターンを認める。
c：び漫性の蜂巣状パターンと、脾門部の血管に沿って脾臓外に浸潤する低エコー組織がみられる。
d：明らかな蜂巣状とはいえないが、び漫性の不均一な低エコー化を認める。
e：脾臓の多発性結節。病理組織学的検査では濾胞性リンパ腫と診断された。

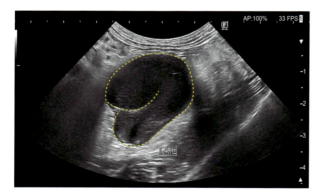

図16 猫の脾腫の超音波画像
猫の脾腫では脾臓が螺旋状に折りたたまれることがある（破線）。

成、髄外造血、血腫、脾臓間質腫瘍、血管肉腫、肥満細胞腫、組織球性肉腫、転移性腫瘍などが挙げられる。

腎臓のリンパ腫

　猫の腎臓の悪性腫瘍で最多である。猫の腎リンパ腫は、腎臓原発あるいは他部位のリンパ腫の播種としても起こり、その頻度は半々程度であり、また中枢神経リンパ腫との関連が多い[52]。犬では、多くが多中心型リンパ腫の浸潤として起こるが、まれに原発性の場合もある。また、猫と同様に、中枢神経リンパ腫との関連も多い[53]。

1．X線検査所見

腎腫大，辺縁の不整がみられ，多くは両側性に認められる。X線検査における腎臓の正常サイズは，犬では「L2（第2腰椎の長径）×2.5〜3.5」，猫では「L2×2.4〜3.0」，高齢の猫では「L2×1.9〜2.6」である。

2．超音波検査所見（図17，18）

腎リンパ腫は犬・猫ともに多くは両側性，まれに片側性に認められる。犬では腎盂拡張が最も多い所見であり，ほかには皮髄境界の不明瞭化，腎腫大，変形，孤立性〜多発性の境界不明瞭〜明瞭な低エコー結節または高エコー結節の形成が認められる[54]。猫で頻繁にみられる被膜下低エコー帯は，犬では一般的でない。超音波検査では，腎腫大，腎盂拡張，皮髄境界の不明瞭化など，非特異的で軽度の変化しかみられない場合もあるため，診断の際には臨床的に疑って生検を行うか，再検査を繰り返し行う必要がある[54]。

猫では腎腫大が最も多い所見であり，ほかには変形，腎盂拡張，実質のエコーレベル上昇あるいは低下，多発性の低エコー結節の形成，被膜下低エコー帯

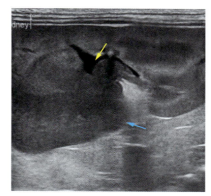

図17　犬の腎リンパ腫の超音波画像
局所的な腫大を伴う低エコー域（青矢印）と，腎盂拡張（黄矢印）がみられる。

の拡大（組織学的に被膜下かどうかは議論の余地あり）が認められる。皮質のエコーレベル上昇によって皮髄境界が目立つ場合もあり，一方で全体が不均一となって皮髄境界が不明瞭化する場合もある[3]。被膜下低エコー帯は腎リンパ腫を強く示唆する所見ではあるが，まれにほかの疾患でもみられる[55, 56]。

超音波検査における犬の腎臓の正常サイズは，腎臓

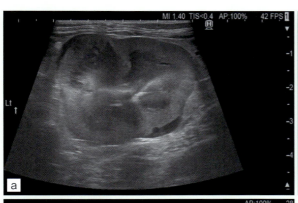
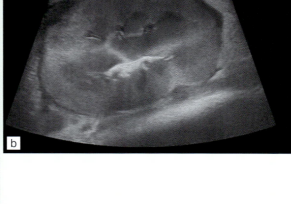
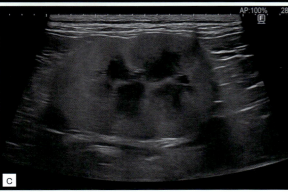

図18　猫の腎リンパ腫の超音波画像

a：腎臓リンパ腫。多発性の放射状の低エコー結節と，それに一致した被膜下低エコー帯がみられる。
b：猫伝染性腹膜炎（FIP）。リンパ腫と類似した所見を呈する。
c：慢性腎臓病。リンパ腫と誤認されることが多いが，低エコー領域は比較的正常な腎実質で，高エコー域が変性して萎縮した領域である。全体的な腎臓サイズが小さいことが，リンパ腫との最大の相違点である。

リンパ腫の診断と治療法

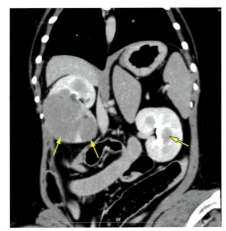

図19 犬の腎リンパ腫のCT画像
両側性に，比較的均一な造影増強を呈する多発性腫瘤（矢印）がみられる。

長径／大動脈径で5.5～9.1と報告されているが，かなり幅の広い基準値である。筆者の意見としては，9.1を超える腎臓はかなり大きいので，この値は参考程度にしている。一方，猫の腎臓の正常サイズは，30～43 mmと報告されている。43 mmを超えても異常でない場合も多く，体格や対側腎とのバランスを考慮するが，筆者の意見としては，50 mmを超えると明らかに異常に大きいと判断している。

3．CT検査所見（図19）

腎リンパ腫のCT検査所見についてまとまった報告はないが，2頭の猫の腎リンパ腫のCT検査所見について報告がある[57]。両側性の腎腫大，辺縁分葉状，低吸収の不整な大小の多発性結節，造影後の辺縁を縁どる薄い低吸収，造影増強のピークは遅く腎細胞癌等とくらべてやや弱いことが報告されている。犬では，4頭の腎リンパ腫のCT検査所見についての報告があり，両側性の多発性結節，均一な造影増強，結節への栄養血管の増強がないことが報告されている[58]。

4．鑑別診断

鑑別疾患として，腎細胞癌，FIP，組織球性肉腫，その他の転移性腫瘍，重度の変性変化，腎炎が挙げられる。

消化管のリンパ腫

猫のリンパ腫の発生部位として最も多く，犬でも多中心型に次いで多い。一般的な所見として，消化管の層構造の消失を伴う貫壁性の壁肥厚，壁の低エコー化，局所運動性の低下が認められる。肥厚の程度は様々で，壁厚は5 mm程度のこともあれば数cmになることもある[3]。これらの所見は孤立性～多発性に認められ，潰瘍を伴うこともある。その他の所見としては，領域リンパ節の腫大や腹水などが認められ，腹膜リンパ腫症（リンパ腫の広範囲の腹膜浸潤）を呈することもある[59]。

多発性病変を形成している場合には，リンパ腫を強く疑うことができる。他臓器にもリンパ腫の浸潤が及んでいる場合には，それらの所見とあわせて強く疑うことができる。

画像検査は超音波検査が主体となるが，X線検査でも検出可能なほど，大きな腹腔内腫瘤を形成していることも珍しくない。また，消化管穿孔を伴っている場合には，X線検査で腹腔内遊離ガスを検出できる。消化器型リンパ腫は，超音波検査と，針生検あるいは内視鏡生検で診断可能であることが多いため，CT検査を実施する機会は少なく，またCT検査の報告もあまりない。

1．胃のリンパ腫（図20）

猫の胃腫瘍として最も多い。犬では腺癌，平滑筋腫瘍が多く，胃原発のリンパ腫はまれである。範囲やサイズは様々で，広範囲の浸潤もあれば，多発性・分節性のこともあるが，発覚時に孤立性かつ限局性であることはまれである。胃のどこにでも発生するが，体部～幽門洞に好発する。潰瘍や穿孔を伴うこともしばしばである[3,60,61]。リンパ節の腫大は胃リンパ節を含め複数箇所にみられる傾向があり，この点はほかの胃腫瘍とは異なる。

（1）X線検査

来院時には大型病変を形成していることも多く，そ

リンパ腫総論

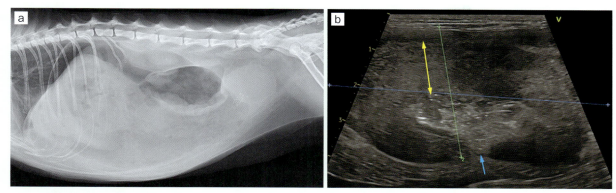

図20　猫の胃リンパ腫の所見
a：猫の胃リンパ腫の穿孔のX線画像。胃穿孔では多量の腹腔内遊離ガスが発生する。
b：猫の胃リンパ腫の超音波画像。全周性貫壁性の低エコー性腫瘤様壁肥厚がみられ（黄矢印），1箇所で壁の菲薄化が起きている（青矢印）。

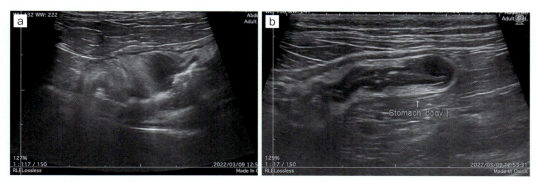

図21　猫の胃リンパ腫の超音波画像
初期では粘膜から壁内に向かって，多発性の小さな低エコー結節を形成する。

の場合にはX線検査でも，胃腫瘤として検出できることも多い。所見としては，胃に一致する位置での軟部濃度の腫瘤，不整形の胃ガス，胃の偏位などが認められる。多量の腹腔内遊離ガスは胃〜十二指腸穿孔を示唆しており，この場合，超音波検査は困難であり，可能であれば直ちにCT検査を行うが，不可能な場合はX線検査の所見をもって試験開腹に進む。

（2）超音波検査（図21，22）

超音波検査は，胃腫瘍の検出感度があまり高くないとされるが，検査者の手技によるところが大きいと考えられる[62]。層構造の部分的〜完全消失を伴う壁肥厚が認められる。壁厚は様々で数cmになることもある。病変は偏在性〜全周性非対称性，孤立性〜散在多発性〜び漫性に認められる。無エコーに近い低エコーを呈し均一で，後方増強を伴うこともある。びらんや潰瘍をしばしば伴い，粘膜面の不整，陥凹，ガスのトラップや壁内へのガスの侵入がみられる。穿孔がみられる場合もある。漿膜面は平滑〜不整で，大網などの腹膜への浸潤を伴うこともある[3,61]。

（3）CT検査（図23）

壁肥厚が認められ，造影前後のCT値はその他の胃腫瘍（腺癌，腺腫，平滑筋腫など）と比較して低吸収の傾向がある。造影増強のタイミングは様々だが，その他の胃腫瘍と比較して早い傾向にあり，その他の胃腫瘍と比較して均一なCT値を示す傾向がある[60,61]。

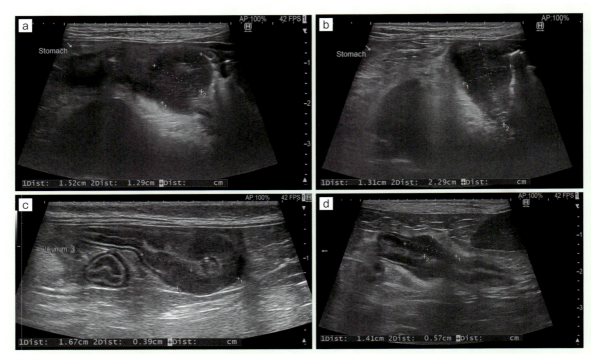

図22　犬の消化管リンパ腫の超音波画像
a～d：同一症例。胃の腫瘤様の壁肥厚（a, b）と，小腸の多発性の腫瘤様壁肥厚（c, d）が検出され，いずれも層構造が消失していた。本症例では，同時に腎臓においても病変が検出された。

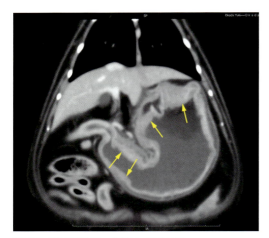

図23　猫の胃リンパ腫のCT画像
多発性の粘膜肥厚（矢印）がみられ，一部は貫壁性であり，一部は層構造を維持していた。

（4）鑑別診断

　鑑別疾患としては，胃腺癌，肥満細胞腫，形質細胞腫，組織球性肉腫，腺腫，平滑筋腫，平滑筋肉腫，消化管間質腫瘍（GIST），猫好酸球性硬化性線維増殖症などが挙げられる。

　胃腺癌は胃リンパ腫と好発部位が重複しており，どちらも広範囲に浸潤することがあるため重要な鑑別疾患となる。空洞化や石灰化は腺癌では一般的だが，リンパ腫ではまれである。病変が多発している場合はリンパ腫の可能性が高いが，平滑筋腫との鑑別が問題となる。平滑筋腫はしばしば噴門部～胃底部の筋層に多発性病変を形成し，圧排性に増殖する。また，ジャック・ラッセル・テリアの遺伝性同時多発性消化管腫瘍は，胃に多発性の腺腫や腺癌を生じることがあり，好発部位は幽門洞～幽門でリンパ腫と重複し，病変はポリープ状を呈することもあれば，ドーム状の腫瘤や全周性壁肥厚を呈することもある。肥満細胞腫，形質細胞腫，組織球性肉腫，GISTなどは，低エコー性の貫壁性病変を呈する点でリンパ腫に類似する。

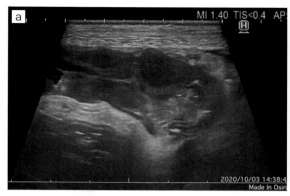 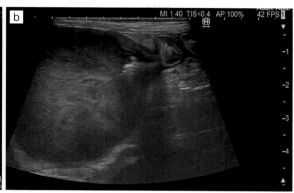

図24　犬の小腸リンパ腫の超音波画像
a：穿孔を伴う十二指腸リンパ腫。層構造消失を伴う全周性の壁肥厚と，穿孔，周囲脂肪組織の高エコー，腹水，腹腔内遊離ガスがみられる。
b：空腸リンパ腫。マスエフェクトを伴う大型の充実性腫瘤を形成している。

2．小腸のリンパ腫

（1）高グレードリンパ腫

　犬・猫ともに，孤立性〜多発性（分節性）の腫瘤を形成するタイプと，腫瘤を形成せずにび漫性に浸潤するタイプがある。これらは文献上区別されて記載されておらず，「腫瘤がみられる場合と異常がない場合」とされているが，筆者は，び漫性に浸潤しているタイプは目立つ腫瘤がないというだけで，明らかな病変は存在すると考えている。したがって，ここでは腫瘤を形成するタイプとしないタイプに区別して解説する。

（2）腫瘤を形成する高グレードリンパ腫
①X線検査

　腹腔内コントラストが高い場合や，大型の腫瘤を形成している場合，X線検査でも検出可能である。部位にもよるが，多くは腹部の中央にマスエフェクトを生じる。腹腔内腫瘤がガス陰影を含む場合，その腫瘤は消化管由来である可能性が高い。また消化管穿孔を伴う場合は，腹腔内遊離ガスや腹腔内コントラストの低下（腹水，腹膜炎による）がみられる。

②超音波検査（図24〜26）

　層構造の消失を伴う，偏在性（非対称性）ないし全周性（対称性）の壁肥厚がみられる。肥厚した腸壁は，無エコーに近い均一な低エコーを示す。壁肥厚は重度であることが多く，ほとんどの病変が内腔にガスや消化管内容物を含んだ貫壁性腫瘤を形成する。腫瘤の辺縁は平滑〜不整で，無エコーに近い低エコーで均一に認められる。また，しばしば腸間膜や腹膜へ浸潤し，腫瘤の周囲に低エコーの腫瘍組織と高エコーの腸間膜脂肪が混ざりあったような，境界不明瞭な病変を形成する。病変内部に潰瘍や穿孔を伴うことが多いが，腸閉塞を来すことはあまりない[3,63〜65]。空腸リンパ節の腫大は高頻度でみられ，重度であることが多い。

③CT検査

　多発性の消化管病変，閉塞を伴わない外方増殖性の腫瘤形成，均一な造影増強を特徴とする。隣接する粘膜の造影増強は正常に保たれていることが多い。また，全身性のリンパ節腫大が認められる。

④鑑別診断

　鑑別疾患として犬では小腸腺癌，平滑筋系腫瘍（平滑筋腫，平滑筋肉腫），GIST，肥満細胞腫，脂肪肉芽腫性リンパ管炎など，猫では小腸腺癌，肥満細胞腫，FIP，好酸球性硬化性線維増殖症などが挙げられる[70]。このうち，リンパ腫と同様に層構造消失を伴う全周性貫壁性腫瘤を形成するのは，腺癌，肥満細胞腫，脂肪肉芽腫性リンパ管炎，FIP，好酸球性硬化性線維増殖症などである。これらと比較してリンパ腫では，病変

リンパ腫の診断と治療法

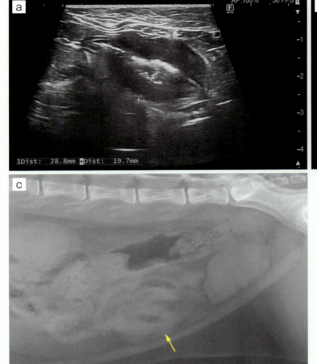
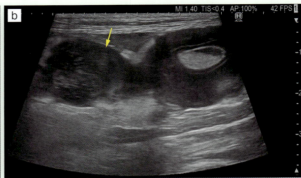

図25　猫の小腸リンパ腫の所見

a, b：超音波画像。全周性の貫壁性低エコー性の腫瘤を形成している。bの症例では，小腸病変から腸間膜に向かって低エコー組織が伸展しており，腸間膜浸潤（矢印）と考えられる。
c：X線画像。X線では，複数の小腸ループに重複して，不整なガスを含有する不整形の軟部組織腫瘤（矢印）として認められる。

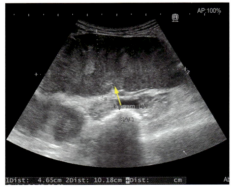

図26　犬の空腸リンパ節のリンパ腫

消化管にも小さな病変を複数散見したが，最も目立つ病変は空腸リンパ節（矢印）であった。このようなパターンもしばしば遭遇する。

が腸管長軸方向に長い傾向，多発性病変を形成する傾向，機械的閉塞をあまり起こさない，石灰化をあまり起こさない，などの特徴があるが，所見は重複し，画像検査だけでは鑑別できない場合も多い。CT検査では，リンパ腫や肥満細胞腫は粘膜の正常な造影増強が維持されるという点が，腺癌との相違点である。

（3）び漫性の高グレードリンパ腫（図27）

犬では柴に好発するが，その他の犬種でもみられ，猫でもみられる。明らかな腫瘤を形成せず，異常所見がない場合もあるとされるが，筆者は以下に示す異常がほぼ確実にみられると考えている：粘膜層の不均一な肥厚や菲薄化，筋層肥厚，浮腫（粘膜下層〜筋層の拡大とレース状パターン）など。層構造は維持，または不明瞭化〜消失する場合もある。粘膜のびらんや潰瘍，蠕動運動の低下とそれに伴う内容物のうっ滞などが認められる。領域リンパ節の腫大は，腫瘤を形成するタイプと比較すると軽度〜ない場合も多いが，消化管病変と比較してリンパ節の腫大が最も目立つ所見であることもある。腹水や腸間膜脂肪浮腫がみられる[3,63,71]。

（4）低グレードリンパ腫（図28）

猫では高頻度にみられる。犬では散発的な報告はあるが，周知された定義はなく，ごくまれに存在するとされる[72,73]。猫ではび漫性の筋層肥厚が最も多くみられる所見で，層構造は維持されることが多いが，部分

リンパ腫総論

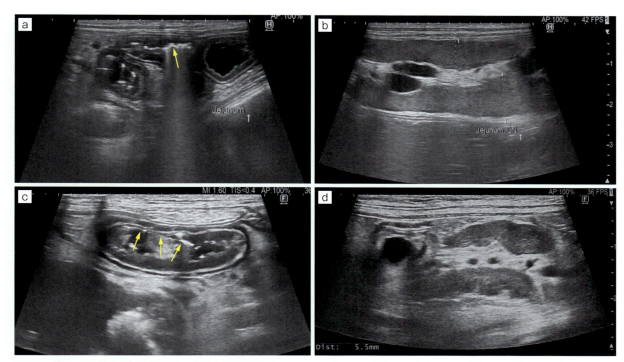

図27　柴のび漫性の高悪性度リンパ腫の超音波画像
内容うっ滞，粘膜面の不整・高エコー（a 矢印），粘膜欠損（潰瘍，c 矢印）などが小腸全域に多発性にみられ，また，空腸リンパ節の腫大がみられる。

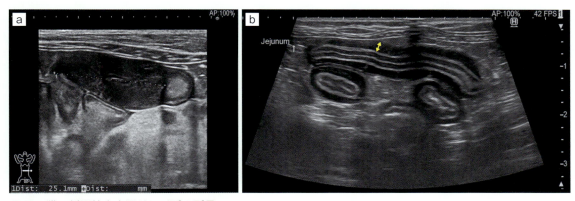

図28　猫の低悪性度小腸リンパ腫の所見
び漫性の筋層肥厚のみがみられる（a）。まれに低悪性度のリンパ腫が腫瘤を形成することがある（b 矢印，筋層肥厚が腫瘤様である印象）。

的に不明瞭化することもある。ほかには内容物のうっ滞，腸間膜リンパ節の腫大，腹水などがみられる。画像上の異常がみられないことや，腫瘤様の筋層肥厚が起こることもある[74~78]。犬では，猫でみられる所見に加え，リンパ管拡張症の所見（粘膜層のストリエーション）が認められる[72,73]。

（5）低グレード小細胞性リンパ腫と炎症性腸疾患（IBD）との鑑別（猫）

両者の所見はほとんどが重複し，画像検査のみでは区別はつかないことが多い。なお，層構造の消失，リンパ節の変化（腫大，円形化，辺縁の鈍化，低エコー化，周囲脂肪の高エコー化），腹水の存在などは，リンパ腫でよりみられる所見である。

リンパ腫の診断と治療法

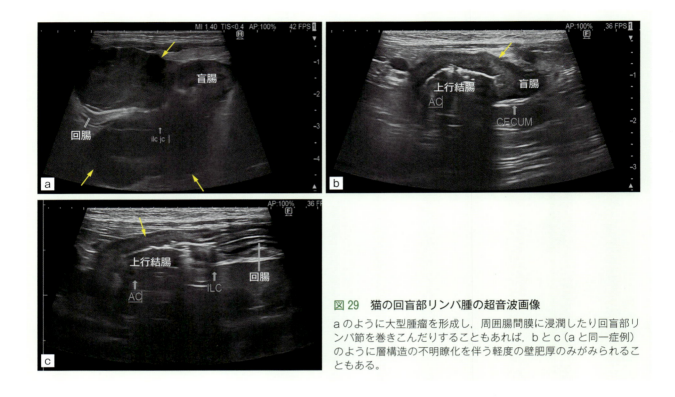

図29 猫の回盲部リンパ腫の超音波画像
aのように大型腫瘤を形成し，周囲腸間膜に浸潤したり回盲部リンパ節を巻きこんだりすることもあれば，bとc（aと同一症例）のように層構造の不明瞭化を伴う軽度の壁肥厚のみがみられることもある。

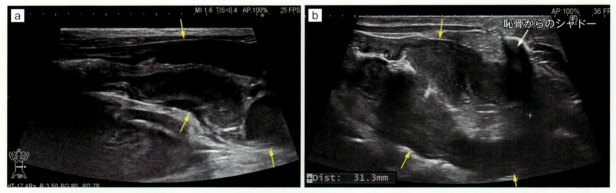

図30 猫の結腸リンパ腫（a）と直腸リンパ腫（b）の超音波画像
どちらも全周性貫壁性の低エコー性腫瘤様壁肥厚としてみられた（矢印）。

3．回盲結口部のリンパ腫（図29）

猫の高グレードリンパ腫が好発する部位であるが，犬でもみられる[64]。層構造の消失を伴い，塊状に低エコーの腫瘤を形成するが，回腸〜盲腸〜結腸にかけてのある程度長い距離で，全周性の壁肥厚がみられる場合もある。回盲部リンパ節が腫大し，腸管腫瘤と一体化することも多い。鑑別診断としては，猫では同部位に腺癌が好発し，若い猫ではFIPの非滲出型（dry FIP）も鑑別に含まれ，犬ではGISTが好発する[73,79]。

4．結直腸のリンパ腫（図30）

低グレードリンパ腫，高グレードリンパ腫ともに発生し，小腸のリンパ腫とともにみられる場合が多い。孤立性〜多発性〜び漫性，偏在性〜全周性に，腫瘤〜腫瘤様の壁肥厚，層構造の消失が認められる[59,63〜65,73]。筆者の印象では，小腸のリンパ腫のような超大型の腫

リンパ腫総論

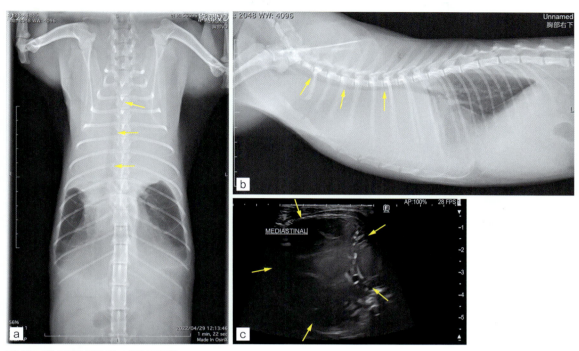

図31 猫の縦隔型リンパ腫の所見
a, b：胸水が同時にみられることが多く，また胸水や縦隔腫瘤によって前葉が圧排されて受動性虚脱を呈し（矢印），胸水や無気肺とシルエットして腫瘤自体が明瞭に観察できない場合が多い。前縦隔幅の拡大と軟部組織濃度の亢進，気管の背側や外側への偏位，心臓の尾側偏位などのマスエフェクトを読む。
c：超音波検査では，低エコーの分葉状の充実性腫瘤が検出されている（矢印）。

瘤がみつかることはあまりなく，偏在性の病変が多い印象である。直腸はおそらく好発部位だが[65]，超音波検査で見逃がしやすいので意識的に観察する。特に，直腸リンパ腫は腺癌と画像所見が重複する印象である。

縦隔のリンパ腫

縦隔型リンパ腫は，縦隔内の前縦隔リンパ節や胸骨リンパ節，胸腺などを起源として起こるリンパ腫であり，猫で多く，犬でもしばしば遭遇する。胸腺腫との鑑別が重要である。胸腺腫との鑑別にはシグナルメントが重要で，縦隔腫瘍は猫ではリンパ腫が多く，犬では胸腺腫が多い。また，犬・猫ともに，若齢ではリンパ腫が多く，高齢では胸腺腫の割合が増える。犬の巨大食道症などの重症筋無力症の所見や，猫の剥離性皮膚炎などの腫瘍随伴症候群は，胸腺腫を示唆する。

1. 画像所見（図31～34）
（1）X線検査

前縦隔腫瘤，前縦隔幅の拡大，気管や食道，心臓の圧排変位，胸水，前葉領域を主体とした無気肺が認められる。

（2）超音波検査

前縦隔腫瘤の辺縁は平滑，分葉状，または不整であり，境界は明瞭～不明瞭である。充実性で均一な低エコー性あるいは不均一な混合エコー性を呈する。囊胞形成はややまれだが，みられる場合もある[3,80]。石灰化はまれである。造影超音波検査による組織型の鑑別も試みられている[81]。

（3）CT検査（図35）

比較的均一な低吸収の前縦隔腫瘤や，前縦隔内脂肪のCT値上昇，多発性の胸腔内リンパ節腫大が認めら

リンパ腫の診断と治療法

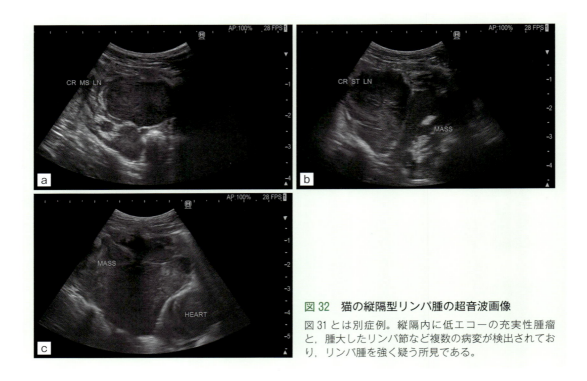

図32 猫の縦隔型リンパ腫の超音波画像
図31とは別症例。縦隔内に低エコーの充実性腫瘤と、腫大したリンパ節など複数の病変が検出されており、リンパ腫を強く疑う所見である。

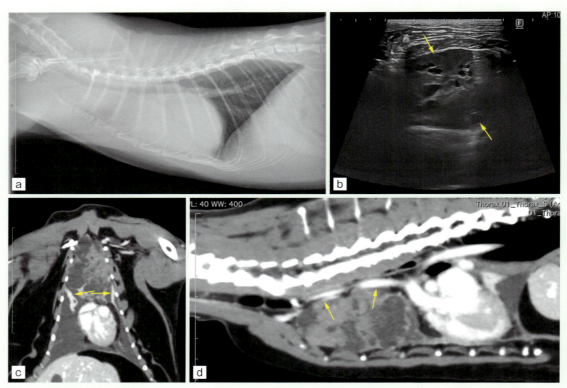

図33 猫の胸腺腫の所見
a, b：X線検査のみではリンパ腫との鑑別は困難だが、超音波検査では腫瘤内に壊死や出血、嚢胞などの液体貯留を多数含有することが多く（b 矢印）鑑別に役立つ。
c, d：CT検査では内部構造が不均一で、造影不領域を含有し、充実部は強く増強される。またリンパ腫と異なり、縦隔内の血管は圧排偏位する（矢印）。

リンパ腫総論

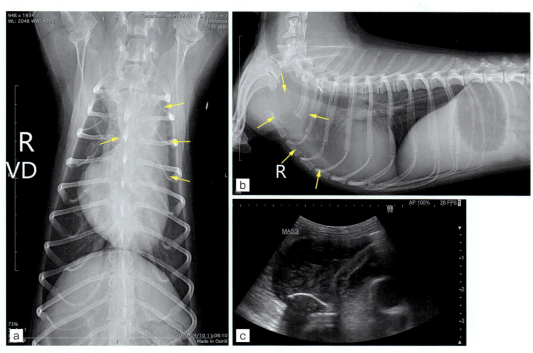

図34 犬の縦隔型リンパ腫の所見
a,b：X線画像。矢印は腫瘤を示す。c：超音波画像。みられる所見は猫と同様である（図31，32も参照）。犬での縦隔型リンパ腫の発生はまれで、若齢でみられることが多い。

れる。気管や食道，心臓の圧排変位，胸水もみられる。縦隔内の胸腺や複数のリンパ節に浸潤するため，前大静脈などの縦隔内血管を取り巻く傾向がある。前大静脈内浸潤もみられることがある[82]。

2．鑑別診断

鑑別疾患としては，胸腺腫，胸腺癌，胸腺炎，胸腺出血，前縦隔嚢胞，異所性甲状腺癌，急性骨髄性白血病が挙げられる。胸腺腫は，一般的に壊死や出血，嚢胞などの液体貯留を認め，またリンパ腫とくらべて全体的に不均一なエコーパターンを呈する。CT検査では，造影前後で内部構造が不均一となり，造影増強が強い。石灰化は，胸腺腫ではしばしばみられるが，リンパ腫ではまれである。リンパ腫では前大静脈などの縦隔内血管を取り巻く傾向があり，胸腺腫では縦隔内血管は圧排される傾向がある。両者とも血管内浸潤を起こす[3,80,82,83]。

縦隔内に複数の腫瘤を形成したり，複数の腫瘤が癒合しているような印象を受ける腫瘤は，リンパ腫であ

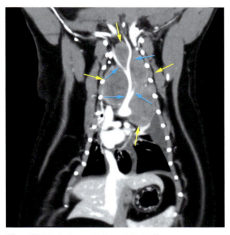

図35 猫の縦隔型リンパ腫のCT画像
図33とは別症例。複数の結節（黄矢印）が前縦隔内の血管（青矢印）を取り巻くように集合して1つの大きな腫瘤を呈しており，これはリンパ腫の特徴である。

る。縦隔型リンパ腫と急性骨髄性白血病の縦隔腫瘤は，画像上の区別はつかないが，その他の臨床所見から鑑別できるため，鑑別に入れておくことが重要である[84]。

リンパ腫の診断と治療法

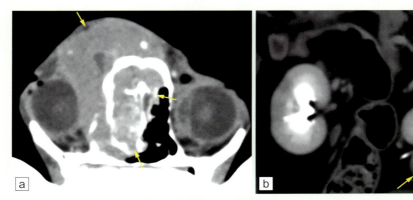

図36　鼻腔リンパ腫と同時に検出された腎リンパ腫
CT画像。鼻腔リンパ腫（a矢印）の腎臓への播種（b矢印）は，しばしばみられる。

▶ 鼻腔／鼻咽頭リンパ腫（図36，37）

猫の鼻腔内悪性腫瘍として最も多い。鼻腔限局病変がほとんどで，鼻咽頭病変が10〜15％，鼻腔と鼻咽頭の両方にわたるものが8〜18％とされている[86,87]。鼻咽頭リンパ腫は，頭蓋内リンパ腫とともに起こることも多い（本稿「神経系のリンパ腫」も参照）。多くは鼻腔／鼻咽頭の単独病変で，診断時に鼻以外の全身のリンパ腫であるのは13〜16％とされる[86,87]。

犬では鼻腔リンパ腫の発生はまれであり，報告の範囲では，診断時には鼻腔の単独病変が多く，進行すると全身に浸潤する[88]。

1．画像検査の選択

鼻腔内腫瘍の画像検査は，現時点でCT検査が広く選択されており，WHOのステージングにもCT検査所見が用いられている。鼻腔内腫瘍に対する診断ツールとしてCTと鼻腔鏡を比較した研究では，鼻腔鏡よりもCTの方が腫瘍の検出や診断に優れていた[89]。

MRI検査は，骨浸潤の所見においてCT検査とよく一致し，腫瘍の広がりの把握（ステージング）についてはCT検査と同様に有用と考えられる。しかし，遠隔転移の所見が得られない，病変サイズがCT検査よりも大きく計測される（おそらく炎症性変化が含まれる）などのデメリットがある。一方で，頭蓋内浸潤時の髄膜病変についてはMRI検査の方が検出に優れ（ただしこれも腫瘍の浸潤と炎症との鑑別が必要），また後述するように拡散強調画像の追加などによって組織型の診断精度が向上する可能性がある[90〜92]。

2．X線検査

鼻腔／鼻咽頭腫瘍を疑うときに，スクリーニング検査としての胸部撮影とともに，最初の臨床検査として行われる。適切なポジショニングでの撮影が重要である。鼻腔内病変については，大きな占拠性病変や著明な骨破壊がある場合には検出できるが，浸潤についての詳細は得られない。鼻咽頭病変については，きれいに撮影されたラテラル像（側方像）で確認できることが多い。鼻咽頭腫瘤は，ラテラル像で鼻咽頭内の占拠性病変として検出できる。鼻腔の不透過性亢進，鼻甲介構造の不明瞭化，周囲骨破壊などの所見がみられるが，リンパ腫に特異的な所見はない。

3．CT検査

鼻腔内腫瘍の所見として，鼻腔内腫瘤または占拠性病変，様々な程度の鼻甲介の破壊，鼻汁の貯留，副鼻腔（前頭洞や蝶形骨洞）の鼻汁貯留（閉塞性鼻炎），副鼻腔への浸潤，鼻咽頭への浸潤，骨破壊（鼻骨，上顎骨，篩骨など），隣接スペース（眼窩，口蓋，顔面の皮下，頭蓋内）への浸潤などがある。

鼻炎，腺癌などのリンパ腫以外の鼻腔内腫瘍との鑑

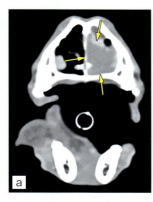
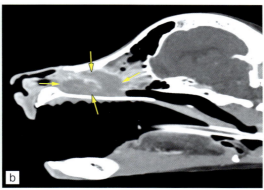

図37 犬の鼻腔リンパ腫（矢印）のCT画像
犬での鼻腔リンパ腫の発生はまれで、みられる所見は猫と同様である。

別が必要で，鼻咽頭病変であればポリープが鑑別診断に挙がる。リンパ腫に特異的とされる所見はあまりない。多くの所見が腺癌と重複するが，リンパ腫の特徴として，①片側性または両側性に起こる（腺癌は多くが片側性），②腹側鼻腔〜鼻咽頭道に好発する（腺癌は中央〜尾側域に多い）[93]，③石灰化はまれ（腺癌ではしばしば）[94]などがあり，鼻炎に類似した散在性の鼻粘膜肥厚のみがみられる場合もある。また，骨を圧排するように拡大する，あるいは骨破壊をあまり伴わずに隣接スペース（眼窩，口蓋，顔面皮下，頭蓋内など）へと浸潤する傾向がある[94]。内側咽頭後リンパ節の異常（腫大，リンパ門消失，周囲脂肪の濃度上昇など）は腺癌よりもリンパ腫でよくみられ，リンパ腫の方がリンパ節の造影増強が強く均一となる[94,95]。

鼻咽頭リンパ腫は，鼻咽頭内の腫瘤あるいは咽頭壁肥厚として検出され，耳管の閉塞による鼓室胞液体貯留を伴うことがある[86,87,91,96]。

4．MRI検査

鼻腔リンパ腫は，T2WIで等〜高の混合信号，T1WIで等信号を呈し，CET1WIでは造影不領域を含み，また均一〜やや不均一な増強を呈する。さらに，DWIで高信号を呈し，ADC値の低下を伴う[92]。

鼻咽頭リンパ腫は，T2WIで高信号，T1WIで等信号および強く不均一な造影増強，DWIで高信号を呈し，ADC値の低下を伴う[91]。ポリープは若齢でみられ，MRI検査においては境界明瞭，強い辺縁の造影増強，茎構造，鼓室胞病変を伴うなどの特徴がある。

喉頭／気管のリンパ腫

喉頭，気管にはリンパ腫のほか，癌（腺癌，扁平上皮癌，未分化癌），横紋筋肉腫，オンコサイトーマ，軟骨腫瘍（軟骨腫，骨軟骨腫，粘液軟骨腫，軟骨肉腫，骨肉腫），その他の円形細胞腫瘍（形質細胞腫，肥満細胞腫，組織球性肉腫）などが発生する。猫の喉頭腫瘍で最も多いのはリンパ腫であり，犬では癌の発生が多い[97〜102]。上記の腫瘍のほか，肉芽腫性炎症等との鑑別が重要となる。喉頭／気管のリンパ腫は原発性／孤立性が多いが[102]，肝臓，腎臓[98]，扁桃[101]，回腸[101]，胸腔内リンパ節[103]，気管支や肺への浸潤などが同時に検出されることもある。

画像所見に関するまとまった報告はなく，症例報告に記載のある画像所見と，筆者の自験例の所見を記載する。

1．喉頭リンパ腫（図38）

猫の喉頭腫瘍として多く，犬でもまれに起こる。X線検査では，軟部組織濃度の喉頭腫瘤としてみられる場合もあれば[97,104]，喉頭の腫大，喉頭の軟部組織濃度の亢進，喉頭の構造の不明瞭化などしかみられない場合もあり[104]，また明らかな異常が検出できない場合もある[97]。喉頭狭窄を伴っている場合には，咽頭内腔の拡大や喉頭の尾側偏位がみられることもある。

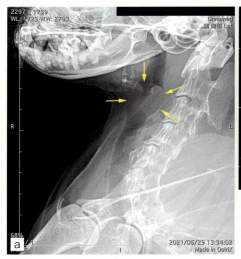
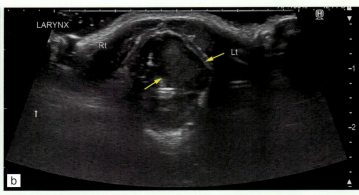

図38 猫の喉頭リンパ腫(矢印)の所見
a：X線検査では，喉頭の腫大，軟部濃度の亢進としてみられる。
b：超音波検査では，喉頭の左右非対称な腫大，低エコー化がみられる。リンパ腫では左右対称の腫大がみられることも多い。

　超音波検査では，片側性あるいは両側性に，腹側または外側の壁から発生する，低〜混合エコーの境界明瞭な腫瘤としてみられる。両側対称性の腫大で，明瞭な腫瘤としてみられず，喉頭炎との区別が困難な場合も多い。また，内腔狭窄や喉頭の偏位を伴うことがあり[3,97,101]，喉頭麻痺を伴っていることも多い。癌はより破壊的で，左右非対称な所見を呈する[3]。

　CT検査の報告はほとんどないが，喉頭腫瘤や喉頭の全周性腫大としてみられる[101]。

2．気管リンパ腫(図39, 40)

　猫でまれにみられ，犬での発生の報告はない。X線検査では，気管内腫瘤，気管壁肥厚，気管の変形，内腔狭窄などがみられ[97,104,105]，気管虚脱に類似した所見を呈することもある。また，気道閉塞に伴い，肺の過膨張がみられることもある。

　超音波検査は，頚部気管の病変に対して実施可能である。気管内外の低エコー性占拠性病変，全周性の腫瘤様気管壁肥厚，内腔狭窄，気管壁の破壊を伴う気管外への浸潤などがみられる[103]。

　CT検査では，気管内外の軟部組織濃度の腫瘤や[103,105]，気管壁の肥厚，気管の変形などがみられ，腫瘤は中等度の造影増強を示す[105]。気管支鏡と生検により診断された気管内リンパ腫が，CT検査では検出できなかったとの報告もある[103]。

肺リンパ腫(図41, 42)

　肺リンパ腫は，ほとんどが多中心型の病変の一部として起こり，原発性／孤立性の発生はまれで，犬猫それぞれで数件の症例報告があるのみである[106,107]。犬のリンパ腫のうち66％で肺への組織学的なリンパ腫浸潤がみられ，最大37％の症例でX線画像上に浸潤を認める[108]。猫のリンパ腫では，12.8％の症例で肺への組織学的な浸潤を伴うとされる[109]。しかし，組織学的な浸潤があっても肉眼病変が検出されない場合も多いため[109]，臨床的に転移性の肺リンパ腫に遭遇する頻度はもう少し低いと考えられる。ほとんどの場合，すでにリンパ腫の診断がなされているか，同時に検出された肺以外の病変の生検により診断され，肺病変に対しての精査や生検はあまり実施されない。

　人の原発性肺リンパ腫は，組織学的に気管支周囲血管に分布し，転移性肺リンパ腫は様々な浸潤パターンを呈する。猫では，組織学的に気管支血管束周囲に沿った浸潤が多く，ほかに胸膜，間質，結節，肺胞などの分布がある[109]。画像所見はこういった浸潤の分布を反映していると考えられ，後述するように様々なパターンを呈する。犬猫ではこれらの分布パターンと，原発性／転移性との相関はないとされているが[108]，報告数が少ないため，分布パターンと原発性

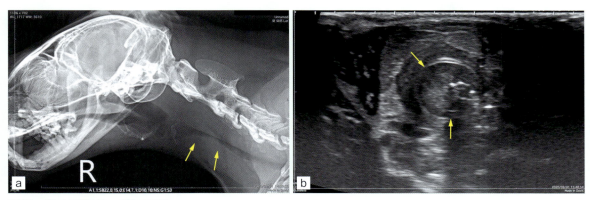

図39 猫の気管リンパ腫の所見
a：X線検査では，頸部気管に気管虚脱に類似した内腔狭窄（矢印）がみられる。
b：超音波検査では，気管内腔を占拠する低エコー充実性病変（矢印）が描出される。

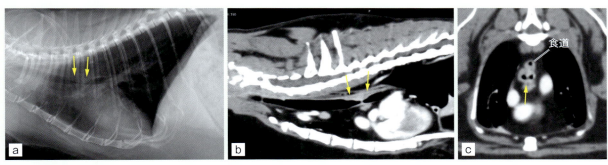

図40 猫の気管リンパ腫の所見
胸部気管の局所的な全周性肥厚による内腔狭窄（矢印）がみられる。

／転移性の関連は，現時点では不明と考えられる。

1．X線検査

様々な所見を呈し，具体的には，び慢性で対称性あるいは非対称性の間質／肺胞／気管支パターン，または限局性の肺胞パターン，あるいは孤立性〜多発性結節／腫瘤，び慢性の粟粒状パターン，肺葉硬化像，さらにこれらの混合パターンなど[108,110,111]がみられる。犬では間質パターン，猫では腫瘤が多い[108]。上記のほか，胸水，胸腔内リンパ節腫大を伴うことがある[108]。X線画像上で異常がみられないこともあり[108]，画像検査所見が正常であっても，肺へのリンパ腫浸潤は除外できない。

2．超音波検査

超音波検査所見に関する報告はない。自験例では，比較的均一な低エコーの充実性で，腫瘤内部の気管支走行の偏位がほとんどみられない点が，腺癌などほかの腫瘍との相違点であると考えている。また，腫瘤内に気管支に沿って帯状の低エコーを認めることがあり，人や猫の肺リンパ腫の組織学的所見のひとつの特徴である。これは，前述の気管支血管束に沿った浸潤[109]を反映しているかもしれない。

3．CT検査

CT検査所見に関するまとまった報告はなく，症例報告にわずかに記載されているのみである[106]。自験例では，び慢性のすりガラス陰影，孤立性腫瘤，多発

リンパ腫の診断と治療法

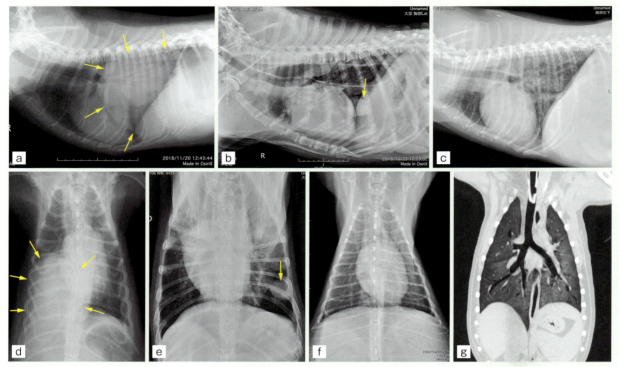

図41 犬の肺リンパ腫の所見
a〜e：X線画像。
a, d：1葉全体の腫大を伴う硬化像（矢印）が認められる。
b, e：小さな肺結節（矢印）が認められる。
c, f：び漫性の間質パターンが認められる。
g：CT検査では，び漫性のすりガラス陰影など，様々な形態を呈する。

性腫瘤，肺葉硬化像などを経験しており，前述のX線検査所見と同様に，様々な所見を呈すると考えられる。

4．リンパ腫様肉芽腫症[107, 111〜117]

リンパ腫様肉芽腫症（pulmonary lymphomatoid granulomatosis）は，人ではTCRBCL（T細胞豊富型B細胞性リンパ腫）の変異体として捉えられており，エプスタイン・バーウイルス感染に関連して生じるまれなリンパ腫で，肺に好発する。組織学的には血管中心性かつ血管破壊性の浸潤を特徴とし，壊死を含み，小型リンパ球，形質細胞，組織球などの炎症細胞浸潤を豊富に伴う。

犬や猫でも，肺リンパ腫様肉芽腫症の報告が複数あり，肺原発性リンパ腫よりもこちらの方が文献上の記載は多い。犬ではフィラリア感染との関連が示唆されているが，感染歴のない症例も多い。組織学的に人と類似するが，人ではあまりみられない，好中球や好酸球浸潤がみられるようである。画像所見は，気管気管支リンパ節の腫大，孤立性〜多発性の肺腫瘤や肺葉硬化（間質肺胞の混合パターン）などを呈するとされる。画像上でリンパ腫との鑑別は困難と考えられるが，リンパ腫様肉芽腫症の方がより気管気管支リンパ節の関与が強い。

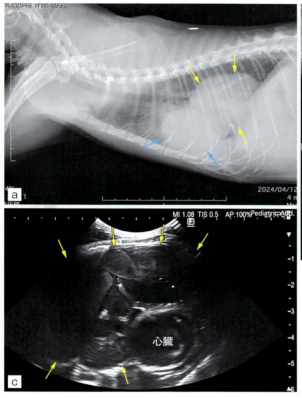
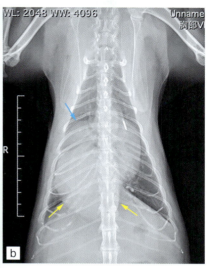

図42　猫の肺リンパ腫の所見

a, b：X線画像。猫でも様々な形態を呈する。右中葉と後葉にそれぞれ大型の腫瘤（矢印）が形成されている。

c：超音波検査。低エコーの充実性病変（矢印）が描出された。

参考文献

1) International Committee on Veterinary Gross Anatomical Nomenclature (ICVGAN). Nomina anatomica veterinaria, sixth edition. World Association of Veterinary Anatomists (WAVA), 2017, p. 160.

2) 日本獣医解剖学会／獣医解剖分科会．獣医解剖学用語 Nomina Anatomica Veterinaria 第6版．日本獣医解剖学会／獣医解剖分科会，2022．

3) Penninck D, d'Anjou MA. Atlas of small animal ultrasonography. 2 ed. Willey Blackwell, 2015.

4) Stahle JA, Larson MM, Rossmeisl JH, et al. Diffusion weighted magnetic resonance imaging is a feasible method for characterizing regional lymph nodes in canine patients with head and neck disease. Vet Radiol Ultrasound. 2019; 60(2): 176-183.

5) Johnson PJ, Elders R, Pey P, et al. Clinical and magnetic resonance imaging features of inflammatory versus neoplastic medial retropharyngeal lymph node mass lesions in dogs and cats. Vet Radiol Ultrasound. 2016; 57(1): 24-32.

6) Davé AC, Zekas LJ, Auld DM. Correlation of cytologic and histopathologic findings with perinodal echogenicity of abdominal lymph nodes in dogs and cats. Vet Radiol Ultrasound. 2017; 58(4): 463-470.

7) Seiler GS, Griffith E. Comparisons between elastographic stiffness scores for benign versus malignant lymph nodes in dogs and cats. Vet Radiol Ultrasound. 2018; 59(1): 79-88.

8) Mai W. Diagnostic MRI in Dogs and Cats. CRC Press, 2018.

9) Sisó S, Marco-Salazar P, Moore PF, et al. Canine nervous system lymphoma subtypes display characteristic neuroanatomical patterns. Vet Pathol. 2017; 54(1): 53-60.

10) Durand A, Keenihan E, Schweizer D, et al. Clinical and magnetic resonance imaging features of lymphoma involving the nervous system in cats. J Vet Intern Med. 2022; 36(2): 679-693.

11) Mandara MT, Motta L, Calò P. Distribution of feline lymphoma in the central and peripheral nervous systems. Vet J. 2016; 216: 109-116.

12) Troxel MT, Vite CH, Van Winkle TJ, et al. Feline intracranial neoplasia: retrospective review of 160 cases (1985-2001). J Vet Intern Med. 2003; 17(6): 850-859.

13) Fonti N, Parisi F, Aytaş Ç, et al. Neuropathology of central and peripheral nervous system lymphoma in dogs and cats: a study of 92 cases and review of the literature. Animals (Basel). 2023; 13(5): 862.

14) Snyder JM, Shofer FS, Van Winkle TJ, et al. Canine intracranial primary neoplasia: 173 cases (1986-2003). J Vet Intern Med. 2006; 20(3): 669-675.

15) Kishimoto TE, Uchida K, Chambers JK, et al. A retrospective survey on canine intracranial tumors between 2007 and 2017. J Vet Med Sci. 2020; 82(1): 77-83.

16) Snyder JM, Lipitz L, Skorupski KA, et al. Secondary intracranial neoplasia in the dog: 177 cases (1986-2003). J Vet Intern Med. 2008; 22(1): 172-177.

17) LaRue MK, Taylor AR, Back AR, et al. Central nervous system lymphoma in 18 dogs (2001 to 2015). J Small Anim Pract. 2018; 59(9): 547-552.

18) Palus V, Volk HA, Lamb CR, et al. MRI features of CNS lymphoma in dogs and cats. Vet Radiol Ultrasound. 2012; 53(1): 44-49.

19) Bentley RT. Magnetic resonance imaging diagnosis of brain tumors in dogs. Vet J. 2015; 205(2): 204-216.

20) Lampe R, Levitin HA, Hecht S, et al. MRI of CNS lymphoma with choroid plexus involvement in five dogs and one cat. J Small Anim Pract. 2021; 62(8): 690-699.

21) Tidwell AS, Robertson ID. Magnetic resonance imaging of normal and abnormal brain perfusion. Vet Radiol Ultrasound. 2011; 52(1 Suppl 1): S62-71.

22) Calli C, Kitis O, Yunten N, et al. Perfusion and diffusion MR imaging in enhancing malignant cerebral tumors. Eur J Radiol. 2006; 58(3): 394-403.

23) Sutherland-Smith J, King R, Faissler D, et al. Magnetic resonance imaging apparent diffusion coefficients for histologically confirmed intracranial lesions in dogs. Vet Radiol Ultrasound. 2011; 52(2): 142-148.

24) Wada M, Hasegawa D, Hamamoto Y, et al. Comparisons among MRI signs, apparent diffusion coefficient, and fractional anisotropy in dogs with a solitary intracranial meningioma or histiocytic sarcoma. Vet Radiol Ultrasound. 2017; 58(4): 422-432.

25) Fages J, Oura TJ, Sutherland-Smith J, et al. Atypical and malignant canine intracranial meningiomas may have lower apparent diffusion coefficient values than benign tumors. Vet Radiol Ultrasound. 2020; 61(1): 40-47.

26) Allett B, Hecht S. Magnetic resonance imaging findings in the spine of six dogs diagnosed with lymphoma. Vet Radiol Ultrasound. 2016; 57(2): 154-161.

27) Sakurai M, Azuma K, Nagai A, et al. Neurolymphomatosis in a cat. J Vet Med Sci. 2016; 78(6): 1063-1066.

28) Schaffer PA, Charles JB, Tzipory L, et al. Neurolymphomatosis in a dog with B-cell lymphoma. Vet Pathol. 2012; 49(5): 771-774.

29) Ueno H, Miyoshi K, Fukui S, et al. Extranodal lymphoma with peripheral nervous system involvement in a dog. J Vet Med Sci. 2014; 76(5): 723-727.

30) Kerns AT, Brakel KA, Premanandan C, et al. Extranodal non-B, non-T-cell lymphoma with bilateral tympanic bulla involvement in a cat. JFMS Open Rep. 2018; 4(1): 2055116918756724.

31) Santagostino SF, Mortellaro CM, Buchholz J, et al. Primary angiocentric/angioinvasive T-cell lymphoma of the tympanic bulla in a feline leukaemia virus-positive cat. JFMS Open Rep. 2015; 1(2): 2055116915593966.

32) Flaherty EH, Robinson NA, Pizzirani S, et al. Evaluation of cytology and histopathology for the diagnosis of canine orbital neoplasia: 112 cases (2004-2019) and review of the literature. Vet Ophthalmol. 2020; 23(2): 259-268.

33) Ota-Kuroki J, Ragsdale JM, Bawa B, et al. Intraocular and periocular lymphoma in dogs and cats: a retrospective review of 21 cases (2001-2012). Vet Ophthalmol. 2014; 17(6): 389-396.

34) Malmberg JL, Garcia T, Dubielzig RR, et al. Canine and feline retinal lymphoma: a retrospective review of 12 cases. Vet Ophthalmol. 2017; 20(1): 73-78.

35) McCowan C, Malcolm J, Hurn S, et al. Conjunctival lymphoma: immunophenotype and outcome in five dogs and three cats. Vet Ophthalmol. 2014; 17(5): 351-357.

36) Wiggans KT, Skorupski KA, Reilly CM, et al. Presumed solitary intraocular or conjunctival lymphoma in dogs and cats: 9 cases (1985-2013). J Am Vet Med Assoc. 2014; 244(4): 460-470.

37) Giordano C, Giudice C, Bellino C, et al. A case of oculo-cerebral B-cell lymphoma in a cat. Vet Ophthalmol. 2013; 16(1): 77-81.

38) Kang S, Jeong M, Seo K. Corneoconjunctival manifestations of lymphoma in three dogs. J Vet Sci. 2019; 20(1): 98-101.

39) Stromberg SJ, Yan J, Wisner TG, et al. Clinical features and MRI characteristics of retinal detachment in dogs and cats. Vet Radiol Ultrasound. 2021; 62(6): 666-673.

40) Jones BA, Cotterill N, Drees R, et al. Tumours involving the retrobulbar space in cats: 37 cases. J Feline Med Surg. 2022; 24(6): e116-e123.

41) Crabtree AC, Spangler E, Beard D, et al. Diagnostic accuracy of gray-scale ultrasonography for the detection of hepatic and splenic lymphoma in dogs. Vet Radiol Ultrasound. 2010; 51(6): 661-664.

42) Tanaka T, Yamazaki H, Ashida K, et al. Computed tomography may detect liver infiltration of canine diffuse hepatic lymphoma. Vet Med Sci. 2021; 7(6): 2172-2177.

43) MacLeod AN, Reichle JK, Szabo D, et al. Ultrasonographic appearance of gallbladder neoplasia in 14 dogs and 1 cat. Vet Radiol Ultrasound. 2023; 64(3): 537-545.

44) Nagata N, Shibata S, Sakai H, et al. Gallbladder lymphoma in a miniature dachshund. J Vet Med Sci. 2015; 77(1): 117-121.

45) Geigy CA, Dandrieux J, Miclard J, et al. Extranodal B-cell lymphoma in the urinary bladder with cytological evidence of concurrent involvement of the gall bladder in a cat. J Small Anim Pract. 2010; 51(5): 280-287.

46) Baxter KJ, Hill RC, Parfitt SL, et al. Gastrointestinal small-cell lymphoma with gall bladder involvement in a cat. J Feline Med Surg. 2012; 14(4): 267-271.

47) Yoon MA, Lee JM, Kim SH, et al. Primary biliary lymphoma mimicking cholangiocarcinoma: a characteristic feature of discrepant CT and direct cholangiography findings. J Korean Med Sci. 2009; 24(5): 956-959.

48) Lopes Vendrami C, Magnetta MJ, Mittal PK, et al. Gallbladder carcinoma and its differential diagnosis at MRI: what radiologists should know. Radiographics. 2021; 41(1): 78-95.

49) Harel M, Touzet C, Barthélemy A, et al. Prevalence and diagnostic value of the ultrasonographic honeycomb appearance of the spleen in cats. J Feline Med Surg. 2020; 22(2): 186-192.

50) Quinci M, Sabattini S, Agnoli C, et al. Ultrasonographic honeycomb pattern of the spleen in cats: correlation with pathological diagnosis in 33 cases. J Feline Med Surg. 2020; 22(8): 800-804.

51) O'Brien D, Moore PF, Vernau W, et al. Clinical characteristics and outcome in dogs with splenic marginal zone lymphoma. J Vet Intern Med. 2013; 27(4): 949-954.

52) Williams AG, Hohenhaus AE, Lamb KE. Incidence and treatment of feline renal lymphoma: 27 cases. J Feline Med Surg. 2021; 23(10): 936-944.

53) Taylor A, Finotello R, Vilar-Saavedra P, et al. Clinical characteristics and outcome of dogs with presumed primary renal lymphoma. J Small Anim Pract. 2019; 60(11): 663-670.

54) Taylor AJ, Lara-Garcia A, Benigni L. Ultrasonographic characteristics of canine renal lymphoma. Vet Radiol Ultrasound. 2014; 55(4): 441-446.

55) Valdés-Martínez A, Cianciolo R, Mai W. Association between renal hypoechoic subcapsular thickening and lymphosarcoma in cats. Vet Radiol Ultrasound. 2007; 48(4): 357-360.

56) Masuyama A, Toshima A, Nakajima A, et al. Ultrasonographic renal subcapsular thickening in cats with primary and metastatic carcinoma. Vet Sci. 2024; 11(3): 134.

57) Noh D, Shim J, Choi S, et al. Computed tomographic findings of primary renal tumors in dogs and cats. Wetchasan Sattawaphaet. 2022; 52(3), 499-505.

58) Tanaka T, Akiyoshi H, Nishida H, et al. Contrast-enhanced computed tomography findings of canine primary renal tumors including renal cell carcinoma, lymphoma, and hemangiosarcoma. PLoS One. 2019; 14(11): e0225211.

59) Oetelaar GS, Lim CK, Heng HG, et al. Ultrasonographic features of colonic B-cell lymphoma with mesenteric lymphomatosis in a cat. Vet Radiol Ultrasound. 2020; 61(6): E60-E63.

60) Tanaka T, Akiyoshi H, Mie K, et al. Contrast-enhanced computed tomography may be helpful for characterizing and staging canine gastric tumors. Vet Radiol Ultrasound. 2019; 60(1): 7-18.

61) Zuercher M, Vilaplana Grosso F, Lejeune A. Comparison of the clinical, ultrasound, and CT findings in 13 dogs with gastric neoplasia. Vet Radiol Ultrasound. 2021; 62(5): 525-532.

62) Marolf AJ, Bachand AM, Sharber J, et al. Comparison of endoscopy and sonography findings in dogs and cats with histologically confirmed gastric neoplasia. J Small Anim Pract. 2015; 56(5): 339-344.

63) Frances M, Lane AE, Lenard ZM. Sonographic features of gastrointestinal lymphoma in 15 dogs. J Small Anim Pract. 2013; 54(9): 468-474.

64) Moore PF, Rodriguez-Bertos A, Kass PH. Feline gastrointestinal lymphoma: mucosal architecture, immunophenotype, and molecular clonality. Vet Pathol. 2012; 49(4): 658-668.

65) Desmas I, Burton JH, Post G, et al. Clinical presentation, treatment and outcome in 31 dogs with presumed primary colorectal lymphoma (2001-2013). Vet Comp Oncol. 2017; 15(2): 504-517.

66) De Magistris AV, Rossi F, Valenti P, et al. CT features of gastrointestinal spindle cell, epithelial, and round cell tumors in 41 dogs. Vet Radiol Ultrasound. 2023; 64(2): 271-282.

67) Lee S, Hwang J, Kim H, et al. Computed tomographic findings may be useful for differentiating small intestinal adenocarcinomas, lymphomas, and spindle cell sarcomas in dogs. Vet Radiol Ultrasound. 2023; 64(2): 233-242.

68) German AJ, Hall EJ, Day MJ. Chronic intestinal inflammation and intestinal disease in dogs. J Vet Intern Med. 2003; 17(1): 8-20.

69) Bautista-Quach MA, Ake CD, Chen M, et al. Gastrointestinal lymphomas: morphology, immunophenotype and molecular features. J Gastrointest Oncol. 2012; 3(3): 209-225.

70) Nam C, Park N, Shin M, et al. Sonographic and computed tomographic features of intestinal mast cell tumors mimicking alimentary lymphoma in 2 dogs. Can Vet J. 2024; 65(1): 17-24.

71) Sogame N, Risbon R, Burgess KE. Intestinal lymphoma in dogs: 84 cases (1997-2012). J Am Vet Med Assoc. 2018; 252(4): 440-447.

72) Couto KM, Moore PF, Zwingenberger AL, et al. Clinical characteristics and outcome in dogs with small cell T-cell intestinal lymphoma. Vet Comp Oncol. 2018; 16(3): 337-343.

73) Lane J, Price J, Moore A, et al. Low-grade gastrointestinal lymphoma in dogs: 20 cases (2010 to 2016). J Small Anim Pract. 2018; 59(3): 147-153.

74) Freiche V, Fages J, Paulin MV, et al. Clinical, laboratory and ultrasonographic findings differentiating low-grade intestinal T-cell lymphoma from lymphoplasmacytic enteritis in cats. J Vet Intern Med. 2021; 35(6): 2685-2696.

75) Daniaux LA, Laurenson MP, Marks SL, et al. Ultrasonographic thickening of the muscularis propria in feline small intestinal small cell T-cell lymphoma and inflammatory bowel disease. J Feline Med Surg. 2014; 16(2): 89-98.

76) Evans SE, Bonczynski JJ, Broussard JD, et al. Comparison of endoscopic and full-thickness biopsy specimens for diagnosis of inflammatory bowel disease and alimentary tract lymphoma in cats. J Am Vet Med Assoc. 2006; 229(9): 1447-1450.

77) Zwingenberger AL, Marks SL, Baker TW, et al. Ultrasonographic evaluation of the muscularis propria in cats with diffuse small intestinal lymphoma or inflammatory bowel disease. J Vet Intern Med. 2010; 24(2): 289-292.

78) Diana A, Pietra M, Guglielmini C, et al. Ultrasonographic and pathologic features of intestinal smooth muscle hypertrophy in four cats. Vet Radiol Ultrasound. 2003; 44(5): 566-569.

79) Fernandez Y, Seth M, Murgia D, et al. Ileocolic junction resection in dogs and cats: 18 cases. Vet Q. 2017; 37(1): 175-181.

80) Patterson MM, Marolf AJ. Sonographic characteristics of thymoma compared with mediastinal lymphoma. J Am Anim Hosp Assoc. 2014; 50(6): 409-413.

81) Rick T, Kleiter M, Schwendenwein I, et al. Contrast-enhanced ultrasonography characteristics of intrathoracic mass lesions in 36 dogs and 24 cats. Vet Radiol Ultrasound. 2019; 60(1): 56-64.

82) Reeve EJ, Mapletoft EK, Schiborra F, et al. Mediastinal lymphoma in dogs is homogeneous compared to thymic epithelial neoplasia and is more likely to envelop the cranial vena cava in CT images. Vet Radiol Ultrasound. 2020; 61(1): 25-32.

83) von Stade L, Randall EK, Rao S, et al. CT imaging features of canine thymomas. Vet Radiol Ultrasound. 2019; 60(6): 659-667.

84) Epperly E, Hume KR, Moirano S, et al. Dogs with acute myeloid leukemia or lymphoid neoplasms (large cell lymphoma or acute lymphoblastic leukemia) may have indistinguishable mediastinal masses on radiographs. Vet Radiol Ultrasound. 2018; 59(5): 507-515.

85) Hermanson JW, de Lahunta A, Evans HE. Miller's Anatomy of the Dog. 5 ed. Saunders, 2019.

86) Santagostino SF, Mortellaro CM, Boracchi P, et al. Feline upper respiratory tract lymphoma: site, cyto-histology, phenotype, FeLV expression, and prognosis. Vet Pathol. 2015; 52(2): 250-259.

87) Little L, Patel R, Goldschmidt M. Nasal and nasopharyngeal lymphoma in cats: 50 cases (1989-2005). Vet Pathol. 2007; 44(6): 885-892.

88) George R, Smith A, Schleis S, et al. Outcome of dogs with intranasal lymphoma treated with various radiation and chemotherapy protocols: 24 cases. Vet Radiol Ultrasound. 2016; 57(3): 306-312.

89) Finck M, Ponce F, Guilbaud L, et al. Computed tomography or rhinoscopy as the first-line procedure for suspected nasal tumor: a pilot study. Can Vet J. 2015; 56(2): 185-192.

90) Lux CN, Culp WTN, Johnson LR, et al. Prospective comparison of tumor staging using computed tomography versus magnetic resonance imaging findings in dogs with nasal neoplasia: a pilot study. Vet Radiol Ultrasound. 2017; 58(3): 315-325.

91) Tanaka T, Akiyoshi H, Mie K, et al. MRI findings, including diffusion-weighted imaging and apparent diffusion coefficient value, in two cats with nasopharyngeal polyps and one cat with lymphoma. JFMS Open Rep. 2018; 4(2): 2055116918812254.

92) Tanaka T, Ashida K, Iimori Y, et al. MRI findings, including diffusion-weighted imaging, in seven cats with nasal lymphoma and two cats with nasal adenocarcinoma. J Feline Med Surg. 2021; 23(4): 393-399.

93) Dernell WS, Ehrhart NP, Straw RC, et al. Tumors of the skeletal system. In: Withrow & MacEwen's Small Animal Clinical Oncology. 4ed. Withrow SJ, Vail DM, ed. Saunders, 2007, p. 540-582.

94) Bouyssou S, Hammond GJ, Eivers C. Comparison of CT features of 79 cats with intranasal mass lesions. J Feline Med Surg. 2021; 23(10): 987-995.

95) Nemanic S, Hollars K, Nelson NC, et al. Combination of computed tomographic imaging characteristics of medial retropharyngeal lymph nodes and nasal passages aids discrimination between rhinitis and neoplasia in cats. Vet Radiol Ultrasound. 2015; 56(6): 617-627.

96) Carozzi G, Zotti A, Alberti M, et al. Computed tomographic features of pharyngeal neoplasia in 25 dogs. Vet Radiol Ultrasound. 2015; 56(6): 628-637.

97) Carlisle CH, Biery DN, Thrall DE. Tracheal and laryngeal tumors in the dog and cat: literature review and 13 additional patients. Veterinary Radiology. 1991; 32(5), 229-235.

98) Taylor SS, Harvey AM, Barr FJ, et al. Laryngeal disease in cats: a retrospective study of 35 cases. J Feline Med Surg. 2009; 11(12): 954-962.

99) Lam A, Beatty JA, Moore L, et al. Laryngeal disease in 69 cats: a retrospective multicentre study. Aust Vet J. 2012; 42(4): 321-326.

100) Ramirez GA, Altimira J, Vilafranca M. Cartilaginous tumors of the larynx and trachea in the dog: literature review and 10 additional cases (1995-2014). Vet Pathol. 2015; 52(6): 1019-1026.

101) Dixon A, Tivers MS, Packham L, et al. Infiltrative laryngeal disease in dogs. J Small Anim Pract. 2020; 61(9): 568-575.

102) Rodriguez-Piza I, Borrego JF, Treggiari E, et al. Clinical presentation, treatment and outcome in 23 cats with laryngeal or tracheal lymphoma. J Feline Med Surg. 2023; 25(1): 1098612X221143769.

103) Bataller L, Tamborini A, L'Eplattenier H, et al. Successful treatment of tracheal lymphoma in a Siamese cat. JFMS Open Rep. 2017; 3(2): 2055116917742529.

104) Jakubiak MJ, Siedlecki CT, Zenger E, et al. Laryngeal, laryngotracheal, and tracheal masses in cats: 27 cases (1998-2003). J Am Anim Hosp Assoc. 2005; 41(5): 310-316.

105) Hart J, Dupré G, Gumpenberger M, et al. Diagnosis and treatment of a low-grade tracheal B-cell lymphoma and associated complications in a mixed breed cat. Veterinary Record Case Reports. 2021; 10(1): e234.

106) Ishikawa K, Nagashima T, Machida Y, et al. Primary pulmonary diffuse large B-cell lymphoma associated with feline leukaemia virus infection in a young cat. JFMS Open Rep. 2022; 8(1): 20551169221074240.

107) Cruz Otero JD, Smith SM, Miller M. Pathology in Practice. J Am Vet Med Assoc. 2022; 259(S2): 1-5.

108) Geyer NE, Reichle JK, Valdés-Martínez A, et al. Radiographic appearance of confirmed pulmonary lymphoma in cats and dogs. Vet Radiol Ultrasound. 2010; 51(4): 386-390.

109) Leite-Filho RV, Panziera W, Bandinelli MB, et al. Pathological characterization of lymphoma with pulmonary involvement in cats. J Comp Pathol. 2018; 165: 6-12.

110) Caesar MW. Pathology in Practice. J Am Vet Med Assoc. 2017; 251(11): 1257-1259.

111) Brown AL, Beatty JA, Nicoll RG, et al. Dyspnoea and pulmonary consolidation in a cat with T-cell lymphoma. J Feline Med Surg. 2011; 13(10): 772-775.

112) Hatoya S, Kumagai D, Takeda S, et al. Successful management with CHOP for pulmonary lymphomatoid granulomatosis in a dog. J Vet Med Sci. 2011; 73(4): 527-530.

113) Fitzgerald SD, Wolf DC, Carlton WW. Eight cases of canine lymphomatoid granulomatosis. Vet Pathol. 1991; 28(3): 241-245.

114) Berry CR, Moore PF, Thomas WP, et al. Pulmonary lymphomatoid granulomatosis in seven dogs (1976-1987). J Vet Intern Med. 1990; 4(3): 157-166.

115) Park HM, Hwang DN, Kang BT, et al. Pulmonary lymphomatoid granulomatosis in a dog: evidence of immunophenotypic diversity and relationship to human pulmonary lymphomatoid granulomatosis and pulmonary Hodgkin's disease. Vet Pathol. 2007; 44(6): 921-923.

116) Postorino NC, Wheeler SL, Park RD, et al. A syndrome resembling lymphomatoid granulomatosis in the dog. J Vet Intern Med. 1989; 3(1): 15-19.

117) Valentine BA, Blue JT, Zimmer JF, et al. Pulmonary lymphomatoid granulomatosis in a cat. J Vet Diagn Invest. 2000; 12(5): 465-467.

118) Kanemoto H, Fujiwara-Igarashi A, Kobayashi T, et al. Retrospective study of feline tracheal mass lesions. J Feline Med Surg. 2023; 25(5): 1098612X231164611.

リンパ腫の診断と治療法

犬のリンパ腫

多中心型高グレードリンパ腫の治療

松山　新

University of Saskatchewan, Western College of Veterinary Medicine

病態生理

　血液系腫瘍であるリンパ腫は，発生部位や組織サブタイプに応じて，臨床挙動や治療方法，および予後が異なる。体表リンパ節を主な病変とする犬の多中心型高グレードリンパ腫は，概して悪性度が高く，90〜95％以上の症例が全身性の腫瘍浸潤を伴うステージⅢ以上と診断される[1〜4]（**表1**）。したがって，化学療法をはじめとする全身療法が主な治療となるが，その治療反応は複数の予後因子に影響される。最もエビデンスレベルの高い予後因子のひとつは免疫型であり，腫瘍の起源リンパ球に応じてBあるいはT細胞性に大きく分類される。犬の多中心型リンパ腫では，B細胞性が大部分（60〜80％）を占めるが，シー・ズーやヨークシャー・テリア，ボクサーなどの犬種ではT細胞性が好発する[3,5,6]。概してT細胞性リンパ腫は治療反応期間が短く，B細胞性リンパ腫に比して罹患犬の予後は不良である[4,7]。

臨床徴候

　多中心型高グレードリンパ腫でみられる臨床徴候は，病態の進行度や発生部位によって様々である。体表リンパ節の腫脹が偶発的に触知され，そのほかの全身性の徴候を認めない症例も多い。一方で，リンパ節腫脹の発見より前に急速に病態が進行し，リンパ管の閉塞による頚部や四肢の浮腫，二次的な上部消化器や呼吸器徴候，あるいは四肢の跛行，疼痛を呈する症例も少なくない。また，腫瘍細胞の臓器への浸潤，あるいはサイトカインや副甲状腺ホルモン関連蛋白

表1　WHOによるリンパ腫臨床ステージ

ステージ	定義
Ⅰ	単一リンパ節の腫脹
Ⅱ	複数の領域リンパ節の腫脹（横隔膜を越えない）
Ⅲ	全身性のリンパ節の腫脹
Ⅳ	肝臓・脾臓への浸潤
Ⅴ	骨髄・その他の臓器への浸潤
サブステージ	定義
a	全身性の徴候なし
b	全身性の徴候あり

（文献1をもとに作成）

（PTH-rP）の産生・分泌により，体表リンパ節の腫脹のみでなく元気消失，体重減少，消化器徴候，多飲多尿などの徴候を主訴として来院し，リンパ腫と診断されることもある。これらの臨床徴候を伴った症例は，ステージ分類にてサブステージbと分類され，予後不良である[3,8,9]（**表1**も参照）。しかしながら，サブステージbの定義は主観的であり，より客観的な指標のひとつとして，犬のB細胞性リンパ腫においては「B徴候」の有用性も報告されている[10,11]。B徴候には，リンパ腫に起因する6カ月以内での体重減少（≧10％），3日以上の発熱（≧39℃），あるいは安静時のパンティングが含まれる[11]。また，ステージⅣ以上の症例では，身体診察にて腹囲膨満や，肝臓・脾臓の腫大を触知できることもある。

　臨床徴候の種類や重症度にかかわらず，診断時の臨床徴候および腫大したリンパ節の大きさは，治療反応の指標のひとつとなる。リンパ節サイズの計測には個人差があるため，ノギス等を用いた一貫した手法にて，可能な限り客観的に計測する。標準的な指標とし

て，獣医腫瘍学領域にて広く使用されている，veterinary cooperative oncology group（VCOG）による犬の体表リンパ節の測定コンセンサスを使用することもできる[12]。特に，臨床試験等で新規薬剤や治療プロトコールを評価する際には，計測可能な2cm以上のリンパ節の長径を1〜5個測定して和を算出し，その変化と新規病変の有無を指標に，治療応答を評価することが推奨されており，正確に計測する必要がある。

▶ 検査と診断

1．診断

犬のリンパ腫の診断手法と，その精度や解釈については前節「診断手法」を参考にされたい。臨床的なアプローチとして，病的に腫脹した体表リンパ節の針生検と細胞診をスクリーニング検査として最初に行うことで，多くの症例で多中心型リンパ腫の診断が得られる。採材の際に注意する点として，複数の体表リンパ節が腫脹している症例では，可能な限り併発している炎症性病変の流入領域リンパ節は避けて採取する。例えば，重度の歯周病を併発している症例の下顎リンパ節では，二次的な反応性リンパ球が混在しているかもしれず，その結果，細胞診の解釈が困難となる可能性がある。

一方で，細胞診にて確定診断が困難な症例では，リンパ節組織の生検および病理組織学的検査と免疫染色，クローナリティ検査やフローサイトメトリー検査が必要となる。これらの検査は，細胞診で診断の確定が困難であった理由や各検査の侵襲度，費用等に応じて，症例ごとに最善の方法を選択すべきである。特に病理組織学的検査では，リンパ節全体の構造的な評価が不可欠であり，リンパ節の部分切除（パンチ生検やウェッジ〔楔状〕生検など）ではなく，全体の切除生検が推奨される。病理組織学的検査および免疫染色を行うことで，リンパ腫の免疫型，病理組織型，グレードを確定することができる。また，細胞診にてリンパ腫と診断された症例においても，予後の推定ツールとして有用である。

2．ステージングに関する検査

多中心型高グレードリンパ腫は概して全身性疾患であり，特に後述の全身療法にて治療を行う症例では，追加検査によるリンパ腫の進展度合い（ステージ）の確定は必須ではない。また，臨床ステージ（Ⅲ〜Ⅴ）によって，いかに予後が変化するかに関しては未だ議論の余地がある[1, 13, 14]。

治療開始前にステージングに関する検査を実施する利点としては，臨床ステージを明確にすることで，後の検査結果との比較評価が可能であることが挙げられる。治療と干渉しうる合併症の有無も確認可能であり，これらの事前情報は症例の臨床的な管理の一助となる。リンパ腫の画像診断については前節「画像診断」を参考にされたいが，多中心型高グレードリンパ腫のステージングに関する検査には，胸部X線検査，腹部超音波検査，肝臓・脾臓の細胞診，および骨髄穿刺とコア生検が含まれる。以降，本稿ではこれらをステージング検査と呼ぶ。

多中心型リンパ腫罹患犬の胸部X線検査では，約3/4の症例で胸腔内リンパ節の腫大や腫瘍の肺浸潤が認められる[15, 16]。一方で，超音波検査による肝臓・脾臓のリンパ腫浸潤の有無の診断精度は低く，これら臓器浸潤の精査には針生検あるいは組織生検が必須となる[17, 18]。骨髄の細胞診および病理組織学的検査は，特に，好中球減少症や血小板減少症を伴う症例，または白血化により急性白血病との鑑別が困難な症例において，治療方針を決定する上で有用となる。

上記のような検査の選択や，実施の有無により腫瘍の臨床ステージが変化することをステージ変移（stage migration）といい，犬のリンパ腫では頻繁に発生しうる[1, 2]。特に，過去の文献間でのデータを比較・検討する上で，ステージ変移の概念は重要となる。

3．血液を用いた検査

化学療法の開始前には，全血球計算（CBC）および血液化学検査も重要となる。骨髄抑制を伴う薬剤プロトコールを使用する際には，CBCにて血球減少症の有無を評価する。リンパ腫罹患犬では，腫瘍の骨髄浸潤のみでなく，二次性の免疫介在性の血球減少症や，

失血，慢性炎症に起因する貧血を呈することも少なくない。また，リンパ球増多症や，末梢血中の異常リンパ球（腫瘍性リンパ球）の出現は腫瘍細胞の骨髄浸潤を示唆するが，これらの所見はステージⅤの症例であっても必ずしも認められるわけではない[19]。

血液化学検査にて，T細胞性リンパ腫の29〜68％の症例では高カルシウム血症が，一部の免疫グロブリン産生性のB細胞性リンパ腫の症例では高グロブリン血症が認められ，治療反応評価の指標として重要である[20, 21]。一方で，高カルシウム血症症例の36〜38％で血清総カルシウム値は正常であるとされている[22, 23]。したがって，特にT細胞性リンパ腫の症例においては，血清総カルシウム値にかかわらず，イオン化カルシウム値を計測し，より正確に高カルシウム血症の有無を評価されたい。また，多くの細胞傷害性化学療法剤は，肝臓で代謝され，胆汁あるいは尿を介して体外へと排泄される。そのため，スクリーニング的に血液化学検査にて肝臓および腎臓の機能を評価することで，予期せぬ重度の副作用の出現リスクを効果的に軽減することができる。

また同時に，MDR1遺伝子の生殖細胞系列変異の発生率が高いコリーやボーダー・コリー，オーストラリアン・シェパード等の犬種では，MDR1遺伝子変異の有無を検査しておく。これにより，P糖蛋白質の基質であるビンクリスチンやドキソルビシンの使用方針の効率的な計画が可能である[24]。

▶ 治療の概要

多中心型高グレードリンパ腫の主な治療は化学療法による全身療法であり，人医学と同様，獣医腫瘍学領域においてもリンパ腫の化学療法プロトコールが数多く報告されている。いずれのプロトコールも一長一短で，それぞれの治療成績や副作用，投与経路，治療回数，費用等の特性を理解した上で，治療方針を決定する必要がある。なお，リンパ腫の初期治療を導入療法，導入療法が奏功しない症例で使用する新たな治療をレスキュー療法と呼ぶ。導入療法が奏功し，寛解状態が長期期間持続した後に再燃した症例では，再度導入療法を使用することで良好な治療反応が認められることも少なくない。

一方で，現在までに犬の多中心型高グレードリンパ腫に対して効果的とされる維持療法は報告されておらず，導入療法終了後に完全寛解が得られている症例では，無治療で経過観察とされることが多い。また化学療法以外にも，放射線半身照射や抗体療法，および免疫チェックポイント阻害薬等の免疫療法（「リンパ腫治療の将来」参照）の実用化も今後期待される。実際，化学療法後の放射線療法による地固めプロトコールや，放射線照射による骨髄除去と造血幹細胞移植による著しい生存期間の改善も報告されているが[25〜28]，いずれも現時点での治療成績は限られた文献に基づくものであり，広く臨床応用されるには至っていない。

▶ 内科的治療

1．CHOP療法

（1）プロトコールの適応

CHOPプロトコールは，「C」「H」「O」「P」の文字で始まる4つの薬剤を組み合わせた，代表的な犬のリンパ腫の治療プロトコールである。多剤併用プロトコールは原則として，治療対象の腫瘍に対して抗腫瘍効果を有する薬剤のうち，投与量と頻度を変更せずに使用可能，かつ副作用が重複しない薬剤を組み合わせて作製される。犬の腫瘍のうちリンパ腫は，前向き研究にて複数の薬剤の奏功性が示されている数少ない腫瘍であり，使用されるビンクリスチン，シクロホスファミド，ドキソルビシン，プレドニゾロン（プレドニゾン）の4剤は，いずれも異なる作用機序を有する。どの薬剤も多くの施設で比較的容易に入手・取り扱いが可能であり，多中心型リンパ腫罹患犬で積極的な抗がん剤治療を希望される場合は，第一選択プロトコールとして世界的に広く使用されている。

（2）治療成績と予後

CHOPプロトコールは，人の非ホジキンリンパ腫

に対するプロトコールとして 1970 年代に発明され，2000 年代初期まで最も効果的な治療方法として使用されてきた。獣医学領域においても，1990 年代初期より投与量や投与頻度を調節したプロトコールが使用されており，2002 年にウィスコンシン大学から UW-25（University of Wisconsin-Madison 25 week protocol）が報告された[13]。同報告における寛解率（94.2％），無病期間中央値（282 日）および全生存期間中央値（397 日）は，過去に報告されている単剤プロトコールやドキソルビシンを含まない多剤併用プロトコールに優り，なおかつ維持療法を必要とするプロトコールと同等の成績であった。それ以降，UW-25 を改変した UW-19[29] や UW-15[30]，各々の薬剤強度を増加させたプロトコール[3]，複数の薬剤を同日投与する VELCAP プロトコール[31,32] 等が報告されているが，概して，導入療法時の寛解率は 80〜95％，無病期間中央値は 7〜10 カ月と，UW-25 の成績と同様である[3,13,29,30,33]。異なる報告間では，グレードや予後因子の保有率が異なるため直接的な治療成績の比較検討は困難であるが，それでも，現在までに UW-25 よりも著しく優れた成績の CHOP 変法は報告されていない。

（3）治療内容とプロトコール

多くの CHOP プロトコールでは異なる薬剤が 1〜2 週おきに投与され，その治療期間や副作用はプロトコールによって異なる。後述する単剤プロトコールよりも投与スケジュールが複雑ではあるが，最も代表的な UW-25 プロトコールも 25 週間で終了する（表2）。

①ビンクリスチン

ビンクリスチンは，概して $0.7\,\mathrm{mg/m^2}$ ボーラスで静脈内投与（IV）され，小型犬では $0.5〜0.6\,\mathrm{mg/m^2}$ あるいは $0.025\,\mathrm{mg/kg}$ で投与可能である[34]。壊死起因性薬剤であるため，血管外漏出が起こらないようカテーテル設置および薬剤投与には注意が必要である。

②シクロホスファミド

シクロホスファミドは錠剤および原末としての経口薬，および静脈注射薬として入手可能であり，$200〜250\,\mathrm{mg/m^2}$ にて投与される。経口投与（PO）と IV でシクロホスファミド活性薬剤の薬物血中濃度時間曲線下面積（AUC）に違いはなく，経口での投与や経腸吸収が困難でなければ，PO にてより簡便かつ安価に抗腫瘍効果が得られる[35]。副作用である無菌性出血性膀胱炎のリスク低減を目的として，シクロホスファミドの投与経路にかかわらず，フロセミド（$1〜2\,\mathrm{mg/kg}$）の同時投与が推奨されている[36,37]。

③ドキソルビシン

ドキソルビシンは体重に応じて，10 kg 未満であれば $1\,\mathrm{mg/kg}$，10 kg 以上であれば $30\,\mathrm{mg/m^2}$ の用量で，20〜30 分かけて緩徐に投与する。一般的に，アレルギー反応の予防として，投与の 20〜30 分前にジフェンヒドラミン（$2\,\mathrm{mg/kg}$）が投与される。ドキソルビシンは強力な壊死起因性を有する薬剤であり，血管外漏出は重度の合併症を来す[38]。したがって，カテーテル設置および薬剤投与は十分に注意し，可能な限り用手での薬剤投与が推奨される。また，ドキソルビシン固有の副作用として蓄積性心毒性がある。発生リスクは総投与量に相関して増加し，$180\,\mathrm{mg/m^2}$ を上回った症例や，心機能低下症例，ボクサーなどの心疾患ハイリスク犬種の症例では，ミトキサントロンなどほかのアンスラサイクリン系薬剤にて代替されることが多い[39]。ドキソルビシンの使用前には，スクリーニングとして心電図検査や血中トロポニン I 濃度測定，心エコー図検査等にて基礎心疾患の有無を評価し，治療開始後も継続的にモニタリングすることが効果的である。ドキソルビシンをミトキサントロンで代替した CMOP プロトコールも使用可能であり，CHOP プロトコールと大きく相違ない治療成績が報告されている[40,41]。

④プレドニゾロン（プレドニゾン）

多くのプロトコールで高用量のプレドニゾロンも併用されるが，ほぼすべての CHOP プロトコールで開始後に漸減し休薬する。これは，腫瘍細胞の長期的なグルココルチコイドへの曝露が P 糖蛋白質の発現を

犬のリンパ腫

表2 犬のリンパ腫に対する CHOP UW-25 プロトコール

週		内容	用量	投与方法
第1サイクル	第1週目	ビンクリスチン	0.7 mg/m²	IV（ボーラス）
		プレドニゾロン	2 mg/kg	PO，q 24 hr（7 日間）
	第2週目	シクロホスファミド	200〜250 mg/m²	PO／IV（ボーラス）
		フロセミド	1〜2 mg/kg	PO／IM
		プレドニゾロン	1.5 mg/kg	PO，q 24 hr（7 日間）
	第3週目	ビンクリスチン	0.7 mg/m²	IV（ボーラス）
		プレドニゾロン	1 mg/kg	PO，q 24 hr（7 日間）
	第4週目	ドキソルビシン	体重≧10 kg：30 mg/m² 体重＜10 kg：1 mg/kg	IV（希釈し 20〜30 分かけて）
		プレドニゾロン	0.5 mg/kg	PO，q 24 hr（7 日間投与後に休薬）
第2サイクル	第6週目	ビンクリスチン	0.7 mg/m²	IV（ボーラス）
	第7週目	シクロホスファミド	200〜250 mg/m²	PO／IV（ボーラス）
		フロセミド	1〜2 mg/kg	PO／IM
	第8週目	ビンクリスチン	0.7 mg/m²	IV（ボーラス）
	第9週目	ドキソルビシン	体重≧10 kg：30 mg/m² 体重＜10 kg：1 mg/kg	IV（希釈し 20〜30 分かけて）
第3サイクル	第11週目	ビンクリスチン	0.7 mg/m²	IV（ボーラス）
	第13週目	シクロホスファミド	200〜250 mg/m²	PO／IV（ボーラス）
		フロセミド	1〜2 mg/kg	PO／IM
	第15週目	ビンクリスチン	0.7 mg/m²	IV（ボーラス）
	第17週目	ドキソルビシン	体重≧10 kg：30 mg/m² 体重＜10 kg：1 mg/kg	IV（希釈し 20〜30 分かけて）
第4サイクル	第19週目	ビンクリスチン	0.7 mg/m²	IV（ボーラス）
	第21週目	シクロホスファミド	200〜250 mg/m²	PO／IV（ボーラス）
		フロセミド	1〜2 mg/kg	PO／IM
	第23週目	ビンクリスチン	0.7 mg/m²	IV（ボーラス）
	第25週目	ドキソルビシン	体重≧10 kg：30 mg/m² 体重＜10 kg：1 mg/kg	IV（希釈し 20〜30 分かけて）

IV：静脈内投与，PO：経口投与，IM：筋肉内投与
（文献 13 をもとに作成）

促進し，その結果，抗がん剤耐性獲得へとつながることがひとつの理由である。こういった背景をもとに，プロトコールからプレドニゾロンを除去し，グルココルチコイドを使用せずに L-アスパラギナーゼを組みこんだ L-CHO プロトコールも報告されている[42, 43]。しかし，CHOP ベースのプロトコールとくらべて治療成績は優れておらず，また，プレドニゾロンによる食欲増進効果がないため，消化器毒性の頻度が増加しうる[42]。したがって，糖尿病や尿失禁などの併発疾患

があり，グルココルチコイドの使用が理想的でない症例を除いては，プレドニゾロンを短期的に多剤併用プロトコールに組みこむことに臨床的な問題はあまりないのかもしれない。

⑤ L-アスパラギナーゼ

L-アスパラギナーゼを L-CHOP 療法として組みこむことも可能である。L-CHOP と CHOP プロトコールの間に長期的な治療成績の差はないが，L-アスパ

多中心型高グレードリンパ腫の治療

ラギナーゼの利点として，一時的な腫瘍縮小による臨床徴候の改善が期待できる[29]。L-アスパラギナーゼは血中の L-アスパラギンを枯渇させる酵素薬であり，概して骨髄抑制や消化器毒性は認められない。そのため，特に全身状態が悪化している症例や，副作用の重複によりほかの薬剤が使用できない症例等において，非常に有効的となる。ただし，ドキソルビシンと同様に，アレルギー反応の予防として事前のジフェンヒドラミン投与が必要であり，薬剤の投与回数にもアレルギーの観点から注意が必要である。また，複数回投与することで，腫瘍細胞が容易に薬剤耐性を獲得する。

（4）プロトコールの継続と変更

　導入療法時に CHOP プロトコールが奏功した症例では，治療終了後に再燃した際に，再度 CHOP プロトコールにて導入療法を行うことが可能である。再導入時の寛解期間は初回のそれに比例し，概して初回の約半分の寛解期間が得られる[44]。前述の蓄積性心毒性のために，プロトコールの途中でドキソルビシンを他剤に置換する必要があることに留意する。また，アルキル化剤を多用した症例では，骨髄疲弊による血球減少症の有無に注意する。

　CHOP プロトコールでの治療中に腫瘍が進行した症例では，異なったアプローチが必要となる。CHOP プロトコールの薬剤のうち最も抗腫瘍効果の高い薬剤はドキソルビシンであり，ドキソルビシン投与から2週間以内に腫瘍が進行した症例では，COP プロトコールとして継続しても長期的な寛解は期待できない。一方で，ビンクリスチンあるいはシクロホスファミド投与後に腫瘍が進行した症例では，ドキソルビシン単剤プロトコールとして継続した後に，ビンクリスチンおよびシクロホスファミドを投与するプロトコール，もしくは，ドキソルビシンとまだ効果のある薬剤を交互に投与するプロトコールに変更可能である。前者のアプローチにおいて，比較的良好な治療反応が報告されている[45]。

（5）副作用と禁忌
①ビンクリスチン

　ビンクリスチンの代表的な副作用として，骨髄抑制，消化器毒性，消化管の麻痺性（機能性）イレウスが挙げられる。前者2つは副作用のグレードに応じた治療を行い，以降の使用時には投与量減少や予防的な内科的治療を行うことで予防できることが多い。一方で，麻痺性イレウスは診断および治療が容易ではない。腹部超音波検査にて，明らかな消化管蠕動運動の低下が確認できることもあるが，食事のタイミングや絶食の有無等に大きく影響され，所見の判断もやや主観的である[46,47]。臨床的に麻痺性イレウスが強く疑われた症例では，メトクロプラミドやモサプリド等の消化管運動機能改善薬での治療が主となるが，犬のビンクリスチン誘発性麻痺性イレウスにおけるその有効性は検証されておらず，徴候が重度の症例では数日間にわたる入院治療が必要となることもある。回復後，CHOP 療法を継続する際には，ビンクリスチンをビンブラスチン（$2\,mg/m^2$）に置換することで再発を予防することができる。

②シクロホスファミド

　シクロホスファミドにおいてもビンクリスチンと同様に，骨髄抑制，消化器毒性が主な副作用となるが，その他の副作用として無菌性出血性膀胱炎がある。無菌性出血性膀胱炎は，シクロホスファミドの代謝物であるアクロレインによる膀胱粘膜の傷害に起因する。そのため，利尿薬を併用して膀胱粘膜へのアクロレインの曝露期間を短縮することで，発症率を顕著に低下させることできる[36,37]。しかしながら，無菌性出血性膀胱炎の発症率は，シクロホスファミドの総投与量に比例して蓄積性に増加し，使用歴の長い症例では特に，尿検査等による積極的なモニタリングが有用かもしれない[48]。無菌性出血性膀胱炎は，早期に発見しシクロホスファミドを休薬することで，対症療法への治療反応は良好である。また，回復後に CHOP 療法を継続する際は，クロラムブシル等のアルキル化剤で置換することで再発の予防が可能である。

③ドキソルビシン

急性の骨髄抑制および消化器毒性は，ドキソルビシンの投与に関連して頻繁に認められる副作用であり，前述のビンクリスチンやシクロホスファミドに比して，その発生頻度と重篤度は高い。消化器毒性の予防には，予防的な制吐薬投与が有効であると考えられる[49]。また前述のとおり，心毒性もドキソルビシン固有の蓄積性副作用のひとつである。ドキソルビシンで治療された症例全体での発生率は約4％であるが，ボクサーやグレート・デーンなどの心筋症ハイリスク犬種では顕著に高い（15.4％）[39]。そのため，ハイリスク症例においては，定期的な心機能評価や心臓保護薬であるデクスラゾキサンの投与，あるいは予防的なその他の薬剤で置換することが必要かもしれない。一過性の脱毛も，ドキソルビシンをはじめとする多くの化学療法剤に関連して認められる副作用であり，特に巻き毛やワイヤーヘアーの犬種で発生しやすい[50]。

④その他

CHOPプロトコールに特異的なものではないが，腫瘍溶解症候群もリンパ腫の治療に関連して起こる間接的な合併症のひとつである。大量の腫瘍細胞が短期間で死滅することで，細胞内のリンやカリウム，核酸が血中に放出されることで発生する病態である。臨床的には元気消失，食欲廃絶，嘔吐，呼吸促迫，不整脈，無尿等の徴候がみられる。特に，導入療法の初期に体表リンパ節が著しく縮小し，甚急性に全身状態が悪化した症例では，血中電解質を確認する。また，入院下での積極的な静脈輸液や腎機能のモニタリングが必要となる。人においては，特に腫瘍のステージや腎機能低下などが腫瘍溶解症候群のリスク因子として報告されているが，犬のリンパ腫での腫瘍溶解症候群の発生・報告は比較的少なく，その発生因子や予後などを研究した文献は現在までにない[51]。

2．ドキソルビシン／プレドニゾロン療法

（1）プロトコールの適応

ドキソルビシンは，トポイソメラーゼⅡ阻害や活性酸素の生成，核塩基への架橋構造形成によるDNA傷害等の複数の作用機序により細胞死を誘導する。本プロトコールは，ドキソルビシン単剤を2～3週間おきに投与する治療方法であり，多剤併用プロトコールに比して単純であり来院頻度も少ない。したがって，費用や来院頻度などの理由からCHOPプロトコールが適応困難な症例において，最も効果的な治療として考慮可能である。また，リンパ腫の犬のドキソルビシンに対する感受性は免疫型に大きく作用され（B細胞性＞T細胞性），B細胞性リンパ腫でより有効的である[52]。

（2）治療成績と予後

前述のとおりドキソルビシンは，犬のリンパ腫に対して単剤で最も高い抗腫瘍効果を有する薬剤であり，単一薬剤治療プロトコールの中では最も長い生存期間が期待できる。ドキソルビシンの犬のリンパ腫に対する研究は1988年にはじめて報告され，その奏効率および治療反応期間の中央値は，69～75％および131～206日と報告されている[53~56]。また，免疫型による治療反応を研究した報告では，B細胞性リンパ腫の寛解率はT細胞性よりも顕著に高いとされている（B細胞性：寛解率100％〔完全奏効86.2％，部分奏効13.8％〕，T細胞性：寛解率50％〔完全奏効16.7％，部分奏効33.3％〕）[52]。

（3）治療内容とプロトコール

リンパ腫に対するドキソルビシンは，3週間おきの投与が多く報告されているが，薬剤強度の上昇を目的として2週間おきの投与も可能である[57]。ジフェンヒドラミン投与後，前述のとおり体重に応じた用量で，緩徐に投与する。また，CHOPプロトコールと同様に，高用量のプレドニゾロンのPOを開始し，漸減の後に休薬する。投与回数は各症例の治療反応と副作用により異なるが，3～6回投与のプロトコールが一般

的である。

　一方で，2週間おきに計2回ドキソルビシンを投与した後に，無治療にて2週間おきに定期的なモニタリングを行い，腫瘍が進行した際にのみドキソルビシンを投与するプロトコールも報告されており，副作用や経済的事情で頻繁な治療が困難な症例で適応可能である[58]。薬剤強度の観点からは理想的ではないが，緩和的な治療を目的として，犬のB細胞性リンパ腫に対しては妥当な選択肢かもしれない。ただ，蓄積性の心毒性があるため，総投与量が180 mg/m^{2}を上回った症例や心機能低下症例では，本プロトコールは使用困難である。

（4）副作用と禁忌

　代表的な副作用として骨髄抑制，消化器毒性，蓄積性心毒性，脱毛およびアレルギー反応が挙げられる。詳細は，本稿「③ドキソルビシン」を参照されたい。また，ドキソルビシンは肝臓で代謝され，主に胆汁排泄，一部尿排泄される薬剤であるため，肝機能や腎機能低下症例では副作用が重篤化しやすく，肝不全症例においては禁忌となる。

3．CCNU／プレドニゾロン療法

（1）プロトコールの適応

　ロムスチン（CCNU）はアルキル化剤の一種であり，DNAやRNAのアルキル化を介して架橋構造を形成し，DNAを傷害することで細胞死を誘導する。本プロトコールは，3週間おきにCCNUを投与する治療方法であり，多剤併用プロトコールに比して単純であり治療頻度も少ない。またCCNUは経口投与薬であるため，薬剤のIVが困難な症例において使用しやすいプロトコールである。なお，逸話的ではあるが，T細胞性リンパ腫はCCNUに対する感受性が高いといわれている。

（2）治療成績と予後

　CCNUは脂溶性のアルキル化剤であり，歴史的に人医学領域でリンパ腫や脳腫瘍の治療に使われてきた。獣医学領域では1999年にMooreらによって犬の

リンパ腫に対する抗腫瘍効果が報告され[59]，それ以来，単剤あるいは多剤併用プロトコールの一部として一般的に使用されている。導入療法としてのCCNUとプレドニゾロンの治療成績は，寛解率53％，寛解期間中央値40日と限られているが，高用量CCNUによるレスキュー療法では，再燃した犬のリンパ腫において寛解期間中央値63～86日と報告されている[59~62]。

（3）治療内容とプロトコール

　CCNUは経口投与薬であり，3週間おきに投与する。報告されている投与量は，50～100 mg/m^{2}と範囲が広い。投与量が70 mg/m^{2}を上回るプロトコールでは，VCOG-CTCAEグレード3～4の好中球減少症の発現率が高く，好中球の最下点にあわせて予防的な抗菌薬の投与が必要となる[59]。市販のCCNUカプセル剤は10 mgと40 mgに限られているが，可能な限りCCNUの調剤は避け，入手可能なカプセル剤を組み合わせて最適な投与量とする。これは，カプセル剤を開封・分包すると薬剤効果が著しく低下するおそれがあり，また，調剤従事者に発がん物質への曝露リスクが生じるためである[63,64]。CHOPプロトコールやドキソルビシン／プレドニゾロンプロトコールと同様に，経口で高用量のプレドニゾロンを併用し，漸減の後に休薬する。

　CCNUには肝毒性があるため，治療開始前に身体診察および血液化学検査にて肝機能を評価する。治療開始後には肝毒性の有無を定期的に評価し，各症例における薬剤の安全性を確認する必要がある。肝酵素活性上昇や肝機能異常が疑われた症例では，CCNU投与の是非を再検討する。状況に応じて，腹部超音波検査や肝生検等の肝臓の精査も必要となる。特にグルココルチコイド（ステロイド）を併用している症例における肝酵素活性上昇の判断は重要であり，ステロイド肝障害やリンパ腫の肝臓浸潤も原因となりうる。SAMe（S-アデノシルメチオニン）やシリビニンなどの肝庇護剤の予防的な投与も，肝毒性の軽減に有効的である[66]。

　超小型犬等でCCNUの投与量の調節が困難な場合は，同薬剤クラスのニムスチン（ACNU）での代替も

可能であるが，ACNU の犬のリンパ腫に対する抗腫瘍効果は未だよく分かっていない。報告されている ACNU の投与量（25 mg/m²）では，臨床的に問題となる肝毒性は犬でみられておらず，肝酵素活性の上昇が認められた症例において安全に投与可能かもしれない[65]。また，経口での投与および経腸吸収が問題となる症例では，L-アスパラギナーゼ単剤での導入や併用投与も安全に可能である[60, 61]。

（４）副作用と禁忌

CCNU の主な副作用として骨髄抑制，肝毒性，消化器毒性が挙げられる。用量制限毒性＊は骨髄抑制であり，投与1週間後の好中球減少症や，長期的に投与した後の蓄積性の血小板減少症が起こりうる[59~62]。消化器毒性の発生は比較的まれである。

CCNU は主に肝臓で代謝される薬剤であり，かつ前述のとおり肝毒性を有するため，肝機能に注意して使用する。肝機能低下症例における CCNU の使用は推奨されない。CCNU 投与後に最大86％の症例で血中 ALT 値が上昇し，その発生パターンは必ずしも蓄積性ではなく，段階的もしくは突発的である[66~68]。肝庇護剤非使用症例での臨床的肝不全発症リスクは1.5~2.8％で，これらの肝不全症例では組織学的な肝壊死が認められる[67, 68]。症候性の肝不全は不可逆的である一方で，無徴候の症例における肝酵素活性の上昇は多くの症例で可逆的であり，CCNU 休薬により改善しうる。

＊：薬剤投与量を増やすことができなくなる，最も重篤な副作用や有害反応のことを指す。化学療法剤の最大耐用量を決定する際の臨床試験で使用される。

４．プレドニゾロン療法

（１）プロトコールの適応

プレドニゾロンをはじめとするグルココルチコイドは，細胞内の核受容体に結合し，腫瘍性リンパ球に対してアポトーシスと細胞周期の停止を誘導する。同効果は多くの正常な体細胞に対しては発生せず，副作用や来院頻度などを理由に化学療法を選択しない症例に

おいて，プレドニゾロンは効果的に使用可能である。しかし，その使用には副作用以外のリスクも伴う。

体表リンパ節の腫脹を認めるがリンパ腫の診断が確定されていない症例では，ステロイド投与により腫瘍性リンパ球のアポトーシスや表面抗原マーカー発現パターンの変化が起こり，後に実施する検査の結果が偽陰性や不正確な結果となりうる。また，腫瘍細胞がステロイドに曝露されることで化学療法剤に対する耐性が獲得され，後に化学療法を開始しても期待される治療効果が著しく低減しうる。前者に関しては，ステロイド投与開始から24時間，後者は10~14日で起こりうると報告されているが，いずれも絶対的な数字ではなく，より短期間で発生する可能性もある[62, 69~71]。

（２）治療成績と予後

プレドニゾロンは40年以上前から犬のリンパ腫に対して使用されており，寛解率および生存期間中央値は，40％および50日と報告されている[72, 73]。大多数の症例で，最大の治療反応が1週間以内に認められる[73]。長期間生存する症例は比較的まれであり，6カ月生存率は7％と低い[72]。サブステージbやT細胞性リンパ腫の症例での治療反応期間は有意に短いとされているが，その差は数週間程度であり，臨床的な意義は低いかもしれない[72]。

（３）治療内容とプロトコール

副作用や症例のニーズに応じて，プレドニゾロンの治療用量の範囲は広い。多くの化学療法プロトコールと同様に，高用量（40 mg/m² あるいは2 mg/kg）にて1日1回投与し，開始1~2週間後に半減して継続するプロトコールが報告されている[72, 73]。主な治療目的は臨床徴候の緩和と生活の質（QOL）の改善であり，症例の治療反応に応じて，さらなる用量漸減や休薬も可能である。

（４）副作用と禁忌

プレドニゾロン投与の量や期間，症例の感受性等に応じて，多飲，多尿，多食，パンティングなどの副作用が起こりうる。これらの副作用は多くの症例で可逆

的であり，投与スケジュールの変更や休薬により改善することが多い。しかしながら，プレドニゾロン療法後，最終的には約95％の症例でリンパ腫が進行し，その半数以上が2カ月以内に死亡する。そのため，リンパ腫罹患犬がプレドニゾロン療法のみで慢性的な副作用を経験することは比較的まれであるが，長期間生存症例では，脱毛，筋肉の虚弱，皮膚の石灰沈着や菲薄化などの副作用が出現しうる[72]。ステロイドが使用困難な症例として，消化管潰瘍罹患症例，非ステロイド系抗炎症薬(NSAIDs)が必要な症例，免疫抑制が禁忌となる感染症罹患症例などが挙げられ，これら基礎疾患の治療が必要となる。

実際の症例

初診時の所見

項目	内容
シグナルメント	ラブラドール・レトリーバー，去勢雄，9歳齢
主訴	2週間前より体表リンパ節が腫脹。元気・食欲は問題なし。
身体診察	下顎，浅頸，浅鼠径リンパ節など，複数の体表リンパ節が中等度に腫脹。
細胞診（図）	両浅頸および膝窩リンパ節の細胞診を実施したところ，反応性リンパ節と診断された。小型リンパ球主体だが，中〜大型リンパ球の割合が増加しており（20〜40％），早期の高グレードリンパ腫も否定できず。

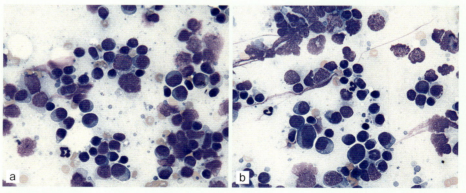

初診時の細胞診像

右膝窩リンパ節の細胞診像（ギムザ染色，倍率×100）。採取された細胞は主に小型リンパ球であったが，中〜大型のリンパ球の割合が増加していた（20〜40％）。これら中〜大型のリンパ球の割合が高グレードリンパ腫の診断基準に満たず，反応性リンパ節と診断されたが，早期の高グレードリンパ腫の可能性も疑われた。
（画像提供：Prairie Diagnostic Services Inc. Dr. Christina Mackesey）

方針ディスカッション

- 鑑別診断，およびその予後を相談。
- ➡ 全身状態が良好であったため，さらなる検査は実施せずに，2週間後あるいは状態が変化した時点で再検査することに決定。

再診時の所見

項目	内容
身体診察	●再診までの2週間で全身状態に変化なし。 ●体表リンパ節の腫脹はやや悪化。
細胞診（図）	高グレードリンパ腫と診断された。中～大型リンパ球が主体（60～80％）だが，病理組織学的分類にはさらなる病理組織学的検査が推奨される。

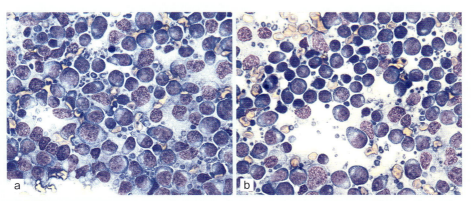

再診時の細胞診像

右膝窩リンパ節の細胞診像（ギムザ染色，倍率×100）。採取されているリンパ球の多くが中～大型のリンパ球であり，高グレードリンパ腫と診断された。後に行った病理組織学的検査の結果も細胞診の所見と一致していた。
（画像提供：Prairie Diagnostic Services Inc.　Dr. Christina Mackesey）

方針ディスカッション

●リンパ腫と診断し，治療オプションおよび予後を相談。
➡ご家族は積極的な治療を希望。また，リンパ腫の病理組織サブタイプ分類および免疫型の確定を希望されたため，全身麻酔下にて左膝窩リンパ節の切除生検を実施することに決定。

切除生検時の所見

項目	内容
CBC	異常なし
病理組織学的検査，免疫染色	末梢性T細胞性リンパ腫（CD3＋／CD20－）

リンパ腫の診断と治療法

方針ディスカッション

- CHOP 療法を開始。
- 長期的な予後は不良で，生存期間中央値は 6〜8 カ月であるとご家族に説明。
- ➡ 臨床ステージの有用性と治療方法が大きく変わらない旨を相談した上で，ベースラインのステージング検査を希望された（本稿「検査と診断」の「2. ステージングに関する検査」も参照）。

ステージング検査の所見

項目	内容
血液化学検査	● ALP：軽度上昇 ● カルシウム：軽度のイオン化高カルシウム血症
胸部 X 線検査	胸骨リンパ節の軽度腫大あり。
腹部超音波検査	肝臓・脾臓を含め，顕著な異常なし。
細胞診（肝臓・脾臓）	肝臓より中型リンパ球が多数採取された（リンパ腫浸潤疑い）。
フローサイトメトリー（末梢血）	中型の異常 T リンパ球（CD45＋／CD3＋／CD4＋／MHC Ⅱ－／low）あり。
診断	● 多中心型末梢性 T 細胞性リンパ腫ステージ Va ● 腫瘍随伴性高カルシウム血症疑い

治療の流れ

経過	内容
第 7 病日	● CHOP 療法（UW-19）第 2 週目の時点で，体表リンパ節のサイズをもとに部分寛解と判断。
第 21 病日〜	● 第 4 週のドキソルビシン投与時点でも部分寛解と判断。 ➡ ドキソルビシンの投与 4 日後より，進行性の元気・食欲低下，および嘔吐を呈し，投与 6 日後の時点で食欲廃絶。 ● 身体診察：体表リンパ節は部分寛解を維持。体重は軽度に減少，発熱はなし。 ➡ 方針ディスカッション：ドキソルビシンの副作用が強く疑われるが，完全寛解には至っておらず，リンパ腫の進行や併発疾患の存在の否定を目的とした追加検査を提示したところ，ご家族は希望された。
第 27 病日 （追加検査）	● 血液による検査：軽度の好中球減少症，複数の肝酵素活性上昇（ALP 上昇は重度），肝機能低下の徴候はなし。イオン化カルシウムは正常。 ● 腹部超音波検査：中程度の肝腫大。 ● 細胞診（肝臓）：空胞性肝障害。腫瘍性リンパ球は認めず。 ➡ 診断：ドキソルビシンによる骨髄抑制と消化器毒性を疑う。肝酵素活性上昇はステロイド肝障害の疑い。 ➡ 方針ディスカッション：入院下での支持療法および好中球数のモニタリングを実施。
第 29 病日〜	● 支持療法として，静脈輸液および抗菌薬と制吐薬の投与を行った。 ● 入院 2 日目より顕著に食欲が改善し，好中球数も正常化した。3 日目に退院。 ● 退院後は予定どおり，UW-19 をドキソルビシンの用量を低減した上で継続。 ➡ 第 14 週目のドキソルビシン投与時に，進行性の体表リンパ節の腫脹と高カルシウム血症の再発を認める。予後不良とレスキュー療法の選択肢を相談後，予定どおりドキソルビシンを投与するもリンパ節は縮小せず。
第 131 病日〜	● 2 週間後よりレスキュー療法を開始。その後，一時的に部分寛解を認めるも全身状態が進行性に著しく悪化し，診断から 5.5 カ月後に安楽死となった。 ➡ 剖検にて，頭蓋内，および複数の胸腔内／腹腔内リンパ節を含む全身性のリンパ腫浸潤が確認された。

考察

①確定診断

　細胞診にて診断が確定できず，最終的に病理組織学的検査および免疫染色にて診断が確定した。初診時にリンパ節生検やクローナリティ検査を実施していれば，より早期の診断が可能であったかもしれない。初診時の細胞診の所見から，これらの追加検査を行っても偽陰性となった可能性も否定できないが，いずれにせよ，各検査の利点・欠点を相談した上で，検査方針を決定していくことが重要となる。

②ステージング

　本症例のご家族は，ステージング検査は治療を開始する上で必須でないとの説明を受けた上で，ステージングを希望された。その結果，高カルシウム血症，末梢血中の腫瘍性リンパ球の存在，およびリンパ腫の肝臓浸潤が明らかとなり，当初の予想より

も予後が不良である可能性や，高カルシウム血症の臨床徴候などについてディスカッションすることができた。また，第4週目の治療後に状態が悪化した際，一部の検査を再度実施・比較することで，より副作用を強く疑って治療することが可能となった。

③治療および予後

　犬の多中心型高グレードT細胞性リンパ腫の予後は不良で，大多数の症例がUW-25やUW-19プロトコール完了前に再燃する。残念ながら本症例も治療反応に乏しく，レスキュー療法を実施したものの，急速に腫瘍は進行した。T細胞性リンパ腫に対しては，CHOP療法ではなくアルキル化剤を中心としたプロトコールにて治療する施設もあるが，その是非には様々な見解がある。今後，免疫療法などの新規治療を含め，さらなる研究が求められる。

参考文献

1) Flory AB, Rassnick KM, Stokol T, et al. Stage migration in dogs with lymphoma. J Vet Intern Med. 2007; 21(5): 1041-1047.

2) Pinto MT, Portillo I, Borrego J, et al. Stage migration in canine multicentric lymphoma: impact of diagnostic techniques on assessing disease extent. In Vivo. 2024; 38(3): 1429-1435.

3) Sorenmo K, Overley B, Krick E, et al. Outcome and toxicity associated with a dose-intensified, maintenance-free CHOP-based chemotherapy protocol in canine lymphoma: 130 cases. Vet Comp Oncol. 2010; 8(3): 196-208.

4) Weishaar KM, Wright ZM, Rosenberg MP, et al. Multicenter, randomized, double-blinded, placebo-controlled study of rabacfosadine in dogs with lymphoma. J Vet Intern Med. 2022; 36(1): 215-226.

5) Lurie DM, Milner RJ, Suter SE, et al. Immunophenotypic and cytomorphologic subclassification of T-cell lymphoma in the boxer breed. Vet Immunol Immunopathol. 2008; 125(1-2): 102-110.

6) Modiano JF, Breen M, Burnett RC, et al. Distinct B-cell and T-cell lymphoproliferative disease prevalence among dog breeds indicates heritable risk. Cancer Res. 2005; 65(13): 5654-5661.

7) Dobson JM, Blackwood LB, McInnes EF, et al. Prognostic variables in canine multicentric lymphosarcoma. J Small Anim Pract. 2001; 42(8): 377-384.

8) Keller ET, MacEwen EG, Rosenthal RC, et al. Evaluation of prognostic factors and sequential combination chemotherapy with doxorubicin for canine lymphoma. J Vet Intern Med. 1993; 7(5): 289-295.

9) Marconato L, Martini V, Stefanello D, et al. Peripheral blood lymphocyte/monocyte ratio as a useful prognostic factor in dogs with diffuse large B-cell lymphoma receiving chemoimmunotherapy. Vet J. 2015; 206(2): 226-230.

10) Barber LG, Weishaar KM. Criteria for designation of clinical substage in canine lymphoma: a survey of veterinary oncologists. Vet Comp Oncol. 2016; 14 Suppl 1: 32-39.

11) Škor O, Bicanová L, Wolfesberger B, et al. Are B-symptoms more reliable prognostic indicators than substage in canine nodal diffuse large B-cell lymphoma. Vet Comp Oncol. 2021; 19(1): 201-208.

12) Vail DM, Michels GM, Khanna C, et al. Response evaluation criteria for peripheral nodal lymphoma in dogs (v1.0)--a Veterinary Cooperative Oncology Group (VCOG) consensus document. Vet Comp Oncol. 2010; 8(1): 28-37.

13) Garrett LD, Thamm DH, Chun R, et al. Evaluation of a 6-month chemotherapy protocol with no maintenance therapy for dogs with lymphoma. J Vet Intern Med. 2002; 16(6): 704-709.

14) Lana SE, Jackson TL, Burnett RC, et al. Utility of polymerase chain reaction for analysis of antigen receptor rearrangement in staging and predicting prognosis in dogs with lymphoma. J Vet Intern Med. 2006; 20(2): 329-334.

15) Blackwood L, Sullivan M, Lawson H. Radiographic abnormalities in canine multicentric lymphoma: a review of 84 cases. J Small Anim Pract. 1997; 38(2): 62-69.

16) Starrak GS, Berry CR, Page RL, et al. Correlation between thoracic radiographic changes and remission/survival duration in 270 dogs with lymphosarcoma. Vet Radiol Ultrasound. 1997; 38(6): 411-418.

17) Crabtree AC, Spangler E, Beard D, et al. Diagnostic accuracy of gray-scale ultrasonography for the detection of hepatic and splenic lymphoma in dogs. Vet Radiol Ultrasound. 2010; 51(6): 661-664.

18) Warren-Smith CM, Andrew S, Mantis P, et al. Lack of associations between ultrasonographic appearance of parenchymal lesions of the canine liver and histological diagnosis. J Small Anim Pract. 2012; 53(3): 168-173.

19) Martini V, Melzi E, Comazzi S, et al. Peripheral blood abnormalities and bone marrow infiltration in canine large B-cell lymphoma: is there a link? Vet Comp Oncol. 2015; 13(2): 117-123.

20) Avery PR, Burton J, Bromberek JL, et al. Flow cytometric characterization and clinical outcome of CD4+ T-cell lymphoma in dogs: 67 cases. J Vet Intern Med. 2014; 28(2): 538-546.

21) Harris LJ, Rout ED, Labadie JD, et al. Clinical features of canine nodal T-cell lymphomas classified as CD8+ or CD4-CD8- by flow cytometry. Vet Comp Oncol. 2020; 18(3): 416-427.

22) Groth EM, Chew DJ, Lulich JP, et al. Determination of a serum total calcium concentration threshold for accurate prediction of ionized hypercalcemia in dogs with and without hyperphosphatemia. J Vet Intern Med. 2020; 34(1): 74-82.

23) Tørnqvist-Johnsen C, Schnabel T, Gow AG, et al. Investigation of the relationship between ionised and total calcium in dogs with ionised hypercalcaemia. J Small Anim Pract. 2020; 61(4): 247-252.

24) Mealey KL, Fidel J. P-glycoprotein mediated drug interactions in animals and humans with cancer. J Vet Intern Med. 2015; 29(1): 1-6.

25) Best MP, Straw RC, Gumpel E, et al. Long-term remission and survival in dogs with high-grade, B cell lymphoma treated with chemotherapy with or without sequential low-dose rate half-body irradiation. J Vet Intern Med. 2023; 37(6): 2368-2374.

26) Gareau A, Sekiguchi T, Warry E, et al. Allogeneic peripheral blood haematopoietic stem cell transplantation for the treatment of dogs with high-grade B-cell lymphoma. Vet Comp Oncol. 2022; 20(4): 862-870.

27) Warry EE, Willcox JL, Suter SE. Autologous peripheral blood hematopoietic cell transplantation in dogs with T-cell lymphoma. J Vet Intern Med. 2014; 28(2): 529-537.

28) Willcox JL, Pruitt A, Suter SE. Autologous peripheral blood hematopoietic cell transplantation in dogs with B-cell lymphoma. J Vet Intern Med. 2012; 26(5): 1155-1163.

29) MacDonald VS, Thamm DH, Kurzman ID, et al. Does L-asparaginase influence efficacy or toxicity when added to a standard CHOP protocol for dogs with lymphoma? J Vet Intern Med. 2005; 19(5): 732-736.

30) Curran K, Thamm DH. Retrospective analysis for treatment of naïve canine multicentric lymphoma with a 15-week, maintenance-free CHOP protocol. Vet Comp Oncol. 2016; 14 Suppl 1: 147-155.

31) Zemann BI, Moore AS, Rand WM, et al. A combination chemotherapy protocol (VELCAP-L) for dogs with lymphoma. J Vet Intern Med. 1998; 12(6): 465-470.

32) Moore AS, Cotter SM, Rand WM, et al. Evaluation of a discontinuous treatment protocol (VELCAP-S) for canine lymphoma. J Vet Intern Med. 2001; 15(4): 348-354.

33) Simon D, Nolte I, Eberle N, et al. Treatment of dogs with lymphoma using a 12-week, maintenance-free combination chemotherapy protocol. J Vet Intern Med. 2006; 20(4): 948-954.

34) Sztukowski KE, Yaufman Z, Cook MR, et al. Vincristine-induced adverse events related to body weight in dogs treated for lymphoma. J Vet Intern Med. 2024; 38(3): 1686-1692.

35) Warry E, Hansen RJ, Gustafson DL, et al. Pharmacokinetics of cyclophosphamide after oral and intravenous administration to dogs with lymphoma. J Vet Intern Med. 2011; 25(4): 903-908.

36) Charney SC, Bergman PJ, Hohenhaus AE, et al. Risk factors for sterile hemorrhagic cystitis in dogs with lymphoma receiving cyclophosphamide with or without concurrent administration of furosemide: 216 cases (1990-1996). J Am Vet Med Assoc. 2003; 222(10): 1388-1393.

37) Iwaki Y, Gagnon J, MacDonald-Dickinson V. Incidence of sterile hemorrhagic cystitis in dogs treated with cyclophosphamide and low-dose furosemide. J Am Anim Hosp Assoc. 2022; 58(2): 85-90.

38) Venable RO, Saba CF, Endicott MM, et al. Dexrazoxane treatment of doxorubicin extravasation injury in four dogs. J Am Vet Med Assoc. 2012; 240(3): 304-347.

39) Hallman BE, Hauck ML, Williams LE, et al. Incidence and risk factors associated with development of clinical cardiotoxicity in dogs receiving doxorubicin. J Vet Intern Med. 2019; 33(2): 783-791.

40) Marquardt TM, Lindley SES, Smith AN, et al. Substitution of mitoxantrone for doxorubicin in a multidrug chemotherapeutic protocol for first-line treatment of dogs with multicentric intermediate- to large-cell lymphoma. J Am Vet Med Assoc. 2019; 254(2): 236-242.

41) Wang SL, Lee JJ, Liao AT. Comparison of efficacy and toxicity of doxorubicin and mitoxantrone in combination chemotherapy for canine lymphoma. Can Vet J. 2016; 57(3): 271-276.

42) Childress MO, Ramos-Vara JA, Ruple A. A randomized controlled trial of the effect of prednisone omission from a multidrug chemotherapy protocol on treatment outcome in dogs with peripheral nodal lymphomas. J Am Vet Med Assoc. 2016; 249(9): 1067-1078.

43) Zandvliet M, Rutteman GR, Teske E. Prednisolone inclusion in a first-line multidrug cytostatic protocol for the treatment of canine lymphoma does not affect therapy results. Vet J. 2013; 197(3): 656-661.

44) Flory AB, Rassnick KM, Erb HN, et al. Evaluation of factors associated with second remission in dogs with lymphoma undergoing retreatment with a cyclophosphamide, doxorubicin, vincristine, and prednisone chemotherapy protocol: 95 cases (2000-2007). J Am Vet Med Assoc. 2011; 238(4): 501-506.

45) Benjamin SE, Sorenmo KU, Krick EL, et al. Response-based modification of CHOP chemotherapy for canine B-cell lymphoma. Vet Comp Oncol. 2021; 19(3): 541-550.

46) Duckett ME, Curran KM, Leeper HJ, et al. Fasting reduces the incidence of vincristine-associated adverse events in dogs. Vet Comp Oncol. 2021; 19(1): 61-68.

47) Wyse CA, McLellan J, Dickie AM, et al. A review of methods for assessment of the rate of gastric emptying in the dog and cat: 1898-2002. J Vet Intern Med. 2003; 17(5): 609-621.

48) Gaeta R, Brown D, Cohen R, et al. Risk factors for development of sterile haemorrhagic cystitis in canine lymphoma patients receiving oral cyclophosphamide: a case-control study. Vet Comp Oncol. 2014; 12(4): 277-286.

49) Rau SE, Barber LG, Burgess KE. Efficacy of maropitant in the prevention of delayed vomiting associated with administration of doxorubicin to dogs. J Vet Intern Med. 2010; 24(6): 1452-1427.

50) Falk EF, Lam AT, Barber LG, et al. Clinical characteristics of doxorubicin-associated alopecia in 28 dogs. Vet Dermatol. 2017; 28(2): 207-e48.

51) Criscuolo M, Fianchi L, Dragonetti G, et al. Tumor lysis syndrome: review of pathogenesis, risk factors and management of a medical emergency. Expert Rev Hematol. 2016; 9(2): 197-208.

52) Beaver LM, Strottner G, Klein MK. Response rate after administration of a single dose of doxorubicin in dogs with B-cell or T-cell lymphoma: 41 cases (2006-2008). J Am Vet Med Assoc. 2010; 237(9): 1052-1055.

53) Carter RF, Harris CK, Withrow SJ, et al. Chemotherapy of canine lymphoma with histopathological correlation: doxorubicin alone compared to COP as first treatment regimen. J Am Anim Hosp Assoc. 1987; 23(6): 587-596.

54) Mutsaers AJ, Glickman NW, DeNicola DB, et al. Evaluation of treatment with doxorubicin and piroxicam or doxorubicin alone for multicentric lymphoma in dogs. J Am Vet Med Assoc. 2002; 220(12): 1813-1817.

55) Page RL, Macy DW, Ogilvie GK, et al. Phase III evaluation of doxorubicin and whole-body hyperthermia in dogs with lymphoma. Int J Hyperthermia. 1992; 8(2): 187-197.

56) Valerius KD, Ogilvie GK, Mallinckrodt CH, et al. Doxorubicin alone or in combination with asparaginase, followed by cyclophosphamide, vincristine, and prednisone for treatment of multicentric lymphoma in dogs: 121 cases (1987-1995). J Am Vet Med Assoc. 1997; 210(4): 512-516.

57) Sorenmo KU, Baez JL, Clifford CA, et al. Efficacy and toxicity of a dose-intensified doxorubicin protocol in canine hemangiosarcoma. J Vet Intern Med. 2004; 18(2): 209-213.

58) Higginbotham ML, McCaw DL, Roush JK, et al. Intermittent single-agent doxorubicin for the treatment of canine B-cell lymphoma. J Am Anim Hosp Assoc. 2013; 49(6): 357-362.

59) Moore AS, London CA, Wood CA, et al. Lomustine (CCNU) for the treatment of resistant lymphoma in dogs. J Vet Intern Med. 1999; 13(5): 395-398.

60) Saba CF, Hafeman SD, Vail DM, et al. Combination chemotherapy with continuous L-asparaginase, lomustine, and prednisone for relapsed canine lymphoma. J Vet Intern Med. 2009; 23(5): 1058-1063.

61) Saba CF, Thamm DH, Vail DM. Combination chemotherapy with L-asparaginase, lomustine, and prednisone for relapsed or refractory canine lymphoma. J Vet Intern Med. 2007; 21(1): 127-132.

62) Sauerbrey ML, Mullins MN, Bannink EO, et al. Lomustine and prednisone as a first-line treatment for dogs with multicentric lymphoma: 17 cases (2004-2005). J Am Vet Med Assoc. 2007; 230(12): 1866-1869.

63) Burton JH, Stanley SD, Knych HK, et al. Frequency and severity of neutropenia associated with food and drug administration approved and compounded formulations of lomustine in dogs with cancer. J Vet Intern Med. 2016; 30(1): 242-246.

64) KuKanich B, Warner M, Hahn K. Analysis of lomustine drug content in FDA-approved and compounded lomustine capsules. J Am Vet Med Assoc. 2017; 250(3): 322-326.

65) Takahashi M, Goto-Koshino Y, Fukushima K, et al. Phase I dose-escalation study of nimustine in tumor-bearing dogs. J Vet Med Sci. 2014; 76(6): 895-899.

66) Skorupski KA, Hammond GM, Irish AM, et al. Prospective randomized clinical trial assessing the efficacy of Denamarin for prevention of CCNU-induced hepatopathy in tumor-bearing dogs. J Vet Intern Med. 2011; 25(4): 838-845.

67) Heading KL, Brockley LK, Bennett PF. CCNU (lomustine) toxicity in dogs: a retrospective study (2002-07). Aust Vet J. 2011; 89(4): 109-116.

68) Hosoya K, Lord LK, Lara-Garcia A, et al. Prevalence of elevated alanine transaminase activity in dogs treated with CCNU (Lomustine). Vet Comp Oncol. 2009; 7(4): 244-255.

69) Ammersbach MA, Kruth SA, Sears W, et al. The effect of glucocorticoids on canine lymphocyte marker expression and apoptosis. J Vet Intern Med. 2006; 20(5): 1166-1171.

70) Marconato L, Stefanello D, Valenti P, et al. Predictors of long-term survival in dogs with high-grade multicentric lymphoma. J Am Vet Med Assoc. 2011; 238(4): 480-485.

71) Price GS, Page RL, Fischer BM, et al. Efficacy and toxicity of doxorubicin/cyclophosphamide maintenance therapy in dogs with multicentric lymphosarcoma. J Vet Intern Med. 1991; 5(5): 259-262.

72) Rassnick KM, Bailey DB, Kamstock DA, et al. Survival time for dogs with previously untreated, peripheral nodal, intermediate- or large-cell lymphoma treated with prednisone alone: the canine lymphoma steroid only trial. J Am Vet Med Assoc. 2021; 259(1): 62-71.

73) Squire RA, Bush M, Melby EC, et al. Clinical and pathologic study of canine lymphoma: clinical staging, cell classification, and therapy. J Natl Cancer Inst. 1973; 51(2): 565-574.

リンパ腫の診断と治療法

犬のリンパ腫

低グレードリンパ腫の治療

瀬戸口明日香
JASMINE どうぶつ総合医療センター　腫瘍科

▶ 疾患の概要

　低グレードリンパ腫は，臨床的に "indolent lymphoma" として取り扱われる疾患群であり，病理組織学的には小型リンパ球が主体であるものの，臨床的には初期は緩徐に進行することが多い。犬における低グレードリンパ腫／白血病としては，T細胞領域リンパ腫(T zone lymphoma：TZL)，辺縁帯リンパ腫(marginal zone lymphoma：MZL)，濾胞中心細胞性リンパ腫(follicular center cell lymphoma：FCL)，慢性リンパ性白血病(chronic lymphocytic leukemia：CLL)などが代表的である。

　動物におけるB細胞性リンパ腫／白血病の分類と，T／NK細胞性リンパ腫／白血病の分類は，「リンパ腫総論　病理組織学的分類」の図3，8を参照されたい。このうち臨床的挙動が "緩徐に進行" とされているものが，indolent lymphoma として扱われる。注意すべき点として，TZL は WHO 分類には組みこまれていないが，臨床的には緩徐な挙動を示す。一方で，大顆粒リンパ球性リンパ腫(large granular lymphocytic lymphoma：LGL リンパ腫)や皮膚型T細胞性リンパ腫などの一部は，細胞診にて分化した細胞を認めることもあるが，多くは局所進行性であり臨床的には悪性挙動を示すことから，indolent lymphoma としては扱わない。

▶ 病態生理

　リンパ系腫瘍は，B細胞性，T細胞性のいずれにおいても，緩徐進行型および侵襲性の高いリンパ腫が存在する。以下に，indolent lymphoma の病態生理についてまとめる。

1．B細胞性腫瘍

（1）B細胞性慢性リンパ性リンパ腫／白血病

　末梢血中のリンパ球増多，体表リンパ節腫大，脾臓腫大などの徴候を呈する。骨髄中の腫瘍細胞の増加により貧血や血小板減少を呈することもあり，その際は積極的な治療介入が必要となる。

（2）リンパ形質細胞性リンパ腫

　ミニチュア・ダックスフンドの消化管に好発するB細胞性低悪性度リンパ腫に代表される，形質細胞様細胞が混在するリンパ腫である。形質細胞が腫瘍化し，免疫グロブリン(IgM)を産生する場合には，原発性マクログロブリン血症と呼ばれる病態となる。進行は緩やかで，肝腫や脾腫が認められることがある。

（3）辺縁帯リンパ腫(MZL，脾臓，節性)

　脾臓あるいはリンパ節に発生する，辺縁帯の細胞由来のリンパ腫である。一般的に臨床徴候は軽微であり，脾臓腫瘤は偶発的に発見されることが多い。リンパ節由来のMZL（節性MZL）の場合は，脾臓由来のMZL（脾臓MZL）よりも臨床挙動が悪いことがある[1]。中細胞性リンパ腫ではあるものの，び漫性に広がり，進行するとび漫性大細胞型B細胞性リンパ腫(DLBCL)に変化していくことがあり，脾臓型と比較して悪いと考えられる。

（4）濾胞中心細胞性リンパ腫

リンパ節や脾臓，MALT（mucosa associated lymphoid tissue）[*1] に発生する濾胞構造を保持した低悪性度のリンパ腫であり，緩慢な挙動を示す。

*1：粘膜関連リンパ組織の略である。MALT リンパ腫とは，粘膜関連リンパ組織型節外性辺縁帯リンパ腫であり，辺縁帯リンパ腫の一種と理解できる。

（5）マントル細胞リンパ腫

一次濾胞を構成する細胞であるマントル細胞の増殖が認められ，犬における報告は少ないが，緩徐な挙動を示すとされている。

2．T 細胞性腫瘍

T 細胞および NK 細胞は，骨髄で前駆細胞が発生した後，胸腺で分化する $\alpha\beta$T 細胞と，胸腺外分化の $\gamma\delta$T 細胞，NK 細胞に大別される。$\alpha\beta$T 細胞は CD4 あるいは CD8 を発現し，前者はヘルパー T 細胞，後者は細胞障害性 T 細胞に分化する。$\gamma\delta$T 細胞は，$\alpha\beta$T 細胞と比較してきわめて少数であるが，顆粒リンパ球の形態をとることが多く，肝臓，消化管に認められる。

（1）T 細胞性慢性リンパ性白血病

前述の B 細胞性慢性リンパ性白血病と同様，末梢血におけるリンパ球の増加，肝腫，脾腫，リンパ節腫大などを主徴とする。

（2）T 細胞領域リンパ腫（TZL）

体表リンパ節の腫大を主徴とし，明らかな臨床徴候は示さないことが多い。下顎および内側咽頭後リンパ節の重度の腫大により，呼吸時に喘鳴音が認められることがある。全血球計算（CBC）にて末梢リンパ球数の増加が認められる例が多く，腫大したリンパ節の細胞診では，涙滴状あるいは勾玉状，手鏡状などと表現される成熟リンパ球が観察される。TZL の免疫細胞学的特徴に関する研究では，汎白血球抗原である CD45 が陰性であることが特徴と報告されている[2]。

（3）消化管 T 細胞性小細胞性リンパ腫

主に小型の T リンパ球が粘膜上皮内で浸潤・増殖する病態で，慢性的な消化器徴候や体重減少を呈して来院する。人の腸症関連 T 細胞性リンパ腫（enteropathy-associated T cell lymphoma：EATL）を参考に，犬の消化管 T 細胞性小細胞性リンパ腫を EATL-2 型と相同の疾患と考える論文も報告されているが[3]，臨床挙動が異なる点もあり慎重な議論が必要であろう。

▶ 臨床徴候

臨床徴候は病型により異なることから，本稿では病型ごとにまとめる。

1．白血病型

- ●慢性リンパ性白血病
- ●リンパ形質細胞性白血病
- ●有毛細胞性白血病

元気消失，食欲低下といった非特異的な徴候，貧血，血小板減少といった血液学的な異常所見，脾腫，リンパ節腫大といった所見が認められる。

2．リンパ節腫大型

- ●節性 MZL
- ●濾胞型リンパ腫（follicular lymphoma：FL）
- ●TZL

体表リンパ節の腫大を主訴に来院することが多い。初期には比較的緩徐な進行を示すが，リンパ節腫大に起因する呼吸困難や嚥下困難が生じることもある[*2]。TZL が最も多く，全身状態の悪化が認められる例はまれである。

*2：監修者注：リンパ節の MZL は進行に伴い，全身状態の悪化が認められる。

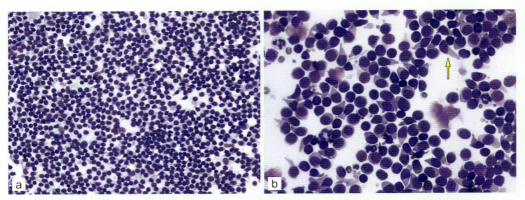

図1 T細胞領域リンパ腫における涙滴状あるいは勾玉状の細胞質を有するリンパ球(矢印)
a：弱拡大，b：強拡大。ウェルシュ・コーギー・ペンブローク，11歳齢，下顎リンパ節より採取。
(画像提供：病理組織検査 ノースラボ　石崎禎太先生)

3．脾臓腫瘤型

- 脾臓 MZL
- マントル細胞リンパ腫

腹部超音波検査により，腫瘤が偶発的に認められることが多い。脾臓腫瘤に起因する臨床徴候は認められないのが一般的である。

4．消化管浸潤型

- 消化管 T 細胞性小細胞性リンパ腫

慢性の食欲不振，嘔吐，下痢などを主徴とし，腹部超音波検査にて消化管壁の肥厚やリンパ節の軽度腫大を認めることがある。画像検査では顕著な異常が認められず，内視鏡生検や開腹下全層生検による病理組織学的検査，およびクローナリティ検査などで診断されることもある。

▶ 検査と診断

1．細胞診

低グレード(indolent)リンパ腫は，分化したリンパ球の腫瘍であることから，細胞診が有力な診断補助となるケースは少ない。反応性リンパ節や炎症性リンパ節と比較して，採取される細胞が均質であることから腫瘍性変化を疑い，クローナリティ検査や組織生検を実施する判断が必要である。また，TZL における涙滴状あるいは勾玉状の細胞質を有するリンパ球(図1)や，辺縁帯リンパ節における macro-nucleated medium sized cell (MMC) のように中間的な大きさの核を有し，核小体が大型で明瞭な細胞(図2)，リンパ形質細胞性リンパ腫／白血病において認められる多数のラッセル小体を有する細胞(Mott-cell，図3)のように，特徴的な細胞が認められる例もある。

2．病理組織学的検査

低グレードリンパ腫の診断に病理組織学的検査は必須である。診断においては，リンパ節や病変部における構造異型の確認が非常に重要であり，病変の一部のみを採取するパンチ生検や Tru-cut® 生検などの切開生検は，診断的でない場合が多い。よって低グレードリンパ腫を疑う場合は，リンパ節の切除生検が望ましい。

3．クローナリティ検査

犬と猫のリンパ腫では，リンパ球特異的遺伝子再構成を利用したクローナリティ検査が一般的に行われている。犬では全ゲノム解析が行われたことにより，より精度の高いプライマーの設計が可能となっている。

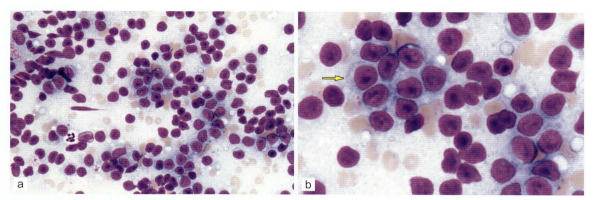

図2 辺縁帯リンパ節における macro-nucleated medium sized cell (MMC, b 矢印)
a：弱拡大, b：強拡大。中間的な大きさの核を有し，核小体が大型で明瞭であることが特徴である。
（画像提供：病理組織検査 ノースラボ 賀川由美子先生）

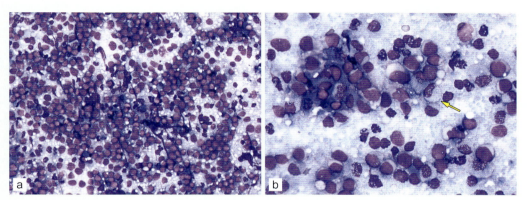

図3 リンパ形質細胞性リンパ腫／白血病において認められる多数のラッセル小体を有する細胞（Mott-cell, b 矢印）
a：弱拡大, b：強拡大。ミニチュア・ダックスフンド，1歳齢，腹腔内腫瘤より採取。
（画像提供：病理組織検査 ノースラボ 石崎禎太先生）

一方猫では，全ゲノム解析が現時点で未完であることにより，犬と比較して検査系の感度および特異度が低いことがいわれてきたが，2017年の報告では感度が70%，特異度が90%とされており，いずれも犬と同レベルに上昇していることが示唆された[4]。

4．フローサイトメトリー

2024年現在，フローサイトメトリーは研究レベルでは活用されているが，コマーシャルラボにおいて実施可能な施設はない。犬のTZLは前述のような，汎白血球抗原であるCD45が陰性であることが特徴的だと報告されており，診断の補助となる可能性が示されている[2]。さらに，フローサイトメトリーにより細胞集団の特性を評価することは，クローナルな細胞集団かどうかを判断する一助となる。

治療

1．治療方針の決定

低グレードリンパ腫の治療方針の決定において重要なポイントは，①腫瘍が進行性に増悪（増大）しているかどうか，②腫瘍に起因する臨床徴候や臨床検査における異常が認められるかどうか，という2点である。

これは人の慢性リンパ性白血病の病期分類，治療指針の要点を参考としている。

2．治療の選択肢

推奨される治療法は確立されていないが，DLBCLと比較して，MZL や TZL は化学療法への反応性が悪い可能性が報告されている。リンパ腫 63 例において，L-アスパラギナーゼ，ビンクリスチン，シクロホスファミド，ドキソルビシン，ロムスチン（CCNU），プレドニゾンによる治療への反応性を評価した研究[5]では，完全寛解率（CR）は DLBCL が82.1％であったのに対し，MZL では 40％，TZL では50％であった。一方，進行率（PD）は DLBCL が 3.6％であったのに対し，MZL では 20％，TZL では 50％と報告されている。低グレードリンパ腫に対するCHOP 療法[*3]の有効性は理論的には低いと考えられ，症例数は少ないものの，前述の報告ではその傾向が示された。

*3：シクロホスファミド，ドキソルビシン，ビンクリスチン，プレドニゾンによるコンビネーション化学療法。

（1）脾臓辺縁帯リンパ腫（MZL）の治療

MZL と診断された後に補助的化学療法が必要かについては，議論の余地が残っている。2011 年の古い報告[6]ではあるが，脾臓 MZL と診断された 5 例において，4 例で脾臓摘出後にドキソルビシンによる補助的化学療法を実施したところ，うち 3 例はリンパ腫と関連のない要因で死亡し，これらの生存期間は 760，939，1,825 日であった。一方，補助的化学療法を実施しなかった 1 例は，180 日後に再発したとされている。全例とも脾臓腫瘍の破裂があり，腹腔内播種が疑われた症例ではあるものの，術後に補助的化学療法を実施しなかった 1 例で再燃が認められたことは興味深い。

また，2013 年のケースシリーズ[7]では，MZL と診断された犬 34 例について報告されており，29 例で脾臓摘出が行われている。脾臓摘出を行った全例における生存期間中央値は 383 日であったが，無徴候で脾臓摘出を行った 14 例の生存期間中央値は 1,153 日であり，脾臓 MZL に起因する徴候（腹腔内出血や貧血など）が認められた 15 例の生存期間中央値 309 日と比較すると，延長していた。無徴候の脾臓 MZL は，脾臓摘出のみで長期生存する可能性が示唆されているが，腫瘍の破裂による腹腔内出血が認められる場合は生存期間が短く，補助的化学療法が必要である可能性がある。

（2）節性辺縁帯リンパ腫（MZL）の治療

節性 MZL のケースシリーズ[8]では，35 例に対し化学療法を主体とした治療が行われたが，リンパ腫特異的生存期間（lymphoma specific survival：LSS）の中央値は 259 日であり，脾臓 MZL と比較して短かった。治療は CHOP 療法＋CCNU，L-アスパラギナーゼによる 20 週のコンビネーション化学療法を行い，ご家族が希望した場合は免疫療法も併用していた。化学療法を実施した 34 例のうち 20 例が CR（59％），5 例が部分寛解（PR，15％），9 例が PD（26％）であった。なお，MZL に対する最適な化学療法プロトコールは未だ確立されていない。

2019 年の別の報告[9]においても，前述の CHOP 療法＋CCNU，L-アスパラギナーゼ併用プロトコールで治療されている。この研究では免疫療法（治療ワクチン接種）も併用されており，ワクチン＋化学療法群の方が，化学療法単独群より生存期間が長かったことが述べられている。また，無増悪期間中央値は 179日，LSS の中央値は 337 日であった。本報告内で使用された治療プロトコールを表に示す。この研究では予後因子についても考察しており，骨髄，末梢血中の腫瘍性リンパ球の有無が予後不良と関連していることを示している。一方，末梢血中の腫瘍性リンパ球の有無を検出するためにはフローサイトメトリーが必要であるが，前述のとおり国内では現在利用できないことが問題である。

（3）T 細胞領域リンパ腫（TZL の治療）

TZL は，リンパ節腫大以外の明らかな臨床徴候に乏しいのが特徴である。また前述のとおり，症例に

犬のリンパ腫

表　節性辺縁帯リンパ腫の治療プロトコール例

薬剤 ＼ 週	1	2	3	4	5	6	7	8	9	10	11	12	13	14	15	16	17	18	19
L-アスパラギナーゼ	●																		
ビンクリスチン		●			●						●						●		
シクロホスファミド			●			●						●						●	
ドキソルビシン				●			●						●						●
ロムスチン(CCNU)									●						●				

プレドニゾロンは1〜4週まで1 mg/kg，PO，q24hr，その後20週まで0.5 mg/kg，PO，q24hrで継続する。
（文献9をもとに作成）

よっては末梢血中のリンパ球増多を認めることがある。呼吸困難や，血液学的な異常（好中球減少症，貧血，血小板減少症など）といった臨床的な問題が生じている場合に，プレドニゾロンやクロラムブシルによる治療を行ったという報告がいくつかなされている[10〜12]。

2015年のケースシリーズ[12]では，追跡調査が可能であった26例において，4例は無治療，3例はグルココルチコイドの投与，12例はMTD療法[*4]，7例はメトロノミック療法が実施された。全例の生存期間中央値は760日（range：15〜1,150日）であり，8例はリンパ腫の悪化により死亡したものの，18例は生存あるいはリンパ腫以外の原因で死亡した。リンパ腫により死亡した8例の生存期間中央値は180日（range：15〜760日）であり，3例は3カ月以内に死亡し，5例は6カ月以上生存した。術後の補助的化学療法の有無は，生存期間に影響しなかったとされている。なお，この報告の治療内容の詳細は明らかにされていない。

*4：最大耐用量を用いて行う化学療法であり，CHOP療法などが代表的である。

3．外科的治療

無徴候の脾臓MZLは，脾臓摘出後に追加の補助的化学療法を行わずとも，長期生存が可能であることが示されている[7]。その他の低悪性度のリンパ腫（節性MZL，TZL，FLなど）では，診断を目的としてリンパ節の切除生検を実施するものの，外科的な摘出のみで治療が完結することはまれである。

▶ 治療の注意点

1．治療を開始すべきかどうか？

治療を開始する時期については議論の余地があるところではあるが，脾臓MZLについては，診断のためという目的に加えて，腫瘤の破裂を予防する目的で，状況が許せば脾臓摘出を早期に実施する。節性MZLについては，治療開始適期に関する考察がなされていないが，B細胞性の中悪性度腫瘍であり，進行するとDLBCLと同様の病態を呈することから，過去の報告では治療を行っているケースがほとんどである。

TZLやCLLについても，犬における明確な治療開始基準は定められていないが，人のCLLの治療開始基準を参考に，腫瘍が進行性に増大傾向を示している場合や，腫瘍の存在により臨床的な問題が生じている場合は治療開始を考慮する。特に，"進行性に増大傾向が認められる"という点が重要であり，TZLとCLLのいずれも，末梢血中のリンパ球数の増減が認められることが多く，リンパ球増多が悪化した翌月に無治療にもかかわらず減少していることは，一般的に観察される事象である。よって筆者は，"進行性に（＝何回か経過を観察する中で常に）増加傾向である"ことの確認を注意して行っている。

低グレードリンパ腫の治療

2．治療強度をどれくらいにするか？

　節性 MZL は細胞診で中細胞型と診断されることが多く，通常の MTD 療法への反応性も悪いことが予想される。リンパ節腫大の改善がないことから，治療強度を上げることに注力してしまうと，重篤な有害事象が認められることとなる。この点が本疾患の治療におけるピットフォールであり，MZL に対して CHOP 療法を開始した後，有害事象は認められるものの，リンパ節サイズの縮小が得られないことで，耐性か？と困惑が生じてしまう。低悪性度のリンパ腫の治療の際は，あくまで徴候の緩和が得られるかどうかに主眼に置いて，CR を目指さずに治療することもある。

▶ 入院時・自宅看護の注意点

　低悪性度のリンパ腫において入院が生じる場面は，脾臓 MZL の脾臓摘出後や，節性 MZL，TZL，FL の切除生検後など，基本的に病態の悪化に伴うものではないことがほとんどであろう。ただし，節性 MZL に対して過度の化学療法を施し，発熱性好中球減少症を生じた場合は，敗血症に注意した入院管理が必要となる。

　自宅においては，リンパ節腫大による臨床徴候の有無，および治療を行っている場合は治療による有害事象の有無について，注意を払ってもらうよう指示する。可能であれば，日記をつけてもらい，体調の変化をモニターする。また，低悪性度のリンパ腫の治療では，クロラムブシルやメルファランなどのアルキル化剤を持続的に服用することから，排泄物による抗がん剤の曝露についても指導する必要がある。

▶ 予後

　2006 年の Valli らの報告[13]では，予後が追えた節性 MZL の症例の予後は 2～43 カ月と様々であるが，リンパ腫に関連して死亡した症例は 1 例のみで，生存期間は 9.5 カ月とされている。一方，脾臓 MZL の 4 例

では，観察期間（7～19 カ月）に死亡した例はなかった。

　TZL の症例は予後のよい症例が多く，自験例では無治療経過観察にて 7 年生存した症例もある。TZL20 例の予後について記述されている報告では，生存期間中央値は 637 日とされている[2]。

　慢性リンパ性白血病の予後は良好であり，T 細胞性 CLL の症例報告では，2.5 年後に腫瘍とは関連のない要因で死亡した[14]。しかし，B 細胞性 CLL から悪性転化により急性リンパ性白血病（ALL）を発症する例[*5] が報告されており，経過観察は慎重に行うべきである[15]。

＊5：リヒター症候群（Richter's syndrome：RS）と呼ばれる。B 細胞性慢性リンパ球増殖性疾患が悪性転化し，DLBCL に移行する症候群であり，人では CLL の約 1 割がリヒター症候群になると推計されている。

参考文献

1) Valli VE, Kass PH, San Myint M, et al. Canine lymphomas: association of classification type, disease stage, tumor subtype, mitotic rate, and treatment with survival. Vet Pathol. 2013; 50(5): 738-748.

2) Seelig DM, Avery P, Webb T, et al. Canine T-zone lymphoma: unique immunophenotypic features, outcome, and population characteristics. J Vet Intern Med. 2014; 28(3): 878-886.

3) Carrasco V, Rodriguez-Bertos A, Rodriguez-Franco F, et al. Distinguishing intestinal lymphoma from inflammatory bowel disease in canine duodenal endoscopic biopsy samples. Vet Pathol. 2015; 52(4): 668-675.

4) Hammer SE, Groiss S, Fuchs-Baumgartinger A, et al. Characterization of a PCR-based lymphocyte clonality assay as a complementary tool for the diagnosis of feline lymphoma. Vet Comp Oncol. 2017; 15(4): 1354-1369.

5) Aresu L, Martini V, Rossi F, et al. Canine indolent and aggressive lymphoma: clinical spectrum with histologic correlation. Vet Comp Oncol. 2015; 13(4): 348-362.

6) Stefanello D, Valenti P, Zini E, et al. Splenic marginal zone lymphoma in 5 dogs (2001-2008). J Vet Intern Med. 2011; 25(1): 90-93.

7) O'Brien D, Moore PF, Vernau W, et al. Clinical characteristics and outcome in dogs with splenic marginal zone lymphoma. J Vet Intern Med. 2013; 27(4): 949-954.

8) Cozzi M, Marconato L, Martini V, et al. Canine nodal marginal zone lymphoma: descriptive insight into the biological behaviour. Vet Comp Oncol. 2018; 16(2): 246-252.

9) Marconato L, Comazzi S, Aresu L, et al. Prognostic significance of peripheral blood and bone marrow infiltration in newly-diagnosed canine nodal marginal zone lymphoma. Vet J. 2019; 246: 78-84.

10) de Sena BV, de Mello BC, Horta RDS, et al. Extreme lymphocytosis in a dog with T-zone lymphoma. Open Vet J. 2023; 13(12): 1760-1768.

11) Harris LJ, Rout ED, Hughes KL, et al. Clinicopathologic features of lingual canine T-zone lymphoma. Vet Comp Oncol. 2018; 16(1): 131-139.

12) Martini V, Marconato L, Poggi A, et al. Canine small clear cell/T-zone lymphoma: clinical presentation and outcome in a retrospective case series. Vet Comp Oncol. 2016; 14 Suppl 1: 117-126.

13) Valli VE, Vernau W, de Lorimier LP, et al. Canine indolent nodular lymphoma. Vet Pathol. 2006; 43(3): 241-256.

14) Museux K, Turinelli V, Rosenberg D, et al. Chronic lymphopenia and neutropenia in a dog with large granular lymphocytic leukemia. Vet Clin Pathol. 2019; 48(4): 721-724.

15) Comazzi S, Martini V, Riondato F, et al. Chronic lymphocytic leukemia transformation into high-grade lymphoma: a description of Richter's syndrome in eight dogs. Vet Comp Oncol. 2017; 15(2): 366-373.

16) Flood-Knapik KE, Durham AC, Gregor TP, et al. Clinical, histopathological and immunohistochemical characterization of canine indolent lymphoma. Vet Comp Oncol. 2013; 11(4): 272-286.

17) Saba N, Wiestner A. Do mantle cell lymphomas have an 'Achilles heel'? Curr Opin Hematol. 2014; 21(4): 350-357.

リンパ腫の診断と治療法

犬のリンパ腫

皮膚型リンパ腫の治療

原田　慶[1]，村山信雄[2,3]
1）公益財団法人 日本小動物医療センター附属 日本小動物がんセンター，
2）公益財団法人 日本小動物医療センター，3）犬と猫の皮膚科

疾患の概要

犬の皮膚型リンパ腫は，犬の皮膚および粘膜に発生するリンパ球増殖性疾患の総称である。ほとんどはT細胞に由来し，また上皮向性であり（cutaneous epitheliotropic T-cell lymphoma：CETL），進行性の病態を示す。その臨床像は多様であり，未だ予後や治療法については不明な点も多い。皮膚型リンパ腫でみられる皮疹は脱毛，色素脱失から腫瘤の形成まで様々で，進行速度も症例によって異なり，数年前から皮疹が存在することもある。挙動が悪いタイプのリンパ腫では，皮疹が全身に広がり，リンパ節や臓器にも浸潤し，急速に進行して死亡する場合もある。

治療法に関しても幅広く，インターフェロンやビタミンA誘導体であるレチノイドなどの，いわゆる抗がん剤以外の薬剤を用いる治療や，ロムスチン（CCNU）などの殺細胞性抗がん剤を用いる治療まで様々である。しかし，どのような症例にどの薬剤が適しているか，どのような治療をすべきかなどのコンセンサスはなく，過剰あるいは過小な治療が行われているケースもしばしばみられる。

皮膚型リンパ腫は，医学においては15疾患以上に細分類されており（表1）[1]，今後獣医学においても，免疫表現型や遺伝子異常などから細分類され，適切な予後および治療法が解明されることが待たれる。本稿では，皮膚型リンパ腫，主にCETLの概要，診断および治療法について，私見や自験例を交えながら解説する。

表1　人の皮膚型リンパ腫の病型

皮膚T細胞・NK細胞性リンパ腫

- 菌状息肉症（mycosis fungoides：MF）
- 菌状息肉症のバリアントと亜型
  - ―毛包向性菌状息肉症（folliculotropic MF）
  - ―パジェット様細網症（Pagetoid reticulosis）
  - ―肉芽腫様弛緩皮膚（granulomatous slack skin）
- セザリー症候群（Sézary syndrome）
- 成人T細胞白血病・リンパ腫（adult T-cell leukemia／lymphoma）
- 原発性皮膚CD30陽性リンパ増殖性疾患（primary cutaneous CD30+ T-cell lymphoproliferative disorders）
  - ―原発性皮膚未分化大細胞型リンパ腫（primary cutaneous anaplastic large cell lymphoma）
  - ―リンパ腫様丘疹症（lymphomatoid papulosis）
- 皮下脂肪織炎様T細胞性リンパ腫（subcutaneous panniculitis-like T-cell lymphoma）
- 節外性NK／T細胞リンパ腫，鼻型（extranodal NK／T-cell lymphoma，nasal type）
- 種痘様水疱症様リンパ増殖性疾患（hydroa vacciniforme-like lymphoproliferative disorder）
- 重症型蚊刺アレルギー（severe mosquito bite allergy）

（次ページに続く）

表1　人の皮膚型リンパ腫の病型（続き）

- 原発性皮膚 $\gamma\delta$ T 細胞性リンパ腫（primary cutaneous $\gamma\delta$ T-cell lymphoma）
- 原発性皮膚 CD8 陽性進行性表皮向性細胞傷害性 T 細胞性リンパ腫（primary cutaneous CD8+ aggressive epidermotropic cyto-toxic T-cell lymphoma）
- 原発性皮膚 CD4 陽性小型／中型 T 細胞性リンパ増殖異常症[*1]（primary cutaneous CD4+small／medium T-cell lymphoproliferative disorder）
- 末梢性 T 細胞性リンパ腫，特定不能（peripheral T-cell lymphoma，NOS）
- 原発性皮膚末端型 CD8 陽性 T 細胞性リンパ腫[*1]（primary cutaneous acral CD8+ T-cell lymphoma）

皮膚 B 細胞性リンパ腫

- 粘膜関連リンパ組織節外性辺縁帯リンパ腫（MALT リンパ腫）（extranodal marginal zone lymphoma of mucosa-associated lymphoid tissue）
- 原発性皮膚濾胞中心リンパ腫（primary cutaneous follicle center lymphoma）
- 原発性皮膚び漫性大細胞型 B 細胞性リンパ腫，下肢型[*2]（primary cutaneous diffuse large B-cell lymphoma，leg type）
- EB ウイルス陽性粘膜皮膚潰瘍[*1]（EBV+ mucocutaneous ulcer）
- 血管内大細胞型 B 細胞性リンパ腫（intravascular large B-cell lymphoma）

＊1：暫定的疾患単位。
＊2：WHO 分類改訂第 4 版では，び漫性大細胞型 B 細胞リンパ腫，非特定型に含まれる。
下線：WHO 分類改訂第 4 版で追加，名称変更された病型（WHO-EORTC 分類 2005 年をもとに WHO 分類改訂第 4 版の病名を採用）。
（文献 1 をもとに作成）

▶ 病態生理

皮膚 T 細胞性リンパ腫は，表皮，毛包上皮，および毛包付属器に浸潤を示す上皮向性と，上皮に浸潤しない非上皮向性に大別される。犬の CETL で認められる皮疹は，腫瘍細胞の上皮向性によるものである。

CETL の病因として，人ではウイルスや慢性炎症に関連していることが議論されているが，現時点では否定的な研究結果もあり，未だに明らかになっていない。犬でも慢性皮膚炎と CETL の関連性についての報告は少なく，犬アトピー性皮膚炎の犬では CETL の発生リスクが 12 倍高いという報告があるが[2]，病態発生の原因としての十分な証拠は得られていない。

CETL はまれな皮膚腫瘍であり，犬の皮膚腫瘍のうち，上皮向性と非上皮向性をあわせたリンパ腫の発生率は 1％と報告されている[3]。また，犬のあらゆるリンパ腫のうち，皮膚型リンパ腫は 3～8％であるといわれている[4,5]。Santoro らのフロリダ大学のデータでは，CETL はフロリダ大学で診察のあった 96,000 症例のうち 19 例でみられ，有病率は 0.02％であったと報告されている[2]。Kok らの東京大学のデータでは，CETL は東京大学で診察のあった 8,425 症例のうち 17 例でみられ，有病率は 0.2％であった[6]。この研究において皮膚腫瘍は 1,435 例であり，皮膚腫瘍の中での発生頻度は 1.18％と報告されている[6]。過去には，イングリッシュ・コッカー・スパニエルとボクサーで発生が多かったと報告されている[7]。なお，本疾患に性差は認められない[6]。

人での基準を用いて，犬の CETL も以下の 3 つのサブグループに分類されている。

- 菌状息肉症（mycosis fungoides：MF）
- パジェット様細網症（Pagetoid reticulosis：PR）
- セザリー症候群（Sēzary syndrome：SS）

人のリンパ腫は，進行した症例は挙動が悪いものの，一般的には緩徐な進行で低悪性度に分類される。対して犬では病態の転帰が早いことが多く，皮膚からリンパ節，末梢血，他臓器へと浸潤して死亡する症例

もいれば，徴候が起こるのは皮膚のみで，敗血症や播種性血管内凝固（DIC）に至って死亡する症例など様々である。

人と犬のリンパ腫は，最も一般的な CETL の免疫表現型が異なることが判明している。人の CETL は 90％が CD4 陽性 T 細胞由来であるのに対し，犬のそれは 80％が CD8 陽性 T 細胞由来である[8]。人の一般的な CETL の 5 年生存率が 80～100％であるのに対し，CD8 陽性 T 細胞に由来する特殊なリンパ腫（原発性皮膚 CD8 陽性進行性表皮向性細胞障害性 T 細胞性リンパ腫）の 5 年生存率は 18％と極端に低い。人の CD8 陽性 T 細胞に由来するリンパ腫は，進行が早いという点で，犬の一般的な CETL に類似している可能性がある[1]。犬の免疫表現型を考慮すると，人の CETL と同様とは考えられず，犬では高悪性度のリンパ腫が多いと考えるべきである。

1．菌状息肉症（MF）

MF は犬の CETL で最も一般的な病型であり，腫瘍化リンパ球は上皮や付属器へ強い浸潤性を示す。人の CETL でも半数以上を占める最も一般的な病型であり，病期による分類が存在する。人の MF の臨床徴候は，痒みや痛みがほとんどなく皮膚に紅斑のみが生じる「紅斑期」から始まる。皮膚病変の小さい早期であれば，10 年経過をみた場合にも病状が進行する割合は 1 割程度といわれている。進行する場合には，紅斑が膨らんで局面になる「扁平浸潤期」，その後は皮膚に結節，腫瘤，潰瘍ができて腫瘍細胞が増殖する「腫瘍期」へと移行していく。人の MF は，数年～十数年かけて比較的緩徐に進行していくため，リンパ腫の中で低悪性度に分類されている。

一方，犬の MF では病期による分類はなされておらず，人と比較して進行が早いことが多い。ただし挙動は様々であり，人のように緩徐な進行をたどる症例も存在する。

2．パジェット様細網症（PR）

PR は，人では MF の亜型に分類されていて，MF と類似した臨床徴候を示す CETL である。皮疹や臨床徴候から両者を区別することはできず，これらの鑑別は病理組織学的検査によって行われる。PR の特徴は，腫瘍化リンパ球の局在が表皮と付属器に限局しており，真皮への浸潤がほぼ認められない点である。人ではさらに発生状況によって，局所型（Woringer-Kolopp 型）と全身型（Ketron-Goodman 型）に分類され，全身型の方がより挙動が悪い。

3．セザリー症候群（SS）

SS は末梢血中に腫瘍化リンパ球が出現する，いわゆる白血化した状態であり，人および犬の CETL におけるまれな病型である。人では MF の「腫瘍期」よりもさらに進行した病態と考えられている。皮膚病変の拡大とともに，リンパ節腫大や他臓器への播種性病変が観察されることもある。

▶ 臨床徴候

犬の CETL では様々な皮疹が形成される（図）。以下に，CETL30 例の研究で報告されている徴候を，多い順に示す[9]。掻痒に関しては認めない症例もいるが，40％で様々な程度の掻痒があったと報告されている[9]。

- 紅斑：87％
- 局面：73％
- びらん・潰瘍：60％
- 鱗屑：60％
- 小結節：53％
- 色素脱失：50％
- 痂皮：47％
- 脱毛：33％

同報告によると，病変の分布は，体幹部：83％，頭部：63％，鼻部：43％，パッドなど：27％であった[9]。皮膚粘膜境界部では鼻鏡や口唇に多く，この部位での色素脱失は比較的特徴的な皮膚病変である。また別の研究では，病変の分布は，皮膚：54.1％，皮膚粘膜境

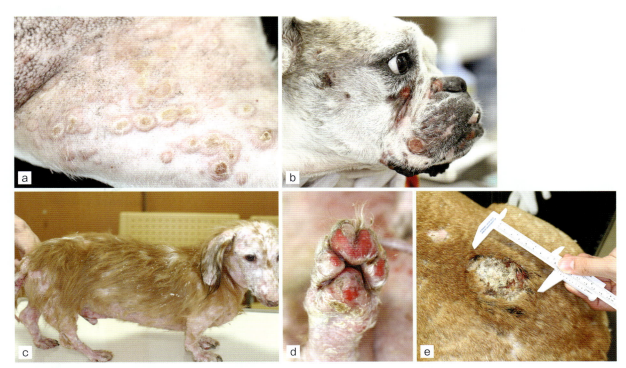

図　上皮向性リンパ腫（CETL）の病変
a：イングリッシュ・ブルドッグ，避妊雌，10歳齢。腹部皮膚に多発性の局面が認められる。
b：aと同一症例。マズル領域に自潰を伴う多発性皮膚腫瘤が認められる。
c：ミニチュア・ダックスフンド，去勢雄，6歳齢。全身性に落屑と紅斑，脱毛が認められる。
d：cと同一症例。パッドの潰瘍が認められる。
e：イングリッシュ・ブルドッグ，去勢雄，7歳齢。自潰した皮膚腫瘤が認められる。

界部：29.7％，粘膜：16.2％と報告されている[10]。皮膚病変は90％の症例において多発性であり，皮膚粘膜境界部および粘膜病変は，76.5％の症例において初期には単発性であった[10]。しかし，皮膚粘膜境界部および粘膜の病変が単発性であった場合，その半数が病態の進行に伴い多発性に移行したと報告されている[10]。

検査と診断

CETLの確定診断は，組織生検によってのみ得られる。皮疹からリンパ腫を疑い，組織生検を実施する。一方，丘疹〜腫瘤を形成している場合は針吸引生検（FNA）で採材し，形成していない場合はスライドグラスを直接押しつけて採材し，腫瘍性リンパ球の出現からCETLを疑うこともある。

組織生検では皮疹のパンチ生検を行う。紅斑，局面，鱗屑を呈する症例では，なるべく新鮮な病変を選び，潰瘍や排膿している病変は避けるべきである。これは，表皮が観察されないと表皮向性か否かの判断がつかないなどの問題が生じるためである。また，皮膚粘膜境界部の色素脱失，結節や腫瘤は，比較的診断しやすい部位となる。可能であれば，数箇所の病変を採材する。パンチ生検を行う際は，皮膚では6 mm，粘膜境界部などの部位では3〜4 mmの生検トレパンを用いることが多い。

リンパ節，各種臓器および末梢血や骨髄への浸潤を評価するために，ステージングを実施する。皮疹の領域リンパ節の腫大の有無を触診あるいは画像検査で確認し，問題があれば細胞診を実施する。各種臓器への浸潤は，X線検査および超音波検査にて胸部・腹部を評価する。臓器腫大などの所見から浸潤が疑われた場合は，細胞診を実施する。また，末梢血に腫瘍性リンパ球の浸潤がないか血液塗抹を確認する。骨髄穿刺に

よる骨髄浸潤の確認は，末梢血への腫瘍性リンパ球の明らかな浸潤や血球減少症が認められる場合に考慮するが，実際に実施する機会は少ない。また，全身状態の把握のためにCBC，血液化学検査，尿検査などの各種スクリーニング検査を行い，治療の適応について検討する。なお，CETLはT細胞由来であるが，高カルシウム血症を伴うことは少ない。

治療方針の考え方

人のCETLは緩徐な進行のMFが多いのに対して，犬では比較的急速に進行することが多い。これは前述のとおり，腫瘍細胞の免疫表現型が人と犬で異なること（人ではCD4陽性T細胞由来のCETLが主流であるのに対し，犬ではCD8陽性T細胞が多い）に関係している可能性がある。

人ではCETLが細分化されており，また一般的なMFについては，他疾患とは区別してステージ別の治療ガイドラインが作成されている[1]。一般的には，ステージが上がるほど予後が悪くなり，負担の少ない治療から副作用の強い抗がん剤治療が必要となる。

犬のCETLにおいても様々な治療が報告されているが，いずれの研究においても診断時にステージ分類がきちんとなされておらず，症例の病態は多様である。つまり，どのような状況の症例にどのような治療を行ったのか，さらにそれらの治療を研究間で比較することは困難であり，現時点では「この症例にはこの治療がベスト」というコンセンサスがなされていない。犬のCETLは一般的には進行が早いとはいえ，人での初期に相当するような症例では，CCNUなどの強い治療は不必要であると筆者は考える。また犬のCETLで多くみられる進行の早い症例は，犬のリンパ腫の中でも予後が悪く，皮膚徴候の悪化に伴い生活の質（QOL）が落ちてしまう。抗がん剤による生存期間の延長も重要であるが，QOLの改善や，予後を周知した上での治療の目的をご家族と共有することが重要であると我々は考えている。

治療方法

ここでは，犬で有効性が認められている，かつ一般的に行われている内科的治療と，その他の治療法に分けて解説する。実際には症例ごとに，診断結果から何をすべきかを検討し，ご家族の希望にあう治療法を選択する。

具体的には，QOLが低下しておらず比較的皮疹が限局している症例では，「(1)グルココルチコイド」～「(5)クロラムブシル」などの比較的負担の少ない治療を選ぶ。進行程度によっては，無治療経過観察も選択肢に含まれる。病変がより広がっている場合でも，QOLが低下していなければ同様の考えであるが，無治療を選ぶことは少ない。腫瘤を形成している，もしくはQOLが低下している場合は，より積極的な治療が必要となることが多い。その場合，「(6) L-アスパラギナーゼ」～「(8) VELCAP-EL」の抗がん剤を使用する。

1．内科的治療

（1）グルココルチコイド

リンパ腫に対する対症療法として用いる。抗腫瘍効果および抗炎症効果を期待して使用するが，特に後者を中心に，掻痒や皮疹の改善を目指して用いる。多飲多尿や肝酵素上昇など様々な副作用はあるものの，通常，抗がん剤の副作用と比較すると少なく，問題とならないことが多い。徴候の改善を目的に，単剤あるいはその他の治療とあわせて用いられる。筆者は，プレドニゾロンを1 mg/kg，PO，q 24 hrで処方している。

プレドニゾロン単独での治療の報告は少ないが，皮膚型リンパ腫8例において，奏効率75％，完全奏効率25％，および生存期間中央値58.5日（13～265日）という報告[10]や，6例において，生存期間中央値が4カ月であったという報告[11]がある。

（2）レチノイド

レチノイドはビタミンA誘導体であり，皮膚や粘膜を正常に保つ作用などにより皮膚角化異常症などを

改善する薬剤である。一般的に副作用は少ないが，高脂血症やドライアイなどが挙げられる。また催奇形性を有するため，妊娠中および妊娠の可能性のある家庭での使用は，慎重に検討する必要がある。

レチノイドにはいくつか種類があり，日本で使用されているのはエトレチナートである。使用する際は，1 mg/kg，PO，q 24 hrで処方する。レチノイド単独での治療成績の報告は少ないが，皮膚型リンパ腫14例の研究では，奏効率42％，生存期間中央値11カ月と報告されている[12]。また，12例において，イソトレチノインが用いられた回顧的研究では，奏効率58％，副作用発生率25％で，いずれも副作用は大きな問題とならなかったと報告されている[13]。効果の発現までに2週間は必要であると考えられており，現在問題が起きている症例よりも，QOLが保たれている犬の方が使いやすい。

（3）インターフェロン

免疫反応を介した間接的な腫瘍細胞への細胞障害性作用により，抗腫瘍効果を表す。人のCETLの早期ステージでは，インターフェロンγが適応とされている。犬では，プレドニゾロン単独治療と比較し，生存期間の延長は認められなかった（生存期間中央値128日）との報告がある[14]。しかし，同研究内で潰瘍，出血，掻痒などの徴候に関しては改善が認められたとも報告されており，QOLを向上させる可能性が示唆されている。使用する際は，10,000 IU/kg/dayを皮下投与する。副作用が少ないことがメリットである。

（4）オクラシチニブ

オクラシチニブは，インターロイキン31など，アレルギーの痒みと炎症を惹起するサイトカインであるヤヌスキナーゼ（JAK）を介した細胞内シグナル伝達を阻害することで作用を発揮する。犬アトピー性皮膚炎に伴う徴候，およびアレルギー性皮膚炎に伴う掻痒の緩和を目的として，獣医皮膚科領域で広く用いられている分子標的薬である。オクラシチニブがJAK1とJAK2の活性化を阻害することにより，潜在的な転写因子であるシグナル伝達兼転写活性化因子（STAT）5のリン

酸化が阻害され，抗腫瘍効果が生じると考えられている[15]。ある症例報告では，推奨投与量より高用量（0.7 mg/kg，PO，bid）で投与したところ，約3週間で皮疹は消退したが，その後約3カ月で再燃が認められた[16]。有害事象が少なく，ほかの皮膚疾患で多くの獣医師が使い慣れている薬であることがメリットである。

（5）クロラムブシル

クロラムブシルはアルキル化剤に分類される抗がん剤であり，通常は小細胞性のリンパ腫の治療に用いられる。CETLに対する有効性は不明であるが，比較的副作用が少ない薬剤であることから，ご家族が強い抗がん剤を希望しない場合の選択肢として考慮することがある。

（6）L-アスパラギナーゼ

L-アスパラギナーゼは，L-アスパラギンを分解する酵素である。多くのリンパ腫の細胞はL-アスパラギンを必須栄養素としているため，栄養障害を来し増殖抑制へと導かれる。L-アスパラギナーゼ自体は犬のリンパ腫の治療でしばしば用いられているが，多中心型リンパ腫における多剤併用療法としては，L-アスパラギナーゼの使用の有無によって治療効果に差は生じないと報告されている[17]。L-アスパラギナーゼの長期的な有効性に関しては否定的であっても，短期的な腫瘍の縮小は得られることが多い。また，アレルギーがまれに起こる以外には副作用がほとんど認められないため，体調の悪い症例の抗がん剤導入時などによく用いられている。

犬の大細胞性の消化器型リンパ腫32例をL-アスパラギナーゼで治療した研究では，奏効率56％，徴候の改善率94％，無進行期間の中央値50日，生存期間中央値147日と報告されている[18]。単純な比較はできないものの，CHOP療法やCCNUなどのプロトコールを用いた犬の大細胞性の消化器型リンパ腫の治療成績と，L-アスパラギナーゼ単独による治療は，大差がなかったとの報告がある[19, 20]。犬の消化器型リンパ腫と同様に，CETLもL-アスパラギナーゼに有効性を示す可能性もあるが，そのような研究は報告されて

いない。L-アスパラギナーゼを用いた治療の有効性
に関しては不明であるものの，副作用が少ないことが
メリットである。

（7）ロムスチン（CCNU）

CCNU は，ニトロソウレア系のアルキル化剤に分
類される抗がん剤である。犬ではリンパ腫のほか，肥
満細胞腫や組織球性肉腫での有効性が報告されてい
る。犬の CETL においては，ケースシリーズがいく
つか報告されており，奏功率はよいものの，奏効期間
が短いことが難点である。投与量などに違いはある
が，2 つの研究において，奏効率 78〜82％，完全奏効
率 17〜32％，奏効期間 94〜106 日と報告されてい
る[21,22]。CCNU を用いたプロトコールは，犬の CETL
において近年，第一選択のようになっているが，
Laprais らが様々な程度の CETL に対して様々な研究
を比較したところ，CCNU による治療は，他治療法
と比較して明らかな有意性は認められなかったとまと
めている[11]。しかし実際には，各研究における症例の
選択に問題があると考えられる。CCNU によって腫
瘍が縮小・改善することは多いため，一時的な臨床徴
候の改善を目指して，QOL が低下している症例に使
用されることが多い。

CCNU の副作用としては骨髄抑制，特に好中球減
少症がみられ，そのほかには肝障害が挙げられる。好
中球減少症の程度は，獣医療で使用する抗がん剤の中
で最も強いと考えられる。骨髄抑制は用量依存性であ
るが，体重が低い方が副作用は強く出るため，体重別
に薬用量を考える必要がある。小型犬（〜15 kg 程度）
では 60〜70 mg/m²，中型犬では 70〜80 mg/m²，大型
犬では 80〜90 mg/m² を 3 週間ごとに経口投与する。
好中球減少症は投与後 5 日目から発現し，7 日目前後
で最下点を認めることが多い。改善には 3〜5 日程度
を要する。好中球減少症に伴い発熱（直腸温で 39.2℃
以上）が生じ，悪化すると敗血症に発展し命にかかわ
る事態になることもある。CCNU 投与後の発熱性好
中球減少症の発生率は 10％程度と考えられている[23]。

そのほかには肝障害が問題となり，CCNU 投与後
に肝酵素上昇を認めることが多い。原則的に，投与前
の血液化学検査における ALT が，基準値上限の 3〜4
倍までの上昇を投与の適応としており，それ以上の上
昇を認める場合には CCNU の投与を延期する。これ
らを遵守している場合，肝不全などが臨床的に問題と
なることはほとんど経験しない。しかし，CCNU の
投与が延期となることは多く，そのため薬剤強度が低
下してしまうことは頻繁にある。その予防として，
SAMe（S-アデノシルメチオニン）製剤を用いると，肝
酵素上昇を有意に抑えられると報告されている[24]。

（8）VELCAP-EL

CETL に対する CHOP 療法は，過去の報告では有効
性が低く，CCNU の方が比較的有効性が高いと考えら
れていた。しかし，CHOP に様々な抗がん剤を組み合
わせて攻める，より強力なプロトコールが 2018 年に
報告された[10]。この研究では通常の CHOP プロトコー
ルよりも，明らかに薬剤強度が高い。有効性として
は，皮膚型リンパ腫 29 例に対して，奏効率 79.3％，
完全奏効率 37.9％，生存期間中央値 207 日（23〜2,079
日）であった。また，この研究では，CCNU 単独で治
療した皮膚型リンパ腫 10 例と治療成績を比較してい
る。CCNU 群の奏効率は 70％で，完全奏効率 10％，
生存期間中央値 130 日（34〜281 日）と報告されている
ため，VELCAP-EL の方が高い治療効果を得られる可
能性がある。しかし，重篤な副作用が多く報告されて
いるので注意が必要である。筆者は，論文どおりのプ
ロトコールで治療した経験はないが，小型犬が多い日
本で同じ薬用量で治療を行った場合には，重篤な副作
用が多くなることを危惧している。

（9）トセラニブ

トセラニブは，マルチターゲット型のチロシンキ
ナーゼ阻害薬としての分子標的薬である。本来の適応
は c-kit 遺伝子変異に対する治療，つまりは皮膚肥満
細胞腫であるが，実際は固形癌に対して用いられるこ
とが多い。主に，血管内皮細胞増殖因子受容体（VEG-
FR）や血小板由来増殖因子受容体（PDGFR）を阻害す
ることによる血管新生阻害作用などが，抗腫瘍効果を
引き起こしていると考えられている。

リンパ腫に関しては，第Ⅰ相試験（Phase 1）で，T細胞性リンパ腫6例中1例が11週間維持病変であったという報告がある[25]。また，多剤耐性が生じた16例のリンパ腫の81％で奏効した（そのうち皮膚型リンパ腫は1例で，部分寛解，無進行期間126日）という報告もある[26]。入院が必要となるような強い副作用はまれであるものの，消化器毒性を中心とした低グレードなものは高頻度で発生する。

2．外科的治療

外科的治療は，病変が単一である場合，外科手術により短期間でもQOLの改善が得られることが期待できる場合，もしくは診断を目的とする場合に実施することがある。口腔内などの粘膜，あるいは粘膜皮膚境界部で単一の病変を形成している場合，局所治療により比較的長期の予後が得られることがある。単発の結節や腫瘤に対して外科手術を実施したところ，皮膚病変を有する症例の50％，粘膜病変の症例の71％で，病変の進行が抑えられたという報告もある[10]。

3．放射線療法

放射線療法は，病変が口腔内などの粘膜あるいは粘膜皮膚境界部に発生した症例に用いられることがある。様々なリンパ腫（主にCETL）に対して，様々な照射方法（主に低分割照射）が実施された限局性口腔内リンパ腫14例の研究では，奏効率67％，生存期間中央値1,129日と報告されている[27]。またこの報告では，リンパ節転移の有無および完全寛解に至ったかどうかが予後因子であったとされている。

放射線療法は腫瘍の一時的な縮小や，潰瘍などの徴候の改善を期待した緩和治療として用いることもできる。一方，全身に病変がある場合には適応とならず，またいずれは腫瘍が広がる可能性があることから一般的に用いることは少ない。人で実施されるような全身皮膚電子線療法を獣医療で実施した研究は報告されている[28~30]。一方，従来の放射線治療器で全身あるいはかなり広範囲の皮膚をターゲットにすると，照射時間が長く，麻酔時間も長くなるため，あまり実施されていない。現在の高性能な放射線治療器を用いると，従来の放射線治療器よりも短時間で皮膚全域の照射を行うことが可能になり，犬における全身皮膚光子放射線療法（TSPT）が一部で試みられている[31]。これは，新たな治療の選択肢となる可能性があるが，実施施設が限られていること，費用が高額になる可能性があること，全身麻酔が必要となることなどの難点もある。

▶ 予後

前述のように，予後に関して不明な点が多いことがCETLの治療において最も難しいところである。病理組織学的な皮膚型リンパ腫の細分類や，小細胞性か大細胞性かによる予後の違いはほとんど分かっていない。病変の分布において，皮膚型は，皮膚粘膜境界部および粘膜型にくらべて予後が悪いことが報告されている[10]。また同研究では，多発性病変の方が単一病変より予後が悪いとまとめられている。皮膚型のリンパ腫では，化学療法の実施および孤立性病変であることが，皮膚粘膜境界部および粘膜型のリンパ腫では，発症年齢の低下と孤立性病変であることが長期生存と関係していた。また，多発性病変を有する犬においては，化学療法の実施，レチノイド治療の実施，および完全寛解が得られたことが長期生存と関係していた[10]。

人では，遺伝子あるいは免疫表現型によって皮膚型リンパ腫が細分類されている。また，様々な分子生物学的な因子の解明により分子標的薬も使用されている。おそらく犬のCETLには，人のCETLと同様，あるいは犬の消化器型リンパ腫と同様に様々な病態が含まれているため，今後は犬のCETLをより細分化し，適切な治療につなげていくことが望まれる。

▶ 入院時・自宅看護の注意点

1．ロムスチン（CCNU）

副作用が最も問題となるのはCCNUであり，特にCCNU投与後に起こる好中球減少症が重要である。前述のとおり，免疫力低下による発熱性好中球減少

症，および悪化した際に敗血症となりうることに注意する必要がある（本稿「治療方法」「1．内科的治療」の「(7)ロムスチン（CCNU）」も参照）。

自宅で体温を定期的に測定し，発熱の有無（安静時の直腸温で39.2℃以上，あるいは平熱から1℃以上の上昇）を確認してもらう。体温は運動・興奮により上昇するため，安静時に測定することが望ましい。CCNU投与後7日前後で発熱が認められた場合は速やかに受診してもらい，好中球減少症の有無を確認する。好中球減少症を伴っている場合には入院治療を開始する。治療は抗菌薬の投与が中心となり，そのほか静脈内輸液などの各種対症療法も行う。

好中球減少症が重度に起こっている場合，入院時の取り扱いには十分に注意する。特に，留置針の設置や採血時は細菌感染を引き起こしてしまうリスクがあるため，毛刈りや消毒などをしっかりと行った上で実施する。入院中は体温の定期的な計測を行い，病態が深刻な状況かどうかの判断のために血圧の測定なども行う。

2．抗がん剤への曝露

抗がん剤投与後の自宅および入院時の注意点としては，抗がん剤への曝露が挙げられる。動物の排泄物に抗がん剤投与後2日ほどは素手で触らないなど，ご家族や病院スタッフに注意点を伝える必要がある。汚染されたタオルなどは廃棄するか，二度洗いを行う。

3．レチノイド

レチノイドには催奇形性があるが，取り扱いに注意すれば問題が起こる可能性は低い。ただし，妊娠中あるいは妊娠する可能性のある女性がいる家庭においては，レチノイドを使用するかどうか慎重に検討する必要がある。そのほか，一部の抗がん剤においても催奇形性が認められている。

▶ 実際の症例 1 〜進行の遅い，軽度な皮膚の変化のみ認められた皮膚型リンパ腫〜

初診時の所見

項目	内容
シグナルメント	チワワ，去勢雄，17歳齢
主訴	CETLの治療方針の相談を目的に来院。
現病歴	●下顎口唇部の腫脹と色素脱失（図）を主訴にホームドクターを受診。1〜2カ月前から病変を認めていた気がするとのこと。 ●掻痒はなく，気にしている様子もなし。病変に変化はみられない。 ●マズル部分にも色素脱失を認める。
身体診察	●一般状態は良好。 ●病変はホームドクターでの診断時と変化なし。
スクリーニング検査	●ホームドクターにおいて，スクリーニング検査としてCBC，血液化学検査，尿検査，胸部／腹部X線検査，腹部超音波検査を実施。IRISステージ1の慢性腎臓病（CKD）を認めた。
ステージング	●病変は図に示した2カ所のみ。 ●領域リンパ節（下顎リンパ節）の細胞診：腫瘍性リンパ球の出現なし。 ●末梢血：腫瘍性リンパ球の出現なし。 ●各種画像検査による他臓器浸潤の確認：リンパ腫の浸潤を伴う病変は認められなかった。
病理組織学的検査	●ホームドクターにおいて，マズルと下顎口唇部のパンチ生検を実施。 ➡ CETL（小〜中型の腫瘍性リンパ球）と診断された。
臨床診断	●CKD（IRISステージ1） ●CETL，比較的早期の状況と判断。

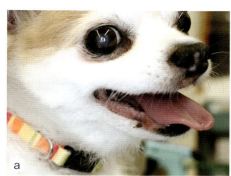
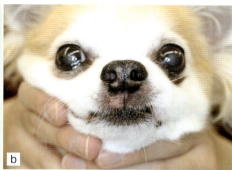

症例 1 で認められた所見

a：口唇粘膜と歯肉粘膜の腫脹，色素脱失。
b：マズル部分にみられた色素脱失。

治療方針の選択

- CETL に関して，以下をポイントとして考えた。
  - 徴候：掻痒などの問題を示していない。
  - 経過：発見から当センター初診時まで約 2 カ月経過しているが，明らかな進行はない。
  - 病変タイプ：病変は腫瘤を形成していない。
  - 病理組織学的検査：腫瘍細胞サイズが小〜中型である。
  - ステージング：明らかな全身播種はなく，比較的早期の状況と考えられる。
- 本症例において治療を考える上で，腫瘍以外のポイントとして以下を考えた。
  - 高齢
  - CKD（IRIS ステージ 1）
- ➡以上から治療オプションとして，無治療での経過観察（病変が進行した場合は再検討），あるいはレチノイド療法を提案した。
- ➡最終的には，レチノイド療法が選択された。

考察

　進行の早い CETL も多いが，最初の病変が認められてから数年あまり大きな変化がない，あるいは皮疹は少しずつ進行しているが QOL に問題がないような症例も多い。本症例も病変に気付いてからほとんど進行がないことから，無治療での経過観察も選択肢に入れた。また治療を行うのであれば，副作用が少なく，病変の改善や進行の抑制を期待できるレチノイド療法を挙げた。本症例では，腫瘍以外の問題点がないということから，CCNU や VEL-CAP-EL のような副作用のリスクが高い治療は選択肢から外している。また，オクラシチニブやインターフェロンは，掻痒など QOL に影響を与える徴候を伴っていないため選択肢から外した。L-アスパラギナーゼについても，現時点では問題が起こっていないことから，あえて使用する必要はないと考えた。

　本症例の治療について，筆者は無治療経過観察でもよいと考えていた。ご家族も，犬が高齢であることから，副作用のリスクが高い治療は望んでいなかった。一方，CETL の進行により，犬の QOL が低下するおそれがあるならば，ご家族は腫瘍の進行を遅らせる可能性がある治療を希望された。

治療の流れ

経過	内容
第14病日〜 第361病日	● レチノイドとしてエトレチナート（3 mg/kg, PO, q 24 hr）の投与を開始。 ➡ 1カ月に1回，問診，身体診察，CBC，血液化学検査を実施した。 ● 病変の改善は認められない。わずかに病変が進行しているようにもみえたが，ほぼ変化なし。掻痒などもない。 ● 臨床的に問題となる副作用は特にみられなかった。エトレチナートとの関連性は不明だが，CKDがステージ3まで徐々に悪化した（第361病日）。 ● 第361病日に撮影した胸部X線検査にて，前縦隔腫瘤が認められた。 ➡ 前縦隔腫瘤は細胞診にて，異所性甲状腺癌，あるいはリンパ腫の可能性は否定できないと診断された。臨床的には，リンパ腫よりも異所性甲状腺癌を疑ったが，高齢であることからさらなる治療介入は行わず，エトレチナートも休薬とした。
〜第656病日	● その後はホームドクターにて経過観察となり，第656病日に自宅にて死亡を確認した（詳細不明）。ご家族からの連絡によると，CETLの病変に大きな変化はなかったとのことであった。

考察

本症例に関しては，腫瘍および腫瘍以外の状況から，無治療経過観察とレチノイド療法を治療オプションとして挙げた。ご家族の希望で治療は継続したが，明らかな病変の改善はみられなかった。元々CETLの進行が緩徐であったこともあり，レチノイドの効果は不明である。また，CETLは死因と無関係である可能性が高いと考えられるが，CKDの悪化とレチノイドの関連は完全には否定できない。

本症例は，緩徐な進行であったことや年齢などから前述の経過および治療となったが，同様の病変と病理組織学的検査の結果であっても，異なる経過をたどる可能性はある。図に示す症例は12歳齢，去勢雄，ビーグルで，皮膚病変と病理組織学的検査の結果は本症例と類似していた。ご家族が病変に気付いてから，少しずつCETLの進行が認められていた（病変の増大・増数）。図の症例では，レチノイドとプレドニゾロンにて治療を開始したが，1カ月で進行がみられた。次にインターフェロンを用いたが奏効せず，2カ月で進行した。クロラムブシルも効かず，2カ月で進行がみられた。最終的に，L-アスパラギナーゼが一時的に奏効したが2カ月で進行し，第400病日に腫瘍死している。一般的なCETLと比較すると生存期間は長く，QOLが維持されていた期間も長かったが，最終的には腫瘍死に至った。以上から，似たようにみえる病変でも，個体によって予後が異なる可能性に留意してほしい。

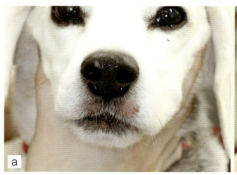 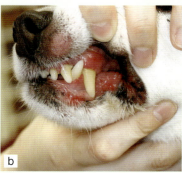

症例1と類似する皮膚・粘膜病変が認められた症例の所見

症例1と類似する皮膚・粘膜病変が認められたが，転帰は大きく異なった。
a：マズル部位の色素脱失。
b：口唇粘膜と歯肉粘膜の腫脹，色素脱失。

実際の症例 2 ～腫瘤を形成するタイプの皮膚型リンパ腫～

初診時の所見

項目	内容
シグナルメント	雑種（小型），去勢雄，11歳齢
主訴	多発性の皮膚および粘膜の病変に対する診断と治療を目的に来院。
現病歴	● 3週間前に皮膚病変に気付いた。掻痒や排便時の問題あり。 ● 体表の病変は悪化しており，増大・増数している。
身体診察	● 一般状態は良好。 ● 皮膚，肛門，パッドなどに病変が形成されており，腫瘤の形成や色素脱失を伴う部位を認めた（図）。
スクリーニング検査	● CBC，血液化学検査，胸部／腹部X線検査，腹部超音波検査を実施。大きな異常は認められなかった。
ステージング	● 領域リンパ節（下顎リンパ節）の細胞診：腫瘍性リンパ球の出現なし。 ● 各種画像検査による他臓器浸潤の確認：リンパ腫の浸潤を疑う病変は認められなかった。
病理組織学的検査	● 病変部のパンチ生検を実施。 ➡ CETLと診断された。 ● 細胞診：大顆粒性リンパ球性（LGL）リンパ腫で，細胞の大きさは中型であった。
臨床診断	● CETL（LGLリンパ腫，中型細胞） ● 病変は皮膚と粘膜に多発，腫瘤形成あり。 ● 自潰などもみられ，明らかにQOLの低下あり。

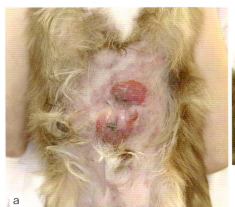
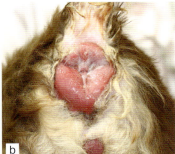
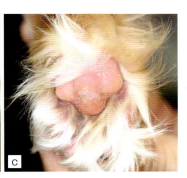

症例2で認められた所見

a：腹部の皮膚に自潰を伴う腫瘤の形成がみられた。
b：肛門にもaと同様の腫瘤の形成がみられた。
c：パッドでは色素脱失が認められた。

治療方針の選択

- CETL に関して，以下をポイントとして考えた。
  - ・徴候：掻痒や排便時の問題あり。体調は良好。
  - ・経過：発見時から明らかな進行あり。
  - ・病変タイプ：色素脱失病変と，腫瘤の形成を認める。
  - ・病理組織学的検査：LGL リンパ腫，腫瘍細胞サイズが中型である。
  - ・ステージング：リンパ節や体腔内には浸潤していないが，腫瘤を形成しており進行期と考える。
- 本症例において治療を考える上で，腫瘍以外のポイントとして以下を考えた。
  - ・一般状態については特になし。
  - ・CCNU を用いる場合，表皮に問題が生じているので感染リスクが高い。
- ➡ 腫瘍が QOL を低下させていること，症例に抗がん剤の使用を避けた方がよいような基礎疾患や体調の問題がなかったことから，積極的な治療として CCNU による治療を提示した*。
- ➡ 最終的な選択としては，CCNU による治療を開始した。

＊：副作用を懸念する場合は，L-アスパラギナーゼ単独，あるいはより緩和的な治療として，オクラシチニブやインターフェロンなどが挙げられる。副作用を避ける目的でレチノイドを使用することも可能であるが，即効性が低いことや，人ではこのようなステージの症例には用いないことなどから推奨はしない。

治療の流れ

経過	内容
第 0 病日〜 第 10 病日	● L-アスパラギナーゼ（400 U/kg，IM）と CCNU（17.5 mg：59 mg/m^2，PO）を開始。発熱性好中球減少症のリスクもあり，入院治療を実施。 ● 第 6 病日より発熱性好中球減少症となり，第 8 病日に好中球数の最下点（77/μL：VCOG-CTCAE グレード 4）となった。 ➡ 第 10 病日に好中球減少症が改善。皮膚病変は改善傾向。
第 21 病日〜	● 2 回目の投与を予定して来院。病変はほぼ完全寛解（図 a，b）。 ● 血液化学検査にて肝酵素の上昇（ALT：636 U/L）を認めた（VCOG-CTCAE グレード 3）。 ➡ 投与を延期。
第 31 病日〜	● 肝酵素上昇（ALT：171 U/L）が VCOG-CTCAE グレード 2 へと低下。 ➡ L-アスパラギナーゼ（400 U/kg，IM）と CCNU（15 mg：53.7 mg/m^2，PO）を投与。 ➡ 好中球数の最下点は 377/μL であったが（VCOG-CTCAE グレード 4），発熱性好中球減少症には至らなかった。
第 51 病日〜	● 血液化学検査にて肝酵素上昇（ALT：155 U/L）は VCOG-CTCAE グレード 2 で変化なく，完全寛解が継続されていた。 ➡ CCNU 単独に変更して投与（15 mg：52.9 mg/m^2）。 ➡ 好中球数の最下点は 1,991/μL（VCOG-CTCAE グレード 1）となった。
第 73 病日〜	● 4 回目の投与日。完全寛解で副作用も問題なく，CCNU（15 mg：52.9 mg/m^2）を継続した。 ➡ 好中球数の最下点は 1,135/μL（VCOG-CTCAE グレード 2）であった。
第 95 病日〜 第 101 病日	● 5 回目の投与日。CCNU（15 mg：51.9 mg/m^2）を投与した。 ● 皮膚の 2 カ所にわずかな発赤を認めた（図 c）。 ➡ 好中球数の最下点は 1,781/μL（VCOG-CTCAE グレード 1）であった。皮膚病変は消失していた（第 101 病日）。
第 115 病日〜	● 6 回目の投与予定で来院されたが，前日より体調が悪いとのこと。 ● 体表リンパ節の腫大を認めた。 ➡ 細胞診にて LGL リンパ腫の浸潤を確認した。末梢血中に明らかな腫瘍性リンパ球の出現はなし。 ➡ ご家族との相談の結果，緩和治療に移行した。その後，第 152 病日に自宅にて死亡。皮膚の病変は改善した状態を維持していた。

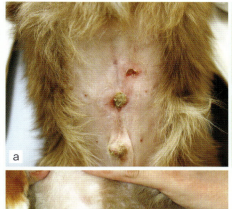
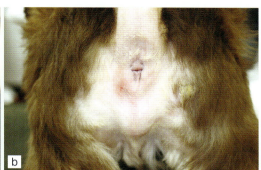
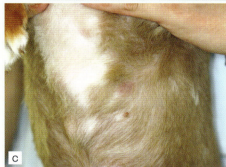

症例 2 の治療経過の所見

a, b：第 21 病日の所見。病変は寛解している。
c：第 95 病日の所見。発赤が認められる。

考察

本症例では腫瘤が形成され、自潰などによりQOLが低下していたため、積極的な抗がん剤治療を開始した。腫瘤を形成するタイプに抗がん剤は奏効はするが、長期的なコントロールは難しく、本症例のような経過となる症例が多い。本症例の場合、入院治療を行ったことや発熱性好中球減少症が発生してしまったことを考えると、治療のメリットもあったがデメリットも少なくはなかった。このように、必ずしも良好な経過とはならない可能性があるため、腫瘤を形成するタイプのCETLは予後が悪い悪性腫瘍であることをご家族に認識してもらった上で、治療方針を相談していく。治療の目的が緩和であれば、高いリスクを伴う治療法は避けた方が無難なこともある。ただし、抗がん剤の奏功率は比較的高く、病状の改善は得られることが多い。ある程度長期的にコントロールできる症例もいるため、病状の改善が治療のコンセプトであるならば、積極的な治療は価値のあるものとなる。

参考文献

1) 公益社団法人日本皮膚科学会，一般社団法人日本皮膚悪性腫瘍学会，皮膚悪性腫瘍診療ガイドライン改訂委員会 皮膚リンパ腫診療ガイドライングループほか．皮膚悪性腫瘍診療ガイドライン第3版 皮膚リンパ腫診療ガイドライン2020．日本皮膚科学会雑誌，2020．130 (6), 1347-1423.

2) Santoro D, Marsella R, Hernandez J. Investigation on the association between atopic dermatitis and the development of mycosis fungoides in dogs: a retrospective case-control study. Vet Dermatol. 2007; 18(2): 101-106.

3) Goldschmidt MH, Shofer FS. Skin tumors of the dog and cat. 1 ed. Pergamon Press, 1992, p.252-264.

4) Morrison WB. Cancer in dogs and cats: medical and surgical management. 2 ed. Teton NewMedia, 2002, p.641-670.

5) Fournel-Fleury C, Ponce F, Felman P, et al. Canine T-cell lymphomas: a morphological, immunological, and clinical study of 46 new cases. Vet Pathol. 2002; 39(1): 92-109.

6) Kok MK, Chambers JK, Tsuboi M, et al. Retrospective study of canine cutaneous tumors in Japan, 2008-2017. J Vet Med Sci. 2019; 81(8): 1133-1143.

7) Fontaine J, Bovens C, Bettenay S, et al. Canine cutaneous epitheliotropic T-cell lymphoma: a review. Vet Comp Oncol. 2009; 7(1): 1-14.

8) Moore PF, Affolter VK, Graham PS, et al. Canine epitheliotropic cutaneous T-cell lymphoma: an investigation of T-cell receptor immunophenotype, lesion topography and molecular clonality. Vet Dermatol. 2009; 20(5-6): 569-576.

9) Fontaine J, Heimann M, Day MJ. Canine cutaneous epitheliotropic T-cell lymphoma: a review of 30 cases. Vet Dermatol. 2010; 21(3): 267-275.

10) Chan CM, Frimberger AE, Moore AS. Clinical outcome and prognosis of dogs with histopathological features consistent with epitheliotropic lymphoma: a retrospective study of 148 cases (2003-2015). Vet Dermatol. 2018; 29(2): 154-e59.

11) Laprais A, Olivry T. Is CCNU (lomustine) valuable for treatment of cutaneous epitheliotropic lymphoma in dogs? A critically appraised topic. BMC Vet Res. 2017; 13(1): 61.

12) White SD, Rosychuk RA, Scott KV, et al. Use of isotretinoin and etretinate for the treatment of benign cutaneous neoplasia and cutaneous lymphoma in dogs. J Am Vet Med Assoc. 1993; 202(3): 387-391.

13) Ramos SC, Macfarlane MJ, Polton G. Isotretinoin treatment of 12 dogs with epitheliotropic lymphoma. Vet Dermatol. 2022; 33(4): 345-e80.

14) Hoshino T, Murayama N, Yamagishi K, et al. Clinical efficacy of recombinant canine interferon-gamma therapy in dogs with cutaneous epitheliotropic T-cell lymphoma. Vet Dermatol. 2023; 34(5): 460-467.

15) 原田都留希，稲永咲耶，伊賀瀬雅也ほか．犬の皮膚リンパ腫に対するオクラシチニブの抗腫瘍メカニズムの検討．日本獣医皮膚科学会学術大会・総会（日本獣医皮膚科学会学術大会）．2023．26，46．

16) Aslan J, Shipstone MA, Sullivan LM. Treatment of canine cutaneous epitheliotropic T-cell lymphoma with oclacitinib: a case report. Vet Dermatol. 2021; 32(4): 398-e113.

17) MacDonald VS, Thamm DH, Kurzman ID, et al. Does L-asparaginase influence efficacy or toxicity when added to a standard CHOP protocol for dogs with lymphoma? J Vet Intern Med. 2005; 19(5): 732-736.

18) Nakagawa T, Kojima M, Ohno K, et al. Efficacy and adverse events of continuous L-asparaginase administration for canine large cell lymphoma of presumed gastrointestinal origin. Vet Comp Oncol. 2022; 20(1): 102-108.

19) Rassnick KM, Moore AS, Collister KE, et al. Efficacy of combination chemotherapy for treatment of gastrointestinal lymphoma in dogs. J Vet Intern Med. 2009; 23(2): 317-322.

20) Sogame N, Risbon R, Burgess KE. Intestinal lymphoma in dogs: 84 cases (1997-2012). J Am Vet Med Assoc. 2018; 252(4): 440-447.

21) Risbon RE, de Lorimier LP, Skorupski K, et al. Response of canine cutaneous epitheliotropic lymphoma to lomustine (CCNU): a retrospective study of 46 cases (1999-2004). J Vet Intern Med. 2006; 20(6): 1389-1397.

22) Williams LE, Rassnick KM, Power HT, et al. CCNU in the treatment of canine epitheliotropic lymphoma. J Vet Intern Med. 2006; 20(1): 136-143.

23) Oshima F, Kobayashi T, Fukazawa E, et al. Febrile neutropenia for 523 dogs with various malignant tumors. 公益財団法人 日本小動物医療センター. https://jsamc.jp/dr_info/clinical/pdf/amams_2014.pdf, 参照 2024-8

24) Skorupski KA, Hammond GM, Irish AM, et al. Prospective randomized clinical trial assessing the efficacy of denamarin for prevention of CCNU-induced hepatopathy in tumor-bearing dogs. J Vet Intern Med. 2011; 25(4): 838-845.

25) London CA, Hannah AL, Zadovoskaya R, et al. Phase I dose-escalating study of SU11654, a small molecule receptor tyrosine kinase inhibitor, in dogs with spontaneous malignancies. Clin Cancer Res. 2003; 9(7): 2755-2768.

26) Yamazaki H, Miura N, Lai YC, et al. Effects of toceranib phosphate (Palladia) monotherapy on multidrug resistant lymphoma in dogs. J Vet Med Sci. 2017; 79(7): 1225-1229.

27) Berlato D, Schrempp D, Van Den Steen N, et al. Radiotherapy in the management of localized mucocutaneous oral lymphoma in dogs: 14 cases. Vet Comp Oncol. 2012; 10(1): 16-23.

28) Prescott DM, Gordon J. Total skin electron beam irradiation for generalized cutaneous lymphoma. Vet Comp Oncol. 2005; 3(1): 32.

29) Rechner KN, Weeks KJ, Pruitt AF. Total skin electron therapy technique for the canine patient. Vet Radiol Ultrasound. 2011; 52(3): 345-352.

30) Santoro D, Kubicek L, Lu B, et al. Total skin electron therapy as treatment for epitheliotropic lymphoma in a dog. Vet Dermatol. 2017; 28(2): 246-e65.

31) Deveau MA, Sutton M, Baetge C, et al. A case report of total skin photon radiation therapy for cutaneous epitheliotropic lymphoma in a dog. BMC Vet Res. 2019; 15(1): 407.

リンパ腫の診断と治療法

猫のリンパ腫

節外性リンパ腫の治療

村上景子
Iowa State University, College of Veterinary Medicine

▶ 節外性リンパ腫の概要

1. 病態生理

　人医学において節外性リンパ腫は，リンパ節，脾臓，胸腺，咽頭リンパ輪以外から発生するリンパ腫と定義されており，獣医学ではリンパ節以外から発生するリンパ腫のことを指す。猫では，犬と異なり多中心型リンパ腫の発生はごくまれで，節外性リンパ腫が最もよくみられる。節外性リンパ腫の最好発部位は，消化管，次いで鼻腔である。しかし，これらのほかにも多種多様な節外性リンパ腫が報告されている。本稿では，消化器型，鼻腔リンパ腫以外の節外性リンパ腫に焦点を当てて解説する。

　リンパ腫は全身に分布するリンパ組織から発生する腫瘍であるため，体のどの臓器・器官からでも発生・浸潤しうる全身性の腫瘍と考えられる。また，猫のリンパ腫の発生には，猫免疫不全ウイルス（FIV）や猫白血病ウイルス（FeLV）感染と強い因果関係があることが知られており，FeLV感染率が日常的な検査，隔離，およびワクチン普及によって激減した後も常に注目されている。さらに興味深いことに，FIV感染とFeLV感染のそれぞれは，節外性リンパ腫の罹患臓器と強い因果関係があることが報告されている[1]。特に縦隔型リンパ腫はFeLV感染猫の罹患率が高く，またFIVやFeLV感染自体がその予後に強く影響するということも広く知られている[2~5]。ほかの腫瘍と同様，体の免疫機能が腫瘍の発生に強く関係するため，猫の腎臓移植後の拒絶反応を防ぐための長期間にわたる免疫抑制治療とリンパ腫罹患に因果関係があるという研究も報告されている[6~8]。

2. 臨床徴候

　節外性リンパ腫の臨床徴候は罹患臓器により多種多様であるが，リンパ腫が広範囲に浸潤した場合は食欲不振，元気消失など，非特異的な臨床徴候がみられる。詳細は後述の各項を参照されたい。

3. 検査

　全血球計算（CBC），血液化学検査，FIV／FeLV検査に加え，必要に応じ画像検査も行う必要がある。詳細は後述の各項を参照されたい。

4. 診断

　病変がみつかり次第，針生検や組織生検，さらにはフローサイトメトリーやリンパ球抗原レセプター遺伝子再構成（PCR for antigen receptor rearrangement：PARR）検査によるクローナリティ解析などの分子生物学的検査を行い，正しく確実な診断につなげる。一般的に，大細胞性リンパ腫の診断は針生検で可能であるが，小細胞性リンパ腫や細胞診で診断が困難な症例では，病理組織学的検査も必要になることがしばしばある。

5. 治療法と予後

　猫の消化器型，鼻腔リンパ腫を除く節外性リンパ腫の治療法や予後についての臨床研究は未だ少なく，標準的な治療法も確立されていないのが現実である。しかし，リンパ腫は前述のとおり全身性の腫瘍であるので，まれな症例を除いて，一般的には化学療法で治療される。ただし，発生部位，薬理学的動態・薬力学，臨床徴候の強さ，および迅速な治療の必要性などに応

じて，局所療法が優先される症例もある。治療方針の決定，選択する化学療法の種類，局所療法の適応の可否，予後についての詳細は後述の各項を参照されたい。

▶ 縦隔型リンパ腫

1．病態生理

FeLV 感染との因果関係が強く，そのほとんどが T 細胞性リンパ腫である[2〜5, 9]。

2．臨床徴候

最も頻繁にみられる臨床徴候は，胸水貯留による急性の呼吸器徴候，食欲不振，元気消失などである。犬の縦隔型リンパ腫とは異なり，猫の場合，高カルシウム血症の発生は 10％と低頻度である[10]。

3．検査

CBC，血液化学検査，FIV／FeLV 検査に加え，胸部 X 線検査，胸腔穿刺による胸水サンプリング，または超音波ガイドによる縦隔腫瘤の穿刺を行う。採取した材料で胸水検査，胸水沈渣や縦隔腫瘤の細胞診などを行い，リンパ腫の確定診断を得る。また，腹腔内などへの浸潤の有無を調べるために腹部超音波検査や，その他の臓器の細胞診なども必要に応じて行う。腹腔内や体表リンパ節の腫大がみられる場合は必ず細胞診を行い，治療方針の決定につなげる。

4．診断

一般的に，胸水沈渣や縦隔腫瘤の細胞診でのリンパ腫の確定診断は困難ではない。しかし，細胞診が決定的でない場合は，フローサイトメトリーや PARR によるクローナリティ解析などの分子生物学的検査を行う。猫において，犬の縦隔型リンパ腫のようにフローサイトメトリーで縦隔型リンパ腫と胸腺腫を鑑別することは，現時点で立証されていないので注意が必要である[11, 12]。

それでも診断が困難な場合は組織生検が必要になるが，そのケースはまれである。

5．治療法と予後

全身のステージング後，基本的には CHOP や COP ベースの化学療法が選択されることが多い[13, 14]。しかし，酸素室や集中治療室でのモニタリングが必要な症例や，猫では非常にまれであるが前大静脈症候群がみられる症例，頻回の胸腔穿刺による胸水除去が必要な症例など，迅速な徴候の改善を要する場合においては，放射線療法による縦隔内腫瘤への治療を開始し，徴候の改善がみられた後に化学療法につなげることもある。また，慎重なステージングにより，縦隔が唯一の罹患臓器である場合や化学療法に耐性がある場合は，放射線療法単独での治療も考慮される[15, 16]。ただし，猫の鼻腔リンパ腫以外の節外性リンパ腫に対する放射線療法の臨床研究は非常に限られており，放射線の線量，予後や副作用についてのデータは非常に少ない。しかし，リンパ球は体の中で最も放射線感受性の高い細胞であるため，理論的には利点のある治療法であると考えられる。

化学療法後 2〜3 日以内に胸腔穿刺が必要な場合は，化学療法剤が胸水内に残存している可能性があるため，院内でのガウン，手袋，マスク，ゴーグルの着用など，対処の際には注意する。

猫の縦隔型リンパ腫を多種多様な化学療法で治療した予後に関する研究によると，生存期間中央値は 2〜7 カ月[4, 5, 17〜21]，あるいは 11〜12 カ月という 2 論に分かれる[22〜24]。また，化学療法導入後に完全寛解が得られるかどうかが重要な予後因子とされている。ある研究によると，完全寛解が得られた場合，生存期間中央値が約 33 カ月と，ほかの文献にくらべて著しく長期であったという報告も存在する[23]。

▶ 腎リンパ腫

1．病態生理

FeLV 感染率の低下に伴い，腎リンパ腫は，消化器型，鼻腔リンパ腫に次いで比較的発生頻度の高い節外性リンパ腫である[25]。猫の腎リンパ腫はそのほとんど（82〜100 ％）が両側性であることが知られてお

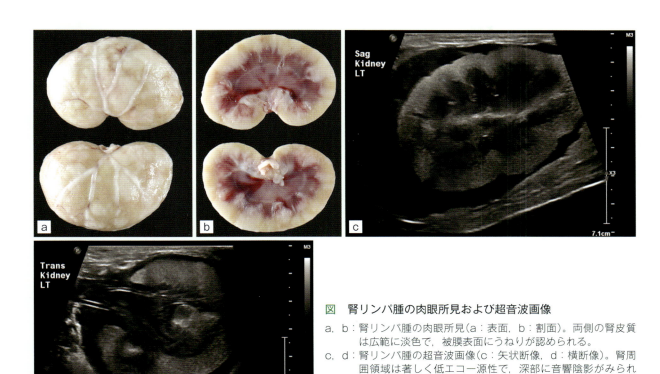

図　腎リンパ腫の肉眼所見および超音波画像

a, b：腎リンパ腫の肉眼所見(a：表面, b：割面)。両側の腎皮質は広範に淡色で、被膜表面にうねりが認められる。

c, d：腎リンパ腫の超音波画像(c：矢状断像, d：横断像)。腎周囲領域は著しく低エコー源性で、深部に音響陰影がみられないことから、この領域が液体ではないことが確認される。腎臓縁は不規則で、腎皮質は顕著な高エコー源性を示し、皮質と髄質の区別が困難である部分が多い。

(画像提供：アイオワ州立大学　病理部・画像診断科)

り[26,27]、また腎臓に限局した症例は少なく、診断時に消化管、腹腔内リンパ節や肝臓など、ほかの臓器に浸潤・播種がみられる場合が多い[26,28～30]。腎リンパ腫の腎臓の肉眼所見を図a, bに示す。あるオーストラリアの研究では、他臓器への浸潤・播種を伴う腎リンパ腫の症例の54％がFIV陽性猫で、B細胞性リンパ腫であったと報告している[5,9,28,31]。さらに興味深いことに、中枢神経系(CNS)へのリンパ腫浸潤が45～56％と高頻度でみられたという報告があり[4,26]、これらは筆者の臨床経験とも一致する。また、骨髄浸潤がみられたといういくつかの報告が存在するが[26,27]、これらの研究では骨髄検査がスタンダードな検査として行われていないため、真の骨髄浸潤の頻度は不明である。

2．臨床徴候

腎リンパ腫を伴う猫のほとんどは、食欲不振、元気消失、体重減少、多飲多尿などの腎障害に起因する臨床徴候を主訴として来院する。

3．検査

身体診察にて歪な形や腫大した腎臓が触知されることが多い。CBC、血液化学検査、FIV／FeLV検査に加え、腹部X線検査、腹部超音波検査、超音波ガイドによる腎腫瘤の細胞診などを行い、リンパ腫の確定診断を得る。また、その他の臓器およびリンパ節への浸潤が疑われる場合は、必要に応じてそれらの細胞診も行う。腎リンパ腫の腹部超音波検査では、腎辺縁部の低エコー源性の肥厚という典型的な所見がみられることが多い[27](図c, d)。また、急性の中枢神経徴候がみられた場合は、MRI検査や脳脊髄液(CSF)検査、PARR検査などを行い、CNSへのリンパ腫浸潤を確認する。

4．診断

一般的に，細胞診による腎リンパ腫の診断は困難ではないが，細胞診で確定が難しい場合は，フローサイトメトリーやPARRによるクローナリティ解析などの分子生物学的検査を行う。それでも診断が困難な場合は，Tru-Cut® などを用いた組織生検が必要になるが，そのような症例はまれである。

5．治療法と予後

猫の腎リンパ腫はそのほとんどが両側性であるため，外科的治療は困難であり，全身のステージング後，基本的にはCHOPやCOPベースの化学療法が選択される。腎リンパ腫の多くが急性腎傷害の状態で化学療法を開始するが，CHOPベースの化学療法を開始する場合，ドキソルビシンの腎毒性には注意を要する[32,33]。CHOPでの導入，およびビンクリスチン，シクロホスファミドの投与後，初回のドキソルビシン投与時までに腎機能の改善がみられた場合はドキソルビシンを安全に投与することができるが，腎機能が改善しない場合はほかの薬剤による治療を考慮する。また前述のとおり，腎リンパ腫がCNSに浸潤する場合もあるが，CHOPやCOPプロトコールの中ではプレドニゾロンのみが血液脳関門を通過できる薬剤である。したがってCNSへの透過性を考えると，CHOPでの治療では奏効率に限度がある可能性がある。血液脳関門を通過できる代表的な化学療法剤としては，ロムスチン（CCNU）やシトシンアラビノシドなどが挙げられる。

このように，ドキソルビシンの腎毒性や化学療法剤のCNS透過性などを考慮した上で，筆者の個人的な意見ではあるが，猫の腎リンパ腫に対してロムスチンを第一選択薬として使用することもある。

猫の腎リンパ腫を多種多様な化学療法で治療した予後に関する研究によると，生存期間中央値は1〜7カ月であった[17,20,25,26,30]。また，その他の節外性リンパ腫と同様，化学療法導入後に完全寛解が得られるかどうかが重要な予後因子であるという報告がある[25]。CNS浸潤性のリンパ腫の治療法については後述するが，基本的に予後不良である。

▶ 中枢神経型リンパ腫

1．病態生理

リンパ腫は，猫の脳腫瘍の中で2番目に多く，脊髄腫瘍の中では最も多い[34,35]。脳腫瘍の約13〜31％[35〜37]，脊髄腫瘍の約39％[34]を占める。FeLV感染率が高かった過去の研究によると，脊髄型リンパ腫はFeLVとの因果関係が強く，罹患猫の発生年齢中央値は24カ月齢と若齢の猫にみられたが[34,38,39]，近年，FeLV感染猫が減少したことで，このデータは過去のものになりつつある。

中枢神経型リンパ腫は原発性であることもあるが，多中心型や，腎臓などのほかの臓器原発性リンパ腫の播種型であることの方が多くみられるようである[35,38〜40]。また，骨髄への浸潤も多数報告されている[34,39〜41]。

2．臨床徴候

中枢神経型リンパ腫の症例は，多種多様な主訴で来院することが多いが，基本的にその徴候は罹患部位による。脳に限局する場合，運動失調，意識状態の変化，性格の変化，中枢性の失明，前庭障害，痙攣などが挙げられる。脊髄に限局する場合は，不全麻痺，対麻痺，運動失調，疼痛，便秘などがみられる。しかし前述のように，罹患猫の多くでは他臓器への浸潤・播種がみられるので，食欲低下，元気消失，体重減少などの非特異的徴候もみられる。

3．検査

中枢神経型リンパ腫とはいえ，前述のように多中心型や，腎臓などのほかの臓器原発性リンパ腫の播種型であるケースが多いので，CBC，血液化学検査，FIV／FeLV検査に加え，胸部／腹部X線検査，腹部超音波検査，疑わしい臓器や腫瘤およびリンパ節などの針生検，神経学的検査を行う。神経学的検査の後，罹患部位の推測ができたら，その部位のMRI検査，または／およびCT検査で画像診断も行う。MRIまたはCT検査でCNSに病変が確認できたら，CSF検査を

行うこともある。一方，CNS以外の臓器に病変がみられる場合は，それらの臓器から細胞診を行う方が低侵襲かつ簡易的に診断を得ることができる。骨髄への浸潤が疑われる場合は，骨髄穿刺を行い細胞診にて確認を行う。

4．診断

前述のとおり，一般的に細胞診でのリンパ腫の診断は困難ではないが，確定が難しい場合は，CSFサンプルでのフローサイトメトリーやPARRによるクローナリティ解析などの分子生物学的検査を行う。

5．治療法と予後

中枢神経型リンパ腫は，そのほとんどの症例でほかの臓器への浸潤・播種がみられるため，基本的にはCHOPやCOPベースの化学療法が選択される。中枢神経型リンパ腫に対する治療法とその予後についての研究は非常に少ないが，基本的に予後は不良である。ある研究では，中枢神経型リンパ腫の完全寛解率は43％であり，節外性リンパ腫の中で最も低いことが報告されている[25]。これが，前述のリンパ腫に使用される化学療法剤のほとんどが血液脳関門を通過できないということに起因する可能性は否定できない。

また，中枢神経型リンパ腫に対する放射線療法についての研究も非常に少なく，化学療法のみの場合，および化学療法と併用した場合の予後の差についてのデータは未だに存在しない。しかし，リンパ腫はきわめて放射線感受性の高い腫瘍であるので，化学療法で臨床的に改善が得られない場合や，慎重なステージングの結果，CNS限局性である場合は放射線療法が勧められる。筆者の個人的な意見としては，放射線療法の後，化学療法でほかの臓器への浸潤・播種を遅らせる，または治療することが望ましい。

文献の数やその症例数は限られるが，化学療法のみ，または化学療法と放射線療法を併用した場合，報告されている生存期間中央値は約1～5カ月であり[25, 34, 38, 41~43]，プレドニゾロンのみの治療のそれは21日であった[35]。予後について，完全寛解が得られた場合の生存期間中央値は16カ月，完全寛解が得られな

かった場合は2カ月であったとの報告がある[25]。このことから，中枢神経型リンパ腫もほかの節外性リンパ腫と同様，完全寛解が得られるかどうかが重要な予後因子であると考えられる。

▶ 皮膚型／皮下リンパ腫

1．病態生理

猫の皮膚型リンパ腫は頭部，顔，皮膚粘膜境界部に好発し，皮下リンパ腫は肩甲骨間，胸側部，腹側部などの部位，そして足根関節周囲に好発することが報告されている[44~46]。

2．臨床徴候

皮膚型リンパ腫の外見からの推測診断は非常に困難で，多種多様な皮膚疾患や腫瘍と容易に混同される傾向にあり，リンパ腫の診断が遅れる場合がある[44]。ある研究では，約20％の症例で，局所リンパ節への転移がみられたと報告されている[44]。筆者の印象も同様で，特に皮下リンパ腫の症例は，足根関節周囲に発生する傾向にある。経験的に，診断時に膝窩リンパ節，鼠径リンパ節，さらには腰下リンパ節にまで転移が及ぶこともあるので，しっかりと全身を含めたステージングを行うことが勧められる。

3．検査

身体診察で病変が限局性か多発性かを確認する。病変が多発している場合は，病変の位置とサイズを記録し，ボディーマップを作成して病変のモニターに使用する。猫の身体診察で体表リンパ節の腫大を触知できるようになるには経験が必要であるが，丁寧に身体診察を行い，見落としのないように注意する。

CBC，血液化学検査，FIV／FeLV検査に加え，腹部X線検査，腹部超音波検査を行う。また，必要に応じてその他の臓器（肝臓，脾臓など）や腰下リンパ節などへの浸潤が疑われる場合は，超音波ガイドによる細胞診も行う。体表リンパ節の腫大がみられた場合はその細胞診も行う。

4．診断

確定診断がついていない場合は細胞診から始め，円形細胞腫瘍が疑われる場合はさらに組織生検を行い，リンパ腫の確定診断を得る。リンパ腫以外の皮膚／皮下腫瘍の鑑別診断として，肥満細胞腫，形質細胞腫，注射部位肉腫（ワクチン接種部位肉腫），皮下血管肉腫などが挙げられる。

5．治療法と予後

猫の皮膚型／皮下リンパ腫に関する研究は限られており，標準的な治療法とその真の予後，および予後因子に関しては不明な部分が多い。しかし，診断時に局所性病変であれば外科切除を行い，確定診断と局所療法につなげるようにする。外科切除後は，やはり全身性の浸潤を遅延させるために，CHOP や COP ベースの化学療法を行うことが勧められる。

診断時に局所リンパ節やその他臓器への浸潤・播種がみられた場合は，化学療法が推奨される。外科切除が困難な場合は，放射線療法で原発病変と局所リンパ節の治療を同時に行うことも可能である。局所性病変がコントロールできた後には，やはり化学療法による治療が強く勧められる。

ある研究によると，多種多様な治療法で治療された場合の生存期間中央値は 190 日であったと報告されている[44]。さらにこの研究では，グルココルチコイド（ステロイド）のみ（グループ 1），化学療法のみ（グループ 2），放射線療法と化学療法の併用（グループ 3），外科切除と化学療法の併用（グループ 4）の 4 グループ間において，生存期間に差は認められなかった。しかし，興味深いことに，内科的治療のみ（グループ 1 と 2）と，局所療法と内科的治療の併用（グループ 3 と 4）のグループ間で生存期間平均値を検討すると，有意差が認められた。この研究結果から，局所療法と化学療法を併用することで，生存期間の延長が得られる可能性が示唆された。このことを適切に証明するには，多くの症例数の前向き研究が必要である。

▶ 喉頭／咽頭リンパ腫

1．病態生理

喉頭リンパ腫は，猫の全喉頭疾患の約 11％ を占め[47]，全節外性リンパ腫の約 10％ を占めると報告されている[25]。咽頭／喉頭腫瘍の鑑別診断としては，扁平上皮癌などが挙げられる[47]。喉頭リンパ腫の罹患猫は高齢である傾向があり，FeLV との因果関係は証明されていない。

2．臨床徴候

呼吸困難，発声障害，喘鳴，呼吸時の狭窄音，嘔吐様の行動，食欲不振，元気消失，まれに咳などが主な徴候としてみられる[25,48]。気道の閉塞の程度にもよるが，ときとして酸素吸入など，緊急的処置を要することもある。

3．検査

CBC，血液化学検査，FIV／FeLV 検査に加え，頸部／胸部／腹部 X 線検査，腹部超音波検査を行い，全身へのリンパ腫浸潤の有無を確認する。また，その他の臓器（肝臓，脾臓など）や領域リンパ節などへの浸潤が疑われる場合は，必要に応じてそれらの細胞診も行う。ある研究によると，約 18％ の症例で局所リンパ節への転移がみられた[49]。下顎リンパ節，内側咽頭後リンパ節，浅頸リンパ節などの体表リンパ節の腫大がみられた場合は，その細胞診も行う。前述のとおり，猫の身体診察で体表リンパ節の腫大を触知できるようになるには経験を要するが，丁寧に身体診察を行い，見落としのないように注意する。

鎮静下で口腔／咽頭検査を行い，さらに可能であれば上部気道の内視鏡検査を実施し，病変の確認，および組織生検を実施する際のガイドに使用する。CT や MRI などの画像検査は，放射線療法や外科切除[50]などの局所療法には必要となる。

猫のリンパ腫

4．診断

原発病変の診断は，超音波ガイドで細胞診を実施すると診断成功率が高いことが報告されている。この手法は低侵襲であるため，診断の第一ステップとして用いられることが多い[25, 50~52]。また，可能であれば上部気道内視鏡で病変を可視化し，組織生検を実施する。

5．治療法と予後

猫の喉頭／咽頭リンパ腫に関する研究は非常に限られており，標準的な治療法とその真の予後，および予後因子に関しては不明な部分が多い。しかし，ほかの節外性リンパ腫と同様，化学療法はいかなるステージ（局所性か否か）の症例においても勧められる。

化学療法を行った場合の生存期間中央値は112~909日と範囲が広く，真の予後は不明である[25, 48]。喉頭／咽頭リンパ腫においても，ほかの節外性リンパ腫と同様，完全寛解が得られるかどうかが重要な予後因子であることが示唆されている。完全寛解が得られた場合の生存期間中央値は173~909日，不完全寛解の場合は22~160日であったと報告されている[25, 48]。また，これらの研究によると，喉頭リンパ腫の治療に対する奏功率は節外性リンパ腫の中で最も高く，完全寛解率は65~87.5%，総奏功率は100%であった[25, 48]。

病変が限局性である場合は放射線療法や外科切除も考慮されるが[50, 53]，外科切除を行う場合，外科医の高度な技術，経験，知識を要する。放射線療法や外科切除についての研究はケースシリーズしか存在せず，予後については不明である。しかし，リンパ腫は放射線療法への感受性がきわめて高く，放射線療法による迅速な腫瘍の縮小が望める。このため，緊急の治療が必要な症例において，放射線療法は治療の力強い味方になる可能性がある。なお，放射線療法や外科切除の後も，化学療法は勧められる。

▶ 眼内リンパ腫

1．病態生理

猫の眼内腫瘍の約20%がリンパ腫であり，罹患猫は一般的に高齢である。ある研究によると，64%の症例は眼内のみの限局性で，36%の症例は全身浸潤性のリンパ腫の一部として眼内リンパ腫と診断されている[54]。

2．臨床徴候

通常，眼の異変を主訴として来院することが多いが，疼痛，食欲不振，元気消失などの主訴も報告されている[55]。また，診断時に合併症としてぶどう膜炎，二次性緑内障が，それぞれ75%，58%の症例でみられたと報告されている[54]。

3．検査

眼科検査に加え，CBC，血液化学検査，FIV／FeLV検査，胸部／腹部X線検査，腹部超音波検査，CT検査を行い，全身への浸潤の有無を確認する。また，必要に応じてその他の臓器（肝臓，脾臓など）や下顎リンパ節の細胞診も行う。さらに，CT検査などで内側咽頭後リンパ節の腫大が認められた場合は，超音波ガイドにより細胞診も行う。前述のとおり，猫の身体診察で体表リンパ節の腫大を触知できるようになるには経験を要するが，丁寧に身体診察を行い，見落としのないように注意する。CTやMRIなどの画像検査は，外科切除や放射線療法などの治療計画に必要となる。

4．診断

眼房内出血に続発する緑内障などの合併症を生じる可能性があるため，超音波ガイドによる針生検には賛否両論ある。基本的には，確定診断と局所療法の目的で眼球摘出を行い，組織生検での確定診断を得ることが推奨される。

5．治療法と予後

眼内の腫瘍は合併症にもよるが疼痛を伴うことが多いので，疼痛をコントロールする目的で，外科的な眼球摘出が勧められる。病変が眼内に限局した症例において，眼球摘出後に補助的な化学療法を行う真の必要性を示唆する根拠は未だ存在しない。しかし，リンパ腫は全身性の腫瘍であるので，化学療法との併用が推

109

リンパ腫の診断と治療法

奨される傾向にある。

　ある研究によると，眼球摘出後，補助的化学療法を行った場合の生存期間中央値は90日であった[54]。また，予後因子として臨床ステージが報告されており，生存期間中央値は，眼内限局性の場合は154日，全身性浸潤型の場合は69日であり，グループ間に有意差が認められた[54]。

その他のまれな節外性リンパ腫

　本稿で解説したもののほか，多種多様な節外性リンパ腫が報告されている。症例報告などにより知られている発生部位として，心嚢[56]，血管内[57, 58]，鼓室[59～61]，椎間板[62]，膀胱[63～65]，腕神経叢[66]，末梢神経[67]，舌[68]，副腎[69, 70]，眼窩[71, 72]，子宮[73]，大動脈周囲[74]，心臓内[75～77]，心基底部[78]，筋肉[79]，耳道[80]，胆嚢[64]などが挙げられる。

　これらの節外性リンパ腫についての正確な生物学的挙動，および治療法とその予後についての情報は限られており，今後の前向き研究に期待したいが，発生がまれなため正確な情報収集は困難であると考えられる。

参考文献

1) Shelton GH, Grant CK, Cotter SM, et al. Feline immunodeficiency virus and feline leukemia virus infections and their relationships to lymphoid malignancies in cats: a retrospective study (1968-1988). J Acquir Immune Defic Syndr (1988). 1990; 3(6): 623-630.

2) Cristo TG, Biezus G, Noronha LF, et al. Feline lymphoma and a high correlation with feline leukaemia virus infection in Brazil. J Comp Pathol. 2019; 166: 20-28.

3) Leite-Filho RV, Panziera W, Bandinelli MB, et al. Epidemiological, pathological and immunohistochemical aspects of 125 cases of feline lymphoma in Southern Brazil. Vet Comp Oncol. 2020; 18(2): 224-230.

4) Mooney SC, Hayes AA, MacEwen EG, et al. Treatment and prognostic factors in lymphoma in cats: 103 cases (1977-1981). J Am Vet Med Assoc. 1989; 194(5): 696-702.

5) Vail DM, Moore AS, Ogilvie GK, et al. Feline lymphoma (145 cases): proliferation indices, cluster of differentiation 3 immunoreactivity, and their association with prognosis in 90 cats. J Vet Intern Med. 1998; 12(5): 349-354.

6) Durham AC, Mariano AD, Holmes ES, et al. Characterization of post transplantation lymphoma in feline renal transplant recipients. J Comp Pathol. 2014; 150(2-3): 162-168.

7) Schmiedt CW, Grimes JA, Holzman G, et al. Incidence and risk factors for development of malignant neoplasia after feline renal transplantation and cyclosporine-based immunosuppression. Vet Comp Oncol. 2009; 7(1): 45-53.

8) Wormser C, Mariano A, Holmes ES, et al. Post-transplant malignant neoplasia associated with cyclosporine-based immunotherapy: prevalence, risk factors and survival in feline renal transplant recipients. Vet Comp Oncol. 2016; 14(4): e126-134.

9) Gabor LJ, Canfield PJ, Malik R. Immunophenotypic and histological characterisation of 109 cases of feline lymphosarcoma. Aust Vet J. 1999; 77(7): 436-441.

10) Savary KC, Price GS, Vaden SL. Hypercalcemia in cats: a retrospective study of 71 cases (1991-1997). J Vet Intern Med. 2000; 14(2): 184-189.

11) Bernardi S, Martini V, Perfetto S, et al. Flow cytometric analysis of mediastinal masses in cats: a retrospective study. Front Vet Sci. 2020; 7: 444.

12) Lana S, Plaza S, Hampe K, et al. Diagnosis of mediastinal masses in dogs by flow cytometry. J Vet Intern Med. 2006; 20(5): 1161-1165.

13) Limmer S, Eberle N, Nerschbach V, et al. Treatment of feline lymphoma using a 12-week, maintenance-free combination chemotherapy protocol in 26 cats. Vet Comp Oncol. 2016; 14 Suppl 1: 21-31.

14) Teske E, van Straten G, van Noort R, et al. Chemotherapy with cyclophosphamide, vincristine, and prednisolone (COP) in cats with malignant lymphoma: new results with an old protocol. J Vet Intern Med. 2002; 16(2): 179-186.

15) Elmslie RE, Ogilvie GK, Gillette EL, et al. Radiotherapy with and without chemotherapy for localized lymphoma in 10 cats. Vet Radiol Ultrasound. 1991; 32(6): 277-280.

16) LaRue SM, Gillette SM, Poulson JM. Radiation therapy of thoracic and abdominal tumors. Semin Vet Med Surg Small Anim. 1995; 10(3): 190-196.

17) Collette SA, Allstadt SD, Chon EM, et al. Treatment of feline intermediate- to high-grade lymphoma with a modified university of Wisconsin-Madison protocol: 119 cases (2004-2012). Vet Comp Oncol. 2016; 14(1): 136-146.

18) Horta RS, Souza LM, Sena BV, et al. LOPH: a novel chemotherapeutic protocol for feline high-grade multicentric or mediastinal lymphoma, developed in an area endemic for feline leukemia virus. J Feline Med Surg. 2021; 23(2): 86-97.

19) Jaroensong T, Piamwaree J, Sattasathuchana P. Effects of chemotherapy on hematological parameters and CD4+/CD8+ ratio in cats with mediastinal lymphoma and seropositive to feline leukemia virus. Animals (Basel). 2022 18; 12(3): 223.

20) Jeglum KA, Whereat A, Young K. Chemotherapy of lymphoma in 75 cats. J Am Vet Med Assoc. 1987; 190(2): 174-178.

21) Sato H, Fujino Y, Chino J, et al. Prognostic analyses on anatomical and morphological classification of feline lymphoma. J Vet Med Sci. 2014; 76(6): 807-811.

22) Cartagena Albertus JC, Engel Manchado J, Romairone Duarte A, et al. Use of a depot steroid formulation with CHOP-based protocol in the treatment of mediastinal lymphoma in cats. Iran J Vet Res. 2018; 19(2): 137-143.

23) Fabrizio F, Calam AE, Dobson JM, et al. Feline mediastinal lymphoma: a retrospective study of signalment, retroviral status, response to chemotherapy and prognostic indicators. J Feline Med Surg. 2014; 16(8): 637-644.

24) Sunpongsri S, Kovitvadhi A, Rattanasrisomporn J, et al. Effectiveness and adverse events of cyclophosphamide, vincristine, and prednisolone chemotherapy in feline mediastinal lymphoma naturally infected with feline leukemia virus. Animals (Basel). 2022 31; 12(7): 900.

25) Taylor SS, Goodfellow MR, Browne WJ, et al. Feline extranodal lymphoma: response to chemotherapy and survival in 110 cats. J Small Anim Pract. 2009; 50(11): 584-592.

26) Mooney SC, Hayes AA, Matus RE, et al. Renal lymphoma in cats: 28 cases (1977-1984). J Am Vet Med Assoc. 1987; 191(11): 1473-1477.

27) Valdés-Martínez A, Cianciolo R, Mai W. Association between renal hypoechoic subcapsular thickening and lymphosarcoma in cats. Vet Radiol Ultrasound. 2007; 48(4): 357-360.

28) Gabor LJ, Malik R, Canfield PJ. Clinical and anatomical features of lymphosarcoma in 118 cats. Aust Vet J. 1998; 76(11): 725-732.

29) Weller RE, Stann SE. Renal lymphosarcoma in the cat. J Am Anim Hosp Assoc. 1983; 19: 363-367.

30) Williams AG, Hohenhaus AE, Lamb KE. Incidence and treatment of feline renal lymphoma: 27 cases. J Feline Med Surg. 2021; 23(10): 936-944.

31) Gabor LJ, Love DN, Malik R, et al. Feline immunodeficiency virus status of Australian cats with lymphosarcoma. Aust Vet J. 2001; 79(8): 540-545.

32) Storm G, van Hoesel QG, de Groot G, et al. A comparative study on the antitumor effect, cardiotoxicity and nephrotoxicity of doxorubicin given as a bolus, continuous infusion or entrapped in liposomes in the Lou/M Wsl rat. Cancer Chemother Pharmacol. 1989; 24(6): 341-348.

33) O'Keefe DA, Sisson DD, Gelberg HB, et al. Systemic toxicity associated with doxorubicin administration in cats. J Vet Intern Med. 1993; 7(5): 309-317.

34) Marioni-Henry K, Van Winkle TJ, Smith SH, et al. Tumors affecting the spinal cord of cats: 85 cases (1980-2005). J Am Vet Med Assoc. 2008; 232(2): 237-243.

35) Troxel MT, Vite CH, Van Winkle TJ, et al. Feline intracranial neoplasia: retrospective review of 160 cases (1985-2001). J Vet Intern Med. 2003; 17(6): 850-859.

36) Tomek A, Cizinauskas S, Doherr M, et al. Intracranial neoplasia in 61 cats: localisation, tumour types and seizure patterns. J Feline Med Surg. 2006; 8(4): 243-253.

37) Troxel MT, Vite CH, Massicotte C, et al. Magnetic resonance imaging features of feline intracranial neoplasia: retrospective analysis of 46 cats. J Vet Intern Med. 2004; 18(2): 176-189.

38) Lane SB, Kornegay JN, Duncan JR, et al. Feline spinal lymphosarcoma: a retrospective evaluation of 23 cats. J Vet Intern Med. 1994; 8(2): 99-104.

39) Spodnick GJ, Berg J, Moore FM, et al. Spinal lymphoma in cats: 21 cases (1976-1989). J Am Vet Med Assoc. 1992; 200(3): 373-376.

40) Marioni-Henry K, Vite CH, Newton AL, et al. Prevalence of diseases of the spinal cord of cats. J Vet Intern Med. 2004; 18(6): 851-858.

41) Durand A, Keenihan E, Schweizer D, et al. Clinical and magnetic resonance imaging features of lymphoma involving the nervous system in cats. J Vet Intern Med. 2022; 36(2): 679-693.

42) Lorenzo V, Ribeiro J, Bernardini M, et al. Clinical and magnetic resonance imaging features, and pathological findings of spinal lymphoma in 27 cats. Front Vet Sci. 2022 20; 9: 980414.

43) Simon D, Eberle N, Laacke-Singer L, et al. Combination chemotherapy in feline lymphoma: treatment outcome, tolerability, and duration in 23 cats. J Vet Intern Med. 2008; 22(2): 394-400.

44) Burr HD, Keating JH, Clifford CA, et al. Cutaneous lymphoma of the tarsus in cats: 23 cases (2000-2012). J Am Vet Med Assoc. 2014; 244(12): 1429-1434.

45) Fontaine J, Heimann M, Day MJ. Cutaneous epitheliotropic T-cell lymphoma in the cat: a review of the literature and five new cases. Vet Dermatol. 2011; 22(5): 454-461.

46) Roccabianca P, Avallone G, Rodriguez A, et al. Cutaneous lymphoma at injection sites: pathological, immunophenotypical, and molecular characterization in 17 cats. Vet Pathol. 2016; 53(4): 823-832.

47) Taylor SS, Harvey AM, Barr FJ, et al. Laryngeal disease in cats: a retrospective study of 35 cases. J Feline Med Surg. 2009; 11(12): 954-962.

48) Rodriguez-Piza I, Borrego JF, Treggiari E, et al. Clinical presentation, treatment and outcome in 23 cats with laryngeal or tracheal lymphoma. J Feline Med Surg. 2023; 25(1): 1098612X221143769.

49) Saik JE, Toll SL, Diters RW, et al. Canine and feline laryngeal neoplasia: a 10-year survey. J Am Anim Hosp Assoc. 1986; 22: 359-365.

50) Moser J, Haimel G, Tichy A, et al. Partial laryngectomy for the management of laryngeal masses in six cats. J Feline Med Surg. 2022; 24(4): 373-380.

51) Brown EM, Rademacher N, Gieger TL, et al. What is your diagnosis? Tracheal lymphoma. J Am Vet Med Assoc. 2010; 236(9): 953-954.

52) Santagostino SF, Mortellaro CM, Boracchi P, et al. Feline upper respiratory tract lymphoma: site, cyto-histology, phenotype, FeLV expression, and prognosis. Vet Pathol. 2015; 52(2): 250-259.

53) Brown MR, Rogers KS, Mansell KJ, et al. Primary intratracheal lymphosarcoma in four cats. J Am Anim Hosp Assoc. 2003; 39(5): 468-472.

54) Musciano AR, Lanza MR, Dubielzig RR, et al. Clinical and histopathological classification of feline intraocular lymphoma. Vet Ophthalmol. 2020; 23(1): 77-89.

55) Nerschbach V, Eule JC, Eberle N, et al. Ocular manifestation of lymphoma in newly diagnosed cats. Vet Comp Oncol. 2016; 14(1): 58-66.

56) Amati M, Venco L, Roccabianca P, et al. Pericardial lymphoma in seven cats. J Feline Med Surg. 2014; 16(6): 507-512.

57) Henrich M, Huisinga M, Bauer N, et al. A case of intravascular lymphoma with mixed lineage antigen expression in a cat. J Vet Med A Physiol Pathol Clin Med. 2007; 54(10): 575-578.

58) Lapointe JM, Higgins RJ, Kortz GD, et al. Intravascular malignant T-cell lymphoma (malignant angioendotheliomatosis) in a cat. Vet Pathol. 1997; 34(3): 247-250.

59) Kerns AT, Brakel KA, Premanandan C, et al. Extranodal non-B, non-T-cell lymphoma with bilateral tympanic bulla involvement in a cat. JFMS Open Rep. 2018 19; 4(1): 2055116918756724.

60) de Lorimier LP, Alexander SD, Fan TM. T-cell lymphoma of the tympanic bulla in a feline leukemia virus-negative cat. Can Vet J. 2003; 44(12): 987-989.

61) Silva S, Fadda A, Paran E, et al. Clinical features, MRI findings and outcome of a primary extranodal B-cell lymphoma affecting the tympanic bulla treated with chemotherapy alone. JFMS Open Rep. 2023; 9(2): 20551169231214441.

62) Smith PM, Jeffery ND. What is your diagnosis? A case of intervertebral disc protrusion in a cat: lymphosarcoma. J Small Anim Pract. 2006; 47(2): 104-106.

63) Benigni L, Lamb CR, Corzo-Menendez N, et al. Lymphoma affecting the urinary bladder in three dogs and a cat. Vet Radiol Ultrasound. 2006; 47(6): 592-596.

64) Geigy CA, Dandrieux J, Miclard J, et al. Extranodal B-cell lymphoma in the urinary bladder with cytological evidence of concurrent involvement of the gall bladder in a cat. J Small Anim Pract. 2010; 51(5): 280-287.

65) House HB, Specht AJ, Johnson VS. What is your diagnosis? Lymphoma of the urinary bladder. J Am Vet Med Assoc. 2010; 236(3): 291-292.

66) Linzmann H, Brunnberg L, Gruber AD, et al. A neurotropic lymphoma in the brachial plexus of a cat. J Feline Med Surg. 2009; 11(6): 522-524.

67) Higgins MA, Rossmeisl JH Jr, Saunders GK, et al. B-cell lymphoma in the peripheral nerves of a cat. Vet Pathol. 2008; 45(1): 54-57.

68) Bound NJ, Priestnall SL, Cariou MP. Lingual and renal lymphoma in a cat. J Feline Med Surg. 2011; 13(4): 272-275.

69) Parnell NK, Powell LL, Hohenhaus AE, et al. Hypoadrenocorticism as the primary manifestation of lymphoma in two cats. J Am Vet Med Assoc. 1999; 214(8): 1208-11, 1200.

70) Romine JF, Kozicki AR, Elie MS. Primary adrenal lymphoma causing hypoaldosteronism in a cat. JFMS Open Rep. 2016; 2(2): 20551169 16684409.

71) Jones BA, Cotterill N, Drees R, et al. Tumours involving the retrobulbar space in cats: 37 cases. J Feline Med Surg. 2022; 24(6): e116-123.

72) Robat C, Bemelmans I, Marescaux L. Retrobulbar lymphoma associated with a ballistic foreign body in a cat. J Small Anim Pract. 2016; 57(4): 217-219.

73) Conversy B, Freulon AL, Graille M. Focal uterine T-cell lymphoma in an ovariectomized cat. J Am Vet Med Assoc. 2017; 251(9): 1059-1063.

74) Bree L, Bergamino C, Mullins R, et al. Periaortic lymphoma in a cat. JFMS Open Rep. 2017; 18; 3(2): 2055116917729627.

75) Tanaka S, Suzuki R, Hirata M, et al. Unusual diagnosis of feline cardiac lymphoma using cardiac needle biopsy. BMC Vet Res. 2022; 18(1): 251.

76) Treggiari E, Pedro B, Dukes-McEwan J, et al. A descriptive review of cardiac tumours in dogs and cats. Vet Comp Oncol. 2017; 15(2): 273-288.

77) Woldemeskel M. Primary cardiac lymphoma in a cat. J Comp Pathol. 2020; 174: 34-38.

78) Kharbush RJ, Hohenhaus AE, Donovan TA, et al. B-cell lymphoma invading and compressing the heart base and pericardium in a cat. J Vet Cardiol. 2021; 35: 84-89.

79) Mori M, Izawa T, Sasaki H, et al. A case of feline T-cell lymphoma with tropism for striated muscle and peripheral nerve. J Comp Pathol. 2019; 168: 8-12.

80) Takahashi T, Nagata H, Kondo H. B-cell lymphoma of the middle ear treated with multidrug chemotherapy in a cat. Vet Sci. 2023; 10(9): 585.

リンパ腫の診断と治療法

猫のリンパ腫

鼻腔／鼻咽頭リンパ腫の治療

藤原亜紀

日本獣医生命科学大学　獣医放射線学研究室／付属動物医療センター 呼吸器科・腫瘍内科

病態

猫の鼻腔および副鼻腔に発生する腫瘍は，猫に発生する腫瘍の約1〜8.4％とされ，そのほとんどが悪性である[1〜3]。病理組織学的分類に基づくと，リンパ腫が最も多くを占める（26〜49％）[2,4〜7]。続いて腺癌が多く認められ，そのほか未分化癌や扁平上皮癌といった上皮系腫瘍や，まれではあるが非上皮系腫瘍が発生することもある[2,4〜7]。

また猫では，鼻咽頭部に限局して腫瘍が発生することも一般的であり，その中でもリンパ腫が最も多い。鼻腔／鼻咽頭リンパ腫の多くは局所浸潤性であるが，診断時に低い割合であるものの，両側の腎臓をはじめとした遠隔転移を認めることがある。さらに，治療中，もしくは治療によって鼻腔／鼻咽頭の病変が寛解した後にも，両側の腎臓への転移を認めることがある。鼻腔／鼻咽頭リンパ腫は，鼻腔腺癌などほかの病理組織型の鼻腔腫瘍とは治療方針が大きく変わるため，診断時には病理組織学的検査を必ず実施する。

鼻腔／鼻咽頭リンパ腫の病理組織学的診断は，WHO分類に基づくと，び漫性大細胞型B細胞性リンパ腫（DLBCL）に分類されることが多く[8]，気管や喉頭に発生するリンパ腫も同様の組織像をとることが示唆されている[9,10]。また，まれではあるが，T細胞性や小細胞性リンパ腫の発生も報告されている[11]。

発生年齢の中央値は8〜11歳齢との報告があるが，2〜3歳齢といった若齢での発生も比較的多い。品種に関しては，雑種において最も発生が認められる[6,12〜15]。鼻腔／鼻咽頭リンパ腫は，リンパ腫の解剖学的分類に基づいた分類において，現在は消化器型に続き2番目に多い[16]。以前は猫白血病ウイルス（FeLV）感染に関連して発生する前縦隔型や多中心型が多くを占めていたが，ワクチンの普及や飼育環境の変化により，これらの型は減少したと考えられている。なお，鼻腔／鼻咽頭リンパ腫は，FeLV感染との関連は少ないとされている[17]。

臨床徴候

鼻汁，くしゃみ，鼻出血，逆くしゃみ，スターター，顔面変形などの徴候が認められ，慢性鼻炎／副鼻腔炎などほかの鼻腔疾患と似ることが多い。認められる臨床徴候のほか，徴候がいつから認められたか，またその持続期間なども詳細に聴取する。

以前は鼻腔の臨床徴候を呈していなかった健康な成猫において，鼻腔徴候が認められはじめた場合は，腫瘍を鑑別の上位に挙げるべきである。一方で，以前から慢性鼻炎／副鼻腔炎が存在し治療していた場合には，腫瘍発生に伴う鼻腔徴候の変化が分かりにくく注意が必要である。

検査と診断

1．X線検査

鼻出血を呈している場合，高血圧や血小板減少症などの凝固異常も鑑別疾患となるため除外する。詳細な臨床徴候の聴取を行い，明らかな上気道感染を疑うとき以外では，直交する2方向の頭部X線検査を実施する。頭部X線検査では，鼻甲介や上顎骨の破壊などの明らかに腫瘍を疑う所見がみられる場合から，鼻

リンパ腫の診断と治療法

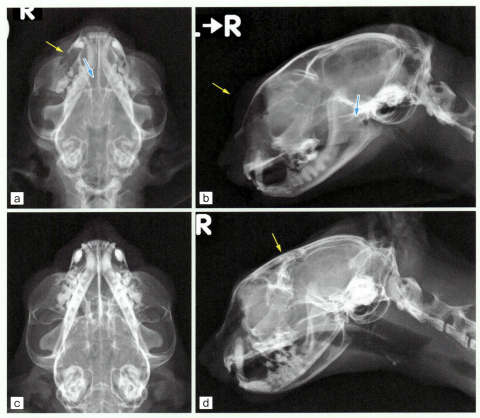

図1　鼻腔／鼻咽頭リンパ腫の猫の頭部X線画像

a，b：明らかに腫瘍を疑うX線画像（a：背腹像，b：側方像）。
a：左右鼻腔内の鼻甲介および上顎骨は破壊され（黄矢印），篩板の不明瞭（青矢印），鼻中隔の不整が認められる。
b：鼻甲介は破壊され，前頭洞までの透過性の低下，顔面の腫脹（黄矢印），鼻咽頭まで及ぶ軟部組織（青矢印）が認められる。
c，d：鼻中隔が残存しており慢性鼻炎に類似するX線画像（c：背腹像，d：側方像）。
c：左右鼻腔とも透過性が低下し，鼻甲介構造は確認できないが，鼻中隔および篩板の明らかな破壊は認められない。前頭洞周囲骨の石灰化を認める。
d：鼻甲介構造の不明瞭，および篩板周囲や前頭洞の石灰化（矢印）を認める。

甲介が比較的残存する場合まで様々である。慢性鼻炎／副鼻腔炎においても，鼻甲介の破壊や鼻腔内の透過性の左右差などが認められる場合があるため，X線検査のみでは判断が難しいことがある（図1）。

また，鼻咽頭に限局したリンパ腫では鼻腔内に異常所見を認めないため，側方像において鼻咽頭の走行を必ず評価する（図2）。さらに猫では，上気道閉塞によって二次的な食道裂孔ヘルニア，食道拡張，気管虚脱などの変化を生じる場合があるため，胸部X線検査も同時に行う。

2. 血液を用いた検査

血液による検査において，鼻腔／鼻咽頭リンパ腫に特異的な所見はなく，血清アミロイドA蛋白（SAA）が軽度に上昇する場合もあるが，正常なこともある。また血液ガス分析では，鼻腔／鼻咽頭の閉塞程度に応じて，血中二酸化炭素分圧（PCO_2）が重度に上昇することがある。

3. 病理組織学的検査

確定診断には病理組織学的検査が必要となる。このため全身麻酔下で組織の生検を実施するが，可能であ

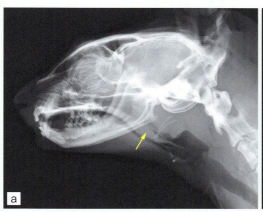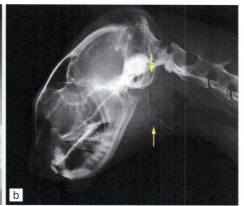

図2　X線検査側方像での鼻咽頭の走行の評価
a：鼻腔内に明らかな異常は認めないが，鼻咽頭内に腫瘤を認める（矢印）。
b：鼻腔内に明らかな異常は認めないが，鼻咽頭内に腫瘤を認め（矢印），これにより鼻咽頭および口腔咽頭の走行が崩れている。

れば同時にCTもしくはMRIの画像検査も実施し，病変の広がりの評価も行う。MRI検査の方が，脳に浸潤している場合の炎症の評価や，微小な病変で鼻炎との鑑別が難しい場合などの評価に優れている。

　生検方法は腫瘍の部位によって選択し，外鼻孔経由ではストローや鉗子を用いた生検，鼻咽頭経由では内視鏡を用いた生検，顔面に腫瘍が膨隆しているときにはパンチ生検などを用いる。リンパ腫は細胞診でも診断可能な場合が多いが，炎症や未分化癌との鑑別が難しいこともあるため，可能な限り病理組織学的検査を実施する。

　鼻腔／鼻咽頭リンパ腫は，病理組織学的検査のみでは未分化癌などの一部の癌との鑑別が難しいという報告もあるため，免疫組織学的検査まで行うことが望ましく[18]，そのほかリンパ球抗原レセプター遺伝子再構成（PARR）検査を併用することも可能である。鼻咽頭にはリンパ腫のほかに炎症性ポリープも発生し，MRI検査や内視鏡検査の所見などが類似することがあるため，やはり生検が必要であると考える（図3）。また日本国内での発生頻度は非常に低いが，クリプトコックスやアスペルギルスなどの真菌感染による肉芽腫性鼻炎についても，鼻腔腫瘍とCTやMRI所見が類似するため，画像検査だけで診断を確定せずに生検を行うべきである。

4．転移の評価

　転移の有無は，腹部超音波検査にて，腎臓をはじめとした腹腔内臓器の評価，下顎リンパ節の細胞診にて評価を行う。下顎リンパ節は腫大を認めなくとも転移の存在を否定できないので，全身麻酔下で鼻腔／鼻咽頭病変を生検する際に，一緒に下顎リンパ節の細胞診を行うことが多い。

治療方針の決定

1．診断時に腫瘍が鼻腔／鼻咽頭に限局している場合

（1）鼻腔／鼻咽頭リンパ腫の治療法に関する報告

　猫の鼻腔／鼻咽頭リンパ腫は，放射線療法および化学療法に感受性が高いとされる。これまで，放射線療法単独，化学療法単独，および併用による治療結果が報告されており，予後はそれぞれ生存期間中央値として456～1,013日[6,12,14,19]，80～358日[12,14,15〜22]，160～955日[12,14,15,23]とされ，放射線療法を実施した場合の生存期間が長い傾向にあった。しかしながら，腎臓などへの転移を認める場合には化学療法を含む治療が選択されるため，化学療法を含む群では生存期間が短く

リンパ腫の診断と治療法

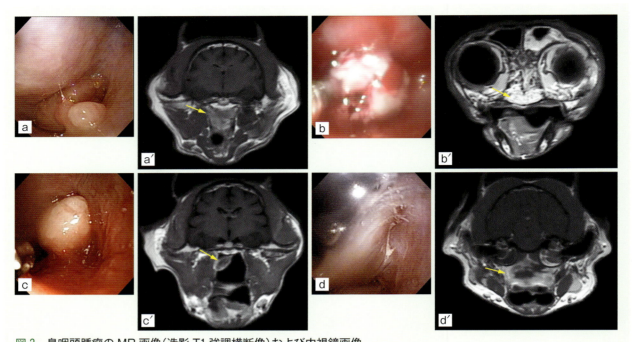

図3 鼻咽頭腫瘤のMR画像（造影T1強調横断像）および内視鏡画像
a, b：炎症性ポリープの猫の所見，c, d：リンパ腫の猫の所見。
いずれもMR画像では造影剤によって増強され（矢印），腫瘤は単発性で有茎状～多発性の場合まで様々である。

なるというバイアスが生じた可能性も考えられる。また，放射線療法や化学療法のプロトコールが報告によって異なることや，同一の研究内で各群を直接比較した報告が少ないことから，どの治療法が最適かは分かっていなかった。そのため，同一の研究内で放射線療法単独，化学療法単独，および併用について比較検討する報告が2つなされたが，いずれにおいても，これらの治療法の間で予後への差は認められなかった[12,14]。

近年の研究では，3つの治療法を比較するのではなく，放射線療法を第一選択にする方が好ましいという報告がなされた。放射線療法を第一選択として実施した群と，化学療法への反応が乏しく放射線療法に移行した群とを比較したところ，前者の方が有意に生存期間は延長し，全身への転移率も低くなるという結果であった[24]。一方で，放射線療法の奏功率に差は認められなかった。

（2）治療への反応

実際に，鼻腔／鼻咽頭リンパ腫の症例に治療を行うと，放射線療法への反応は非常に良好な場合が多い。化学療法単独では効果が低い症例が存在し，そのような症例でも放射線療法を実施すると反応することが多い。一方で，放射線療法の効果が乏しい症例では，化学療法の効果も乏しいことが一般的である。しかしながら，放射線療法を第一選択として実施し鼻腔／鼻咽頭の病変が消失したとしても，腎臓への転移が早期に認められる症例も存在する（自験例では半年以内に転移が認められることが多い）。

また，化学療法を第一選択として行っていて治療反応が良好でない場合，半年より少し時間が経過してから腎臓への転移を認めることがあり，これは前述の報告と一致する。推測にはなるが，化学療法を第一選択として行った群と放射線療法群を比較すると，化学療法群では鼻腔内の病変が残存することで，その残存細胞からやがて転移が生じてくる可能性が考えられる。

そのため現状では，猫の鼻腔／鼻咽頭リンパ腫に対

しては第一選択として放射線療法を用いることが推奨され，これは実際の治療経験とも一致する。近年，放射線療法によって寛解した後に化学療法を実施すべきかどうかについても報告がなされており，放射線療法単独の群と，放射線療法の後に化学療法を実施した群では，化学療法を実施した方が生存期間は延長していた[25]。それぞれの群の症例数が多くないためさらなる検討は必要であるが，様々な背景を考慮し，可能であれば，放射線療法後の化学療法は実施する方が好ましい。

（3）予後および今後の課題

これまでの報告にある予後を観察すると，数年にわたり長期生存する症例と，早期に腎臓への転移が生じて，あるいは治療抵抗性があり1年以内に死亡してしまう症例の，二群の傾向が認められる。鼻腔／鼻咽頭リンパ腫の現状での課題は，大きく2つ存在する。まず1点目は，放射線療法と化学療法のどちらの効果も乏しい症例が，全体の10％以下であるが存在し，そのような症例では治療が非常に困難となる。2点目は，第一選択として放射線療法を実施し，鼻腔／鼻咽頭の原発病変が消失したとしても，腎臓への転移は突然生じる可能性があり，その場合の予後は非常に不良となることである。

治療反応が乏しい，もしくは早期に腎臓に転移する群の臨床的特徴は明らかとなっていないため，今後は分子生物学的な観点からの研究が必要であると考えられる。診断の時点で予後不良の可能性が判断できれば，放射線療法や化学療法のプロトコールを積極的なものに変更するなど，対策を講じることができる可能性がある。

（4）治療の選択

実際の治療選択としては，発症年齢によって以下のものが考えられる。

- およそ5～6歳齢までの比較的若い症例：放射線療法を数回実施し臨床徴候が改善したら，積極的な化学療法を1サイクル実施する（再発時に照射可能な線量を残しておくため）。

- 中年齢以上の症例：放射線療法を1サイクル完遂し寛解した後に，追加で化学療法を1サイクル実施するか検討する。

2．診断時に腎臓への転移が認められた場合

鼻腔／鼻咽頭リンパ腫の腎臓への転移が認められた症例に関する報告はほとんどない。自験例として，鼻腔／鼻咽頭リンパ腫の診断時に腎臓への転移を認める症例は10％程度であるが，腎臓への転移が生じていると予後は非常に悪くなるため，治療方針を十分に検討する必要がある。

放射線療法は照射した部位にのみ効果があるため，遠隔転移を認めている場合，原則として放射線療法は適応とならない。しかしながら，遠隔転移を認めていても，原発巣のコントロールのために放射線療法を数回実施することもある。

特に猫の鼻腔／鼻咽頭リンパ腫では，食欲が低下し全身状態が悪化した状態で来院することも多い。その場合，腎臓への転移を認めているからといって化学療法を第一選択に行うと，化学療法の副作用によって食欲低下が増悪し，全身状態をより悪化させる可能性がある。また，薬剤によっては鼻腔病変に対する1回の効果が低いこともあり，化学療法を実施しても鼻腔の徴候が改善しないこともある。そのため，診断時に腎臓への転移を認めた場合でも，放射線療法を数回実施して鼻腔の徴候が改善した後に，化学療法へ移行することも多い。

鼻腔／鼻咽頭リンパ腫が腎臓へ転移した場合の予後については報告されていないが，経験的には，皮下補液やグルココルチコイド（ステロイド薬）のみの対症療法での生存期間中央値は約1～2カ月，積極的に週1回の化学療法を実施した場合は3～5カ月である。これは，腎臓原発のリンパ腫に関する報告とほぼ同程度の予後である[21, 26]。

実際の治療選択としては，以下のものが考えられる。

- 放射線療法数回（週1回，1回線量6Gy×1～3

回，もしくは定位放射線療法〔SRT〕1～3回，
1回線量8 Gy×1～3日連続）の後に，化学療法。
● 化学療法単独

なお，放射線療法の実施中，もしくは放射線療法後に鼻腔／鼻咽頭病変は寛解したが腎臓への転移が認められた場合は，前述と同様に化学療法を行う。

▶ 治療方法

1．放射線療法

（1）プロトコールの特徴

放射線療法のプロトコールとしては，高線量低分割照射や低線量多分割照射のプロトコールが報告されている。一般的に，低線量多分割照射は，根治を目的とした積極的な照射方法であり，効果は高い。猫の鼻腔／鼻咽頭リンパ腫に関しては，いずれのプロトコールでも放射線療法への反応はよいことが多く，高線量低分割照射および低線量多分割照射の予後に，明らかな差があるかどうかは分かっていない。積極的な低線量多分割照射を用いても，腎臓への早期転移を認めることはある。

これらを考慮し，筆者は，脳への浸潤が強い場合に低線量多分割照射を選択している。このような症例では照射によって脳の炎症を生じる可能性があり，1回の照射線量を低く設定することで炎症のリスクを抑えられるからである。最近はSRTを用いることができる施設が増え，SRTを用いた治療の報告も少しずつなされている[27]。

（2）使用装置および伴う放射線障害

現在，放射線療法にはメガボルテージX線照射装置を用いることが一般的であるが，猫の鼻腔は小さいため，オルソボルテージX線照射装置を用いた場合も，腫瘍にある程度の線量は到達する。しかし鼻腔を照射する場合は，眼や脳といった重要臓器が近くに存在するため，CT画像をもとに照射計画を立て，メガボルテージX線照射装置を用いることが推奨され

る。また，オルソボルテージX線照射装置から発生するX線は皮膚や骨への吸収率が高く，特に皮膚への急性障害が強く発生する可能性がある。鼻腔リンパ腫は比較的若齢で発生し，長期にわたり寛解する症例が存在するため，オルソボルテージX線照射装置を用いる場合には，骨壊死や新規腫瘍形成といった晩発障害についての十分な説明，および検討が必要となる。メガボルテージX線照射装置を用いた場合，プロトコールや線量によっては晩発障害として脱毛，白内障などが発症する可能性があるが，これまで，一般的なプロトコールを用いた場合に重篤な晩発障害が生じたとの報告はなされていない。このような背景から，メガボルテージX線照射装置を使用することが推奨される。

（3）プロトコール例

以下に，メガボルテージX線照射のプロトコール例を示す。プロトコールは，症例の年齢，全身状態，ご家族の希望にあわせて選択する。

● 高線量低分割照射：1回線量5～8 Gy，週1回，
総線量26～36 Gy
例：1回線量6 Gy，週1回，総線量36 Gyなど
● 低線量多分割照射：1回線量3～4.2 Gy，週3～
5回，総線量36～57 Gy
例：1回線量4 Gy，週3回，総線量48 Gyなど
● 定位放射線療法（SRT）
例：1回線量8～10 Gy×3日連続，1回線量
18 Gy×1日，1回線量20 Gy×1日など

2．化学療法

（1）化学療法に関する報告

鼻腔／鼻咽頭リンパ腫のみに対する化学療法の大規模な報告はなされていないが，L-CHOP（UW-25プロトコール）を用いて治療を行うことが一般的である（表1）[28]。しかし前述のとおり，化学療法単独では効果が乏しいものも多く，効果の低い薬剤を使用すると，鼻腔閉塞による食欲低下や睡眠障害などの臨床徴候が

表1　L-CHOP を用いた UW-25 プロトコール

週	内容	用量	投与方法
第0週目	L-アスパラギナーゼ[*1]	400 U/kg	SC
	プレドニゾロン	1～2 mg/kg	PO, q24hr 状況に応じて漸減[*2]
第1週目	ビンクリスチン	0.5～0.7 mg/m^2 [*3]	IV
第2週目	シクロホスファミド	200～250 mg/m^2 [*4]	IV
第3週目	ビンクリスチン	0.5～0.7 mg/m^2 [*3]	IV
第4週目	ドキソルビシン	1 mg/kg[*5]	点滴静注（希釈して30分かけて投与）
第5週目	血液検査	—	—
第6週目	ビンクリスチン	0.5～0.7 mg/m^2 [*3]	IV
第7週目	シクロホスファミド	200～250 mg/m^2 [*4]	IV
第8週目	ビンクリスチン	0.5～0.7 mg/m^2 [*3]	IV
第9週目	ドキソルビシン	1 mg/kg[*5]	点滴静注（希釈して30分かけて投与）
第10週目	血液検査	—	—
第11週目	ビンクリスチン	0.5～0.7 mg/m^2 [*3]	IV
第13週目	シクロホスファミド	200～250 mg/m^2 [*4]	IV
第15週目	ビンクリスチン	0.5～0.7 mg/m^2 [*3]	IV
第17週目	ドキソルビシン	1 mg/kg[*5]	点滴静注（希釈して30分かけて投与）
第18週目	血液検査	—	—
第19週目	ビンクリスチン	0.5～0.7 mg/m^2 [*3]	IV
第21週目	シクロホスファミド	200～250 mg/m^2 [*4]	IV
第23週目	ビンクリスチン	0.5～0.7 mg/m^2 [*3]	IV
第25週目	ドキソルビシン	1 mg/kg[*5]	点滴静注（希釈して30分かけて投与）

SC：皮下投与，PO：経口投与，IV：静脈内投与
＊1：L-アスパラギナーゼの使用については，状況に応じて変更する。放射線療法実施後の UW-25 プロトコールの場合には，多くの
　　場合で鼻徴候が安定しているため使用しないことが多い。
＊2：放射線療法により鼻徴候が改善された場合は，早期に漸減し休薬する。もしくは，放射線療法後の化学療法中は使用しない。
＊3：筆者は多くの場合，0.5 mg/m^2 で使用している。
＊4：250 mg/m^2 であっても副作用は限定的である。
＊5：論文では 25 mg/m^2 と報告されているが，筆者は 1 mg/kg で使用している。
（文献28をもとに作成）

改善せず，猫の生活の質（QOL）に直接かかわることも多い。そのため，化学療法のプロトコールを完遂できる症例は，すべての薬剤で効果が認められる一部の症例に限定される。

化学療法の効果が乏しい場合には放射線療法を早急に検討すべきであるが，前述のとおり，化学療法の効果が乏しく放射線療法に移行した場合は，第一選択で放射線療法を実施した場合と比較して有意に生存期間が短縮するという報告があるため[24]，放射線療法を実施できる環境であれば優先的に提示すべきである。

（2）放射線療法のプロトコールを完遂した後の化学療法

放射線療法のプロトコールを完遂して病変が消失した後に追加で化学療法を実施する場合，積極的に行うのであれば，CHOP を用いた1週間ごとの治療を検討する。実際には放射線療法によって寛解しているので，マイルドな治療を行いたいと希望されるご家族も多い。筆者はその場合，ドキソルビシン，ニムスチン（ACNU），高用量シクロホスファミドなどを用いた3～4週に一度の化学療法を実施している（表2）。な

リンパ腫の診断と治療法

表2　3〜4週に一度の化学療法

週	内容	用量	投与方法
ドキソルビシン			
第1週目	ドキソルビシン	1 mg/kg[*1]	点滴静注（希釈して30分かけて投与）
第2, 3週目	血液検査	—	—
シクロホスファミド			
第1週目	シクロホスファミド	250 mg/m² 〜[*2]	IV
第2, 3週目	血液検査	—	—
ニムスチン			
第1週目	ニムスチン（ACNU）	25 mg/m² 〜[*3]	IV
第2, 3週目	血液検査	—	—

ドキソルビシン，ニムスチン，高用量シクロホスファミドなどを用いる。
＊1：論文では25 mg/m²と報告されているが[28]，筆者は1 mg/kgで使用している。
＊2：筆者は静脈内投与（IV）を250 mg/m²で開始し，副作用を評価しながら必要に応じて用量を上げている。
＊3：筆者はIVを25 mg/m²で開始し，副作用を評価しながら必要に応じて用量を上げている。

お，放射線療法で寛解した後に化学療法を追加することで，予後に好影響を及ぼす効果や，腎臓への転移を有意に減少させる効果があるという科学的な証拠は報告されていない。そのため3〜4週に一度の化学療法は，CHOPとくらべて効果は不明であることを念頭に置くべきである。

（3）腎臓への転移を認める症例での化学療法

　腎臓への転移を認め化学療法を実施する場合，前述のとおり診断時であっても，鼻腔の臨床徴候を改善させるために数回の放射線療法を実施した方が，全身状態を維持でき化学療法を追加しやすい。腎臓への転移がある際に用いるプロトコールは報告されていないが，一般的にはCHOPを第一選択に毎週の治療を実施する。効果の乏しい薬剤を認めた場合は，その他の薬剤に変更していく。また，腎臓に転移を認めた場合は予後不良となるため，皮下補液やステロイド薬のみの対症療法とし，積極的な化学療法を実施しないという選択肢もある。さらに，化学療法を実施するとしても，副作用の少ないL-アスパラギナーゼやシクロホスファミドなどの薬剤のみを使用するということも，ひとつの選択肢となる。

（4）低グレード鼻腔／鼻咽頭リンパ腫の化学療法

　低グレード鼻腔／鼻咽頭リンパ腫の治療として，近年，クロラムブシルとプレドニゾロンの治療も報告されているが，鼻腔の閉塞による食欲低下や睡眠障害が顕著であれば，低グレードリンパ腫であっても鼻の閉塞を解除するために，放射線療法の実施を先に検討するべきである。また，クロラムブシルは輸入薬であるため，ニムスチンで代替するという方法も選択できる（表3）。

▶ 予後

　治療法ごとの予後については，「治療方針の決定」の「（1）鼻腔／鼻咽頭リンパ腫の治療法に関する報告」で述べたとおりである。予後は非常に幅広く，放射線療法のみで寛解し数年間再発を認めない場合もあれば，第一選択で放射線療法を実施しても早期に腎臓への転移を認め，数カ月で亡くなる場合もある。放射線療法を完遂し鼻腔／鼻咽頭の病変が寛解した後も，両側の腎臓へ転移する可能性があるため，治療後も1年は月1回の転移の評価が必要である。

表3 クロラムブシル(またはニムスチン)とプレドニゾロンを用いた化学療法

週	内容	用量	投与方法
クロラムブシル＋プレドニゾロン			
第1週目	クロラムブシル	2 mg錠 1tab/head/回	週3回(月・水・金曜日)，もしくは1日おきにPO
	プレドニゾロン	0.5～1 mg/kg	PO，q24hr 状況に応じて漸減[*1]
ニムスチン＋プレドニゾロン			
第1週目	ニムスチン(ACNU)	25 mg/m^2～[*2]	IV
	プレドニゾロン	0.5～1 mg/kg	PO，q24hr 状況に応じて漸減[*1]
第2，3週目	血液検査	－	－

どちらのプロトコールについても，どれほどの期間継続すべきかは分かっていない。治療反応が悪い場合には，ほかの治療法(高グレード鼻腔リンパ腫と同様の治療)を検討すべきである。
＊1：具体的な薬用量を示した報告はないため，筆者の使用している方法を記載している。
＊2：筆者は静脈内投与(IV)を25 mg/m^{2}で開始し，副作用を評価しながら必要に応じて用量を上げている。

▶ 入院時・自宅看護の注意点

鼻腔／鼻咽頭リンパ腫では，鼻腔の閉塞による食欲不振のため全身状態が低下することが多い。食欲を改善するには鼻腔／鼻咽頭内の病変の治療が必要となるが，そのほか必要に応じて，皮下補液や食欲増進剤の投与などの対症療法も積極的に用いる。特に腎臓への転移を認めた場合には，腎臓のケアのため，週に数回の皮下補液を実施する。過剰輸液とならないよう，心エコー図検査もあわせて行う。腎臓のケアを十分に行っている場合，末期においても腎数値の急激な上昇がみられることは少ないが，適切に行われないと食欲低下や循環不全から急性腎傷害を生じる場合があり，さらに予後不良となる。

▶ 実際の症例

初診時の所見

項目	内容
シグナルメント	雑種猫，避妊雌，7歳齢
ヒストリー	4カ月前から，左側からのみ鼻汁を認める。鼻汁の性状は漿液性から化膿性に変化し，1カ月前から出血も混じるようになった。慢性鼻炎を疑い，抗菌薬を使用すると一時的に鼻汁は治まるが，その後再燃した。精査のため来院した。
身体診察	●体重：4.0 kg ●心拍数：160回/分，呼吸数：28回/分，経皮的動脈血酸素飽和度(SpO$_2$)：100％ ●外鼻孔通気：両側で消失 ●流涙：左側眼球であり ●顔面変形／口蓋下垂：なし ●スターターが聴取される

(次ページに続く)

初診時の所見(続き)

項目	内容
血液検査	● SAA：6.6 μg/mL（軽度上昇） ● pCO$_2$：45 mmHg（軽度上昇） 上記以外に明らかな異常所見なし
X線検査(図)	● 頭部X線検査：背腹像(図)において，左右鼻腔内から一部前頭洞の範囲の透過性が低下し，特に左側で顕著である。左側鼻腔内は鼻甲介構造が不明瞭である。側方像においては，鼻腔内の透過性は低下しているが骨破壊は顕著ではなく，鼻咽頭構造が確認できる。 ● 胸部X線検査：明らかな異常なし
腹部超音波検査	腎臓をはじめとした肝臓，脾臓，リンパ節に明らかな異常は認めない。

SpO$_2$：経皮的動脈血酸素飽和度，SAA：血清アミロイドA蛋白，pCO$_2$：血中二酸化炭素分圧

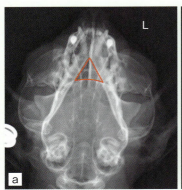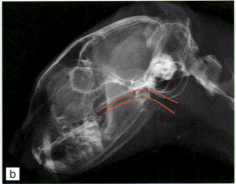

頭部X線検査所見

a：背腹像，b：側方像
a：鼻腔内から一部前頭洞において，透過性の低下がみられる（囲み）。
b：赤線の領域は鼻咽頭構造を示す。

方針の決定

● 鑑別疾患としては，鼻腔腫瘍（特にリンパ腫），異物性鼻炎，慢性鼻炎が挙げられる。
　・異物性鼻炎は猫では一般的でなく，問診にて異物を吸引するような明らかなイベントは認められなかった。
　・慢性鼻炎が6歳齢から急に発症し，片側の徴候のみを呈することなどは一般的でない。
　→年齢も考慮すると，鼻腔リンパ腫の発生が第一に考えられる。
➡ 確定診断のために，全身麻酔下で鼻腔のMRI検査と，同時に生検を実施することを推奨した。

確定診断

項目	内容
MRI検査(図) および生検	MR画像では，腫瘤は左鼻腔全体から右鼻腔腹側に存在し，一部は左眼窩や後鼻孔頭側まで及んでいる。明らかな脳への浸潤は認めないが，腫瘤は嗅球周囲まで存在している。左側外鼻孔から留置針外筒を挿入し，生検を実施した。
細胞診	生検した組織からスタンプ標本を作製したところ，高グレードリンパ腫が疑われた。転移の評価のため，下顎リンパ節の針生検(FNB)を実施したところ，明らかな転移は認められなかった。
➡ 方針：病理組織学的検査の結果が確定するまでの間，プレドニゾロンの内服を開始した（1.25 mg/kg，PO，q24hr）。	
病理組織学的診断	高グレードB細胞性リンパ腫

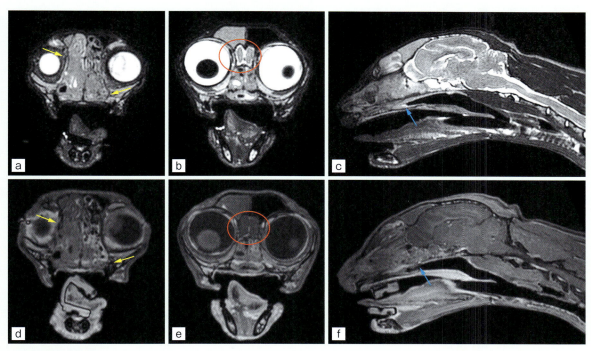

MRI検査所見

a～c：T2強調画像（a，b：横断面，c：矢状断面），d～f：造影T1強調画像（d，e：横断面，f：矢状断面）
左鼻腔全体から右鼻腔腹側の腫瘤（a，d 黄矢印），嗅球周囲の腫瘤（b，e 囲み），後鼻孔頭側の腫瘤（c，f 青矢印）が認められる。

治療の流れ

経過	内容
第7病日	● 病理組織学的検査により鼻腔リンパ腫が確定した。このとき，病変は鼻腔に限局していたことから，前述のことを[*1]ご家族に伝えたところ，放射線療法を希望された。 ● 放射線療法のプロトコールについては，腫瘍が眼窩に浸潤しているなど比較的広範囲に及んでいたことから，SRTではなく，週1回，1回線量6 Gy，6回照射を選択した。 ● 放射線療法開始まで（放射線科の受診と治療計画用のCT撮影，および治療計画）に，3週間ほど時間が空くため，その間に化学療法を実施することとした。初診時から開始したプレドニゾロンの内服により，鼻腔の徴候は改善した。 ・L-アスパラギナーゼ：400 U/kg，SC ・プレドニゾロン：1.25 mg/kg，PO，q24hr（内服継続）
第17病日	● 前回のL-アスパラギナーゼ投与から，さらに鼻腔徴候および一般状態が改善した。 ● 第30病日に全身麻酔下で治療計画用のCT撮影を予定していたが，2週間近く時間が空くため，L-アスパラギナーゼ以外の化学療法を検討した。また，プレドニゾロンは漸減した。 ・シクロホスファミド：200 mg/m², IV ・プレドニゾロン：0.625 mg/kg，PO，q24hr（内服継続）
第30病日	● 全身麻酔下で治療計画用のCT撮影を実施。 ● CT撮影にて病変の大部分が消失していたため，プレドニゾロンをさらに漸減し，放射線療法を開始した後に休薬する方針とした。 ・プレドニゾロン：0.31 mg/kg，PO，q24hr（内服継続）
第42病日 ～第78病日	● 放射線療法：週1回，1回線量6 Gy，6回照射（合計36 Gy） ● 第56病日（3回目照射日），第78病日（6回目照射日）に腹部超音波検査も同時に実施したが，明らかな腎臓への転移は認めなかった。また，第78病日（6回目照射日）のコーンビームCTでは，鼻腔内の病変は消失していた。
第115病日	● 放射線療法終了1カ月後の検診で来院。放射線療法後も鼻腔徴候は改善したままであり，腹部超音波検査で明らかな腎臓への転移は認められなかった。

（次ページに続く）

リンパ腫の診断と治療法

治療の流れ（続き）

経過	内容
第115病日	● 前述のように[*2]，追加で化学療法を実施するかどうかを説明したところ，ドキソルビシン，ニムスチン（ACNU），高用量シクロホスファミドなどを用いた3〜4週に一度の，マイルドな追加治療を希望された。 ・シクロホスファミド：250 mg/m^2，IV
第150病日	● 鼻腔内病変の再発，および腹部超音波検査における明らかな腎臓への転移は認めないが，前回のシクロホスファミド250 mg/m^{2}の投与から2週間後に，好中球数が1,680/μL まで減少していた。 ● ご家族がマイルドな治療を希望されていたことから，さらに骨髄抑制が強いドキソルビシンの投与は難しいと判断した。 ・ニムスチン：25 mg/m^2，IV
第185，216，241，269病日	● シクロホスファミド250 mg/m^2，ニムスチン25 mg/m^{2}を隔月で投与。腹部超音波検査では明らかな腎臓への転移は認められなかった。 ➡ 放射線療法終了後，約6カ月にわたり6回の化学療法を実施し，明らかな転移や再発を認めないため，化学療法を終了とした。
第297，322，353，381病日	● 腹部超音波検査にて明らかな腎臓への転移は認めないが，漿液性鼻汁が時々認められるようになった。腫瘍により鼻甲介が破壊された症例で，腫瘍が寛解した後に生じることがある易感染性鼻炎などが疑われた。短期的な抗菌薬の投与，および生理食塩水の点鼻による鼻汁の排出促進を行った。 ➡ 初診から1年が経過したため，毎月の腹部超音波検査は終了とした。
第481病日	● スケーリングを目的として全身麻酔を実施するため，同時にMRI検査を実施した。鼻腔内に明らかな腫瘍の再発はなく，軽度な鼻汁の貯留がみられた。 ➡ その後，第623病日まで，明らかな再発や転移の徴候はなく経過している。

＊1：本稿「1. 診断時に腫瘍が鼻腔／鼻咽頭に限局している場合」を参照。
＊2：本稿「(2)放射線療法のプロトコールを完遂した後の化学療法」を参照。

考察

　今回紹介した症例は，比較的多く存在する「数年にわたり長期に生存するタイプの鼻腔／鼻咽頭リンパ腫」に該当する。しかしながら，治療開始からおよそ1年以内は，鼻腔内病変が寛解していたとしても腎臓へ遠隔転移する可能性があるため，腹部超音波検査を毎月実施していた。治療開始から1年を経過した時点で明らかな転移／再発を認めなかったため，長期に生存するタイプと考えた。その後は近医にて半年に一度の定期検査を実施しているが，2年近く経過した現在も寛解している。鼻腔の病変は放射線療法実施後に寛解しており，放射線療法後に実施した化学療法の効果についての評価は難しい。

　本症例における治療のポイントは，診断の後，放射線療法を第一選択とする治療を行うにあたり，治療開始までの間にステロイド薬と化学療法を併用した点である。本症例の一般状態の低下は著しくなかったため，生検から病理組織学的診断が決定するまでの1週間は，ステロイド薬のみで治療した。一方，診断時に一般状態が低下している場合で，生検組織のスタンプ標本にて明らかにリンパ腫が疑われるのであれば，同日にL-アスパラギナーゼを投与することもある。本症例のように，診断後に放射線療法を開始するまで時間が空いてしまうことも多いため，放射線療法の麻酔処置に影響がないように，L-アスパラギナーゼやシクロホスファミドなど，副作用が限定的な薬剤を使用することも検討する。

　また，ステロイド薬の継続については，明確な基準は存在しない。本症例では，初診時まで使用されていなかったことから，ステロイド薬単独でも鼻腔徴候に対しての効果が認められたと考えられた。長期にわたりステロイド薬を使用することで効果が乏しくなる可能性があるため，筆者は化学療法の効果が認められたタイミングで漸減し，放射線療法開始時に休薬とした。多くの症例において，1〜2回の放射線療法によって臨床徴候が改善したタイミングでステロイド薬を休薬するようにしている。

　本症例は7歳齢と比較的若く，前述した別の方法

猫のリンパ腫

（放射線療法を数回実施し臨床徴候が改善したら化学療法を1サイクル実施する，本稿「(4)治療の選択」を参照）も選択できた．一方，猫の性格が怖がりであったことから，ご家族の希望で週1回の化学療法を25週にわたり実施することは難しいと考えた．このように猫の鼻腔リンパ腫の治療の選択肢は，様々な条件を加味すると非常に多様であり，症例個々の状態にあわせて十分に検討する必要がある．

参考文献

1) Cox NR, Brawner WR, Powers RD, et al. Tumors of the nose and paranasal sinuses in cats: 32 cases with comparison to a national database (1977-1987). Journal of the American Animal Hospital Association. 1991; 27: 339-347.

2) Ferguson S, Smith KC, Welsh CE, et al. A retrospective study of more than 400 feline nasal biopsy samples in the UK (2006-2013). J Feline Med Surg. 2020; 22(8): 736-743.

3) Madewell BR, Priester WA, Gillette EL, et al. Neoplasms of the nasal passages and paranasal sinuses in domesticated animals as reported by 13 veterinary colleges. Am J Vet Res. 1976; 37(7): 851-856.

4) Allen HS, Broussard J, Noone K. Nasopharyngeal diseases in cats: a retrospective study of 53 cases (1991-1998). J Am Anim Hosp Assoc. 1999; 35(6): 457-461.

5) Demko JL, Cohn LA. Chronic nasal discharge in cats: 75 cases (1993-2004). J Am Vet Med Assoc. 2007; 1; 230(7): 1032-1037.

6) Fujiwara-Igarashi A, Fujimori T, Oka M, et al. Evaluation of outcomes and radiation complications in 65 cats with nasal tumours treated with palliative hypofractionated radiotherapy. Vet J. 2014; 202(3): 455-461.

7) Mukaratirwa S, van der Linde-Sipman JS, Gruys E. Feline nasal and paranasal sinus tumours: clinicopathological study, histomorphological description and diagnostic immunohistochemistry of 123 cases. J Feline Med Surg. 2001; 3(4): 235-245.

8) Wolfesberger B, Skor O, Hammer SE, et al. Does categorisation of lymphoma subtypes according to the World Health Organization classification predict clinical outcome in cats? J Feline Med Surg. 2017; 19(8): 897-906.

9) Kanemoto H, Fujiwara-Igarashi A, Kobayashi T, et al. Retrospective study of feline tracheal mass lesions. J Feline Med Surg. 2023; 25(5): 1098612X231164611.

10) Rodriguez-Piza I, Borrego JF, Treggiari E, et al. Clinical presentation, treatment and outcome in 23 cats with laryngeal or tracheal lymphoma. J Feline Med Surg. 2023; 25(1): 1098612X221143769.

11) Santagostino SF, Mortellaro CM, Boracchi P, et al. Feline upper respiratory tract lymphoma: site, cyto-histology, phenotype, FeLV expression, and prognosis. Vet Pathol. 2015; 52(2): 250-259.

12) Haney SM, Beaver L, Turrel J, et al. Survival analysis of 97 cats with nasal lymphoma: a multi-institutional retrospective study (1986-2006). J Vet Intern Med. 2009; 23(2): 287-294.

13) Little L, Patel R, Goldschmidt M. Nasal and nasopharyngeal lymphoma in cats: 50 cases (1989-2005). Vet Pathol. 2007; 44(6): 885-892.

14) Nakazawa M, Tomiyasu H, Suzuki K, et al. Efficacy of chemotherapy and palliative hypofractionated radiotherapy for cats with nasal lymphoma. J Vet Med Sci. 2021; 83(3): 456-460.

15) Sfiligoi G, Théon AP, Kent MS. Response of nineteen cats with nasal lymphoma to radiation therapy and chemotherapy. Vet Radiol Ultrasound. 2007; 48(4): 388-393.

16) Louwerens M, London CA, Pedersen NC, et al. Feline lymphoma in the post-feline leukemia virus era. J Vet Intern Med. 2005; 19(3): 329-335.

17) Vail DM, Moore AS, Ogilvie GK, et al. Feline lymphoma (145 cases): proliferation indices, cluster of differentiation 3 immunoreactivity, and their association with prognosis in 90 cats. J Vet Intern Med. 1998; 12(5): 349-354.

18) Nagata K, Lamb M, Goldschmidt MH, et al. The usefulness of immunohistochemistry to differentiate between nasal carcinoma and lymphoma in cats: 140 cases (1986-2000). Vet Comp Oncol. 2014; 12(1): 52-57.

19) Meier VS, Beatrice L, Turek M, et al. Outcome and failure patterns of localized sinonasal lymphoma in cats treated with first-line single-modality radiation therapy: A retrospective study. Vet Comp Oncol. 2019; 17(4): 528-536.

20) Henderson SM, Bradley K, Day MJ, et al. Investigation of nasal disease in the cat--a retrospective study of 77 cases. J Feline Med Surg. 2004; 6(4): 245-257.

21) Taylor SS, Goodfellow MR, Browne WJ, et al. Feline extranodal lymphoma: response to chemotherapy and survival in 110 cats. J Small Anim Pract. 2009; 50(11): 584-592.

22) Teske E, van Straten G, van Noort R, et al. Chemotherapy with cyclophosphamide, vincristine, and prednisolone (COP) in cats with malignant lymphoma: new results with an old protocol. J Vet Intern Med. 2002; 16(2): 179-186.

23) Straw RC, Withrow SJ, Gillette EL, et al. Use of radiotherapy for the treatment of intranasal tumors in cats: six cases (1980-1985). J Am Vet Med Assoc. 1986; 189(8): 927-929.

24) Yamazaki H, Wada Y, Tanaka T, et al. Single-modality palliative radiotherapy versus palliative radiotherapy after chemotherapy failure for cats with nasal lymphoma. Vet Radiol Ultrasound. 2022; 63(4): 498-505.

25) Goto S, Iwasaki R, Sakai H, et al. Combined hypofractionated radiotherapy and chemotherapy versus hypofractionated radiotherapy alone for cats with localized sinonasal lymphoma. J Am Anim Hosp Assoc. 2022; 58(5): 254-261.

26) Moore A. Extranodal lymphoma in the cat: prognostic factors and treatment options. J Feline Med Surg. 2013; 15(5): 379-390.

27) Reczynska AI, LaRue SM, Boss MK, et al. Outcome of stereotactic body radiation for treatment of nasal and nasopharyngeal lymphoma in 32 cats. J Vet Intern Med. 2022; 36(2) 733-742.

28) Collette SA, Allstadt SD, Chon EM, et al. Treatment of feline intermediate-to high-grade lymphoma with a modified university of Wisconsin-Madison protocol: 119 cases (2004-2012). Vet Comp Oncol. 2016; 14 Suppl 1(Suppl 1): 136-146.

鼻腔／鼻咽頭リンパ腫の治療

リンパ腫の診断と治療法

犬と猫の消化器型リンパ腫

消化器型高グレードリンパ腫の治療

高橋 雅
鹿児島大学共同獣医学部附属動物病院

定義

消化器型リンパ腫（alimentary lymphoma）は，上部もしくは下部消化管，肝臓，膵臓，さらには腸間膜リンパ節に腫瘍細胞が浸潤することを特徴とするリンパ腫であり，そのほか腹腔内臓器や骨髄に病変が存在するものも含まれる。多中心型リンパ腫が消化管に浸潤したものも消化器型リンパ腫としてみなされることがあるが，一般的には，消化器に病変が限定されているものを指す（体表リンパ節や，胸腔内に病変を有するものは消化器型に含まない）。これらの中でも，胃腸管において最も病変を形成するものは，胃腸管型リンパ腫（gastrointestinal lymphoma）と呼ばれる。

獣医学分野でも，消化器型リンパ腫は医学分野でのDawsonによる消化管原発リンパ腫の古典的な定義（表1）をもとに，歴史的に分けられている。しかし，この定義では，進行期に消化管原発かどうかを区別することができないため，医学分野ではLewinらによる「消化管に主病巣が存在する，あるいは消化器徴候があるもの」を消化管原発リンパ腫と定義するように

なってきているようである[1]。猫では，リンパ腫のうち消化器型リンパ腫が半数以上を占めているのに対して，犬では，リンパ腫のうちわずか5〜7%である。

犬のリンパ腫を細分類するためのいくつかの分類（updated-Kiel分類，WF分類，WHO分類）が報告されており，それぞれの分類に基づいて予後の予測や治療の選択が行われている。人では，消化管原発リンパ腫の中でも，び漫性大細胞型B細胞性リンパ腫は消化管全域に発生しやすく，腸管症型T細胞性リンパ腫はまれではあるが空腸に好発する。これらの細分類は予後や治療法を決定する上で重要とされているが，犬のリンパ腫の分類の多くは，解剖学的な分類と悪性度を関連づけた分類ではない[1]。しかし，犬の未分化大細胞型T細胞性リンパ腫（anaplastic large T-cell lymphoma：ALTCL）は消化管穿孔を生じる可能性が高いという報告[2]などもあり，今後は，消化器型リンパ腫の病理組織学的な細分類が治療の選択や予後の予測に役立つことが期待される。

犬の消化器型高グレードリンパ腫

1. 臨床徴候

消化器型リンパ腫の犬における臨床徴候は，食欲不振，体重減少，嘔吐，下痢，血便などが一般的であり，しばしばその他の消化器疾患との区別が困難である。これらの徴候は急性に発症することもあるが，基本的には慢性経過を呈する。さらに，疾患の進行とともに悪化していく。

表1 人の消化管原発リンパ腫の診断基準
（Dawsonの基準）

- 全身の体表リンパ節，縦隔リンパ節に腫大がない。
- 白血化していない（末梢血中に腫瘍細胞を認めない）。
- 消化管病変が主体で，転移は付属リンパ節に限局している。
- 診断時には肝臓，脾臓への浸潤を認めない。

（文献1をもとに作成）

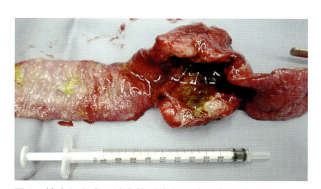

図1 摘出した犬の消化管腫瘤(回腸)の肉眼所見
粘膜の一部が潰瘍および消化管出血を呈していた。病理組織学的検査の結果，大細胞性リンパ腫であった。

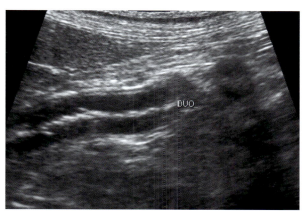

図2 消化器型リンパ腫の十二指腸の超音波検査所見
ミニチュア・ダックスフンド，去勢雄，5歳6カ月齢。慢性消化器徴候を主訴に来院した。超音波検査では，消化管に明らかな異常所見は認められなかった。

2．検査と診断

(1) 身体診察

　身体診察では，腹腔内の腸管腫瘤(図1)を触知できることがあり，そのほかには削痩，腹囲膨満(腹水)，腹部圧痛を認めることがある。血液による検査は非特異的ではあるが，低アルブミン血症が61〜80％の犬でみられる。貧血を呈していることもしばしばあり，まれに高カルシウム血症を認める。

(2) 画像検査(超音波検査)および生検

　画像検査は診断に非常に重要であり，超音波検査では特に「消化管壁の肥厚」「消化管層構造の消失」「付属リンパ節の腫大」に注意する。消化器型リンパ腫の症例に限らないが，腹部超音波検査を実施する目的は病変の検出のみではない。消化管で検出した部位の病変が孤立性なのか，び漫性なのか，さらには胃，十二指腸，空腸，回腸，結直腸なのかを判断する。それにより，次に必要な検査が針吸引生検(FNA)なのか，内視鏡検査なのか，試験開腹なのかを判断することができる。

　また，消化器型リンパ腫の消化管病変は，必ずしも超音波検査で検出できるとは限らないことにも注意が必要である(図2)。犬の消化器型リンパ腫の超音波検査所見に関する回顧的研究でも，26.7％は異常が認められなかったと報告されている[3]。こうしたことから，原因不明の慢性消化器徴候を呈している場合に は，超音波検査で顕著な異常が認められない場合であっても，内視鏡検査などによる生検を検討すべきである。

　病変は肉眼でクリーム色を呈し，様々な硬さの腫瘤を消化管粘膜下に認めることが多い。ただし，粘膜面に腫瘤が突出したり，潰瘍を呈したりすることもある。また，病変は小腸，胃，結腸の順に多いが，複数の部位に病変を呈することもある。適切な生検を選択することができれば，細胞診もしくは病理組織学的検査により診断は可能である(図3)。

3．治療

(1) 治療方針

　消化器型高グレード(高悪性度)リンパ腫の進行は早く，診断時には動物の全身状態が悪いことも多い。積極的な治療を実施する際には，動物の状態やご家族の希望を考慮して決定する。また，まれではあるが，消化管が穿孔や通過障害を起こしている場合には，その部位を切除するという選択肢も考慮すべきである。病変が限局している場合には臨床徴候の改善が期待できるが，癒合不全などの合併症には注意が必要である。しかし，化学療法による治療を選択することがほとんどである。

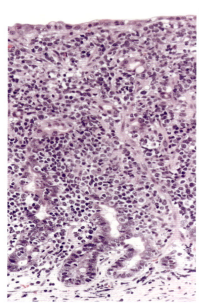
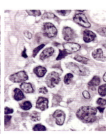
拡大像

図3　消化器型リンパ腫の病理組織像
図2と同一症例。内視鏡検査で十二指腸を生検し，病理組織学的検査を行ったところ，大細胞性リンパ腫と診断された。

（2）化学療法

①多剤併用化学療法

どの薬剤による化学療法が最も治療効果が高いかは明らかではない。これまで犬の消化器型リンパ腫に対して，統一した治療を実施して成績を評価した論文は数えるほどしかない。VELCAP-SC プロトコールと呼ばれる多剤併用化学療法を18例（うち5例は多中心型リンパ腫で消化管に病変を形成したもの）に対して実施した前向き研究がある[4]。このプロトコールは，もともと進行期のリンパ腫もしくはサブステージbのリンパ腫に対して投与されたものであり，「寛解導入療法」（L-アスパラギナーゼ，ビンクリスチン，シクロホスファミド，ドキソルビシンを含む）と，「地固め療法」（メクロレタミン，ロムスチン，プロカルバジンを含む）から構成される。11週までに完全寛解を得ることを目標として，さらにそこから作用機序の異なる薬剤を使用して，残存病変がより減少することを期待したものである。この報告での奏効率は56％，生存期間中央値（MST）は77日（範囲：6〜700日）であった。

ただし，このプロトコールで使用する薬剤の一部は日本では入手することが難しいため，実際の消化器型大細胞性リンパ腫の犬に対しては，（UW-25などの）CHOP プロトコールといった多剤併用化学療法が選択されることも多かった。しかし，ビンクリスチンなどはしばしば骨髄毒性，消化器毒性を経験する薬剤であり，それらの有害事象によって，むしろ予後を悪化させている可能性のある症例も存在していた。そのため，消化器毒性，骨髄毒性が生じる頻度が少ないL-アスパラギナーゼのみを連続的に投与する治療も，2022年に日本から報告されている[5]。その報告では，32例の大細胞性消化器型リンパ腫の症例に対してL-アスパラギナーゼを連続投与することで，無増悪生存期間中央値（PFS）50日（範囲：2〜214日），MST 147日（範囲：2〜482日）の治療成績が得られた。L-アスパラギナーゼの連続投与（投与回数中央値7回〔範囲：1〜30回〕）に関連した有害事象はまれであり，今後はほかの化学療法と併用することで，さらなる治療効果が期待される。

②ロムスチン，ニムスチン

2018年の回顧的研究（多施設）では，第一選択薬としてロムスチン（CCNU）を使用した治療も報告されている[6]。その報告では，14例と症例数は多くなく，MSTは144日と統計学的には有意ではなかったが，同論文内のCHOP／COPプロトコールの治療戦略（MST 60日）と比較して十分に期待できる結果であった。消化器型リンパ腫の多くがT細胞性であることを考慮しても，CCNUによる治療は一定の効果が期待できるかもしれない（CCNUはT細胞性リンパ腫に効果を示すことが多い）。

ただし，CCNUは日本では販売されていないこと，経口薬であるため，消化管に病変がある消化器型リンパ腫では吸収量にばらつきが出てしまう可能性があることを考慮すると，報告は少ないが，同じニトロソウレア系の抗がん剤であり注射薬であるニムスチン（ACNU）も，同様の効果が期待できる可能性がある。消化器型リンパ腫に対する治療の報告ではないが，通常 25 mg/m² で3週間ごとに投与することが多い[7]。消化器毒性はめったにみられないが，投与後7日目に重度の好中球減少症を呈する症例が多いため，

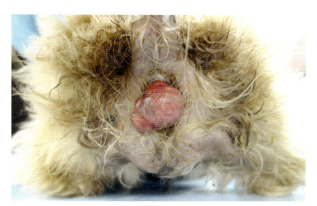

図4 結直腸リンパ腫と診断した犬の肉眼所見
直腸粘膜から発生した腫瘤が，肛門より突出していた。

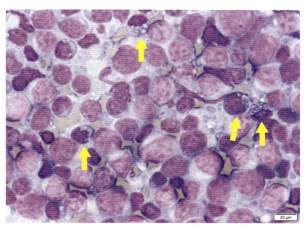

図5 Mott-cellへ分化するリンパ腫と診断された犬の細胞診像
消化管腫瘤の針吸引生検(FNA)，ライトギムザ染色。大型で幼若なリンパ球に混じって，細胞質に空胞を有するMott-cell(矢印)が散見される。

注意が必要である。特に5 kg以下の小型犬では，好中球減少症を起こしやすいので，20 mg/m² 程度から使用する方がよいかもしれない。

4．予後

いずれの治療を選択しても，長期予後は悪い。特に，診断時の下痢，食欲不振，細菌性腹膜炎などが予後不良因子として報告されている[6]。

5．異なる特徴をもつ消化器型高グレードリンパ腫

（1）結直腸原発B細胞性消化器型リンパ腫

これまで2つの回顧的研究において，結直腸に発生した犬の消化器型リンパ腫が，その他の消化器型リンパ腫とは異なる特徴を有する可能性があることが示されている[8,9]。小腸に発生する消化器型リンパ腫は，そのほとんどがT細胞由来であるが，結直腸原発のリンパ腫はB細胞由来が多くを占めていた。これら結直腸のリンパ腫の臨床徴候としては，非特異的な消化器徴候に加えて，排便困難，血便，便の形状変化などを呈していた。直腸粘膜が肛門から突出していることもあった(図4)。いずれの報告でも，化学療法が治療の中心であり，外科的治療など局所治療の有用性は不明であった。また，いずれの報告でも，調査期間中に半数以上の症例が生存していたため，MSTが算出できていないが，2017年の報告では，PFSは1,318日であった[1]。これらの回顧的研究の症例の一部には，小細胞性リンパ腫も含まれていたため注意が必要ではあるが，消化器型高グレードリンパ腫であっても長期生存する可能性があるということを理解しておく必要がある。

（2）Mott-cellへの分化を伴うリンパ腫

Mott-cellとは細胞質に免疫グロブリンを含む小胞(ラッセル小体)を数多くもつ形質細胞の通称であり，免疫グロブリンの産生過剰や分泌異常に関連している。多発性骨髄腫，リンパ腫などの腫瘍性疾患，慢性炎症，自己免疫疾患などの炎症性疾患における出現が報告されている。

近年，Mott-cellへの分化を伴うB細胞性消化器型リンパ腫(図5)に関する症例報告が，国内外問わず複数なされている[10〜12]。日本では特に，若齢のダックスフンドにおける発症の報告が多いが，その他の犬種における報告もみられる。Mott-cellを有する消化器型リンパ腫のミニチュア・ダックスフンド9例(小腸および／または大腸：6例，腸間膜リンパ節：3例)の報告では，発生年齢の中央値が3.1歳齢(範囲：2.0〜9.4歳齢)と若齢での発症が多かった[11]。また，9頭すべてが大細胞性リンパ腫に使用される化学療法プロトコール，またはメルファランやクロラムブシルのようなアルキル化剤で治療されていた。初回化学療法に対

する全奏効率は78％で，PFSは105日であった。これら9例のMSTは240日（範囲：6〜1,513日）であり，Mott-cellを伴わない消化器型高グレードリンパ腫のミニチュア・ダックスフンド29例のMST（57日，$p<0.0491$）よりも有意に延長していた。

猫の消化器型高グレードリンパ腫

　猫のリンパ腫において最も高頻度で遭遇する解剖学的部位は，消化器型リンパ腫である。消化器型リンパ腫に罹患する猫は，高齢（中央値12歳齢）で発症することが多く，性差は特に認められていない。消化器型リンパ腫発症のリスク因子は明らかではないが，猫白血病ウイルス（FeLV）感染は陰性であることが多い[13]。また，ある報告では，タバコの煙への曝露が挙げられている[14]。その報告では，喫煙者がいる環境で5年以上生活することで，消化器型リンパ腫のリスクが3.2倍になるとされている。また，猫免疫不全ウイルス（FIV）感染は，リンパ腫に罹患するリスクを間接的に5倍上昇させると報告されており[15]，それらの中では消化器型リンパ腫が最も多かった。

　消化器型リンパ腫においても，ほかの疾患と同様に，犬と猫では疫学から治療，予後まで多くの点で異なる。それらの違いを踏まえて，猫の消化器型高グレードリンパ腫における臨床徴候，各検査所見の特徴および治療に関して解説する。

1．臨床徴候

　猫の消化器型高グレードリンパ腫では，犬の多中心型リンパ腫のように，診断時に軽微な臨床徴候しか認められない場合は少ない。主訴となる徴候は様々であるが，ほとんどの症例において体重減少，嘔吐，下痢，活動性・食欲の低下，虚弱などの非特異的な徴候を進行性に呈している。

　臨床徴候は消化管に浸潤する腫瘍細胞に起因するものや，周囲組織への浸潤に伴う臓器障害によるもの，免疫力低下や好中球減少症に伴う感染や腫瘍随伴症候群に関係するものなどがある。消化管に浸潤する腫瘍細胞に起因する徴候は病変の部位によって変化する。例えば，直腸に病変が浸潤した際には血便やしぶりを呈する。病変は孤立性に腫瘍性病変を形成することも，び漫性に浸潤することもある。また，消化管穿孔に伴う敗血症や，消化管の通過障害による消化器徴候を呈することもある。腫瘍に随伴した徴候としては，貧血や二次性免疫介在性血小板減少症，発熱，悪液質などがある。腫瘍随伴性高カルシウム血症を起こす頻度は高くないが，多飲多尿などを呈している際には注意が必要である。ただし，消化器型リンパ腫は高齢で発症することが多いため，同時に慢性腎臓病や甲状腺機能亢進症など，ほかの疾患を併発していることもあり，臨床徴候の解釈には注意が必要である。

2．検査と診断

　消化器型高グレードリンパ腫の診断は，低グレード（小細胞性リンパ腫）の診断と比較して難しくはない。多くの症例（＞80％）で腹腔内リンパ節の腫大や消化管腫瘤が認められ，画像検査所見および細胞学的・組織学的所見の組み合わせによって診断可能なことが多いためである。ただし，消化器型リンパ腫と診断した際は，リンパ腫であることを正確に診断するだけではなく，病変の広がり（臨床ステージ）の評価，全身状態の評価，腫瘍随伴症候群の有無，併発疾患の有無などに関する，様々な検査を行う必要がある。

（1）身体診察

　身体診察では，可視粘膜の蒼白，脱水，体重減少がしばしば認められる。なお，体表リンパ節の腫大が認められることはほとんどない。一方，腹腔内の腫瘤や腫大したリンパ節，肥厚した消化管などを触知できることは少なくない。同様に，腫大した肝臓や脾臓を触診で確認できることもある。また，肝臓浸潤に伴う黄疸や，ときに腹水貯留による腹囲膨満を呈することもある。

（2）血液を用いた検査

　消化器型リンパ腫に特異的なCBCの所見はない

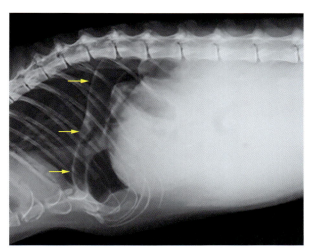

図6 腹腔内の遊離ガス（X線画像）
リンパ腫により消化管穿孔を起こした症例の所見。立位で撮影したところ、横隔膜下にフリーエアーが貯留しているのが確認できる（矢印）。

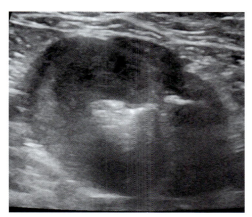

図7 消化管腫瘤の超音波（猫）
消化管壁が肥厚し、層構造は消失していた。細胞診の結果、大顆粒性リンパ球（LGL）リンパ腫であった。

が、貧血と好中球数の増加は多くの症例で認められる。貧血の原因として、慢性炎症に伴う貧血や消化管出血が考えられる。また、化学検査では、低アルブミン血症もしばしば認められる。これはアルブミンの消化管内への漏出や、肝臓での産生の低下によるものなどが考えられる。肝臓や腎臓に腫瘍細胞が浸潤することで、肝酵素上昇、黄疸、高窒素血症などを認めることがある。

（3）画像検査

①X線検査

腹腔内に大きな腫瘤性病変が存在する症例では、X線検査が有用である。一方、腫瘤が検出できるかどうかは、病変の部位や腫瘤の大きさによるところが大きい。また、消化管内のガスや消化管内容物などの所見から、通過障害や狭窄の有無を評価することができる。これらは造影剤を使用したX線撮影によって、位置、大きさ、そして形を評価しやすくなる。

腹水が貯留した症例では、腹腔内臓器のコントラストが低下する。また、消化管穿孔が起こっている場合には遊離ガスが確認できたり（図6）、消化管の外壁がはっきりと確認できるようになったりする。

②超音波検査

消化器型高グレードリンパ腫の診断に利用される画像検査の中で最も有用性が高いのは、超音波検査である。超音波検査では消化管の壁の厚さ、層構造、運動性、内容物などの評価が可能である。猫における正常な胃壁の厚さは3.6 mm以下であり、十二指腸および空腸は2.8 mm以下、回腸は3.2 mm以下、結腸は1.7 mm以下、腸間膜リンパ節は通常5 mm以下の厚さである。

消化管の腫瘍で最も一般的な所見は、胃や小腸壁の肥厚、び漫性層構造の消失、壁のエコー源性の低下、局所の運動性の低下である（図7）。これらの所見は、胃でも腸管でも認められる。これらの壁の変化は、腫瘍細胞や炎症細胞の浸潤、壊死、浮腫、出血などによって起こる。リンパ腫による腫瘤は通常、左右対称性であるが、腺癌や肥満細胞腫では非対称性であることが多い。また、多くの症例で付属リンパ節の腫大が認められる。

超音波検査では、腫瘤の確認だけでなく、合併症の有無も評価すべきである。消化器型リンパ腫では消化管に大きな腫瘤を形成するにもかかわらず、機械性イレウスを起こす頻度は高くはない。しかし、消化器型リンパ腫により腸重積を起こした報告もあるため[16]、注意が必要である。これらの症例では、拡張した腸管内に陥入した消化管が認められる（target sign）。

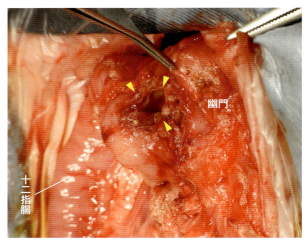

図8　胃の大細胞性リンパ腫の消化管穿孔
雑種猫，去勢雄，9歳4カ月齢。胃壁の肥厚，重度の腹膜炎を呈し来院した。開腹時に幽門に穿孔を認めたため（矢頭），胃の一部を切除した。病理組織学的検査では，B細胞性リンパ腫と診断された。

また，同様に見落としてはならない合併症として消化管穿孔がある（図8）。これは治療開始前・開始後にかかわらず認められることがあるが，人では特に消化管腫瘍が大きい症例や，強力な化学療法，放射線療法を開始したあとに穿孔しやすいとされる。消化管穿孔時に認められる超音波検査所見としては，局所的な脂肪の輝度亢進，腹水，遊離ガスなどが挙げられる。消化器型リンパ腫の症例で腹水貯留が認められた際には，消化管穿孔を念頭に置いて検査すべきである[17]。

（4）内視鏡検査

高グレードリンパ腫でも，超音波検査で病変を確認できないことや，または確認できても，超音波ガイド下FNAを実施できるほど病変が大きくないことがある。このような症例でも，病変が胃～十二指腸，または回盲部～結直腸に存在する場合には，内視鏡検査による組織学的評価が可能である。

内視鏡検査では消化管粘膜の潰瘍，粘膜の不整が認められることが多い。内視鏡下で病変部の生検を行う際には，粘膜下まで採取するため，同じ部位から複数回，組織を採取することもある。また，クレーター状の潰瘍病変の中心部の生検では，壊死組織のみが採取されることがあるため，辺縁部を採取するべきである。

（5）生検

リンパ腫の確定診断のゴールドスタンダードは，病変の外科的摘出による組織学的な評価である。しかし，実際の臨床では，高グレードリンパ腫に関しては細胞診をもとに診断を下し，治療へ進むことも多い。

通常，細胞診サンプルは，超音波ガイド下での経皮的FNAにより採取する。FNAのリスクとしては，腹腔内臓器の穿刺に伴う出血が挙げられる。穿刺前に，血小板数，プロトロンビン時間（PT），活性化部分トロンボプラスチン時間（APTT）を評価し，顕著な異常がないかを確認する。異常が認められる場合には，輸血などの対応を検討することがある。高グレードリンパ腫はFNAでも十分に細胞を採取できることが多いが，中には診断が困難なこともある。その場合は，病変の部位や症例の状態によって，内視鏡検査もしくは試験開腹を検討する。

（6）PARR検査

PARR（PCR for antigen receptor gene rearrangement）検査は，あくまで診断の補助として利用する。つまり，PARR検査の結果は常に，症例の病歴，臨床徴候，細胞診や組織の所見，フローサイトメトリーの結果など，ほかの所見とあわせて解釈すべきである。

猫のT細胞性消化器型リンパ腫におけるPARR検査の検出感度は86％，またB細胞性腫瘍では34～89％と報告されている[18, 19]。炎症性腸疾患（IBD）との鑑別が必要な低グレードリンパ腫（小細胞性）の診断と比較して，高グレードリンパ腫の診断におけるPARR検査の有用性は高くないかもしれない。

3．治療

（1）治療方針

消化器型高グレードリンパ腫と診断された猫は，一般的に状態がよくないため，その治療は積極的な支持療法，栄養療法にはじまり，続けてグルココルチコイドを含めた全身性化学療法が中心となることが多い。支持療法としては，静脈点滴，輸血，栄養療法，抗菌薬や制吐薬の投与などをしばしば行う。栄養療法としては，末梢静脈栄養法，中心静脈栄養法などの静脈栄

養と，経腸栄養を検討する。経腸栄養は動物の状態にあわせて，経口からの食事の補助，鼻・食道カテーテル，食道瘻カテーテル，胃瘻チューブを選択する。ただし，胃にリンパ腫の病変がある症例では，胃瘻チューブを選択すべきではない。

外科的治療は，かつては消化管の閉塞および穿孔が生じている，もしくはそのリスクがある症例で適応とされていた。しかし，消化管腫瘤が孤立性の場合，特に大型の消化管腫瘤を有する症例においては，外科手術により腫瘤を摘出することで，生存期間の延長が期待できるという報告があり[20]，近年は，以前よりも外科手術が取り入れられるようになってきている。

外科的に病変を摘出することのメリットとしては，治療による消化管穿孔のリスクがなくなること，さらには徴候（消化管出血，消化器徴候など）の改善が期待できることなどが挙げられる。デメリットとしては，癒合不全のリスク，手術の侵襲などが挙げられる。また，消化器型リンパ腫の症例において治療中の消化管穿孔を調査した研究では[21]，小さな穿孔は見落とされているかもしれないが，少なくとも17％の症例で消化管穿孔が確認された。しかし残念ながら，その研究では穿孔のリスク因子は不明であった。

（2）化学療法

これまでの猫のリンパ腫の報告が限られているだけでなく，解剖学的な分類もしくは悪性度の細かな分類がなされていないため，詳細な反応率や生存期間に関しては不明である。ただし，猫のリンパ腫はどの解剖学的分類においても，対症療法のみによる生存期間が非常に短く，5日〜2週間程度とされている。また，FeLVに感染していない猫の方がわずかに生存期間が長いようである。

①多剤併用プロトコール（COP，CHOP）

猫のリンパ腫に対する単剤での化学療法は，反応性が低いため推奨されていない。多くの報告は，シクロホスファミド，ビンクリスチン，プレドニゾロン（COP），もしくはそれらにドキソルビシンを加えたCHOPプロトコールを基本とした治療プロトコールである。一方で，いわゆるゴールドスタンダードとなるプロトコールはなく，獣医師によって使い方にばらつきがある。

犬のリンパ腫に対する治療においては，ドキソルビシンが最も重要な薬剤であり，単剤であっても，多剤併用プロトコールに組み込むことで生存期間や寛解率の延長が期待できる。しかし，猫の消化器型リンパ腫においては少し異なる。多剤併用プロトコールの中でもCOPプロトコールがよいか，もしくはドキソルビシンを加えたCHOPプロトコールがよいかという前向き研究は，ほとんど報告されていない。ただし，ある報告では，COP＋ドキソルビシンによる6カ月の治療プロトコールでは，寛解期間の中央値は281日（7症例）であったが，COPのみでは83日（11症例）であった[22]。また，別の報告においては，猫の消化器型リンパ腫に対してドキソルビシンをレスキュープロトコールとしてはじめて投与した場合の反応率は，22％（5/23）と低いものであった[23]。

以上のことから，猫の消化器型高グレードリンパ腫の症例に対しては，ドキソルビシンを含んだ多剤併用プロトコール（CHOP）を利用することが多い（表2)[24]。ビンクリスチンによる消化器毒性が強く出てしまった場合は，代替薬としてビンブラスチンを使用することもある。また，ドキソルビシンは腎毒性が問題になることもあるため，代替薬としてミトキサントロンを使用したCMOPプロトコールも選択肢のひとつである[25]。

後述するように，猫のリンパ腫におけるレスキュー療法の情報は限られている。そのため，多剤併用プロトコールで使用する薬剤のうち，1つの薬剤に抵抗性を示したからといって，すぐにレスキュー療法に変更するのではない。投与した薬剤のいずれにも抵抗性を示すまで，（抵抗性を示した薬剤を1つずつ中止しながら）初期プロトコールを継続するのが肝要であると考えている。

リンパ腫の診断と治療法

表2　多剤併用プロトコール（UW-25）

薬剤		Week

薬剤	0	1	2	3	4	5	6	7	8	9	10	11	12	13	14	15	16	17	18	19	20	21	22	23	24	25
L-asp[*1]	●																									
VCR[*2]		●		●			●		●			●				●				●				●		
CPA[*3]			●					●						●								●				
DOXO[*4]					●					●								●								●
Pred[*5]	●	●	●	●	●	●	●	●	●	●	●	●	●	●	●	●	●	●	●	●	●	●	●	●	●	●

＊1：L-アスパラギナーゼ 400 U/kg，SC または 2500 U/cat，SC
＊2：ビンクリスチン（0.5〜0.7 mg/m^2，IV）またはビンブラスチン（1.5 mg/m^2，IV）
＊3：シクロホスファミド 200〜250 mg/m^2，IV or PO
＊4：ドキソルビシン 1 mg/kg または 25 mg/m^2，IV
＊5：プレドニゾロン 1〜2 mg/kg，PO，q24hr
（文献24をもとに作成）

②レスキュープロトコール

（特に CCNU，ACNU に関して）

　猫の消化器型リンパ腫に対するレスキュープロトコールの論文は，非常に限られている。レスキュー療法に対する考え方は，「犬と猫の多中心型リンパ腫に対するレスキュー療法」の節に詳しくまとめられているので，そちらを参照されたい。また，消化器型リンパ腫におけるレスキュー療法も，考え方は基本的に同様である。

　COP で治療された猫の消化器型リンパ腫において，ドキソルビシンを用いたレスキュープロトコールに奏功したのは23例中5例と報告されている[23]。治療反応が認められた猫の生存期間は14.6カ月であり，反応が認められなかった猫の生存期間は4.3カ月であった。ただし，この報告では23例中10例は低グレードリンパ腫であったため，解釈には注意が必要である。

　また，猫のリンパ腫に対するレスキュー療法として CCNU を投与した報告もある[26]。この報告における39例中16例が小細胞性，3例が中型，17例が大細胞性リンパ腫であった。猫の大細胞性リンパ腫における無病進行期間（CCNU の投与から，病気の進行により治療の変更が必要な期間，もしくは安楽死までの期間）の中央値は，21日であった。そのため，どこまで治療するかは，費用，動物の状態，期待される効果，副作用，ご家族の希望などから総合的に判断すべきである。

　実際には，COP もしくは CHOP ベースプロトコールに抵抗性を示した猫に対するレスキュー療法としては，犬と同様に，CCNU もしくは ACNU が選択されることが多い。これらの薬剤は，治療による消化器毒性が少ないため，第一選択薬として使用されることもある。ただし，前述のように，CCNU は経口薬であるため，胃などに病変が存在する場合は，投与時の嘔吐や吸収量の低下に注意が必要である。組織学的または細胞学的に中細胞／大細胞性消化器型リンパ腫と確認され，第一選択の治療として CCNU を使用した猫32例における回顧的研究では，奏効率は50％（16/32例），PFS は132日（範囲31〜1,450日），全 MST は108日（範囲4〜1,488日）であった[27]。

　また，猫における ACNU の投与量や毒性を詳細まで検討した報告はないため，適切な投与量，投与間隔に関する情報がほとんどない。あくまで経験的ではあるが，犬と比較して好中球減少症が起こる頻度は少ないため，筆者は犬よりも高用量（35〜40 mg/m^2，3週間ごと）で投与を開始している。なお，この用量であっても，短期的な有害事象は多くないため，45〜50 mg/m^2 まで徐々に増量することもある。ただし，長期的な有害事象に関しては不明な点も多いため注意が必要である。学会報告ではあるが，長期的な毒性として ACNU による肺毒性も報告されている。

　猫でしばしば経験する，大顆粒性リンパ球（large

granular lymphocyte：LGL）に由来するリンパ腫（LGLリンパ腫）の場合には，これらCCNUもしくはACNUを第一選択薬として使用することが多いが，その根拠となるデータはこれまでに報告されていない。

（3）放射線療法

　猫のリンパ腫に対する放射線療法の有用性に関する情報はいくつかある。しかし，基本的にその使用は，鼻腔リンパ腫のように腫瘍が限局している症例や，リンパ節腫大があることで呼吸困難などを呈している症例に対して，局所治療としての効果を期待する場合に限られている。

　一方で，猫の消化器型リンパ腫への放射線療法の治療効果に関する報告は2つある[28, 29]。いずれも8例と11例と症例数は少なく，中には低グレードリンパ腫の症例も含まれていたが，多くの症例で病変の縮小効果が得られていた（治療効果を評価できた症例のうち，8/8例，10/11例）。また，有害事象も限定的であったため，今後，放射線療法は，猫の消化器型リンパ腫の治療において，重要な選択肢のひとつとして期待できるかもしれない。

4. 予後

　消化器型リンパ腫の予後に関してはこれまでに様々な報告があるが，悪性度，解剖学的分類，腫瘍細胞の形態学的分類，組織学的分類をもとに細かく調べた報告はない。それでも，予後に関連していると考えられる因子として，治療への反応性および臨床徴候の有無（サブステージa or b）が挙げられており，特に完全寛解が得られるかどうかが重要とされている。

参考文献

1) Desmas I, Burton JH, Post G, et al. Clinical presentation, treatment and outcome in 31 dogs with presumed primary colorectal lymphoma (2001-2013). Vet Comp Oncol. 2017; 15(2): 504-517.

2) Stranahan LW, Whitley D, Thaiwong T, et al. Anaplastic large T-cell lymphoma in the intestine of dogs. Vet Pathol. 2019; 56(6): 878-884.

3) Frances M, Lane AE, Lenard ZM. Sonographic features of gastrointestinal lymphoma in 15 dogs. J Small Anim Pract. 2013; 54(9): 468-474.

4) Rassnick KM, Moore AS, Collister KE, et al. Efficacy of combination chemotherapy for treatment of gastrointestinal lymphoma in dogs. J Vet Intern Med. 2009; 23(2): 317-322.

5) Nakagawa T, Kojima M, Ohno K, et al. Efficacy and adverse events of continuous l-asparaginase administration for canine large cell lymphoma of presumed gastrointestinal origin. Vet Comp Oncol. 2022; 20(1): 102-108.

6) Sogame N, Risbon R, Burgess KE. Intestinal lymphoma in dogs: 84 cases (1997-2012). J Am Vet Med Assoc. 2018; 252(4): 440-447.

7) Takahashi M, Goto-Koshino Y, Fukushima K, et al. Phase I dose-escalation study of nimustine in tumor-bearing dogs. J Vet Med Sci. 2014; 76(6): 895-899.

8) Van den Steen N, Berlato D, Polton G, et al. Rectal lymphoma in 11 dogs: a retrospective study. J Small Anim Pract. 2012; 53(10): 586-591.

9) Desmas I, Burton JH, Post G, et al. Clinical presentation, treatment and outcome in 31 dogs with presumed primary colorectal lymphoma (2001-2013). Vet Comp Oncol. 2017; 15(2): 504-517.

10) Rimpo K, Hirabayashi M, Tanaka A. Lymphoma in Miniature Dachshunds: a retrospective multicenter study of 108 cases (2006-2018) in Japan. J Vet Intern Med. 2022; 36(4): 1390-1397.

11) Ohmi A, Tanaka M, Rinno J, et al. Clinical characteristics and outcomes of Mott cell lymphoma in nine miniature dachshunds. Vet Med Sci. 2023; 9(2): 609-617.

12) Stacy NI, Nabity MB, Hackendahl N, et al. B-cell lymphoma with Mott cell differentiation in two young adult dogs. Vet Clin Pathol. 2009; 38(1): 113-120.

13) Pohlman LM, Higginbotham ML, Welles EG, et al. Immunophenotypic and histologic classification of 50 cases of feline gastrointestinal lymphoma. Vet Pathol. 2009; 46(2): 259-268.

14) Bertone ER, Snyder LA, Moore AS. Environmental tobacco smoke and risk of malignant lymphoma in pet cats. Am J Epidemiol. 2002; 156(3): 268-273.

15) Shelton GH, Grant CK, Cotter SM, et al. Feline immunodeficiency virus and feline leukemia virus infections and their relationships to lymphoid malignancies in cats: a retrospective study (1968-1988). J Acquir Immune Defic Syndr (1988). 1990; 3(6): 623-630.

16) Burkitt JM, Drobatz KJ, Saunders HM, et al. Signalment, history, and outcome of cats with gastrointestinal tract intussusception: 20 cases (1986-2000). J Am Vet Med Assoc. 2009; 234(6): 771-776.

17) Boysen SR, Tidwell AS, Penninck DG. Ultrasonographic findings in dogs and cats with gastrointestinal perforation. Vet Radiol Ultrasound. 2003; 44(5): 556-564.

18) Gress V, Wolfesberger B, Fuchs-Baumgartinger A, et al. Characterization of the T-cell receptor gamma chain gene rearrangements as an adjunct tool in the diagnosis of T-cell lymphomas in the gastrointestinal tract of cats. Res Vet Sci. 2016; 107: 261-266.

19) Welter J, Duckova T, Groiss S, et al. Revisiting lymphocyte clonality testing in feline B-cell lymphoma. Vet Immunol Immunopathol. 2021; 242: 110350.

20) Tidd KS, Durham AC, Brown DC, et al. Outcomes in 40 cats with discrete intermediate- or large-cell gastrointestinal lymphoma masses treated with surgical mass resection (2005-2015). Vet Surg. 2019; 48(7): 1218-1228.

21) Crouse Z, Phillips B, Flory A, et al. Post-chemotherapy perforation in cats with discrete intermediate- or large-cell gastrointestinal lymphoma. J Feline Med Surg. 2018; 20(8): 696-703.

22) Moore AS, Cotter SM, Frimberger AE, et al. A comparison of doxorubicin and COP for maintenance of remission in cats with lymphoma. J Vet Intern Med. 1996; 10(6): 372-375.

23) Oberthaler KT, Mauldin E, McManus PM, et al. Rescue therapy with doxorubicin-based chemotherapy for relapsing or refractory feline lymphoma: a retrospective study of 23 cases. J Feline Med Surg. 2009; 11(4): 259-265.

24) Collette SA, Allstadt SD, Chon EM, et al. Treatment of feline intermediate- to high-grade lymphoma with a modified university of Wisconsin-Madison protocol: 119 cases (2004-2012). Vet Comp Oncol. 2016; 14 Suppl 1(Suppl 1): 136-146.

25) Webster J, McNaught KA, Morris JS. Evaluation of a multiagent chemotherapy protocol combining vincristine, cyclophosphamide, mitoxantrone and prednisolone (CMOP) for treatment of feline intermediate-large cell lymphoma. J Feline Med Surg. 2024; 26(4): 1098612X241234614.

26) Dutelle AL, Bulman-Fleming JC, Lewis CA, et al. Evaluation of lomustine as a rescue agent for cats with resistant lymphoma. J Feline Med Surg. 2012; 14(10): 694-700.

27) Rau SE, Burgess KE. A retrospective evaluation of lomustine (CeeNU) in 32 treatment naïve cats with intermediate to large cell gastrointestinal lymphoma (2006-2013). Vet Comp Oncol. 2017; 15(3): 1019-1028.

28) Parshley DL, Larue SM, Kitchell B, et al. Abdominal irradiation as a rescue therapy for feline gastrointestinal lymphoma: a retrospective study of 11 cats (2001-2008). J Feline Med Surg. 2011; 13(2): 63-68.

29) Williams LE, Pruitt AF, Thrall DE. Chemotherapy followed by abdominal cavity irradiation for feline lymphoblastic lymphoma. Vet Radiol Ultrasound. 2010; 51(6): 681-687.

リンパ腫の診断と治療法

犬と猫の消化器型リンパ腫

消化器型低グレードリンパ腫の治療

金本英之

ER 八王子　動物高度医療救命救急センター　内科・総合診療科

病態生理

消化器型低グレードリンパ腫(低グレード腸管 T 細胞性リンパ腫〔low-grade intestinal T cell lymphoma：LGITL〕)は，猫において確立された疾患概念である。慢性の消化器徴候を呈し，消化管外に原因となる疾患を認めない症例群，いわゆる慢性腸症(chronic enteropathy：CE)の症例のうち，粘膜上皮・粘膜固有層内に成熟した腫瘍性リンパ球の浸潤を認める症例として定義される[1]。慢性腸炎であるリンパ球形質細胞性腸炎(lymphocytic-plasmacytic enteritis：LPE)や高グレードリンパ腫(大細胞性リンパ腫)との鑑別がしばしば問題となることがあり，また LPE から LGITL に移行したり，LGITL から高グレードリンパ腫に進行したりすることもあるとされている[1,2]。一般的には腫瘤を形成せず，主に小腸粘膜にび漫性に浸潤し，慢性の消化器徴候を生じる原因となる。

犬においては，猫ほど疾患概念が確立されているとはいえない部分もあり，また猫と比較するとまれな疾患のようである。消化器型低グレードリンパ腫(LGITL)という名称のほか，小細胞性リンパ腫(small cell lymphoma：SCL)としても報告されていて，用語に関するコンセンサスは取れていない。基本的な疾患の概念は猫と同様であり，小腸粘膜上皮・粘膜固有層内への成熟した腫瘍性リンパ球のび漫性浸潤により，慢性的な消化器徴候を呈することとなるが，一部では腫瘤を形成するという報告がある[3,4]。

本稿では主に，疾患として確立している猫の LGITL を解説する。猫では LGITL が一般的な呼称であるが，犬では疾患の用語が十分に整理されていないため，本稿では猫は LGITL，犬は SCL を呼称とする。

疫学と臨床徴候

猫では高齢での発症が多く，8 歳齢以下での発症はまれであるとされるが，4〜20 歳齢まで幅広い年齢での報告がある。また，去勢雄での発症がやや多いとされている[1]。

臨床徴候としては，長い経過のある慢性的な消化器徴候が主要であり，数カ月〜数年単位で徴候の持続を認めていることが多い。体重減少や活動性低下，食欲不振などの非特異的な徴候が主である。嘔吐も一般的であるが，下痢は頻度としてそれほど多いわけではなく，また便秘を呈する症例もいるようである。なお，食欲不振ではなく，多食が認められることもある。

犬でも，基本的には高齢で認められる疾患であり，去勢雄での発症がやや多いようである。また，やはり長期的な消化器徴候を呈して受診することが多く，平均的には 1〜2 カ月，長ければ 1 年以上の経過の場合がある[3,4]。

検査と診断

1. 診断アプローチ

LGITL は，シグナルメントと臨床徴候から疑診される。様々な検査により鑑別疾患リストから除外をしていくことで，診断を進めていく。猫での鑑別診断としては，高齢で多く認められ，慢性の非特異的な徴候を呈する疾患が含まれる(表1)。犬では，下痢を主体とする慢性の消化器徴候を呈することが多い。主要な鑑別疾患としては，大細胞性リンパ腫や，食事反応性腸症・腸炎，リンパ管拡張症を含む慢性腸症・蛋白喪

表1 猫の消化器型低グレードリンパ腫の主な鑑別診断

- 慢性腎臓病
- 甲状腺機能亢進症
- 糖尿病
- 膵炎
- 胆嚢炎／胆管炎
- 腸炎
- 消化器型高グレードリンパ腫
- その他の腫瘍性疾患
- 炎症性腫瘤

失性腸症などのび漫性腸疾患があり，猫とは異なる。これらを鑑別・除外するためには，稟告の聴取に加え，身体診察，血液による検査，腹部超音波検査，胸・腹部Ｘ線検査，尿検査などのスクリーニング検査が必要となる(図1)。検査の主な目的は除外診断であり，はじめからLGITLを「狙って」検査を進めることはほとんどなく，またそのようなアプローチは，より一般的な他疾患を見逃してしまったり，十分な所見を得られなかったりすることなどから，よいアプローチとはいえない。

2．検査所見

LGITLでは特徴的・特異的な検査所見があるわけではないが，いくつかの所見を認めることがある。身体診察では，消化器徴候による脱水や貧血，体重減少による削痩を認めることがある。血液による検査では貧血，白血球増多，低アルブミン血症，肝酵素高値，膵特異的リパーゼ(fPL, cPL)高値などを認めることが多いとされる[1]。しかし，これらは前述した様々な鑑別疾患においても同様に認められることが多く，所見の有用性は高くない。

血中コバラミン濃度は，主に回腸病変のマーカーとして使用することのできる検査項目である(図2)。LGITLに限らず，慢性腸炎を含めたび漫性腸疾患のマーカーとして一定の有用性がある[5〜8]。さらに，後述するように，コバラミン投与により臨床徴候の改善

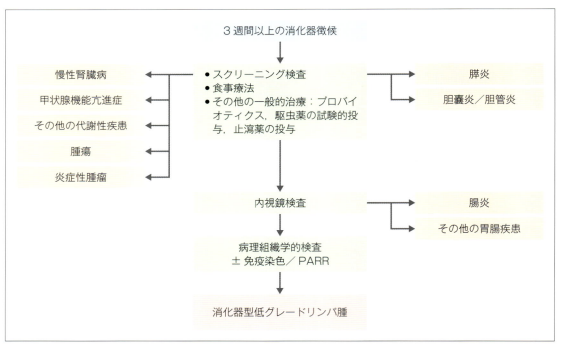

図1 猫の消化器型低グレードリンパ腫(LGITL)の診断フロー
慢性の消化器徴候を呈する猫では，表1のような疾患を念頭に十分なスクリーニング(身体診察，問診，各種検査)を実施する。これらの検査によって他疾患が認められず，また食事療法や下痢に対する一般的な治療を行っても改善が認められない場合には，LGITLを念頭に内視鏡検査による腸粘膜生検の実施を考慮する。
PARR：リンパ球クローナリティ検査

（1）超音波検査

　腹部超音波検査では，び漫性腸疾患を示唆するいくつかの所見を得られることがある。小腸のび漫性の筋層肥厚は，LGITL，腸炎などのび漫性腸疾患でよく認められる所見である[9,10]（図3）。粘膜固有層でなく筋層が肥厚していることから，筋層自体に疾患の本体があるものと誤解されることがあるが，実際には筋層の肥厚は反応性のものであり，病変はあくまで粘膜固有層が主体である。したがって，顕著な筋層肥厚が認められるからといって，筋層にアプローチするために筋層の細胞診を行ったり，開腹生検の適応と判断したり

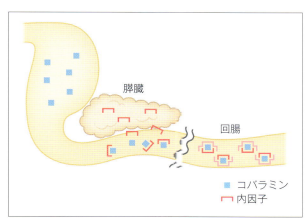

図2　コバラミン
コバラミンは膵臓から分泌される内因子と結合し，回腸において吸収される。回腸病変が存在すると，コバラミンの吸収が適切に行われず，低コバラミン血症を起こす。

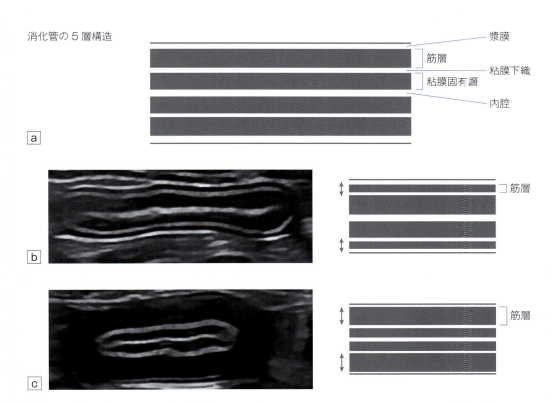

図3　小腸のび漫性の筋層肥厚
a：超音波検査における小腸の構造。内腔を中心に，低エコーの粘膜固有層，高エコーの粘膜下織，低エコーの筋層，高エコーの漿膜がそれぞれ確認される。
b：正常な猫の小腸。低エコーのうち，腸壁の大部分を内側の粘膜固有層が占め，外側の筋層にあたる部分は粘膜固有層とくらべると薄い。
c：消化器型低グレードリンパ腫（LGITL）の猫の小腸。腸壁のうち外側の低エコーの占める割合が大きく，相対的に粘膜固有層の占める割合が減っている。本文中に述べているように，疾患の主体は粘膜部分にあることが多いことに注意が必要である。

リンパ腫の診断と治療法

表2 猫の消化器型低グレードリンパ腫（LGITL）と腸炎の空腸リンパ節の超音波検査所見の比較

所見	LGITL	腸炎
厚み	6.7 mm （2.9～12.0）	4.2 mm （1.8～8.8）
球状	85%	6%
低エコー	65%	12%
周囲脂肪が高エコー	70%	18%

（文献11をもとに作成）

表3 全層生検と内視鏡生検の比較

項目	全層生検	内視鏡生検
空腸の生検	○	△
生検サンプル数	少ない	多い
粘膜の評価	×	○
侵襲性	高い	低い

（文献1をもとに作成）

することは基本的に誤りである。また，この所見はLGITLに特異的なものではなく，猫では慢性腸炎においても認められ，犬ではむしろ腸炎の一般的な所見である可能性がある。空腸リンパ節など腹腔内のリンパ節腫大を認めることがあるが，高グレードのリンパ腫と比較して，その腫大は軽度である。ただし，腸炎と比較した場合，LGITLにおいてはより腫大が顕著であり，球状であることが多く，より低エコーで，周囲脂肪とのコントラストも明瞭であることが多い（表2）[11]。

（2）細胞診および生検

LGITLの病態は成熟した腫瘍性リンパ球の増殖であるため，高グレードリンパ腫と異なり，基本的に細胞診で診断することはできない。リンパ節腫大があることから，これに対して穿刺生検（FNB）や細胞診を行うことがあるが，その症例がLGITLである場合，診断することは困難であり，診断には小腸粘膜の病理組織学的検査が必須である。

生検方法としては内視鏡生検が一般的であり，LGITLを疑っている場合には開腹生検（全層生検）の有用性は限定的である（表3）[1]。消化管内視鏡検査は正しく行う必要があり，熟練した検査者が必要十分なサンプルを採取することで，その意義は最大化される。サンプルは各部位（特に十二指腸と回腸）において，6～10個程度の良質なサンプルが必要とされている[1]。回腸サンプルの採材に関しては議論のあるところでもあり[12,13]，ごくまれに回腸への挿入が困難である症例も存在するが，消化管内視鏡下粘膜生検を実施

する場合には，検査感度を上げるために，できる限り回腸を生検すべきである[1]。

採取したサンプルは，主に病理組織学的検査に提出する。そのほかには，押捺標本を用いて細胞診を行ったり，リンパ球クローナリティ検査（PCR for antigen receptor rearrangement：PARR）に提出したり，病理組織標本を用いた免疫染色（immunohistochemistry：IHC）を実施したりする。ただし，診断のゴールドスタンダードは病理組織学的検査であり，PARRやIHCはあくまで補助的な検査として，また細胞診は迅速診断ツールとして用いるべきである[1,14,15]。さらにいえば，健常猫の小腸粘膜を採材し，病理組織学的検査，PARR，IHCなどを行うと，病理組織学的に慢性腸炎やLGITLと診断されることがあると報告されている[14]。内視鏡検査やそれによって得られるサンプルを用いたこれらの検査については，あくまでシグナルメントや臨床徴候，各種検査により，LGITLや腸炎が疑われる症例に対して行うべきであり，単に消化器徴候を呈しているから，あるいは単一の検査がLGITLに矛盾しないから，という理由で行うべきではない。

▶ 治療

1．外科的治療

猫のLGITLや犬のSCLは，基本的には内科的治療の対象となり，外科的治療の対象となる場合は限られている。外科的治療の対象としては，孤立性・限局性

犬と猫の消化器型リンパ腫

表4 猫の消化器型低グレードリンパ腫（LGITL）治療に関する知見

母集団	初期治療			
著者・年	Lingard, 2009[17]	Pope, 2015[18]	Kiselow, 2008[6]	Stein, 2010[19]
症例数	12	56	41	28
薬剤	クロラムブシル	クロラムブシル	クロラムブシル	クロラムブシル
用量	$15 mg/m^2$，3週間で4回	−	2 mg/head，eod～etd	$20 mg/m^2$，PO，2週間に1回
プレドニゾロン	3 mg/kg/日	−	5 mg/cat，sid～bid	様々
治療期間 投与回数	−	1年以上	不明	中央値23回
反応率（%）	66	−	56（CR） 39（PR）	96
寛解期間 中央値（日）	567	861	−	786
生存期間中央値（日）	不明	1,317	706	不明
副作用	軽度の消化器毒性2例 軽度の血液毒性2例	−	−	軽度の血液毒性3例

母集団	レスキュー療法		
著者・年	Stein, 2010[19]	Kim, 2021[16]	Lingard, 2009[17]
症例数	7	20	2
薬剤	シクロホスファミド	シクロホスファミド	CHOP
用量	$200～250 mg/m^2×2$日，PO，2週間に1回	$161～282 mg/m^2$，PO，2週間に1回	−
プレドニゾロン	−	1～2 mg/kg/日	−
治療期間 投与回数	−	13回	−
反応率（%）	100	90	100
寛解期間 中央値（日）	−	239	−
生存期間中央値（日）	−	1,056	−
副作用	−	用量減量2例	−

CR：完全寛解，PR：部分寛解

の病変を認める場合である。しかし，そもそもこのような症例においては，非侵襲的な方法で低グレードリンパ腫の診断がついていることはまれであり，切除して診断されることがほとんどであるため，低グレードリンパ腫であるからという理由で切除に望むことはほとんどない。そして，このような状況の場合には，切除後の化学療法を検討することになるが，病態としてはまれであり，後述する一般的なLGITLやSCLに準じた化学療法を参考にすることとなる。

2．内科的治療

　猫のLGITLは，以前より疾患概念が確立されていて，一定の症例数を集積した治療に関する知見が複数の論文で報告されている（表4）[6, 16~19]。プレドニゾロン，クロラムブシルを用いた方法が最も一般的な治療方法であり，多くの症例で良好な治療反応性が期待できるとされる。プレドニゾロンの投与量やクロラムブシルの投与方法にはいくつかのバリエーションがあり，クロラムブシルでは数日おきに1錠（2 mg）投与する方

消化器型低グレードリンパ腫の治療

リンパ腫の診断と治療法

表5 CIBDAI と CCECAI

徴候	CIBDAI	CCECAI
活動性低下	0（軽度）〜3（重度）	
食欲不振	0（軽度）〜3（重度）	
嘔吐	0（なし），1（1回/週），2（2〜3回/週），3（3回/週）	
便の性状	0（正常），1（軽度軟便），2（重度軟便），3（水様性）	
便の回数	0（1回/日），1（2〜3回/日，血便・粘液便），2（4〜5回/日），3（5回以上/日）	
体重減少	0（なし），1（<5%），2（5〜10%），3（>10%）	
アルブミン		0（2.0以上），1（1.5〜1.9），2（1.2〜1.4），3（<1.2）
腹水／浮腫		0（軽度）〜3（重度）
掻痒		0（軽度）〜3（重度）

犬炎症性腸疾患活動性指標（CIBDAI）と犬慢性腸症活動性指標（CCECAI）の評価方法。それぞれ該当する項目の数値を合計して評価する。合計スコアが0〜3は臨床的に重要でない，4〜5は軽症，6〜8は中等症，9〜11は重症，12以上（CCECAIのみ）は超重症と評価される。
（文献20をもとに作成）

法と，数週間に一度まとめて投与する方法がある。治療効果や副作用に関して，投与方法による違いは明らかでなく，いずれにおいても高い奏功率が報告されている。ただし，後者の投与方法では，自宅で抗がん剤を扱わないでよい，というメリットがある。

犬においては，少数ながら治療について調査された研究があり[3,4]，クロラムブシルやその他のアルキル化剤が用いられることが多い。

全身状態にもよるが，基本的には慢性経過の症例が多く通院での治療となるが，初期に状態が悪かったり，ほかの疾患を併発しているような場合には，当初から入院治療を行うこともある。化学療法剤を用いた治療となるため，排泄物の取り扱いには注意し，ご家族にも，人やほかの動物が排泄物に曝露しないように気をつけてもらうよう指導すべきである。

（1）治療反応性の評価

LGITL は高グレードリンパ腫やほかの腫瘍などと異なり，病変は計測可能な腫瘤を形成しているわけではない。そのため，治療反応性の評価は，客観的な腫瘍サイズ測定による評価が不可能であり，臨床徴候や検査所見をもとにした総合的・主観的な判断によって行うことが多い。ただし，体重は客観的な治療効果の指標になりうる。その他の臨床徴候についても，でき

る限り定量的に聴取して記録をとることで，客観的な判断の材料とすることができる。食欲，食事摂取量，活動性，嘔吐の頻度，便の回数や性状などが指標となり，腸炎で用いられる犬炎症性腸疾患活動性指標（CIBDAI）や犬／猫慢性腸症活動性指標（CCECAI／FCEAI）などが参考となる（表5）[20]。一方で，これらの臨床徴候は同時に薬剤投与の副作用によっても起きうるために，治療効果の判定と副作用の評価を完全に切り分けて行うことは困難である。

（2）副作用

副作用については，長期的なグルココルチコイド製剤およびアルキル化剤のそれぞれについて留意する必要がある。前者では，易感染性や肝障害，糖尿病，医原性副腎皮質機能亢進症，消化器徴候に注意する。後者では，骨髄抑制が最も注意すべき副作用である。定期的に全血球計算（CBC）を行い，結果によっては投与量や投与回数の調整が必要な場合がある。

モニタリングの頻度や内容に関するコンセンサスがあるわけではないが，少なくとも治療開始当初は1〜2週間ごとにモニターする必要があり，その後も，最低でも数カ月に1回はモニターする必要があるとされている。好中球減少症が明らかとなった場合には，薬剤の休薬もしくは減量を行うこととなる。休薬などに

より好中球数の回復が認められることがある一方，このようなリスクのある薬剤の長期的な投与による骨髄抑制は，不可逆的になってしまうこともある。また，猫では続発性のファンコーニ症候群や肝障害も報告されている[18,21]。

（3）治療奏功後の対応

治療が奏功した場合に，何をもって寛解とするのか，いつまで治療を継続するのか，また薬剤を減量していく場合にどの薬剤をどのように減薬していくのか，などに関するコンセンサスは得られていない。前述のように，治療反応性は臨床徴候を主体に判断し，検査所見は補助的に判断の材料にすることが一般的である。体重減少が回復し，消化器徴候が消失している状態であれば，臨床的に寛解と判断できる。例えば，寛解を判断するために消化管粘膜の再生検を実施する，といったことは一般的な方法ではない。

治療の継続期間に関しては文献的にも様々であり，猫における報告では半年～1年程度継続した後に休薬している場合が多い。なお，治療継続期間とその後の再発との関連については不明である。また，減薬・休薬については，プレドニゾロンを漸減して休薬することが比較的一般的であり，クロラムブシルは一定期間（1年程度）投与した後に休薬する，という場合が多いようである[6,16～19]。

（4）その他の治療

治療反応性が不十分であったり，耐性が認められるようになった場合には，レスキュー療法を検討する。猫における一般的なレスキュー療法はシクロホスファミドの投与であり，良好な反応性が報告されている[16,19]。その他の選択肢としては，ロムスチン（CCNU），COP，L-アスパラギナーゼなどがある[16,18]。

猫のLGITLや犬のSCLについて，長期的な治療や経過をみていく中で，ある程度の割合で別の腫瘍や高グレードリンパ腫を発症することがあるとされる。元のリンパ腫や，それに対する化学療法が，これらの腫瘍の発生に関与している可能性が指摘されているが[2,4]，因果関係は明確ではない。また，低グレードリンパ腫の治療後に高グレードリンパ腫を発症した猫では，その予後は悪く，化学療法による治療反応性も悪いようである。臨床的には，LGITLの治療中に突然，全身状態が悪化した際には，単に元の腫瘍が耐性をもったという判断をせずに，非腫瘍性疾患を含めて他疾患について十分に検索する必要があるといえる。

（5）予後

猫のLGITLでは，前述の内科的治療を行うことで，良好な予後が期待できるとされており，完全寛解は56～100％，部分寛解とあわせるとほとんどの症例で寛解が報告されている[6,16～19]。寛解後は，前述のように一定期間の治療の後，休薬することが多いが，再発も多いようである。再発が疑われる際にはスクリーニング検査を実施し，他疾患を除外したり，場合によっては消化管内視鏡検査を再度行い診断を確認した上で，プレドニゾロン・クロラムブシルを用いた再寛解導入を行うことが一般的であろう。

実際の症例 1

初診時の所見

項目	内容
シグナルメント	フレンチ・ブルドッグ，7歳1カ月齢，去勢雄 室内飼育，各種予防済(フィラリア，ノミ・ダニ，5種混合ワクチン，狂犬病ワクチン)
主訴	急性の食欲低下，嘔吐
既往歴	椎間板ヘルニア，短頭種気道症候群
現病歴	3日前から食欲が低下し，昨日は食欲はあったが嘔吐してしまったとのことで，かかりつけ医を受診した。血液化学検査にて肝酵素，ビリルビンの高値を認め，精査のため紹介受診した。
稟告	●1週間前から尿が濃い印象があるとのこと。 ●1カ月前から2日に1回程度の頻度で嘔吐が続いているとのこと。 ●便は良好。
身体診察	●意識清明で活動性の低下は明らかでなかった。 ●ストライダーを認めたが，その他の顕著な異常は認められなかった。
血液の検査(表)	重度の肝酵素高値，軽度の高ビリルビン血症，軽度のC反応性蛋白(CRP)高値
腹部超音波検査(図) CT検査	●総胆管が直径1cm程度に拡張していたが，明らかな閉塞物は認められなかった(図a)。 ●総胆管開口部付近の十二指腸の層構造が不整で，全層性の肥厚を認めた(図b，c)。
内視鏡検査(図)	十二指腸の粘膜の肥厚と発赤を認めた(図d)。
細胞診(図)	病変のFNB材料を用いた細胞診では，均一な小型〜中型リンパ球を多数認めた(図e)。
病理組織学的検査(図)	絨毛の顕著な短縮と，粘膜固有層への顕著な小型リンパ球浸潤を認めた(図f)。

症例1の初診時の血液の検査所見

Ht	54.8 %	CRP	1.6 mg/dL
WBC	8,800 /μL	Na	144 mmol/L
Plt	291,000 /μL	K	4.2 mmol/L
		Cl	108 mmol/L
ALT	3,741 U/L	P	3.7 mg/dL
ALP	917 U/L	Ca	10.7 mg/dL
AST	163 U/L		
GGT	141 U/L	PT	7.8 s
BUN	12.7 mg/dL	APTT	22.4 s
CRE	0.77 mg/dL	Fib	221 mg/dL
CK	186 U/L		
TP	6.2 g/dL		
ALB	3.1 g/dL		
GLU	104 mg/dL		
NH_3	37 U/dL		
T-Bil	0.9 mg/dL		
TCho	406 mg/dL		

診断および経過

検査結果よりSCLと診断し，プレドニゾロンとクロラムブシルによる内服治療を行った。以降，徴候は改善し，食欲はやや亢進した状態となり，嘔吐は消失した。徴候の改善に伴い，肝酵素やビリルビン，CRPなども改善が認められたが，総胆管の軽度の拡張と，十二指腸の肥厚性病変は残存した。

治療開始から1カ月程度で，プレドニゾロン・クロラムブシルの減量を行ったが，これにより嘔吐や食欲不振などの徴候の再発や，肝酵素の再上昇などを認めた。以降は，クロラムブシルを2 mg/head，eod (3.8 mg/m^2)，プレドニゾロンを5 mg/head，eod (0.4 mg/kg)とし，治療を継続した。

診断後9カ月経った現在まで経過は良好で，肥厚病変は観察されないが，総胆管拡張は継続して認められている状況である。

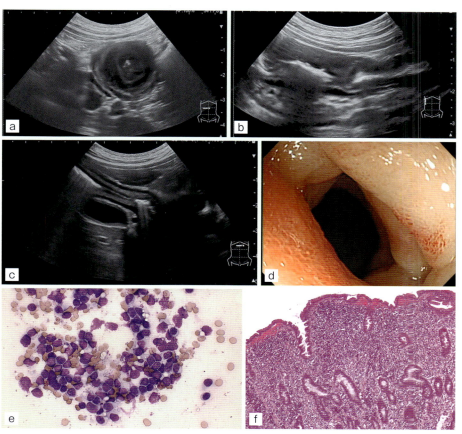

症例1でみられた所見

a〜c：腹部超音波検査，d：内視鏡検査，e：細胞診，f：病理組織学的検査

考察

本症例では胆管の不完全閉塞を認め，閉塞の原因は総胆管開口部の十二指腸に限局した肥厚性病変と考えられた。細胞診および内視鏡下粘膜生検からSCLと診断し，加療により良好な経過をたどった。

犬の消化器型SCLは猫とくらべると少なく，また本症例のように，限局性の病変を形成することはまれであるが，一部の症例ではこのような臨床像を呈することがある。細胞診では，均一な小型〜中型リンパ球が採取されたためにリンパ腫の疑いをもつことができたが，確定診断には病理組織学的検査が必要となる。本症例は粘膜病変を認めたために内視鏡下粘膜生検で診断することができたが，そうではない場合，確定診断には，試験開腹による採材が必要になっていた可能性がある。

治療の継続期間については，肥厚性病変が残存している状態では薬剤の減量により比較的短時間で徴候が再発したことから，長期的な投薬治療を行った。7カ月目の時点では，肥厚病変は残存していたが，9カ月目の時点で病変は消失していると判断されたため，今後は再度薬剤の減量・休薬を検討すべき状況である。

総胆管拡張については，肥厚病変の改善後も持続して認められた。文献的な裏付けがなく経験的な話にとどまるが，このような，総胆管の閉塞が解除された後に胆管拡張を認める症例をしばしば経験する。肝酵素やビリルビンの上昇を認めなければ，病状は安定していると判断してよいと思われる。

リンパ腫の診断と治療法

実際の症例 2

初診時の所見

項目	内容
シグナルメント	メインクーン，14歳7カ月齢，去勢雄 室内飼育（若齢時に一度だけ脱走），猫1頭同居，3種混合ワクチン接種済
主訴	嘔吐
現病歴	2カ月前から毎日嘔吐が認められたとのことで，かかりつけ医を受診した。加療に反応して嘔吐は改善したものの，検査で腹腔内のリンパ節の腫大や胃壁の肥厚，体表リンパ節の腫大などが認められたとのことで，精査のために紹介受診した。
稟告	●意識清明で活動性もあるものの，いつもとくらべると，やや元気がないとのことであった。 ●食事も9割程度の摂取量とのことであった。 ●便は良好。 ●モサプリドの投与により，嘔吐はいったんは治まっているとのことであった。 ●体重は発症前の5.3kgから4.5kgへと，15%程度の減少を認めていたが，削痩は認められなかった。
身体診察	左右の下顎・膝窩リンパ節が軽度に腫大していた。
血液の検査 X線検査	著変なし
腹部超音波検査	脾臓の腫大，および膵十二指腸リンパ節，胃リンパ節の軽度の腫大を認めた。
消化管内視鏡検査	肉眼的には異常を認めなかった。
病理組織学的検査	消化管粘膜生検サンプルを用いた検査では，絨毛の短縮と，粘膜固有層内の顕著な小型リンパ球浸潤を認めた。
PARR検査	十二指腸，回腸において，$TCR\gamma$遺伝子のオリゴクローナルな再構成，およびIgH，IgLのモノクローナルな再構成を認めた。
細胞診	体表リンパ節のFNBサンプルを用いた検査では，反応性過形成を認めた。

診断および経過

　小腸のLGITLと診断し，クロラムブシル（2 mg/head，eod），プレドニゾロン（5 mg/head，sid〔1 mg/kg〕）の投与を開始した。治療開始後2週間程度で徴候は消失し，体重も増加に転じた。以降は，かかりつけ医で治療を継続することとなった。

考察

　本症例は慢性的な消化器徴候を認め，消化管内視鏡生検および病理組織学的検査によりLGITLと診断し，加療により良化を認めた。

　腹部超音波検査や消化管内視鏡検査による肉眼的な評価では，小腸自体には顕著な異常を認めなかったが，これらの検査で異常がなくてもLGITLは除外できない。また，腹腔内のリンパ節腫大を認めたが，比較的軽度な腫大であり，高グレードリンパ腫よりLGITLや慢性腸炎が疑われる所見であった。体表リンパ節の腫大は，LGITLで一般的に認められる所見ではないため，本症例はこの点では非典型的であった。

参考文献

1) Marsilio S, Freiche V, Johnson E, et al. ACVIM consensus statement guidelines on diagnosing and distinguishing low-grade neoplastic from inflammatory lymphocytic chronic enteropathies in cats. J Vet Intern Med. 2023; 37(3): 794-816.

2) Wright KZ, Hohenhaus AE, Verrilli AM, et al. Feline large-cell lymphoma following previous treatment for small-cell gastrointestinal lymphoma: incidence, clinical signs, clinicopathologic data, treatment of a secondary malignancy, response and survival. J Feline Med Surg. 2019; 21(4): 353-362.

3) Lane J, Price J, Moore A, et al. Low-grade gastrointestinal lymphoma in dogs: 20 cases (2010 to 2016). J Small Anim Pract. 2018; 59(3): 147-153.

4) Couto KM, Moore PF, Zwingenberger AL, et al. Clinical characteristics and outcome in dogs with small cell T-cell intestinal lymphoma. Vet Comp Oncol. 2018; 16(3): 337-343.

5) Ruaux CG, Steiner JM, Williams DA. Early biochemical and clinical responses to cobalamin supplementation in cats with signs of gastrointestinal disease and severe hypocobalaminemia. J Vet Intern Med. 2005; 19(2): 155-160.

6) Kiselow MA, Rassnick KM, McDonough SP, et al. Outcome of cats with low-grade lymphocytic lymphoma: 41 cases (1995-2005). J Am Vet Med Assoc. 2008; 232(3): 405-410.

7) Jugan MC, August JR. Serum cobalamin concentrations and small intestinal ultrasound changes in 75 cats with clinical signs of gastrointestinal disease: a retrospective study. J Feline Med Surg. 2017; 19(1): 48-56.

8) Simpson KW, Fyfe J, Cornetta A, et al. Subnormal concentrations of serum cobalamin (vitamin B_{12}) in cats with gastrointestinal disease. J Vet Intern Med. 2001; 15(1): 26-32.

9) Collins-Webb AG, Chong D, Cooley SD. Ultrasonographic intestinal muscularis thickening in dogs with histologically confirmed inflammatory bowel disease: 13 cases (2010-2021). Vet Radiol Ultrasound. 2023; 64(2): 345-350.

10) Zwingenberger AL, Marks SL, Baker TW, et al. Ultrasonographic evaluation of the muscularis propria in cats with diffuse small intestinal lymphoma or inflammatory bowel disease. J Vet Intern Med. 2010; 24(2): 289-292.

11) Freiche V, Fages J, Paulin MV, et al. Clinical, laboratory and ultrasonographic findings differentiating low-grade intestinal T-cell lymphoma from lymphoplasmacytic enteritis in cats. J Vet Intern Med. 2021; 35(6): 2685-2696.

12) Scott KD, Zoran DL, Mansell J, et al. Utility of endoscopic biopsies of the duodenum and ileum for diagnosis of inflammatory bowel disease and small cell lymphoma in cats. J Vet Intern Med. 2011; 25(6): 1253-1257.

13) Chow B, Hill SL, Richter KP, et al. Comprehensive comparison of upper and lower endoscopic small intestinal biopsy in cats with chronic enteropathy. J Vet Intern Med. 2021; 35(1): 190-198.

14) Marsilio S, Ackermann MR, Lidbury JA, et al. Results of histopathology, immunohistochemistry, and molecular clonality testing of small intestinal biopsy specimens from clinically healthy client-owned cats. J Vet Intern Med. 2019; 33(2): 551-558.

15) Maeda S, Tsuboi M, Sakai K, et al. Endoscopic cytology for the diagnosis of chronic enteritis and intestinal lymphoma in dogs. Vet Pathol. 2017; 54(4): 595-604.

16) Kim C, Wouda RM, Borrego J, et al. Cyclophosphamide rescue therapy for relapsed low-grade alimentary lymphoma after chlorambucil treatment in cats. J Feline Med Surg. 2021; 23(10): 976-986.

17) Lingard AE, Briscoe K, Beatty JA, et al. Low-grade alimentary lymphoma: clinicopathological findings and response to treatment in 17 cases. J Feline Med Surg. 2009; 11(8): 692-700.

18) Pope KV, Tun AE, McNeill CJ, et al. Outcome and toxicity assessment of feline small cell lymphoma: 56 cases (2000-2010). Vet Med Sci. 2015; 1(2): 51-62.

19) Stein TJ, Pellin M, Steinberg H, et al. Treatment of feline gastrointestinal small-cell lymphoma with chlorambucil and glucocorticoids. J Am Anim Hosp Assoc. 2010; 46(6): 413-417.

20) Allenspach K, Wieland B, Gröne A, et al. Chronic enteropathies in dogs: evaluation of risk factors for negative outcome. J Vet Intern Med. 2007; 21(4): 700-708.

21) Reinert NC, Feldman DG. Acquired Fanconi syndrome in four cats treated with chlorambucil. J Feline Med Surg. 2016; 18(12): 1034-1040.

リンパ腫の診断と治療法

リンパ腫のより高度な治療法

犬と猫の多中心型リンパ腫に対するレスキュー療法

細谷謙次
北海道大学動物医療センター　総合腫瘍科

はじめに

　腫瘍の化学療法において，第一選択とされる標準的プロトコールが無効となった際に用いられるプロトコールを「レスキュープロトコール」と呼ぶ。犬や猫のリンパ腫の治療において，通常のプロトコールに反応を示さなくなったリンパ腫に用いられるものであるが，レスキュープロトコールによって大幅な延命がもたらされることは少ない。しかしながら，伴侶動物の治療においては，わずかな可能性に期待を託してご家族からレスキュー療法を依頼されることは多い。その際，レスキュープロトコールの治療成績および有害事象に熟知し，正確に説明および治療をできることは，主治医となる獣医師に課せられた最低限の責務である。リンパ腫に罹患した犬の大多数が最終的に治療抵抗性となることを考えると，レスキュープロトコールが実施できないのであれば，リンパ腫の治療をしてはならないといっても過言ではない。本稿の内容は，レスキュープロトコールを学ぼうとしている獣医師のみならず，リンパ腫の治療を実施しようとしている獣医師すべてに知っておいてほしい事項である。

レスキュープロトコールの概要

　犬のリンパ腫のレスキュープロトコールの治療成績の一覧を表1に示す。ただし，リンパ腫のレスキュー療法の成績は，プロトコールそのものだけでなく，レスキューに至るまでの治療経過に大きく左右されるため，ここに記載した治療成績はあくまでも参考値であ

る。特に導入プロトコールの種類による影響は大きく，一般に導入プロトコールがマイルドであった場合（COPプロトコールなど），その後のレスキュープロトコールの成績はよくなる傾向がみられる。表1には，導入プロトコールにドキソルビシンを含まない症例や，単なる「再燃性」であり「抵抗性」ではない症例などが様々な割合で含まれており，表1の成績がよくても，プロトコールとしての有効性が高いということにはならない。覚えやすい指標として，リンパ腫のレスキュープロトコールでは「約60％が寛解し，その反応は約60日持続する」と理解していただければ，大まかには正しい理解といえる。当然，この60日というのは中央値であり，これよりも長い場合も短い場合もあるため，「効いたとしても60日しか持続しない」ということではない。しかしながら，導入療法においては80〜90％以上の確率で治療が奏効するのに対し，レスキュー療法の時点では，治療しても再び長期間の寛解が得られる可能性は低く，最終的な意思決定はご家族の判断に委ねられるべきである。

　なお，表1では多種多様なレスキュープロトコールが乱立しているかのようにみえるが，これらのプロトコールは，使用されるコンセプト別に以下のように大別される。

1．アンスラサイクリン系薬剤の単剤

● ドキソルビシン単剤
● アクチノマイシンD単剤
● ミトキサントロン単剤

　これらは，導入期にアンスラサイクリン系薬剤（通常はドキソルビシン）が用いられなかった症例や，用いられた際に有効性が高かった症例で適用される。

リンパ腫のより高度な治療法

表1 犬のリンパ腫における再燃時レスキュープロトコールとその成績

発表年	プロトコール	n数	ORR	PFI	Reference
1990	Etoposide 単剤	13	15%	NA	Hohenhaus AE, et al.[1]
	ADIC[*1]	15	53%	70日	Van Vechten M et al.[2]
1994	アクチノマイシンD 単剤	25	0%	NA	Moore AS, et al.[3]
1998	ミトキサントロン単剤	15	47%	84日	Lucroy MD, et al.[4]
1999	CCNU 単剤	43	26%	86日	Moore AS, et al.[5]
2002	MOPP[*2] (q4wk)	117	65%	63日（CR） 47日（PR）	Rassnick KM, et al.[6]
2006	BOPP[*3] LOPP[*4]	14 44	50% 52%	130〜140日 85〜112日	LeBlanc AK, et al.[7]
	DMAC[*5]	54	72%	61日	Alvarez FJ, et al.[8]
2007	TMZ[*6]／アンスラサイクリン	18	72%	40日	Dervisis NG, et al.[9]
	DTIC[*7]／アンスラサイクリン	35	71%	50日	
	L-asp[*8]×2／CCNU／Pre[*9]	31	87%	63日	Saba CF, et al.[10]
2008	アクチノマイシンD±Pre	49	41%	129日	Bannink EC, et al.[11]
	CCNU／DTIC	57	35%	83日（CR） 25日（PR）	Flory AB, et al.[12]
2009	L-asp×5／CCNU／Pre	48	77%	70日	Saba CF, et al.[13]
	DTIC 単剤	40	35%	43日	Griessmayr PC, et al.[14]
	MPP[*10] (q3wk)	41	34%	56日	Northrup NC, et al.[15]
2011	LOPP 変法	33	61%	84日	Fahey CE, et al.[16]
2013	MOMP[*11]	88	51%	56日	Back AR, et al.[17]
2014	DMAC	86	43%	63日（CR） 36日（PR）	Parsons-Doherty M, et al.[18]
2015	CBDCA[*12]±Ara-C[*13]	22	18%	56日	Gillem J, et al.[19]
2016	ビンブラスチン単剤	39	26%	30日（SDを含む）	Lenz JA, et al.[20]
2017	Bleo[*14] 単剤	9	11%	24日（PR）	Smith AA, et al.[21]
2018	メルファラン単剤±Pre	19	16%	24日（PR）	Mastromauro ML, et al.[22]
	Bleo／Ara-C	19	37%	17日	Batschinski K, et al.[23]
	TMZ 単剤 TMZ＋ドキソルビシン	26 11	32% 60%	NA NA	Treggiari E, et al.[24]
2019	DMAC	100	35%	62日（CR） 32日（PR）	Smallwood K, et al.[25]
	DTIC／ミトキサントロン	44	34%	97日（全体） 123日（CR） 56日（PR）	Intile JL, et al.[26]
2020	ラバクフォサジン／L-asp	52	67%	63日（全体） 144日（CR）	Cawley JR, et al.[27]
2022	PPC[*15]	50	70%	115日（CR） 61日（PR）	O'Connell K, et al.[28]
	ラバクフォサジン	59	56%	63日	Weishaar KM, et al.[29]
2023	MVPP[*16]	36	25%	15日（SDを含む）	Zimmerman K, et al.[30]
2024	CCNU／L-asp／Pre	72	88%	83日（CR） 33日（PR）	Parker AS, et al.[31]
	ラバクフォサジン±L-asp，±Pre	115	67%	160日（CR） 63日（PR）	Blaxill JE, et al.[32]
	CHOP-like	7	57%	55日	
	LOPP	27	63%	42日	
	アンスラサイクリン-based	12	42%	33日	
	CCNU 単剤	73	41%	34日	

ORR：Objective response rate。完全奏効（CR）または部分奏効（PR）が得られた率。
PFI：CR または PR が得られた症例における無進行生存期間。
NA：Not applicable（該当なし）。
＊1：ドキソルビシン，ダカルバジン，＊2：メクロレタミン（国内入手不可），ビンクリスチン，プロカルバジン，プレドニゾン
＊3：カルムスチン，ビンクリスチン，プロカルバジン，プレドニゾン
＊4：ロムスチン（国内入手不可），ビンクリスチン，プロカルバジン，プレドニゾロン
＊5：デキサメタゾン，メルファラン，アクチノマイシンD，シトシンアラビノシド，＊6：テモゾロミド，＊7：ダカルバジン
＊8：L-アスパラギナーゼ，＊9：プレドニゾロン，＊10：メクロレタミン，プロカルバジン，プレドニゾロン
＊11：メクロレタミン（国内入手不可），ビンクリスチン，メルファラン，プレドニゾン，＊12：カルボプラチン，＊13：シトシンアラビノシド
＊14：ブレオマイシン，＊15：プロカルバジン，プレドニゾロン，シクロホスファミド
＊16：メクロレタミン（国内入手不可），ビンブラスチン，プロカルバジン，プレドニゾン

犬と猫の多中心型リンパ腫に対するレスキュー療法

2．ダカルバジン，またはテモゾロミドとアンスラサイクリン系薬剤の併用

- ADIC プロトコール：ドキソルビシン，ダカルバジン（DTIC）
- DTIC およびミトキサントロン
- テモゾロミド（TMZ）およびドキソルビシン
- TMZ およびミトキサントロン　　など

　アンスラサイクリン系薬剤に抵抗性となったリンパ腫においても，DITC またはそのプロドラッグである TMZ を併用することで治療反応がみられる報告に基づくプロトコールである。ただし，DTIC や TMZ はそれら自体がアルキル化剤としての活性をもつため，観察された治療反応は DTIC や TMZ 単独での効果であり，アンスラサイクリン系薬剤を併用することは治療効果に寄与していないとする説もある。

　主な適用は，導入期にアンスラサイクリン系薬剤が有効であったものの，最終的に抵抗性となったリンパ腫である。

3．アルキル化剤の単剤

- ロムスチン（CCNU）単剤
- DTIC 単剤
- メルファラン単剤
- プロカルバジン単剤
- クロラムブシル単剤　　など

　アルキル化剤は交叉耐性を来しにくいため，薬剤抵抗性となったリンパ腫でも奏効する可能性があることから使用される。特に，導入期にアンスラサイクリン系薬剤が奏効しなかった症例で適用される。

4．MOPP プロトコールとその派生形

- MOPP プロトコール：メクロレタミン（国内入手不可），ビンクリスチン，プロカルバジン，プレドニゾン

　MOPP プロトコールは，薬剤抵抗性の人のホジキン型リンパ腫において有効性が高かったことから，犬のレスキュープロトコールに転用されたものである。しかし，そのままでは使いにくいため，ビンクリスチンを割愛した MPP，ビンクリスチンをビンブラスチンで置換した MVPP，メクロレタミンを CCNU や BCNU で置換した LOPP や BOPP など，様々な派生プロトコールが生み出されている。これらのプロトコールはいずれも，複数のアルキル化剤を併用する点で薬剤抵抗性リンパ腫に奏効するものと思われる。

5．DMAC プロトコール

- DMAC プロトコール：デキサメタゾン，メルファラン，アクチノマイシン D，シトシンアラビノシド（Ara-C）

　常用量プレドニゾロンを高用量・間欠的なデキサメタゾンに変え，アクチノマイシン D とメルファランの 2 剤を軸としたプロトコールである（Ara-C は治療効果にはそれほど寄与していないと思われる）。発表当初は，導入期にドキソルビシンを用いない症例も一定数いたため，本プロトコールで高い奏効率が得られていたが，導入プロトコールが CHOP 型が主流になった近年では，アンスラサイクリン抵抗性リンパ腫がレスキュー対象であるため，実際にはメルファラン単剤とそれほど変わらない。導入期に，ドキソルビシンが有効であった症例にはよい適用である。

6．LAP プロトコール

- LAP プロトコール：CCNU，L-アスパラギナーゼ（L-asp），プレドニゾロン

　導入プロトコールに含まれることがまずない CCNU を軸に，L-asp で奏効率を上げるプロトコールである。導入プロトコールが CHOP 型であり，導入期のドキソルビシンが無効であった症例に適用となる。

　以前は，T 細胞性リンパ腫においても CHOP 型の導入プロトコールが第一選択であったため，再燃時に CCNU をベースとした LAP や LOPP プロトコールが有効であった。しかし，近年では，導入プロトコールに CCNU を軸としたプロトコールを用いることも多くなったため，すでに CCNU に抵抗性を示している症例では，奏効を期待できない。CCNU の代わりにニムスチン（ACNU）を用いても同様である。

7．ラバクフォサジン

ラバクフォサジンは，アメリカで犬のリンパ腫の治療薬として開発された抗腫瘍薬であり（Tanovea CA-1®，開発過程における名称は GS-9219，VDC-1101），代謝拮抗薬である PMEG のプロドラッグである。現時点では，日本では入手困難であるが，CHOP 抵抗性のリンパ腫に対しても一定の有効性が認められていることから，選択肢のひとつとして期待される薬剤である。特に，B 細胞性リンパ腫で有効性が高い。T 細胞性リンパ腫に対しては，現段階では従来の CCNU を軸としたプロトコールにくらべて優位性はないものと思われる。

8．その他

カルボプラチン，ブレオマイシン，Ara-C など，通常，単独ではリンパ腫治療に用いられない薬剤でも，レスキュー療法としては選択肢のひとつにはなる。また，導入期にビンクリスチンが奏効していた症例においては，ビンブラスチンによるレスキュー療法も有効なことがある。これらマイナープロトコールの奏効率は総じて低いため，第一レスキューではなく，第二，第三レスキュー以降での治療選択肢として捉えるべきである。

また，すべての主要なレスキュー薬に抵抗性となったリンパ腫や，重度の骨髄疲弊によりレスキュー療法の継続が困難となった症例においては，有効性が持続する限り，L-asp の連族投与も選択肢のひとつである。

▶ レスキュープロトコールに踏み切るタイミング（再導入 vs レスキュー）

レスキュープロトコールは，単にリンパ腫の再燃がみられた際に適用するものと，時として誤解されることもあるが，これは誤りである。現在主流の導入プロトコールである CHOP または L-CHOP 系のプロトコール（UW-25，VELCAP-S など）で導入され，完全寛解が得られている場合には，初回再燃時の第一選択は，再度 CHOP 系のプロトコールによる再導入であ

表2　CHOP 系プロトコール後の再燃時にご家族に説明するポイント

- 再び CHOP 系プロトコールで治療した場合，完全寛解を得られる確率は高い。
- 寛解期間の中央値は約 5 カ月である。個々の第二寛解期間の目安としては，1 回目の寛解期間の約半分となることが多い（第一寛解期間が長かった症例は，第二寛解期間も長くなる傾向がある）。
- 初回完解期間が短かった症例においては，CHOP 型ではないレスキュープロトコールが推奨されるが，レスキュープロトコールに対する治療反応は不良となる傾向がある。

る。ただし，初回寛解期間が比較的短期間であった場合には，直接レスキュープロトコールへと移行した方がよい場合もある。再燃時の 2 回目の CHOP 系プロトコールの成績を調査した研究では，95 例中 74 例（78％）で再び完全寛解が得られており，29 例（31％）では完全寛解を維持したまま，2 回目の CHOP 系プロトコールを完遂している。全体の第二寛解期間の中央値は 159 日であった。この成績は，多くのレスキュープロトコールの成績とくらべ，優れたものであるため，初回再燃時に即レスキュープロトコールを適用すべきではないとされる。

CHOP 系プロトコール後の再燃時に，ご家族に説明する際のポイントについて表2に示す。

▶ レスキュープロトコール選択の基準

初回導入や再導入において，プロトコール中や，プロトコール終了後早期に再燃した症例に対しては，CHOP 系プロトコールへの良好な反応は期待できず，レスキュープロトコールの適応となる。

犬のリンパ腫に対するレスキュープロトコールには多種多様なものがあるが，どのプロトコールを用いるかは，単純に報告されている治療成績や有害事象の発生率で決定するわけではない。リンパ腫のレスキュープロトコールに対する反応は，レスキューに至るまで

どの薬剤が使用されてきたのかに大きく影響される。そのため，過去の文献に記載されている反応率や寛解維持期間は，個々の症例に対してはあまり参考にならない。参考とすべきは，治療しようとしている対象症例が，「これまでにどの薬剤が投与されてきたか」「どの薬剤が有効であったか」および「リンパ腫の免疫フェノタイプ（B細胞性かT細胞性か）」である。

原則として，リンパ腫の第一選択薬であるCHOP（C：シクロホスファミド，H：ドキソルビシン，O：ビンクリスチン，P：プレドニゾロン）すべてに対して抵抗性となったことが確認されるまでは，これら4剤を中心に治療を継続する。これまでの経緯から，CHOPすべてに対して抵抗性が確認されている場合にのみ，レスキュープロトコールを選択することとなる。例えば，CHOP型プロトコールの一種であるUW-25での治療中に再燃した場合には，CCNUやアクチノマイシンDなど，CHOPに含まれない薬剤を中心としたプロトコール（LAP，LOPP，DMACなど）を選択する。導入プロトコールがCOPであった場合にはドキソルビシンを，AC（ドキソルビシンとシクロホスファミドの併用）であった場合には，ビンクリスチンを組み入れたプロトコールを選択する。

また，どの薬剤が過去に最も有効であったのかも，ある程度参考になる。例えば，初回のドキソルビシンが全く無効であった症例に対して，同系の薬剤（アクチノマイシンD，ミトキサントロンなど）が有効である確率は低い。逆に，過去にドキソルビシンに対して良好に反応しているのであれば，DMACのような，同系薬剤を含むプロトコールを選択することは理に適っている。同様に，レスキュープロトコールを試行していく過程において，抗腫瘍抗生物質に対する反応は悪いが，アルキル化剤（CCNUなど）に対する反応は良好であった場合，その後の再燃時のレスキュープロトコールは，アルキル化剤を中心としたプロトコール（DTIC，メルファランなど）を選択する。

リンパ腫の免疫フェノタイプについては，T細胞性リンパ腫の場合には，CCNUおよびほかのアルキル化剤を中心としたプロトコールに対する反応がよい傾向にある。CCNUの有効性自体は，B細胞性とT細胞性で差はないとする報告が多い。一方で，アンスラサイクリン系薬剤を軸としたプロトコールでは，T細胞性での奏効率が低いとされるため，結果的にT細胞性では，CCNUやほかのアルキル化剤を主体としたプロトコールを選択することが多い。また，北米で近年使用されているラバクフォサジンに関しては，B細胞性リンパ腫における治療成績は良好なものの，T細胞性リンパ腫においては，良好とはいえない成績となっている。

▶ 各種のレスキュープロトコール

1. プロトコールを組む際の原則

犬のレスキュープロトコールには，後述のように多種多様なものがあるが，すべての症例がこれら既報のプロトコールに沿って治療できるわけではない。特に，末期に近づくにつれ，使用できる薬剤に制限が出てくるため，既存のプロトコールに適宜変更を加えたり，報告にないプロトコールを組み立てる必要が生じる。レスキュープロトコールを組む際の原則を以下に挙げる。

- 単剤でリンパ腫への有効性が確認されている，核となる薬剤を少なくとも一種は含むこと（例：アクチノマイシンD，CCNU，DTIC）。
- アルキル化剤を組み入れること（例：CCNU，メルファラン，プロカルバジン）。
- 可能であれば，複数の薬剤を併用すること。

2. 代表的なレスキュープロトコール

（1）CCNU単剤プロトコール
　　　（21日/サイクル）

CCNU：60 mg/m^2，PO，q 3〜4 wk（10 kg以下の犬：2〜2.5 mg/kg）

- 適用：アンスラサイクリン系薬剤に抵抗性のリンパ

腫（特に T 細胞性リンパ腫）。

- 注意点：10 kg 以下の小型犬では 2〜2.5 mg/kg を使用する。重度の好中球減少症を引き起こすことがあるため，初回は予防的に抗菌薬を併用する。長期使用により骨髄中の幹細胞プールの枯渇を来すことがあるため，以後の化学療法の際に骨髄抑制が強く出てしまう可能性を考慮しておく。

（2）CCNU／ビンクリスチン（21〜28 日/サイクル）

[Day 1] CCNU：60 mg/m², PO
[Day 10〜14]
　ビンクリスチン：0.5〜0.6 mg/m², IV

- 適用：アンスラサイクリン抵抗性だが，ビンカアルカロイド反応性／未使用の症例（例：AC プロトコール導入後の早期再燃症例）。
- 注意点：CCNU に関する注意点は「（1）CCNU 単剤プロトコール」と同様。ビンクリスチンの挿入適期は，CCNU の骨髄抑制からの回復が確認できた時点である（通常は 10 日目であるが，必要であれば 14 日目に延期する）。可能な限り 21 日サイクルで実施するが，骨髄抑制が持続する場合には全体を 28 日サイクルに延長する。

（3）LOPP 変法プロトコール（28 日/サイクル）

[Day 1] CCNU：60 mg/m², PO
　ビンクリスチン：0.5〜0.6 mg/m², IV
[Day 1〜14]
　プロカルバジン：50 mg/m², PO, sid
[Day 15] ビンクリスチン：0.5〜0.6 mg/m², IV
　● プレドニゾロンを適宜併用

- 適用：前述の「（1）CCNU 単剤プロトコール」「（2）CCNU／ビンクリスチン」と同様。
- 注意点：CCNU に関する注意点は「（1）CCNU 単

剤プロトコール」と同様。Day 5〜9 にかけて，重度の好中球減少症が生じる可能性があるため，初回は予防的に抗菌薬を使用する。LOPP プロトコール原文では，Day 8 にビンクリスチンを投与するが，発熱性好中球減少症の発生率が高いため，本プロトコールのように Day 15 に投与する。

（4）AC プロトコール(21 日/サイクル)

[Day 1] ドキソルビシン：30 mg/m², IV
[Day 10・11] シクロホスファミド：
　200〜250 mg/m², PO

- 適用：COP 抵抗性リンパ腫の再導入またはレスキュー。
- 注意点：ドキソルビシンの累積投与量が 120 mg/m² を超えないように注意する。120 mg/m² を超える場合には，心臓超音波検査にて左室内径短縮率（FS）の低下がみられていないことを確認する。FS の低下がみられない場合でも，累積投与量が 180 mg/m² を超えないようにする。なお，小型犬では 1 回投与量が大型犬と比較して少ないため，この基準ではなく投与回数で判断する。総投与回数が 4 回を超える場合には FS の確認が必要であり，総投与回数は 6 回を超えないようにする。

（5）DMAC プロトコール（14〜21 日/サイクル）

[Day 1] アクチノマイシン D：0.75 mg/m², IV
　シトシンアラビノシド：300 mg/m², 4 時間かけて CRI or SC
　デキサメタゾン：1 mg/kg（大型犬の場合は 0.5 mg/kg），IV
[Day 8] メルファラン：20 mg/m², PO
　デキサメタゾン：1 mg/kg（大型犬の場合は 0.5 mg/kg），PO

- 適用：COP 導入症例のレスキュー，CHOP 導入症

153

例のレスキュー。ただし，アンスラサイクリン抵抗性リンパ腫では奏効しないことが多い。CCNU を軸としたプロトコール後の再燃症例など。

- 注意点：デキサメタゾンを高用量で間欠的に用いるため，プレドニゾロンは併用しない。胃粘膜障害を予防するために，オメプラゾールもしくはファモチジンを併用する（治療日以外も継続する）。中等度〜重度の血小板減少症がみられるため，メルファランの使用は 3 サイクル目までとし，4 サイクル目以降はクロラムブシル（20 mg/m^2）で代用する。骨髄抑制が強く出すぎる場合には，プロトコール全体を21 日サイクルとし，第 2 週のメルファランとデキサメタゾンの投与を Day 10〜11 に延期する。ただし，Day 8 では，アクチノマイシン D による血小板減少症が通常みられるため，この時点における全血球計算（CBC）が正常である必要はない。

（6）DTIC 単剤プロトコール（21 日/サイクル）

DTIC：800 mg/m^2，8 時間かけて CRI

- 適用：前述の「（1）CCNU 単剤プロトコール」「（2）CCNU／ビンクリスチン」と同様。
- 注意点：DTIC は細胞内の代謝酵素により変換されないと，抗腫瘍効果を示さない。急速投与では活性化方向への代謝が間に合わず，薬剤の不活化方向への代謝が進んでしまうため，5〜8 時間以上かけた点滴投与，もしくは 5 日間に分けた静脈内投与が推奨される。

（7）CCNU／DTIC プトロコール（28 日/サイクル）

［Day 1］CCNU：40 mg/m^2，PO
　　　　DTIC：600 mg/m^2，5 時間かけて CRI

- 適用：前述の「（1）CCNU 単剤プロトコール」「（2）CCNU／ビンクリスチン」と同様。

- 注意点：DTIC の催吐作用に対して，予防的に制吐薬を用いる。投与前にはオンダンセトロン（0.1〜0.2 mg/kg，IV）を，投与後 7 日間はメトクロプラミド（0.3〜0.5 mg/kg，PO，tid）を投与する。重度の好中球減少症が予想されるため，予防的に抗菌薬（ST 合剤もしくはニューキノロン製剤）を併用する。

（8）メルファラン単剤プトロコール（28 日/サイクル）

メルファラン：
① 20 mg/m^2/ 2 週間，PO，連続
または② 30 mg/m^2 を 5 日間で分割投与，q 3 wkを繰り返す。

- 適用：ほかのレスキュープロトコールに抵抗性を示す症例。①はこれまでの抗がん剤治療により骨髄の疲弊が認められない場合，②は蓄積性の骨髄抑制がかかっている場合に適用する。
- 注意点：メルファランの錠剤は分割しない。①の処方の場合には，2〜3 週間分の総投与量を計算し，その期間で可能な限り均等に投与されるよう，投与間隔を計算する。1 回投与量は 1 錠＝2 mg の倍数で固定し，xx 日に 1 回投与，1 週間で xx 回投与，といった具合に投与間隔で用量を調整する。②の処方の場合には，3 日間の総投与量を計算し，錠剤を割らずに 5 日間かけて投与する。例えば，総投与量が 14 mg の場合，5 日間で 7 錠なので，5 日間でそれぞれ 1 錠，2 錠，1 錠，2 錠，1 錠投与する。

導入プロトコールへのレスキュー薬の適用

　従来，多中心型リンパ腫の治療においては，「導入」「維持」「レスキュー」といった 3 種のプロトコールの分類があり，レスキュープロトコールに用いられる薬剤を導入プロトコールに用いることはなかった。しかしながら，最近この考え方に変化が生じてきており，

レスキュープロトコールに有効な薬剤であれば、再燃時まで使用を控える必要性はないという議論が起きつつある。例えば、レスキュー薬としてよく用いられるCCNUやメクロレタミンを、導入プロトコールの一部として組み込んだ研究や、導入プロトコール終了直後の寛解状態の症例に対する地固め療法として用いた研究が報告されている[33]。

猫におけるレスキュープロトコール

1. レスキュープロトコールが少ない理由

猫におけるレスキュープロトコールの報告は少ないが、これは犬のレスキュープロトコールが猫に適用できないというわけではない。猫では確立された導入プロトコールがなく、どのプロトコールを用いても奏効率は70%に満たず、導入プロトコール中にリンパ腫が再燃することも多い。例えば、猫で多い消化管型高グレードリンパ腫においては、CHOP型プロトコールを用いても、旧来のCOP型プロトコールとの差がみられない（生存期間中央値〔MST〕：CHOP 144日 vs COP 176日[34]）。このように、どのプロトコールを用いても安定した良好な治療成績が出ないため、犬ではレスキュープロトコールとして用いられるような薬剤が、猫では導入初期に用いられることも多々ある。どの薬剤が導入薬なのかレスキュー薬なのか、定まった位置づけがない、というのが猫のレスキュープロトコールが少ない理由である。

このような背景から猫では、有効性が期待されるプロトコールはレスキュープロトコールとしてではなく、導入プロトコールとして試験されるケースが多い。治療対象となる症例が投与されたことのない薬剤であり、初回導入プロトコールとして一定の治療成績が報告されている薬剤であれば、レスキュー薬として検討して構わない。猫で報告されているレスキュープロトコール、およびレスキュープロトコールとして検討できる可能性のある導入プロトコールの一覧とその成績を表

3に示す。ただし、猫のリンパ腫においては、治療成績はプロトコールそのものよりも個々のリンパ腫の性質に左右されるため、表3に記載された反応率やMSTを参考にプロトコールの有効性を判断してはならない。

2. 猫における代表的なレスキュープロトコール

（1）CCNU単剤プロトコール（21～28日/サイクル）

CCNU：5～10 mg/cat，PO，q 3～4 wk（4.5 kg以下：2～2.5 mg/kg）

● 注意点：4.5 kg以下の個体では、2～2.5 mg/kgを使用する。

（2）ACNU単剤プロトコール（21～28日/サイクル）

ACNU：20～25 mg/m^2，IV　q 3～4 wk

● 注意点：有害事象が観察されない場合、上記用量は有害事象がみられるまで増量が可能である。

（3）L-アスパラギナーゼ単剤連続投与プロトコール（7日/サイクル）

L-アスパラギナーゼ：400 U/kg，IM，q 1 wk

● 適用：採血・血管確保および経口投与が困難なリンパ腫症例など。

（4）CCNU／メトトレキサート／シトシンアラビノシドプロトコール（7～8週/サイクル）

［Week 1］

CCNU：10 mg/cat または 5 mg/m^2，PO

リンパ腫の診断と治療法

表3 猫のリンパ腫におけるレスキュー様プロトコールとその成績

発表年	プロトコール（PRT）	n数	ORR	PFI	MST	Reference
2012	CCNU 単剤 （レスキュー PRT として）	39	54%[*1]	NA	39 日	Dutelle AL, et al.[35]
2016	CCNU 単剤 （導入 PRT として）	32	50%	NA	108 日	Rau SE, et al.[36]
2018	DMAC[*2] （レスキュー PRT として）	19	26%	NA	17 日	Elliott J, et al.[37]
	MOMP[*3] （レスキュー PRT として）	12	58%	39 日	22 日	Martin OA, et al.[38]
2020	MOPP[*4] （レスキュー PRT として）	38	70%	166 日	NA	MaloneyHuss MA, et al.[39]
2021	CCNU／メトトレキサート／Ara-C[*5] （レスキュー PRT として）	13	46%	307 日	61 日	Smallwood K, et al.[40]
	LOPH[*6,7] （導入 PRT として）	21	95%	NA	214 日	Horta RS, et al.[41]
2022	ACNU 単剤 （レスキュー PRT として）	7	NA	102 日	109 日	Sakai K, et al.[42]
2024	L-アスパラギナーゼ単剤 （導入 PRT として）	5	37%[*8]	27 日	NA	Inazumi H, et al.[43]
	VAPC[*9] （導入 PRT として）	55	68%	341 日 （CR 症例のみ）	184 日	Moore AS, et al.[44]

ORR：Objective response rate。完全奏効（CR）または部分奏効（PR）が得られた率。
PFI：CR または PR が得られた症例における無進行生存期間。
MST：症例群全体におけるプロトコール開始からの生存期間中央値。
NA：Not applicable（該当なし）。
＊1：2 回目以降の CCNU 投与に進んだ割合（%）。
＊2：デキサメタゾン，メルファラン，アクチノマイシン D，シトシンアラビノシド
＊3：メクロレタミン（国内入手不可），ビンクリスチン，メルファラン，プレドニゾン
＊4：メクロレタミン（国内入手不可），ビンクリスチン，プロカルバジン，プレドニゾン
＊5：シトシンアラビノシド
＊6：ロムスチン（国内入手不可），ビンクリスチン，プレドニゾロン，ドキソルビシン
＊7：すべて猫白血病ウイルス（FeLV）陽性症例（通常のリンパ腫よりも化学療法に対する感受性の高い傾向にある症例群）。
＊8：L-アスパラギナーゼ投与後，ほかの薬剤投与に移行した症例も含んだ全 43 例における L-アスパラギナーゼの奏効率。
＊9：ビンブラスチン，ドキソルビシン，プレドニゾロン，高用量シクロホスファミド，L-アスパラギナーゼ

［Week 2～3］
　メトトレキサート：0.5～0.6 mg/kg，IV
［Week 4～6］
　シトシンアラビノシド：300 mg/m^2，SC

- 適用：COP または CHOP 抵抗性が予想されるリンパ腫。
- 注意点：CCNU による重度の骨髄抑制に注意する。

（5）LOPH プロトコール

［Week 1］CCNU：2 mg/kg，PO
［Week 2］ビンクリスチン：0.6 mg/m^2，IP（腹腔内投与）または IV
［Week 3］ドキソルビシン：1 mg/kg，IV
［Week 4］ビンクリスチン：0.6 mg/m^2，IP または IV

- 適用：本プロトコールに含まれる薬剤が過去に奏功した症例における，薬剤強度を強化した再導入。

表4　VAPC プロトコール

Week	1	2	3	4	5	6	7	8	9	10	11	12	13	14	15	16	17	18	19	20	21	22
Pred																						
L-asp	●	●																				
CTX	●					●								●								
DOXO									●								●					●
VBL				●							●								●			
PCARB											●								●			

Pred：プレドニゾロン，L-asp：L-アスパラギナーゼ，CTX：シクロホスファミド，DOXO：ドキソルビシン，VBL：ビンブラスチン，PCARB：プロカルバジン

CCNU 抵抗性，CHOP 抵抗性，COP 抵抗性リンパ腫では効果が期待できないため，適用しない。

- 注意点：本プロトコールは導入プロトコールとしてのみ評価されている。レスキュープロトコールとして用いる場合，CCNU 単剤プロトコールと比較して優位性があるかどうかは評価されていない。

（6）VAPC プロトコール（表4）

- プレドニゾロン：1～2 mg/kg，PO，sid
- L-アスパラギナーゼ：1 万単位/m²，IM
- 高用量シクロホスファミド：460 mg/m²，IV または PO
- ドキソルビシン：25 mg/m²，IV
- ビンブラスチン：1.5 mg/m²，IV
- プロカルバジン：10 mg/cat，q 24 hr，14 日間連続

- 適用：第一導入プロトコールが過去に奏功した症例における薬剤強度を強化した再導入。
- 注意点：高用量シクロホスファミドの最大耐用量は，個体ごと，あるいはそこまでに受けた抗がん剤投与歴によって異なるため，文献に記載の用量をそのまま用いられるとは限らない。

（7）高用量シクロホスファミド単剤プロトコール

シクロホスファミド：400～460 mg/m²，IV または PO（IV：q 3 wk，PO：q 2～3 wk）

- 適用：ほかのプロトコールが奏効しない薬剤抵抗性リンパ腫。
- 注意点：「（6）VAPC プロトニール」と同様。プレドニゾロン，L-アスパラギナーゼの有効性が持続している症例においては，適宜これらの薬剤を併用する。

▶ 高齢動物での注意点

抗がん剤の副作用に対する治療においては，罹患動物の年齢にかかわらず，一定の対処でよい。ただし，年齢そのものではなく，加齢により活動性が極端に低下している症例では，化学療法プロトコールの薬剤強度の軽減を考慮する。特にレスキュープロトコールにおいては，複数の薬剤を併用することが多いため，各プロトコールにおいて，最も重要なコアとなる薬剤（DMAC におけるアクチノマイシン D など）を知っておくべきである。薬剤強度の軽減を図る際には，プロトコールの主体となる薬剤の強度を下げる前に，補助的な抗がん剤（DMAC におけるシトシンアラビノシドなど）の省略などを考慮する。

リンパ腫の診断と治療法

ご家族への説明のポイント

　リンパ腫の治療においては，寛解の維持こそが最良の緩和治療である。リンパ腫の治療において，再燃時に再度化学療法を提示すると，積極的な治療より緩和治療を希望するご家族は多い。通院による時間的・経済的な負担が理由であれば，無治療という選択肢もやむを得ない場合がある。しかしながら，通院の負担や経済的な制約が理由ではなく，「抗がん剤で苦しむのはかわいそうだから，楽になるように対症療法だけに徹したい」（＝動物が最も苦痛を味わわない治療がしたい）というのが，ご家族の真意である場合もある。この場合，抗がん剤治療と緩和治療が相反するものという誤解をまず解く必要がある。もちろん，化学療法は副作用により一時的に生活の質（QOL）を損なうリスクを伴いはするが，抗がん剤を用いない緩和治療であれば，リンパ腫が進行し，結果的に動物のQOLは確実に低下する。「抗がん剤＝延命はできるがQOLを下げる」「緩和治療＝延命はできないがQOLは維持」といった誤った理解にならないよう，「抗がん剤＝QOLを維持するための治療＝結果的に延命にもつながる」というように，化学療法の目的自体が延命だけではなく，緩和（もしくはリンパ腫の進行によるQOL低下の予防）も兼ねていることを説明することが大切である。

おわりに

　本稿ではリンパ腫のレスキュープロトコールについて解説したが，レスキュープロトコールは寛解率も低く，有害事象の発生率も比較的高く，動物とご家族には負担の大きい治療といえる。リンパ腫全体の成績を決めるのはレスキュープロトコールではなく，導入プロトコールである。しかし，導入時には，臨床徴候が軽度であり，治療反応も容易に得られるため，得てして薬剤強度の低い治療に流れやすい。このような薬剤強度の低い導入プロトコールでは，寛解率は高いものの，寛解期間が短く，再燃リスクが高い。一方，再燃を繰り返した後のレスキュープロトコールでは，少しでも寛解率の高いプロトコールが望まれ，多少負担のあるプロトコールでも受け入れられる傾向にある。導入プロトコール時にしっかりとした治療をせずに，レスキュープロトコールで負担の大きい治療を強いるのは本末転倒であることを念頭に置き，正しい導入プロトコールにより，負担の大きいレスキュープロトコールを使用せざるを得ない状況を可能な限り回避しようとする姿勢が重要である。

参考文献

1) Hohenhaus AE, Matus RE. Etoposide (VP-16). Retrospective analysis of treatment in 13 dogs with lymphoma. J Vet Intern Med. 1990; 4(5): 239-241.

2) Van Vechten M, Helfand SC, Jeglum KA. Treatment of relapsed canine lymphoma with doxorubicin and dacarbazine. J Vet Intern Med. 1990; 4(4): 187-191.

3) Moore AS, Ogilvie GK, Vail DM. Actinomycin D for reinduction of remission in dogs with resistant lymphoma. J Vet Intern Med. 1994; 8(5): 343-344.

4) Lucroy MD, Phillips BS, Kraegel SA, et al. Evaluation of single-agent mitoxantrone as chemotherapy for relapsing canine lymphoma. J Vet Intern Med. 1998; 12(5): 325-329.

5) Moore AS, London CA, Wood CA, et al. Lomustine (CCNU) for the treatment of resistant lymphoma in dogs. J Vet Intern Med. 1999; 13(5): 395-398.

6) Rassnick KM, Mauldin GE, Al-Sarraf R, et al. MOPP chemotherapy for treatment of resistant lymphoma in dogs: a retrospective study of 117 cases (1989-2000). J Vet Intern Med. 2002; 16(5): 576-580.

7) LeBlanc AK, Mauldin GE, Milner RJ, et al. Efficacy and toxicity of BOPP and LOPP chemotherapy for the treatment of relapsed canine lymphoma. Vet Comp Oncol. 2006; 4(1): 21-32.

8) Alvarez FJ, Kisseberth WC, Gallant SL, et al. Dexamethasone, melphalan, actinomycin D, cytosine arabinoside (DMAC) protocol for dogs with relapsed lymphoma. J Vet Intern Med. 2006; 20(5): 1178-1183.

9) Dervisis NG, Dominguez PA, Sarbu L, et al. Efficacy of temozolomide or dacarbazine in combination with an anthracycline for rescue chemotherapy in dogs with lymphoma. J Am Vet Med Assoc. 2007; 231(4): 563-569.

10) Saba CF, Thamm DH, Vail DM. Combination chemotherapy with L-asparaginase, lomustine, and prednisone for relapsed or refractory canine lymphoma. J Vet Intern Med. 2007; 21(1): 127-132.

11) Bannink EO, Sauerbrey ML, Mullins MN, et al. Actinomycin D as rescue therapy in dogs with relapsed or resistant lymphoma: 49 cases (1999-2006). J Am Vet Med Assoc. 2008; 233(3): 446-451.

12) Flory AB, Rassnick KM, Al-Sarraf R, et al. Combination of CCNU and DTIC chemotherapy for treatment of resistant lymphoma in dogs. J Vet Intern Med. 2008; 22(1): 164-171.

13) Saba CF, Hafeman SD, Vail DM, et al. Combination chemotherapy with continuous L-asparaginase, lomustine, and prednisone for relapsed canine lymphoma. J Vet Intern Med. 2009; 23(5): 1058-1063.

14) Griessmayr PC, Payne SE, Winter JE, et al. Dacarbazine as single-agent therapy for relapsed lymphoma in dogs. J Vet Intern Med. 2009; 23(6): 1227-1231.

15) Northrup NC, Gieger TL, Kosarek CE, et al. Mechlorethamine, procarbazine and prednisone for the treatment of resistant lymphoma in dogs. Vet Comp Oncol. 2009; 7(1): 38-44.

16) Fahey CE, Milner RJ, Barabas K, et al. Evaluation of the University of Florida lomustine, vincristine, procarbazine, and prednisone chemotherapy protocol for the treatment of relapsed lymphoma in dogs: 33 cases (2003-2009). J Am Vet Med Assoc. 2011; 239(2): 209-215.

17) Back AR, Schleis SE, Smrkovski OA, et al. Mechlorethamine, vincristine, melphalan and prednisone (MOMP) for the treatment of relapsed lymphoma in dogs. Vet Comp Oncol. 2015; 13(4): 398-408.

18) Parsons-Doherty M, Poirier VJ, Monteith G. The efficacy and adverse event profile of dexamethasone, melphalan, actinomycin D, and cytosine arabinoside (DMAC) chemotherapy in relapsed canine lymphoma. Can Vet J. 2014; 55(2): 175-180.

19) Gillem J, Giuffrida M, Krick E. Efficacy and toxicity of carboplatin and cytarabine chemotherapy for dogs with relapsed or refractory lymphoma (2000-2013). Vet Comp Oncol. 2017; 15(2): 400-410.

20) Lenz JA, Robat CS, Stein TJ. Vinblastine as a second rescue for the treatment of canine multicentric lymphoma in 39 cases (2005 to 2014). J Small Anim Pract. 2016; 57(8): 429-434.

21) Smith AA, Lejeune A, Kow K, et al. Clinical response and adverse event profile of bleomycin chemotherapy for canine multicentric lymphoma. J Am Anim Hosp Assoc. 2017; 53(2): 128-134.

22) Mastromauro ML, Suter SE, Hauck ML, et al. Oral melphalan for the treatment of relapsed canine lymphoma. Vet Comp Oncol. 2018; 16(1): E123-E129.

23) Batschinski K, Dervisis N, Kitchell B, et al. Combination of bleomycin and cytosine arabinoside chemotherapy for relapsed canine lymphoma. J Am Anim Hosp Assoc. 2018; 54(3): 150-155.

24) Treggiari E, Elliott JW, Baines SJ, et al. Temozolomide alone or in combination with doxorubicin as a rescue agent in 37 cases of canine multicentric lymphoma. Vet Comp Oncol. 2018; 16(2): 194-201.

25) Smallwood K, Tanis JB, Grant IA, et al. Evaluation of a multi-agent chemotherapy protocol combining dexamethasone, melphalan, actinomycin D, and cytarabine for the treatment of resistant canine non-Hodgkin high-grade lymphomas: a single centre's experience. Vet Comp Oncol. 2019; 17(2): 165-173.

26) Intile JL, Rassnick KM, Al-Sarraf R, et al. Evaluation of the tolerability of combination chemotherapy with mitoxantrone and dacarbazine in dogs with lymphoma. J Am Anim Hosp Assoc. 2019; 55(2): 101-109.

27) Cawley JR, Wright ZM, Meleo K, et al. Concurrent use of rabacfosadine and L-asparaginase for relapsed or refractory multicentric lymphoma in dogs. J Vet Intern Med. 2020; 34(2): 882-889.

28) O'Connell K, Thomson M, Morgan E, et al. Procarbazine, prednisolone and cyclophosphamide oral combination chemotherapy protocol for canine lymphoma. Vet Comp Oncol. 2022; 20(3): 613-622.

29) Weishaar KM, Wright ZM, Rosenberg MP, et al. Multicenter, randomized, double-blinded, placebo-controlled study of rabacfosadine in dogs with lymphoma. J Vet Intern Med. 2022; 36(1): 215-226.

30) Zimmerman K, Walsh KA, Ferrari JT, et al. Evaluation of mechlorethamine, vinblastine, procarbazine, and prednisone for the treatment of resistant multicentric canine lymphoma. Vet Comp Oncol. 2023; 21(3): 503-508.

31) Parker AS, Burton JH, Curran KM, et al. Early progression during or after cyclophosphamide, doxorubicin, vincristine, and prednisone chemotherapy indicates poor outcome with rescue protocols in dogs with multicentric lymphoma. J Vet Intern Med. 2024; 38(4): 2282-2292.

32) Blaxill JE, Bennett PF. Evaluation of clinical response and prognostic factors in canine multicentric lymphoma treated with first rescue therapy. Vet Comp Oncol. 2024; 22(2): 265-277.

33) Rassnick KM, Bailey DB, Malone EK, et al. Comparison between L-CHOP and an L-CHOP protocol with interposed treatments of CCNU and MOPP (L-CHOP-CCNU-MOPP) for lymphoma in dogs. Vet Comp Oncol. 2010; 8(4): 243-253.

34) Bernardo Marques G, Ponce F, Beaudu-Lange C, et al. Feline high-grade and large granular lymphocyte alimentary lymphomas treated with COP- or CHOP-based chemotherapy: a multi-centric retrospective study of 57 cases. Vet Comp Oncol. 2024; 22(2): 186-197.

35) Dutelle AL, Bulman-Fleming JC, Lewis CA, et al. Evaluation of lomustine as a rescue agent for cats with resistant lymphoma. J Feline Med Surg. 2012; 14(10): 694-700.

36) Rau SE, Burgess KE. A retrospective evaluation of lomustine (CeeNU) in 32 treatment naïve cats with intermediate to large cell gastrointestinal lymphoma (2006-2013). Vet Comp Oncol. 2017; 15(3): 1019-1028.

37) Elliott J, Finotello R. A dexamethasone, melphalan, actinomycin-D and cytarabine chemotherapy protocol as a rescue treatment for feline lymphoma. Vet Comp Oncol. 2018; 16(1): E144-E151.

38) Martin OA, Price J. Mechlorethamine, vincristine, melphalan and prednisolone rescue chemotherapy protocol for resistant feline lymphoma. J Feline Med Surg. 2013; 15(10): 934-939.

39) MaloneyHuss MA, Mauldin GE, Brown DC, et al. Efficacy and toxicity of mustargen, vincristine, procarbazine and prednisone (MOPP) for the treatment of relapsed or resistant lymphoma in cats. J Feline Med Surg. 2020; 22(4): 299-304.

40) Smallwood K, Harper A, Blackwood L. Lomustine, methotrexate and cytarabine chemotherapy as a rescue treatment for feline lymphoma. J Feline Med Surg. 2021; 23(8): 722-733.

41) Horta RS, Souza LM, Sena BV, et al. LOPH: a novel chemotherapeutic protocol for feline high-grade multicentric or mediastinal lymphoma, developed in an area endemic for feline leukemia virus. J Feline Med Surg. 2021; 23(2): 86-97.

42) Sakai K, Hatoya S, Furuya M, et al. Retrospective evaluation of nimustine use in the treatment of feline lymphoma. Vet Med Sci. 2022; 8(1): 3-8.

43) Inazumi H, Toyoda H, Shimano S, et al. Efficacy and adverse events of L-Asparaginase administration as a first-line treatment for feline large-cell gastrointestinal lymphoma. Vet Med Sci. 2024; 86(7): 727-736.

44) Moore AS, Frimberger AE. Treatment of feline intermediate to high-grade alimentary lymphoma: a retrospective evaluation of 55 cats treated with the VAPC combination chemotherapy protocol (2017-2021). Vet Comp Oncol. 2024; 22(1): 106-114.

リンパ腫の診断と治療法

リンパ腫のより高度な治療法

リンパ腫治療の将来

伊賀瀬雅也，水野拓也
山口大学共同獣医学部獣医臨床病理学研究室，
公益財団法人 日本小動物医療センター附属 日本小動物がんセンター

はじめに

　ここ10年の獣医療におけるがん薬物治療の進歩は目覚ましいものがあり，特に分子標的薬のひとつである低分子化合物の登場は，我々の臨床現場に大きな変革をもたらした。犬の肥満細胞腫に対する治療薬として，トセラニブ（パラディア®錠，ゾエティス・ジャパン㈱）が良好な治療成績を残している。犬のリンパ腫に対しては，verdinexor（Laverdia-CA1®，Anivive）とrabacfosadine（Tanovea®，Elanco）がアメリカで新たに販売され，新しい治療オプションとして注目されている。また2023年には，犬の口腔内メラノーマと犬の肥満細胞腫に対する治療薬として，免疫チェックポイント阻害薬である抗PD-1抗体薬のgilvetmab（Merck Animal Health USA）が条件付きではあるがアメリカで承認され，使用できるようになった。しかしながら，これらの治療法を用いても腫瘍を完治させるには至っておらず，現在も新規治療薬の開発が進められている。

　本稿では，リンパ腫の次世代の治療法として，獣医療で多くの研究者が開発に取り組んでいる抗体薬と，キメラ抗原受容体（chimeric antigen receptor：CAR）遺伝子改変T（CAR-T）細胞療法について解説する。

分子標的薬とは

　分子標的薬とは，特定の分子を標的とし，その機能を阻害することにより，特異的に治療効果を発揮する薬剤と定義される。その種類は表1に示すように，大きく3種類に分けられる。トセラニブやverdinexorのような分子量が0.4 kDa以下の低分子薬，ペプチド薬（シクロスポリンなど）や核酸薬などの分子量が0.5〜100 kDa程度の中分子薬，そして分子量が100 kDaを超える高分子の抗体薬がある。それぞれに特徴があり，低分子薬は主に化学合成によって作製されるため，安価に大量の合成が可能であるのに対して，抗体薬はバイオ薬品とも呼ばれ，主に細胞に目的

表1　分子標的薬の違い

分子標的薬の種類	低分子薬	中分子薬 （ペプチド薬・核酸薬）	抗体薬
分子量	0.4 kDa以下	0.5〜100 kDa程度	150 kDa程度
製造方法	主に化学合成	主に化学合成	主に細胞から作製
剤形	経口あるいは注射	経口あるいは注射	注射
標的分子の局在	関係なし	関係なし	細胞外蛋白
標的分子への特異性	やや低い	高い	高い
種特異性	低い	やや低い	高い
半減期	短い	短い	長い
製造コスト	低い	中程度	高い

の遺伝子を導入することにより作製される。そのため，大量生産する場合に，莫大なコストがかかることが問題となっている。低分子薬と比較して抗体薬の方が標的分子への特異性が高く，半減期も長いため，より高い治療効果が期待されるが，高分子であるがゆえに細胞内への取りこみ効率が悪く，標的が細胞外の分子に限定される。また，ごく一部の抗体薬を除いて，胃酸による蛋白分解酵素の影響を受けるため，投与経路が注射に限定され，低分子薬のような連日の経口投与は困難である。

中分子薬とは，低分子薬と抗体薬の間の分子量の化合物のことを指し，その両者のいいとこ取りをした製剤である。表1に示すように，低分子薬の性質を強くもつが，蛋白同士の複合体形成を阻害する抗体薬のようなはたらきも有することが特徴である。ペプチド薬や核酸薬などがこれに含まれるが，生体内に投与した場合に核酸分解酵素や蛋白分解酵素による分解を受けやすいため，ドラッグデリバリーシステム*の導入が課題となっている。

*：投与した薬物を特定の部位に送達させるための分布制御技術。薬物の効果を最大限に高めるとともに，副作用を最小限に抑えることを目的とする。

抗体薬

1．抗体薬の製造過程

抗体は免疫グロブリンとも呼ばれ，B細胞から分化した形質細胞により生体内で産生され，抗原と結合する機能をもつ（図1）。抗体薬はバイオ薬品であり，一般的に遺伝子工学技術を用いて，微生物や動物の細胞より作製される。抗体薬の製造過程を図2に示す。抗体薬は，目的の分子を認識するモノクローナル抗体をベースに作製される。モノクローナル抗体をコードする遺伝子配列をもとに，抗原に直接接触する部位である相補性決定領域（CDR）を残して，それ以外の遺伝子配列（定常領域）を犬の免疫グロブリンIgGの遺伝子配列と組換えることで，キメラ抗体や犬化抗体を作製する。現在の医療においては，安全性の観点か

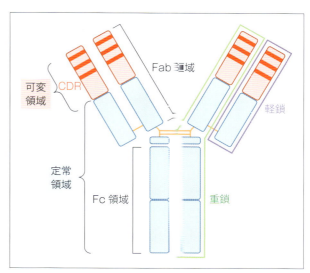

図1　抗体の構造
抗体のY字は，同一の重鎖と軽鎖が2本ずつ合わさり構成されている。上側の部分はFab領域であり，抗原認識部位である相補性決定領域（CDR）を含む可変領域をもつ。その下部には，Fc受容体に結合するFc領域を含む定常領域がある。

ら，抗体薬のほとんどは人化あるいは人抗体であり，伴侶動物においても，犬化あるいは猫化抗体の作製を行い，免疫原性を低くすることが肝要である（図3）。

抗体薬をつくる上で最も重要な課題は，いかにして効率的に品質のよい抗体を大量生産するかということである。近年，動物細胞の工業化技術が発展したことで，遺伝子組換え細胞を用いた抗体の安定的な生産や無血清培地への馴化，浮遊攪拌培養によって，培養のスケールアップが可能となった。また，同時に品質管理も重要であり，不純物やウイルスなどを取り除く精製工程を経て，最終的に原薬となる。このように，抗体薬の製造過程は非常に長い道のりであるが，ここからさらに医薬品・動物用医薬品として厚生労働省あるいは農林水産省の承認を取得するための治験の実施が必要となる。これらの膨大なステップによりコストが加算されていくことが，抗体薬の薬価上昇の原因となっている。

2．抗体薬の機能

抗体は生体内で様々なはたらきを有しており，抗体薬はその作用を利用して，対象の疾患を治療する。抗体薬の作用機序としては，①抗体依存性細胞傷害（ADCC）活性，②補体依存性細胞傷害（CDC）活性，

リンパ腫の診断と治療法

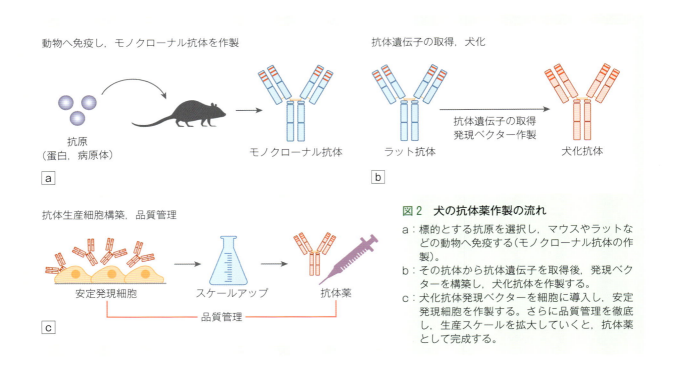

図2 犬の抗体薬作製の流れ
a：標的とする抗原を選択し，マウスやラットなどの動物へ免疫する（モノクローナル抗体の作製）。
b：その抗体から抗体遺伝子を取得後，発現ベクターを構築し，犬化抗体を作製する。
c：犬化抗体発現ベクターを細胞に導入し，安定発現細胞を作製する。さらに品質管理を徹底し，生産スケールを拡大していくと，抗体薬として完成する。

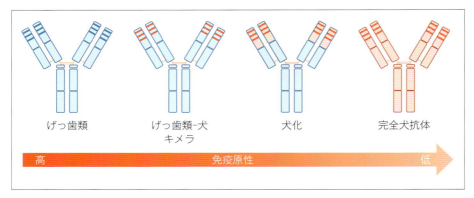

図3 犬に対する抗体の免疫原性
げっ歯類の抗体をそのまま犬に投与すると強い免疫応答が誘導されるが，犬のアミノ酸配列に置換することで免疫原性が低下し，安全性が高まる。

③中和作用，④分子間の結合阻害，⑤直接的な細胞死誘導機序の活性化，⑥細胞傷害性分子の送達の6つがある[1]（図4）。腫瘍に対して用いられる抗体薬のうち，腫瘍細胞を直接傷害することを目的として用いられる抗体薬は，①ADCC活性，②CDC活性，⑤直接的な細胞死誘導機序の活性化といった作用を期待し使用される。

CAR-T 細胞療法

腫瘍をもつ動物の体内には，その腫瘍細胞を認識し攻撃する機能をもつT細胞が存在することが昔から知られていた。それらT細胞を分離し，体外で増やした後に投与する「養子免疫療法」が実践されてきたが[2]，腫瘍細胞を認識するT細胞のみを効率的に得ることが難しく，治療効果は非常に限定的であった。一方で，CAR-T細胞は，モノクローナル抗体の抗原認識部位（可変領域）と，CD28や4-1BBなどの共刺激分

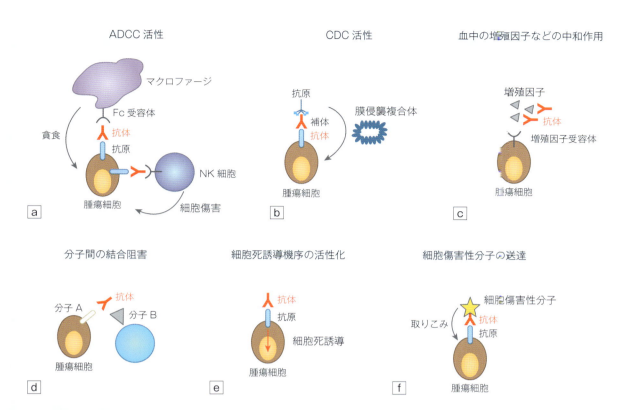

図4 抗体薬の作用機序
a：抗体依存性細胞傷害（ADCC）活性は，マクロファージやナチュラルキラー（NK）細胞により，抗体が結合した腫瘍細胞（オプソニン化）が認識され，食作用やパーフォリン，グランザイムの分泌による細胞傷害が誘導されることを指す。
b：補体依存性細胞傷害（CDC）活性は，IgGまたはIgMに補体が結合することで膜侵襲複合体（MAC）が形成され，細胞傷害を与えることをいう。
c：中和作用とは，抗体のFab領域を介してVEGFなどの増殖因子やサイトカインと特異的に結合し，その作用を中和することである。抗原との結合親和性は非常に高く，哺乳動物で認められる最高レベルの親和性である。
d：分子間の結合阻害とは，受容体やそのリガンドを阻害して，分子間の結合を阻害することである。結合の阻害によって，細胞内の伝達シグナルが遮断されることで薬効が発揮される。
e：ごく一部の抗体には，細胞に発現する標的分子に抗体が結合することで，その細胞の細胞死を誘導する作用がある。
f：抗体の標的抗原への高い特異性を活かし，抗がん剤などの細胞傷害性分子を結合させた抗体を用いることで，生体内の特定の細胞・臓器へ薬物などを送達する。殺細胞性抗がん剤のような，安全域の狭い薬剤を抗体薬物複合体（ADC）にすることで，治療強度を高めることができる。

子，そしてT細胞受容体由来シグナル伝達分子（CD3ζ鎖）を融合させた受容体（CAR）を，患者自身の末梢血由来T細胞に導入することで作製される（図5）。モノクローナル抗体の長所である腫瘍細胞上の標的分子と特異的に結合する機能と，T細胞の活性化および細胞傷害性の機能を人工的にT細胞に導入することから，従来の養子免疫療法と比較して，はるかに高い抗腫瘍効果と安定性をあわせもつ細胞製剤が生まれた。

1．CAR-T細胞の製造過程

CAR-T細胞の製造過程を図6に示す。まず，患者の血液から白血球（リンパ球）を血球分取装置により分取し，CAR-T細胞製造施設へ輸送する。採取したリンパ球に，T細胞を増殖させるための活性化刺激を加える。続いて，レトロウイルスやレンチウイルスベクターを用いてT細胞にCAR遺伝子を導入すると，CAR-T細胞となる。CAR-T細胞は適切な培養液で拡大培養を行い，サイトカイン産生能や無菌検査などの各種規定をクリアしたあと凍結され，治療施設に送

リンパ腫の診断と治療法

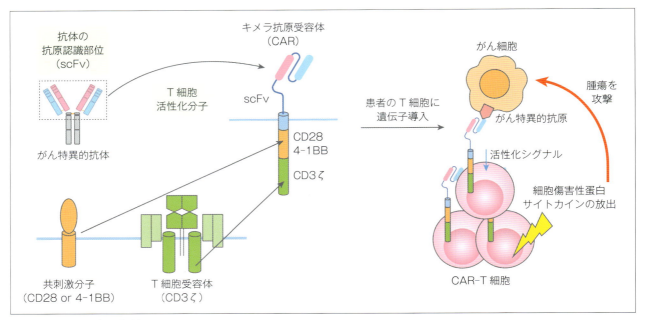

図5 CAR-T細胞の作製
キメラ抗原受容体(CAR)とは，モノクローナル抗体の抗原認識部位(scFv)と，T細胞を活性化させるための共刺激分子のCD28や4-1BB，およびそのシグナルを細胞内に伝達させるためのT細胞受容体・CD3ζの配列を融合したものを指す。患者自身のT細胞へ，ウイルスベクターを用いて遺伝子導入することで，CAR-T細胞が作製される。
(文献3をもとに作成)

られる。この工程には一般的に数週間要するため，臨床現場では，その期間中の病勢の進行をどのようにコントロールするかが課題となっている。

2．CAR-T細胞療法の注意点

　CAR-T細胞を投与する前には，生体内のリンパ球数を事前に極力減らす必要があり，フルダラビン(フルダラ®，サノフィ㈱)とシクロホスファミドが投与される。このようなリンパ球除去化学療法を行うことで，制御性T細胞が減少し，IL-7やIL-15といったCAR-T細胞の増殖を促すようなサイトカインが増加し，これが生体内におけるCAR-T細胞の抗腫瘍効果の向上につながると考えられている。

　CAR-T細胞は，ある種の腫瘍に対して治療効果を示す一方(後述参照)，有害事象であるサイトカイン放出症候群が大きな問題として知られている。サイトカイン放出症候群とは，体内でCAR-T細胞が腫瘍を攻撃する際に産生されるIL-6やIFN-γ，TNF-αによって引き起こされる臨床徴候の総称である。軽症例では発熱や倦怠感が認められるが，重症例では血圧低下や呼吸困難などICU管理を必要とする場合がある。人では，サイトカイン放出症候群が発生した場合に，抗IL-6受容体モノクローナル人化抗体医薬であるトシリズマブ(アクテムラ®，中外製薬㈱)，あるいは高用量グルココルチコイドが投与され，有害事象のコントロールに成功している。

人の血液腫瘍における抗体薬とCAR-T細胞療法

　人医療におけるリンパ腫を含む血液腫瘍の治療として，抗がん剤治療以降の大きなブレイクスルーは，抗CD20抗体薬の開発と，CD19-CAR-T細胞療法であることは間違いない。CD19とCD20は，どちらも正常なB細胞の表面に発現する蛋白であり，骨髄中から末梢血における各分化段階のB細胞に広く発現している。したがって，B細胞が腫瘍化した場合でも，腫瘍細胞において広く発現が認められることから，これらの分子を標的とする治療法の開発が進められてきた。

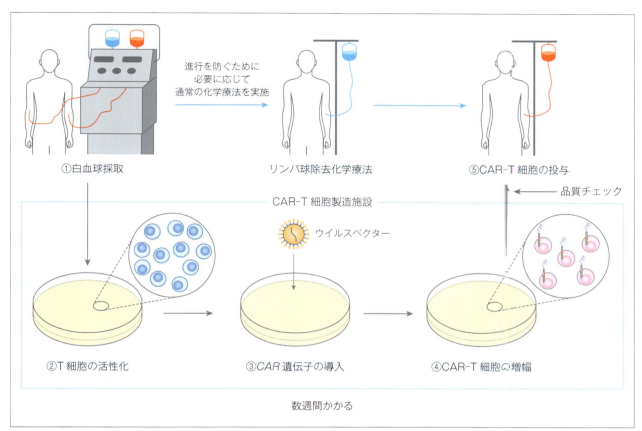

図6 CAR-T細胞の製造過程
まず，患者の血液から白血球（リンパ球）を血球分取装置により分取し，CAR-T細胞製造施設へ輸送する。採取したリンパ球に，T細胞を増殖させるための活性化刺激を加える。続いて，ウイルスベクターを用いてT細胞にCAR遺伝子を導入し，CAR-T細胞を作製する。CAR-T細胞は適切な培養液で拡大培養を行う。サイトカイン産生能や無菌検査などの規定をクリアしたあと凍結され，治療施設に発送される。この工程は一般的に数週間要するため，その間に臨床現場では，フルダラビンとシクロオスファミドによるリンパ球除去化学療法を行う。
（文献4をもとに作成）

1．人のリンパ腫の治療

人の非ホジキンリンパ腫の治療では，シクロホスファミド，ビンクリスチン，ドキソルビシン，プレドニゾロンを用いるCHOP療法をベースとした治療戦略が選択される。通常，初期治療としてCHOP療法に抗体医薬を組み合わせる。大細胞型B細胞性リンパ腫（DLBCL）の場合には，抗人CD20抗体薬のリツキシマブを組み合わせたR-CHOP療法が用いられ，末梢性T細胞性リンパ腫では，微小管阻害薬結合抗CD30抗体薬のブレンツキシマブ ベドチン（アドセトリス®，武田薬品工業㈱）を組み合わせたBV-CHOP療法が用いられている。DLBCLに対するR-CHOP療法は20年以上前から実施されており，CHOP療法単独と比較して，完全奏効率（76％ vs 63％）が高く，無増悪生存期間と全生存期間も有意に延長することが証明されている[5]。

それ以降も，オビヌツズマブ（ガザイバ®，中外製薬㈱）などの新たな抗体医薬が開発されつづけており，現在では表2に示す抗体がリンパ腫の治療法として承認されている。

2．CD19-CAR-T細胞療法

CAR-T細胞療法として人医療において成功しているのが，CD19を標的とするCAR-T細胞療法である。2017年にアメリカで世界初のCAR-T細胞療法・チサゲンレクルユーセルがB細胞性急性リンパ球性白血病（B-ALL）に対して承認され，日本でも2019年に承認された（キムリア®，ノバルティスファーマ㈱）。

リンパ腫の診断と治療法

表2　人のリンパ腫治療において認可されている抗体医薬

標的	抗体名	アイソタイプ	抗体の種類	抗体の修飾
CD20	リツキシマブ		キメラ抗体	－
	オビヌツズマブ	IgG1	人化抗体	フコース除去
	オファツヌマブ		完全人抗体	－
CCR4	モガムリズマブ	IgG1	細胞外蛋白	フコース除去
CD19	タファシタマブ	IgG1	人化抗体	Fc領域 S239D/I332E 変異
PD-1*	ニボルマブ	IgG4	完全人抗体	ヒンジ領域 S228P 変異
	ペンブロリズマブ	IgG4	人化抗体	ヒンジ領域 S228P 変異

＊：PD-1 抗体はホジキンリンパ腫に限定される。

標準治療に抵抗性の B-ALL は，通常1年以内に死亡するが，CD19-CAR-T 細胞療法を受けた患者では，輸注3カ月後の全奏効率は82％，3年間の無再発生存率は52％という驚異的な成績を残した[6]。

日本における再発・難治性 DLBCL に対する治療としては，2019年にキムリア® が承認され，2021年にはアキシカブタゲン シロルユーセル（イエスカルタ®，ギリアド・サイエンシズ㈱）と，リソカブタゲン マラルユーセル（ブレヤンジ®，ブリストル・マイヤーズ スクイブ㈱）が承認された。いずれの CAR-T 細胞療法も，全奏効率は好成績を残しており，高い治療効果を実感できるが，無再発生存率は40％程度であり，一定数の患者において再発が認められることが分かってきている。また，日本で CAR-T 細胞療法を実施可能な施設は43施設に限られており（2023年時点），すべての患者が治療を受けられる状況にはないことも問題である。これは，CAR-T 細胞の製造期間と臨床現場での患者対応にタイムラグが生じてしまうことが一因となっており，地域の医療機関と製造施設，血液内科の専門医療施設の綿密な連携が必須となる。CAR-T 細胞製剤を獣医療において実用化する際には，これが最も大きな障壁になると考えられる。

3．犬や猫への応用における課題

このように，抗 CD20 抗体と CD19-CAR-T 細胞療法という2つの治療法の登場によって，人のリンパ腫の治療に大きな変革があった一方で，犬や猫のリンパ腫の治療として，これらの薬剤を使用することはでき

ない。その理由として，これらの治療は標的分子への種特異性が非常に高いため，犬や猫の腫瘍細胞にはこれらの製剤が作用しないことが挙げられる。さらには，犬や猫以外から作製した抗体や細胞（例えば人やマウス）を犬や猫に投与すると，免疫反応を誘発する可能性があるため，低分子化合物のように人用の医薬品を流用することはできず，動物用の製剤を新しく製造する必要がある。

獣医療における抗体薬の現状

製造過程の複雑さと薬価の問題から，犬や猫の抗体薬が市販される日が来ることを多くの獣医師は予想していなかった。しかしながら，ここ数年の間に，遺伝子・細胞工学技術の発展や海外の大手動物薬企業の注力によって，動物用の抗体薬が販売された。本稿執筆時点で販売されている抗体薬を表3に示す。

2015年に犬においてはじめて，B 細胞性リンパ腫に対する抗 CD20 抗体薬・blontuvetmab（Blontress®，Aratana Therapeutics）がアメリカ農務省（USDA）の承認を取得し，その翌年には，同社の T 細胞性リンパ腫に対する抗 CD52 抗体薬・tamtuvetmab（Tactress®）も承認を取得した。しかしながら，現在はどちらの抗体薬も販売されていない。その理由として，標的分子への結合性の問題があるといわれており[7]，2022年に報告された tamtuvetmab のアメリカの多施設共同臨床試験[8]の成績も振るわなかったのが原因と

166

表3　獣医療において上市されている抗体薬（2024年6月時点）

製品名	サイトポイント	リブレラ	Canine Parvovirus Monoclonal Antibody	GILVETMAB
名称	ロキベトマブ	ベジンベトマブ	−	Gilvetmab
対象動物	犬	犬	犬	犬
標的	IL-31	NGF	CPV	PD-1
疾患	犬アトピー性皮膚炎	変形性関節症	細胞外蛋白	腫瘍
抗体	犬化抗体	犬化抗体	ラット−犬キメラ抗体	犬化抗体
開発メーカー	Zoetis	Zoetis	Elanco	Merck
承認の種類	USDA，EMA	FDA	USDA 条件付き	USDA 条件付き
日本での承認	○	○	×	×

製品名	Blontress	Tactress	ソレンシア
名称	Blontuvetmab	Tamtuvetmab	フルネベトマブ
対象動物	犬	犬	猫
標的	CD20	CD52	NGF
疾患	腫瘍	腫瘍	変形性関節症
抗体	犬化抗体	犬化抗体	猫化抗体
開発メーカー	Aratana	Aratana	Zoetis
承認の種類	USDA	USDA	FDA
日本での承認	×	×	○

CPV：犬パルボウイルス，USDA：アメリカ農務省，EMA：欧州医薬品庁，FDA：アメリカ食品医薬品局
Merck：Merck Animal Health，Aratana：Aratana Therapeutics

思われる。

　その後，2016年にUSDA，2017年に欧州医薬品庁（EMA）の承認を取得した，犬アトピー性皮膚炎に対する抗犬IL-31抗体薬・ロキベトマブが発売され，これが犬における抗体薬の最初の成功例となった。ロキベトマブは，日本においても最初に販売された動物用抗体薬であり（2019年発売，サイトポイント®，ゾエティス・ジャパン㈱），多くの獣医師が日常的に使用している動物用医薬品である。また，2021年には，欧州で犬の変形性関節症に対する抗犬NGF抗体薬・ベジンベトマブが販売され，2022年には日本での販売承認も取得した（リブレラ®，ゾエティス・ジャパン㈱）。続けざまに，同社は猫用の抗猫NGF抗体薬・フルネベトマブ（ソレンシア®）についても欧州で販売した後，2022年に抗体薬では初のアメリカ食品医薬品局（FDA）の承認を取得している（翌年にはベジンベトマブも承認を取得）。現在，どちらの抗体薬も日本

で購入可能であり，犬や猫の関節炎に対する有効な治療法のひとつになっている。また，感染症疾患に対しては，2023年にElanco社より初の抗犬パルボウイルス抗体がアメリカで発売され，今後，日本への市場展開が期待されている。

　このように，犬や猫においても抗体薬が上市されつづけているが，腫瘍に対してはAratana Therapeutics社の抗体薬以降，販売されるものはなかった。しかしながら，最近になって，Merck Animal Health社より，免疫チェックポイント阻害薬である抗犬PD-1抗体薬・gilvetmabがUSDAの条件付き承認を取得したと発表された。現在，日本では購入できないが，免疫チェックポイント阻害薬は人医療において非常に高い治療効果を示している抗体薬のひとつであるため，犬の腫瘍に対する有望な治療法となることが期待される。

犬のリンパ腫に対する抗 CD20 抗体

前述のとおり，人の DLBCL の治療法として抗 CD20 抗体薬が用いられている。犬の DLBCL においても同様に CD20 分子の発現が認められるため，治療オプションとなると考えられているが，blontuvet-mab 以降に動物用医薬品として販売されたものはない。これまでに，筆者らも含めた 4 つの研究グループから，犬 CD20 に対するモノクローナル抗体の樹立が報告されている。Ito らは，6C8 と呼ばれる抗体を作製しており，その抗体は直接の細胞傷害活性はないが，ADCC 活性と CDC 活性があることを報告している[9]。Jain らは，人と犬の CD20 のアミノ酸配列を比較し，両者に共通した部位を認識する抗 CD20 モノクローナル抗体を作製しているが，その生物学的活性については評価されていない[10]。Rue らは，1E4 という抗体を作製し，生体への投与を目的に，1E4 の可変領域と犬由来の IgG-B の定常領域を融合したキメラ抗体を樹立してる[11]。さらに，それを健常ビーグルに投与することで，末梢血中の B 細胞を減らすことができたと報告している。その後，2024 年には McLinden らが，Rue らの樹立した 1E4-cIgG-B を用いて，無治療の B 細胞性リンパ腫の犬 42 例に対する前向き臨床試験の結果を報告している[12]。その研究では，ドキソルビシンと 1E4-cIgG-B の併用療法における安全性と生物学的活性を調査している。実際のリンパ腫の犬においても抗体の投与によって B 細胞除去が起こっていることと，有害事象については 1 例のインフュージョンリアクションを除き，ほとんど軽度であり許容可能であることが報告された。

筆者らの研究グループでも，独自に抗犬 CD20 モノクローナル抗体 4E1-7 を樹立しており，Rue らと同様に，犬 IgG-B とのキメラ抗体 4E1-7-B を作製した[13]。本抗体は，Rue らの抗体の配列をもとに作製した 1E4-B と比較して，ADCC 活性，CDC 活性および直接的な細胞傷害活性が強いことが分かった（**表 4**）。また，抗体の ADCC 活性をより強化するために，ポ

表 4 抗犬 CD20 キメラ抗体の *in vitro* における機能の比較

抗体名	抗体の作用機序		
	ADCC 活性	CDC 活性	直接細胞傷害活性
1E4-B	−	−	−
4E1-7-B	++	+	+
4E1-7-B_f	++++	+	++

ADCC 活性：抗体依存性細胞傷害活性，CDC 活性：補体依存性細胞傷害活性

テリジェント技術を用いて 4E1-7-B_f 抗体も作製した。ポテリジェント技術とは，協和キリン㈱によって開発された，抗体の Fc 領域のアスパラギン酸に付加しているフコースを除去することによって，その抗体の ADCC 活性を 100 倍以上に増強する方法である。この 4E1-7-B_f 抗体を用いて，健常ビーグルへの投与試験を実施したところ，全身状態や血液化学的な異常は認められなかったが，投与翌日には末梢血の B 細胞数がほぼゼロになり，その効果が 2～3 週間持続することが明らかとなった（**図 7**）。筆者らはこの結果をもとに，現在，B 細胞性リンパ腫の犬を対象とした，本抗体と CHOP 療法の併用による前向き臨床試験を実施している。

このように，近い将来，犬のリンパ腫においても，抗 CD20 抗体薬が実用化される可能性が期待されているが，残念ながら，猫の CD20 抗体やそれに代わる抗体薬の報告はない。

犬の CAR-T 細胞療法

現在，犬や猫で市販されている CAR-T 細胞製剤はない。これまでに犬の CAR-T 細胞について報告されているのは，犬 CD20-CAR-T[14, 15]，犬 B7-H3-CAR-T[16]，犬 IL-13Rα2-CAR-T[17]，および HER2-CAR-T[18]のみである。また，犬のリンパ腫に対する治療法として CAR-T 細胞を開発しているのは，現在のところ筆者らの研究グループと，ペンシルバニア大学の Mason らの研究グループに限られている。そのため，抗犬 CD20 モノクローナル抗体よりもさらに報告

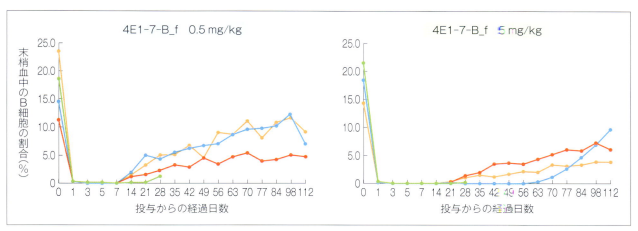

図7 抗犬CD20フコース除去キメラ抗体4E1-7-B_fの生体内での機能
健常ビーグルに対して，4E1-7-B_fキメラ抗体を0.5 mg/kg（4頭）または5 mg/kg（4頭）で，0日目にそれぞれを単回静脈内投与し，各経過日数における末梢血中のB細胞の割合を測定した。各グラフはそれぞれの犬を表している。5 mg/kgを投与した犬では，投与後数日でB細胞の割合がほぼゼロになるのに加えて，およそ3週間，その効果が維持された。
（文献13をもとに作成）

は限られているが，すでにMasonらは，独自に開発した犬CD20-CAR-Tを用いた臨床例への投与結果を報告している[15]。

2019年のPanjwaniらの報告によれば，4例の再発・CHOP治療抵抗性B細胞性リンパ腫の犬からリンパ球を分離し，レンチウイルスベクターにより犬CD20-CARを導入してCAR-T細胞を作製した[15]。そのうち1例では，CAR-T細胞の増殖が不十分であり，投与に十分な細胞数を確保することが難しかったとされている。また，1例では，CAR-T細胞投与後にCD20陽性のリンパ腫細胞の減少を認めたが，CD20分子の発現低下と，抗マウス抗体（投与したCAR-Tに含まれているマウス遺伝子に対する抗体）が出現するなど，長期的な治療効果に対する不安が残る結果であった。一方で，人で認められるようなサイトカイン放出症候群は発生しておらず，安全性は確保されたため，大規模の臨床試験を実施することが予定された。

その後，2022年に同グループから，犬CD20-CAR-T細胞投与後にサイトカイン放出症候群を呈した犬に関するケースレポートが報告された[19]。その症例は，シクロホスファミドによるリンパ球除去化学療法を実施後に，CAR-T細胞が投与され，リンパ節の縮小は認めたが，3日後に容態が急変したと記録されている。発熱などの臨床徴候は，人で報告されているサイトカイン放出症候群と類似しており，血清中IL-6やIFN-γなどの炎症性サイトカインの上昇が確認された。この症例におけるサイトカイン放出症候群は比較的軽度であったため，支持療法のみで投与5日後には回復したが，この結果は人と同様にサイトカイン放出症候群の発生が，本治療法のひとつの障壁になる可能性を示唆している。

おわりに

ここまでの内容で，獣医療のリンパ腫に対する2つの新規治療法の現状を知っていただけたと思う。動物用の抗体薬の種類は少ないが，2023年には，イギリスのPetMedix社（独自の抗体薬開発プラットフォームをもつ）とZoetis社が業務提携を結び，抗体薬開発に注力することが報じられるなど，犬・猫用抗体薬の時代がすぐそこまで迫っているのかもしれない。また，CAR-T細胞療法に関しても，海外では医学系研究者との共同研究が進んでおり，近い将来，犬の腫瘍に対する細胞製剤が続々と承認されるかもしれない。筆者自身も，抗犬PD-1抗体薬・ca-4F12-E6[20]や犬CD20-CAR-T細胞の開発に携わっており，日本初の

これらの動物用医薬品が生まれることを目指して研究に取り組んでいる。人医療と同様に，獣医療にも高分子製剤の波が来ており，多くのがんの犬や猫を救うことが期待される。

参考文献

1) 高井俊行. 免疫グロブリンとFcレセプター. 標準免疫学 第4版. 宮坂昌之 監. 医学書院, 2021, p.119-131.

2) Aebersold P, Hyatt C, Johnson S, et al. Lysis of autologous melanoma cells by tumor-infiltrating lymphocytes: association with clinical response. J Natl Cancer Inst. 1991; 83(13): 932-937.

3) 西川博嘉 編. もっとよくわかる！腫瘍免疫学 発がん～がんの進展～治療 がん免疫応答の変遷がストーリーでわかる. 羊土社, 2023.

4) 吉村清 編. がん免疫ペディア～腫瘍免疫学・がん免疫療法の全てをまるごと理解！～. 羊土社, 2022.

5) Coiffier B, Lepage E, Briere J, et al. CHOP chemotherapy plus rituximab compared with CHOP alone in elderly patients with diffuse large-B-cell lymphoma. N Engl J Med. 2002; 346(4): 235-242.

6) Maude SL, Laetsch TW, Buechner J, et al. Tisagenlecleucel in children and young adults with B-cell lymphoblastic leukemia. N Engl J Med. 2018; 378(5): 439-448.

7) Form 10-K. Aratana Therapeutics, Inc. (Form 10-Kによる2015年度の年次報告書). https://www.sec.gov/Archives/edgar/data/1509190/000150919016000061/petx-20151231x10k.htm, 参照2024-8

8) Musser ML, Clifford CA, Bergman PJ, et al. Randomised trial evaluating chemotherapy alone or chemotherapy and a novel monoclonal antibody for canine T-cell lymphoma: a multicentre US study. Vet Rec Open. 2022; 9(1): e49.

9) Ito D, Brewer S, Modiano JF, et al. Development of a novel anti-canine CD20 monoclonal antibody with diagnostic and therapeutic potential. Leuk Lymphoma. 2015; 56(1): 219-225.

10) Jain S, Aresu L, Comazzi S, et al. The development of a recombinant scFv monoclonal antibody targeting canine CD20 for use in comparative medicine. PLoS One. 2016; 11(2): e0148366.

11) Rue SM, Eckelman BP, Efe JA, et al. Identification of a candidate therapeutic antibody for treatment of canine B-cell lymphoma. Vet Immunol Immunopathol. 2015; 164(3-4): 148-159.

12) McLinden GP, Avery AC, Gardner HL, et al. Safety and biologic activity of a canine anti-CD20 monoclonal antibody in dogs with diffuse large B-cell lymphoma. J Vet Intern Med. 2024; 38(3): 1666-1674.

13) Mizuno T, Kato Y, Kaneko MK, et al. Generation of a canine anti-canine CD20 antibody for canine lymphoma treatment. Sci Rep. 2020; 10(1): 11476.

14) Sakai O, Igase M, Mizuno T. Optimization of canine CD20 chimeric antigen receptor T cell manufacturing and in vitro cytotoxic activity against B-cell lymphoma. Vet Comp Oncol. 2020; 18(4): 739-752.

15) Panjwani MK, Atherton MJ, MaloneyHuss MA, et al. Establishing a model system for evaluating CAR T cell therapy using dogs with spontaneous diffuse large B cell lymphoma. Oncoimmunology. 2019; 9(1): 1676615.

16) Cao JW, Lake J, Impastato R, et al. Targeting osteosarcoma with canine B7-H3 CAR T cells and impact of CXCR2 Co-expression on functional activity. Cancer Immunol Immunother. 2024; 73(5): 77.

17) Yin Y, Boesteanu AC, Binder ZA, et al. Checkpoint blockade reverses anergy in IL-13Rα2 humanized scFv-based CAR T cells to treat murine and canine gliomas. Mol Ther Oncolytics. 2018; 11: 20-38.

18) Forsberg EMV, Riise R, Saellström S, et al. Treatment with anti-HER2 chimeric antigen receptor tumor-infiltrating lymphocytes (CAR-TILs) is safe and associated with antitumor efficacy in mice and companion dogs. cancers (Basel). 2023; 15(3): 648.

19) Atherton MJ, Rotolo A, Haran KP, et al. Case report: clinical and serological hallmarks of cytokine release syndrome in a canine B cell lymphoma patient treated with autologous CAR-T cells. Front Vet Sci. 2022; 9: 824982.

20) Igase M, Nemoto Y, Itamoto K, et al. A pilot clinical study of the therapeutic antibody against canine PD-1 for advanced spontaneous cancers in dogs. Sci Rep. 2020; 10(1): 18311.

臓器・疾患別
最新の治療ガイドライン

腫瘍
犬の白血病の診断と治療

感染症
猫伝染性腹膜炎(FIP)の診断と治療の最新情報

呼吸器疾患
呼吸器薬の使い方

消化器疾患
腸内細菌叢の改善へのアプローチ
～消化器疾患に対するプロ・プレバイオティクスと糞便移植療法の可能性～

巨大食道症の診断と治療・管理

腎泌尿器疾患
慢性腎臓病治療のアップデート
～ IRIS CKD ガイドラインの変更点を踏まえた治療～

神経疾患
犬と猫の脳血管障害への対応

整形外科
犬と猫の変形性関節症の診断と治療

眼科疾患
鼻涙管経路に関連した疾患の診断と治療

皮膚疾患
猫アトピー症候群の定義と鑑別疾患および治療

一般内科
食欲不振症例への栄養療法

救急疾患
誤食に対する内視鏡テクニック

臓器・疾患別　最新の治療ガイドライン

腫瘍

犬の白血病の診断と治療

諏訪晃久
すわ動物病院

アドバイス

　白血病は造血器腫瘍のひとつであり，増殖する細胞の起源によって骨髄性とリンパ性に分けられる。さらに，増殖する細胞の大きさや分化・成熟段階，生物学的挙動によって急性と慢性に分けられる[1]。白血病と一言でいっても，例えば急性骨髄性白血病と慢性リンパ性白血病では治療法も予後も全く異なるため，正確な診断が重要である。一方で，白血病の分類法の変遷は目まぐるしく，異なる分類法が入りまじることで，診断や解釈がより複雑になっている。また，犬の白血病のうち，特に骨髄性白血病はリンパ増殖性疾患の 1/10 という発生率の低さと診断の困難さから，まとまった報告がなく，確立された治療法がないことが現状である[2]。

病態および診断

1．病態

　骨髄中の多能性造血幹細胞は，あらゆる血液系の細胞に分化する能力をもつ（図 1）。白血病は，この幹細胞から造血細胞へ分化する段階のどの時点の細胞が腫瘍化するかによって定義される。

　急性白血病は，この分化段階において前駆細胞レベルの細胞が腫瘍化した状態と考えられる。その結果，幼若な芽球が腫瘍性増殖し，骨髄における正常な造血細胞の成熟を抑制することで，貧血や血小板減少症，好中球減少症を引き起こす。さらに，脾臓や肝臓，リンパ節，その他様々な臓器へ浸潤し，これらに伴った臨床徴候を呈するようになる。すなわち，元気・食欲の低下，活動性の低下，ふらつき，感染症，出血傾向，臓器腫大などを呈し，進行すると播種性血管内凝固（DIC）を引き起こす[6]。

　急性白血病の犬 71 例をまとめた報告では，B 細胞性急性リンパ芽球性白血病（B-ALL）が 20 例（28.2％），T 細胞性急性リンパ芽球性白血病（T-ALL）が 9 例（12.7％），急性骨髄性白血病（AML）が 25 例（35.2％），急性未分化型白血病（AUL）が 17 例（23.9％）という内訳であった[7]。

　一方，慢性白血病は，腫瘍化する細胞が成熟した段階の細胞であり，急性白血病のように芽球が増殖することはない。そのため，急性白血病のように正常な造血細胞の成熟を抑制することは少なく，引き起こされる臨床徴候も比較的軽度であることが多い[8]。

2．診断

　白血病の分類法を整理しておくと，診断の理解が深まるため，まずはそれについて解説する。人の急性白血病の分類は 1970 年代に FAB 分類が提唱された[9]。これはロマノフスキー染色と一般的な酵素細胞化学を利用した特殊染色による細胞形態の評価をもとに，白血病を分類したものである。一部の AML においては非常に有用な分類法であったが，多くの場合，相関関係や診断精度の低さが問題となった。細胞形態やその特殊染色による化学的特徴だけでは，白血病の遺伝的多様性を評価できなかった。

　そのため，2000 年代に世界保健機関（WHO）が，FAB 分類の改訂を提案した。この WHO 分類は細胞形態だけではなく，染色体変異や遺伝子異常といった病因，免疫表現型，さらには生物学的・臨床的所見を組み合わせることで AML を分類する方法であり，FAB 分類とくらべ，より詳細に，正確に診断が可能となった。そのため現在，人では WHO 分類に基づいて，白血病の診断，治療が行われている。

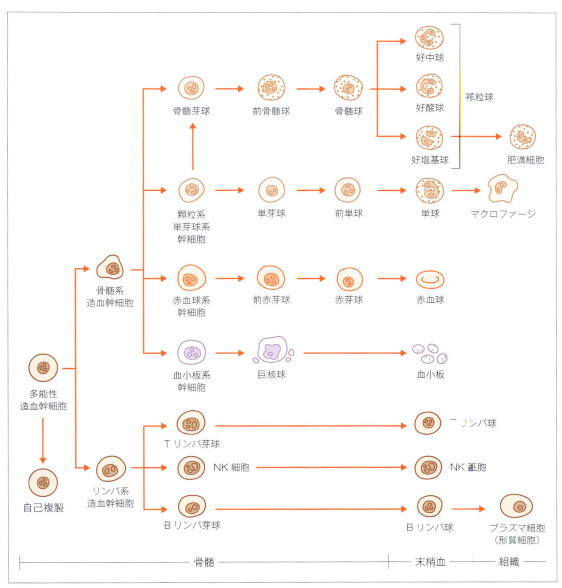

図1 血球の分化
血液の細胞は造血幹細胞から分化し，それぞれの血球へ成熟する。この分化段階において，どの時点の細胞が腫瘍化するかにより各白血病は定義される。
（文献3〜5をもとに作成）

　一方で，犬のAMLの分類は，1991年にJainらがFAB分類に沿った分類法を提唱し，これが使われてきた[10]。その後，人と同様に，WHO分類が犬のAMLにおいても提唱されるようになった。FAB分類とWHO分類の大きな違いのひとつに，AMLの診断基準において，末梢血や骨髄の芽球の割合が30％から20％に引き下げられた点が挙げられる。この改訂により，FAB分類では20〜29％の芽球をもつ骨髄異形成症候群（MDS）と診断されていた症例が，WHO分類ではAMLとして診断されるようになった。

　また，急性リンパ芽球性白血病（ALL）はFAB分類では形態学的特徴によりL1〜L3に分類されていたが，臨床的意義に乏しいことから，WHO分類ではALLという項目はなくなり，BおよびT前駆細胞腫瘍のひとつとして扱われ，またAMLのように，芽球の割合についての明確な記載はなくなった。さらに，慢性骨髄性白血病（CML）を含む以前には，慢性骨髄増殖性疾患（CMPD）と呼ばれていた疾患群は，WHO分類においては骨髄増殖性腫瘍（MPN）という，腫瘍性疾患の特徴を強調する疾患名へと変更された。

臓器・疾患別　最新の治療ガイドライン

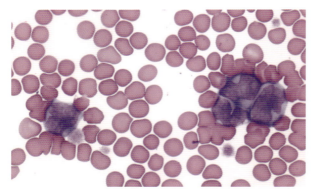

図2　犬の急性骨髄性白血病(AML)症例の血液塗抹所見
（ライトギムザ染色，400倍）
明瞭な核小体を有する異常な芽球が末梢血中に認められる。
（画像提供：山陽動物医療センター　下田哲也先生）

表1　急性骨髄性白血病(AML)のFAB分類

AUL	急性未分化型白血病
M0	急性骨髄芽球性白血病（最未分化型）
M1	急性骨髄芽球性白血病（未分化型）
M2	急性骨髄芽球性白血病（分化型）
M3	急性前骨髄球性白血病
M4	急性骨髄単球性白血病
M5a	急性単球性白血病（未分化型）
M5b	急性単球性白血病（分化型）
M6	赤白血病
M6Er	赤白血病（赤芽球系優位）
M7	急性巨核球性白血病

ロマノフスキー染色標本より，芽球とその割合を同定する。そして細胞化学マーカーを用いて，芽球の系統特異性を決定する。芽球の割合と系統特異性によりAUL，M1～M5およびM7に分類する。また，赤芽球系細胞の割合と骨髄芽球の割合によりM6もしくはM6Erに分類する。

現在，犬のリンパ造血器腫瘍の分類においてはWHO分類が基本として用いられるが，犬の骨髄系腫瘍の分類においては，FAB分類とWHO分類が併用されることが多い。

(1) 骨髄性白血病
①急性骨髄性白血病(AML)

　AMLの診断は，骨髄における芽球の腫瘍性増殖を認めることで行われる。AMLでは全血球計算(CBC)において非再生性貧血や血小板減少症，好中球減少症を認めることが一般的である。また，血液塗抹において芽球を認めることが多い（図2）。しかし，ときには末梢血に芽球を認めない場合があり，これは非白血性もしくは亜白血性白血病と呼ばれる。前者は末梢血に芽球を全く認めない白血病であり，後者は通常，総白血球数は正常～減少しているが，末梢血に芽球が存在している白血病と定義される[2]。

　末梢血塗抹において明らかにAMLを疑う芽球が出現している場合や，原因不明の貧血や血小板減少症，好中球減少症を認める場合などは，骨髄検査を実施することで診断が可能となる。肝臓や脾臓，リンパ節の腫大を認める場合に針吸引生検(FNA)を行うと，芽球がみられることがある。しかし，白血病は基本的に，骨髄における腫瘍性増殖を認めることで診断ができるため，確定診断に至ることはほとんどない。

　AMLの診断基準はまず，血液塗抹や骨髄塗抹を通常のロマノフスキー染色で観察し，少なくとも200個以上の細胞をカウントし，細胞を分類する。骨髄における全有核細胞(ANC)および非赤芽球系細胞(NEC)の何割を芽球が占めるかを計算する。FAB分類であれば一部のAMLを除き，ANCの30%以上，WHO分類であれば20%以上を占めた場合にAMLと診断する。Animal Leukemia Groupが推奨している動物のAMLのFAB分類を表1に示す[10]。

　FAB分類ではさらに芽球の由来を分類する目的で，酵素細胞化学マーカーである，ペルオキシダーゼ(PO)染色や非特異的エステラーゼ(NSE)染色，場合によってはズダンブラックB染色，鉄染色などの特殊染色を実施する。これらの染色性の違いにより，AMLをさらに細かくM1～M6に分類することが可能となる（表1，図3）。

　しかし，AMLの多様性が明らかとなり，特殊染色だけでは鑑別が困難であることが示唆された。現在のWHO分類では，モノクローナル抗体を用いたフローサイトメトリー(FCM)や免疫組織化学染色(IHC)により，免疫表現型を決定することで，AMLを分類することが一般的となっている。AMLの犬25例を細胞形態，FCMで分類したところ，M1が11例(44%)，M2が1例(4%)，M4が7例(28%)，M5が2例(8%)，M6aが1例(4%)，M7が3例(12%)であった[7]。ま

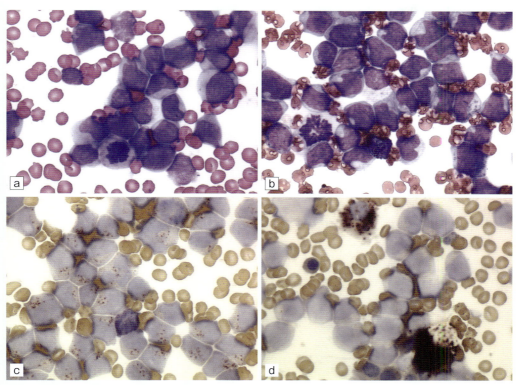

図3　犬の急性骨髄性白血病（AML）症例の骨髄塗抹所見
a：ライトギムザ染色，400倍。明瞭な核小体を有する異常な芽球の増加を認める。
b：ペルオキシダーゼ（PO）染色，400倍。芽球はPO染色に陰性であり，骨髄球系細胞ではないと考えられる。
c：非特異的エステラーゼ（NSE）染色，400倍。芽球はNSE染色のα-ナフチルブチレートに陽性であり，骨髄球系細胞ではないと考えられる。
d：フッ化ナトリウム阻害試験（NSE-NaF），400倍。芽球はフッ化ナトリウムにより染色が阻害されており，単球系細胞が起源として考えられる。したがって，FAB分類ではM5aと考えられる。
（画像提供：山陽動物医療センター　下田哲也先生）

た，リンパ球クローナリティ解析（PARR）はALLとの鑑別の一助にもできるが，犬のAML症例の64％でTもしくはB細胞にクローナリティを認めたという報告もあるため[11, 12]，結果の解釈には注意が必要である。

②慢性骨髄性白血病（CML）

CMLは好中球の腫瘍性増殖であるが，特徴が少なく，顕著な白血球増加と，骨髄におけるその他の疾患の除外から診断することとなる。その他の疾患としては感染症や免疫介在性疾患，好中球増加を引き起こす腫瘍などが挙げられる。CMLの症例の総白血球数は10万/μLを上回ることが多く，血液塗抹をみると明らかに普段と違うことが分かる[2]。分葉核好中球が主体となって増加するが，同時に桿状核好中球や過分葉／環状核好中球など多様な形態を認める（図4）。また，肝臓や脾臓の顕著な腫大を認めることも多い。骨髄では好中球の過剰な増殖と骨髄球系細胞の増加を認めるものの，分化成熟に異常は認めない。また，好塩基球や好酸球の増加を伴うことが多い。

こうしたことから，骨髄塗抹で確定診断を得られることは少なく，総合的に診断することとなる。人のCMLでは，細胞遺伝学的異常がすべての骨髄細胞に存在し，染色体転座を認めることが分かっている。染色体分析においてフィラデルフィア染色体を検出する，または遺伝子解析においてBCR-ABL融合遺伝子を確認することで，診断が可能である。犬のCMLにおいても同様の染色体転座が数例で報告されており，診断の一助となる[13, 14]。また，雌に限られるが，胎生期にX染色体の片方がメチル化によって不活化さ

臓器・疾患別　最新の治療ガイドライン

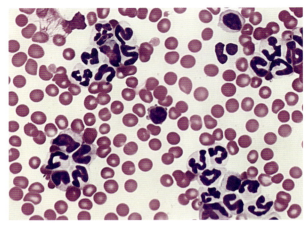

図4　犬の慢性骨髄性白血病（CML）症例の血液塗抹所見
　　（ライトギムザ染色，400倍）
分葉核好中球を主体とするが，桿状核好中球や過分葉核好中球も認める。中央には微小巨核球を認める。
（画像提供：山陽動物医療センター　下田哲也先生）

れ，細胞分裂後も引き継がれる現象を利用して細胞集団の偏りを検出する，X染色体不活性化パターン（XCIP）解析も，ひとつの診断ツールとして有用であることが報告されている[15]。

（2）リンパ性白血病

現在，リンパ性白血病はリンパ腫のひとつの病態と考えられるため，その診断は我々がよく遭遇するリンパ腫の診断と基本的には同様である。すなわち，腫瘍性リンパ球の増加をみつけ，そのリンパ球の起源を調べるということである。ALLは未熟なリンパ球が腫瘍化した疾患であり，慢性リンパ性白血病（CLL）は成熟リンパ球が腫瘍化した疾患であるため，その細胞形態には違いがみられる（図5）。しかし，細胞形態だけでは鑑別が困難な場合も少なくなく，ときには両方の特徴を有するケースもあり，近年ではFCMやIHCを用いて免疫表現型を調べることで，より正確な診断が可能となっている[16]。

リンパ性白血病は通常，骨髄内の腫瘍性リンパ球の増殖として定義される。そのため，腫瘍細胞は骨髄で発生することがほとんどであるが，ときには脾臓で発生することがある[2]。ALLやCLLの診断には骨髄検査が有用となることが多いが，異型性の強い顕著なリンパ球増加の場合，末梢血の免疫表現型やクローナリティを調べることでリンパ性白血病の診断が可能な場合もある。

現在のWHO分類を用いた犬のリンパ性白血病はすべて，リンパ腫のステージ5と同じ病態であり，診断に骨髄検査は必須ではないと考えられているものの，一般的にはCD34が陽性となる場合，リンパ腫ではなくALLと考えられる。また，近年遭遇する機会の多い緩徐進行型リンパ腫は白血化することも珍しくなく，これらがCLLと同一の病態と考えてよいのかは今後も検討の余地がある[17〜19]。さらに，リンパ性白血病が脾臓から発生した場合，骨髄中には腫瘍性リンパ球の顕著な増加は認めず，脾臓の病理組織学的検査を実施しなければ診断できないこともある。

筆者の経験では，リンパ性白血病の原発が脾臓である病態は，特にCLLの症例で認められる。B細胞性CLL（B-CLL）が9割以上を占める医学領域とは異なり，犬ではT細胞性CLL（T-CLL）が66〜88％を占めると報告されている[8,20〜22]。筆者が考える犬の白血病の診断フローチャートを図6に示す。

最新の治療

1．急性骨髄性白血病（AML）

現在，犬のAMLにおいて確立された治療法はなく，報告によって様々である[6,7,11,23,25,26]。AML治療は基本的に芽球を減少させて，正常な造血細胞の増殖の場を確保することであり，そのため比較的強力な化学療法や放射線療法が行われる。

報告のある治療として，ドキソルビシン，シクロホスファミド，ビンクリスチンなどのいわゆるCHOPベースの抗がん剤の組み合わせや，これらにシトシンアラビノシド（Ara-C）を併用した治療法などが挙げられる。いずれも奏効率は50〜70％ほどであるが，生存期間中央値（MST）は0.5〜2カ月と非常に短いものであった[7,11,23]。また，AMLの疾患のサブタイプを正確に分類できている報告は少なく，治療法の確立とともに，診断法の確立も期待される。

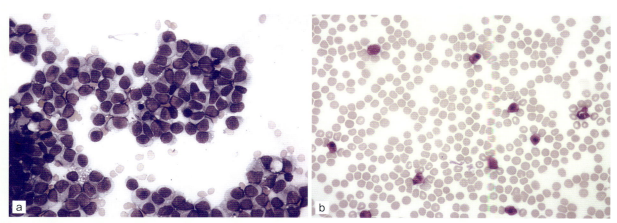

図5 犬のリンパ性白血病の所見
a：急性リンパ芽球性白血病（ALL）症例の骨髄塗抹所見（ライトギムザ染色，100倍）。明瞭な核小体を有する独立円形細胞の増加を認める。しかし，この画像だけでは，AMLかALLかは判断ができない。
b：慢性リンパ性白血病（CLL）症例の血液塗抹所見（ライトギムザ染色，400倍）。小型のリンパ球の増加を認める。

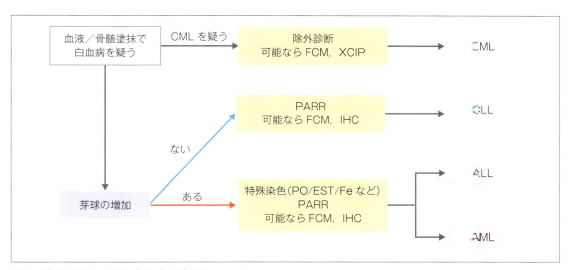

図6 筆者が考える犬の白血病の診断フローチャート
FCM：フローサイトメトリー，XCIP：X染色体不活性化パターン解析，CML：慢性骨髄性白血病，PARR：リンパ球クローナリティ解析，IHC：免疫組織化学染色，CLL：慢性リンパ性白血病，PO：ペルオキシダーゼ染色，EST：エステラーゼ染色，Fe：鉄染色，ALL：急性リンパ芽球性白血病，AML：急性骨髄性白血病

（1）CHOPベースプロトコール＋Ara-C

医学領域では，AMLに対してアントラサイクリン系薬剤（ダウノルビシンやイダルビシン）と，高用量のAra-Cの併用による寛解導入療法が広く用いられてきた[27]。犬のAMLに対しても，CHOPベースプロトコールの薬剤とAra-Cを併用した報告がある。AMLの犬35例の報告では，このうち8例に抗がん剤治療を行い，MSTは58日であった[11]。この8例のうち3例でドキソルビシンとAra-Cを併用し，62〜103日の生存を認めた。また，CHOPベースにAra-Cを併用した1例は最も長く生存し，121日であった。この報告は，ビンクリスチンとAra-Cが最も効果的に芽球を減少させ，血球減少を回復させる可能性を示唆している。また，別の報告では，AMLと診断された犬5例に対し，ドキソルビシンとAra-Cを併用し，MSTは210日であった[25]。

これらの結果から，筆者は現在，CHOPにAra-Cを併用するプロトコールを用いている。Ara-Cはデ

臓器・疾患別　最新の治療ガイドライン

表2　シトシンアラビノシド（Ara-C）を用いたプロトコールの例

日	1	2	3	4	5	6	7
Ara-C：150 mg/m², CRI	●	●	●	●	●		

Ara-C は5日間連続で CRI を行う。3週間後に骨髄検査を再度実施し，継続の判断を行う。（文献30をもとに作成）

週	1	2	3	4	5	6	7
Ara-C：300 mg/m², CRI	●		●		●		●
DOX：30 mg/m², IV	●		●		●		●

Ara-C は4時間以上かけて CRI を行う。投与は2～3週ごとに，4～6回行う。（文献25をもとに作成）

週	1	2	3	4	5	6	7	8	9	10	11	12	13
VCR	●		●		●	●	●		●		●		
CPM		●											
DOX				●									
Ara-C								●		●		●	
CCNU													●

VCR：ビンクリスチン，CPM：シクロホスファミド，DOX：ドキソルビシン，CCNU：ロムスチン。それぞれの投与量の記載はなし。決まったプロトコールはなく，あくまでも Ara-C の使い方のひとつの例として参考になれば幸いである。
（文献11をもとに作成）

オキシシチジン三リン酸（dCTP）に競合し，DNA ポリメラーゼαのはたらきを阻害することで，細胞周期のS期のDNA複製を阻害する代謝拮抗薬である[28]。作用機序を考えると，血中濃度を一定時間維持する方が抗腫瘍効果は得られやすい。生体内での薬剤半減期が非常に短いため，持続点滴で投与することが最も血中濃度を維持しやすいと，犬を用いた研究で報告されている[29]。同様の理由から，皮下注射であれば単回投与よりも複数回に分けて投与した方が治療効果を得やすい。したがって，有害事象の発生は投与量だけでなく，投与方法によっても左右されるため，注意が必要である。

Ara-C の投与量は報告によって様々であるが，300 mg/m² を4時間以上かけて持続点滴する方法や，150 mg/m²/day を5日間持続点滴する方法などがある。いくつかのプロトコールを表2に示す。

（2）支持療法

AML では貧血や血小板減少症，好中球減少症が頻繁に認められる。積極的な抗がん剤治療を行うためにも，敗血症や出血傾向，DIC に対する慎重なモニタリングを行いながら，全血輸血，抗菌薬，輸液，栄養療法といった支持療法が必要となる。

2．急性リンパ芽球性白血病（ALL）

ALL は AML と同様に，急激に進行する予後の悪い疾患である。WHO 分類では，ALL とリンパ腫のステージ5は同様の病態と考えられている。しかし，多中心型リンパ腫のステージ5は，末梢性リンパ球（分化の末梢という意味）の腫瘍であるのに対し，真の ALL は前駆細胞性リンパ腫であり，自験例においても治療反応に乏しいと感じる。多中心型リンパ腫のステージ5とくらべ，体表リンパ節の腫脹がそこまで顕著に認められないこと，治療反応性に乏しいこと，免疫表現型において CD34 が陽性となることなどから鑑別可能である。ALL は CHOP ベースの多剤併用療法で治療されるが，寛解率は20～40％と低く，MST は1～3カ月と報告されている[6]。

（1）CHOP ベースプロトコール

ALL の治療は，基本的に CHOP ベースの抗がん剤が使用される。しかし，その予後は非常に厳しく，抗がん剤治療を行っても MST は9～55日とされている[7, 23]。なお，これらの報告では，CHOP に Ara-C を併用することで予後が改善する可能性が示唆されている。また，リンパ腫の骨髄浸潤を認めた犬17例において，CHOP で治療した群と CHOP に Ara-C を併

用した群では MST が 72.5 日と 243 日であり，Ara-C の効果が認められた[30]。詳細なプロトコールは「1. 急性骨髄性白血病（AML）」の項を参照されたい。

（2）支持療法

前述の AML と同様に，積極的な抗がん剤治療のためにも幅広い支持療法が必要となる。

3．慢性骨髄性白血病（CML）

CML は比較的緩徐に進行する疾患であり，無徴候の場合，治療開始のタイミングの判断に苦慮する場合もある。しかし，CLL ほど予後はよくないと考えられており，治療は生活の質（QOL）を向上させる目的で長期にわたって抗がん剤治療を行う。CML の報告は少ないものの，生存期間は 4 カ月〜2 年以上とされている。また，人と同様に犬でも，CML は急性転化する可能性があり，ある報告では CML の犬 7 例のうち 4 例に急性転化を認め，死の転機をたどっている[31]。

（1）ヒドロキシウレア

従来，人の CML や真性多血症（PV），本態性血小板血症（ET）などの治療には，ヒドロキシウレアが用いられてきた。治療が長期にわたって必要なことなどから副作用が比較的少なく，安価で経口投与が可能なこの薬剤が選択されてきたが，近年は CML 治療にはイマチニブなどの分子標的薬が第一選択となっている。

人と同様，犬の CML 治療に対しても，ヒドロキシウレアの効果が報告されている[31〜33]。ヒドロキシウレアは，導入期は 20〜25 mg/kg，1 日 2 回の投与量より開始し，白血球数が 15,000〜20,000/μL になるまで継続する。その後は用量を 1 回あたり 50％減量，もしくは 2〜3 週ごとに 1 回 50 mg/kg 投与とし，維持していく。

（2）イマチニブ，トセラニブ

人の CML は，9 番染色体と 22 番染色体の相互転座により発生する *BCR/ABL* 遺伝子をもつフィラデルフィア染色体が原因となって引き起こされることが分かっており，BCR/ABL チロシンキナーゼを阻害する

イマチニブが治療の第一選択となっている。

犬の CML の一部でも，BCR/ABL 染色体（ラリー染色体）異常が報告された[13, 14, 34]。これらの報告において，イマチニブやトセラニブの効果が数例ではあるが認められている。

4．慢性リンパ性白血病（CLL）

CLL は CML と同様に緩徐に進行する疾患であり，無徴候であれば無治療で経過観察することも少なくない。人の CLL には病期分類として Rai 分類や Binet 分類が用いられ，この病期ごとに治療介入の有無が定められている[35〜37]。

犬の CLL においては明確な基準はないものの，人の分類などを参考に，1〜2 カ月ごと身体診察や CBC を実施し，貧血や血小板減少症などの進行，著しいリンパ節の腫脹や肝腫，脾腫により症例の QOL の低下を認める場合は治療介入を検討する。CLL の生存期間は 1〜3 年と報告されているが，CLL は急性転化することが知られており，これにリヒター症候群と呼ばれる[38〜40]。犬の CLL 153 例のうち 8 例に急性転化を認めたという報告があり[39]，急性転化した症例の予後は非常に悪いとされている。

（1）クロラムブシル

現在，CLL の治療が必要となった際に最も効果的と考えられている薬剤はクロラムブシルである[39, 41]。用量は 0.2 mg/kg もしくは 6 mg/m^2 を 24 時間おきに 14 日間投与し，その後は用量を 50％減量する。最終的には 2 mg/m^2 を 48 時間おきに投与することで維持する。また，パルス療法として 20〜30 mg/m^2 を 2 週間おきに投与するプロトコールも報告されている[2]。

（2）プレドニゾロン

前述のクロラムブシルと併用されることが多い。1 mg/kg を 24 時間おきに 1〜2 週間投与し，その後漸減し，0.5 mg/kg を隔日投与とする。CLL による徴候が軽度の場合は，クロラムブシルを使用する前にプレドニゾロン単独で治療を開始することも可能である。

臓器・疾患別　最新の治療ガイドライン

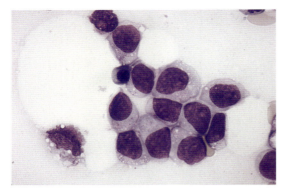

図7　症例1の骨髄塗抹所見(ライトギムザ染色, 400倍)

明瞭な複数の核小体を有する大型の独立円形細胞が, 骨髄の大半を占めていた。細胞質内にはアズール顆粒を認めた。本症例はペルオキシダーゼ(PO)染色, 非特異的エステラーゼ(NSE)染色はすべて陰性であった。

(3) その他の抗がん剤

クロラムブシルに反応がない場合や代替薬が必要な場合, シクロホスファミド, ビンクリスチンなどで治療した報告もある[2]。

薬の処方例

1. 症例1：急性白血病

- 柴, 11歳齢, 雄
- 元気・食欲の低下, ふるえ, 体温40.1度, 体表リンパ節腫大なし, 肝腫／脾腫なし
- WBC：1,176/μL (Seg：211/μL, Lym：870/μL, Mon：94/μL), PCV：20.0％, Plat：17×10^3/μL
- 骨髄検査：独立円形細胞が81.8％を占め, 骨髄癆を認めた(図7)。
- PO染色：陰性, エステラーゼ(EST)染色：陰性, PARR：T細胞にクローナリティを認めた。

以上の結果より, T-ALLと診断し, L-CHOPによる治療を開始した。

治療内容
- L-アスパラギナーゼ：400 U/kg, SC
- プレドニゾロン：2 mg/kg, SC
- 低分子ヘパリン：150 U/kg, SC

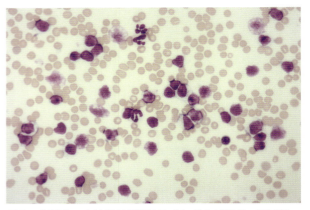

図8　症例3の血液塗抹所見(ライトギムザ染色, 400倍)
小型～中型のリンパ球の著しい増加を認めた。

全血輸血, 静脈点滴などの支持療法などを実施するも, DICにより第8病日に死亡した。

2. 症例2：慢性白血病

- ヨークシャー・テリア, 12歳齢, 雌
- 健康診断にてWBC高値, 体表リンパ節腫大なし, 肝腫／脾腫なし
- WBC：49,600/μL (Seg：1,984/μL, Lym：47,616/μL), HCT：47.8％, Plat：530×10^3/μL
- 骨髄検査：著変なし
- PARR (末梢血)：T細胞にクローナリティを認めた。

以上の結果より, T-CLLと仮診断した。無徴候のため無治療経過観察とし, 1カ月に1度のCBCでモニタリングを実施することとした。

その後は, リンパ球数の増減を繰り返しながら, 2年後に慢性腎臓病(CKD)にて死亡するまでCLLの悪化は認めなかった。

3. 症例3：慢性白血病

- ミニチュア・ダックスフンド, 12歳齢, 避妊雌
- 歯科処置のための術前検査でWBC高値を認めた。
- 体表リンパ節腫大なし, 軽度の肝腫／脾腫
- WBC：397,460/μL (Band：11,923/μL, Seg：15,898/μL, Lym：357,714/μL, Mon：11,923/μL), HCT：34.0％, Plat：124×10^3/μL (図8)
- X線検査：肺全葉にわたり間質パターンを示し, 不透過性亢進を認めた(図9)。

犬の白血病の診断と治療

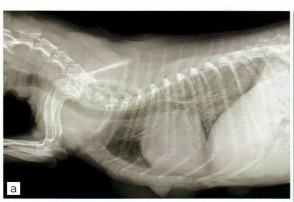
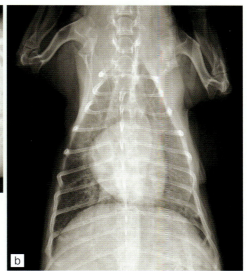

図9　症例3の胸部X線画像
肺野全体に間質パターンを認め，一部に肺胞パターンを認めた。本症例は治療開始後，改善を認めたことから慢性リンパ性白血病(CLL)の肺浸潤を疑った。
a：側方像，b：腹背像。

- 骨髄検査：承諾が得られず未実施
- PARR（末梢血）：T細胞にクローナリティを認めた。

以上の結果より，T-CLLと仮診断した。呼吸促迫（肺野の不透過性亢進），血小板減少症を認めていたことから，治療を開始した。

治療内容
- クロラムブシル：0.2 mg/kg，sid，PO
- プレドニゾロン：1 mg/kg，sid，PO

20日後には，WBCが55,140/μL（Lym：12,130/μL）になり，肺野の透過性亢進と改善を認めたため，クロラムブシル，プレドニゾロンを漸減した。第300病日には，クロラムブシルを0.1 mg/kg，3日に1回で維持している。

to senior
高齢の動物への配慮
- 急性白血病の治療には強力な抗がん剤治療が必要であるため，基礎疾患の存在は常に考慮しておく。

to family
動物の家族に伝えるポイント
- 急性白血病は急速に進行し，治療反応の乏しい予後の悪い疾患である。
- 積極的な抗がん剤治療も必要であるが，支持療法も非常に重要である。
- 慢性白血病は緩徐に進行するため，健常犬と変わらないようにみえるが，急性転化する可能性もあるため，定期的なモニタリングが必須である。

参考文献
1) Evans RJ, Gorman NT. Myeloproliferative disease in the dog and cat: definition, aetiology and classification. Vet Rec. 1987; 121(19): 437-443.
2) Vail DM, Thamm DH, Liptak J. Withrow and MacEwen's Small Animal Clinical Oncology - E-Book. Elsevier Health Sciences, 2019, p.1-864.
3) Borjesson DL, Overmann JA. Stem cell biology. In: Schalm's Veterinary Hematology. 7 ed. Brooks MB, Harr KE, Seelig DM, et al, ed. Wiley-Blackwell, p.12.
4) 日本臨床衛生検査技師会. 末梢血と骨髄標本の観察方法. JAMT技術教本シリーズ 血液細胞症例集. 丸善出版, 2018, p.10.
5) 医療情報科学研究所 編. 血液総論. 病気がみえる vol.5 血液 第1版. メディックメディア, 2008, p.6-7.
6) Couto CG. Clinicopathologic aspects of acute leukemias in the dog. J Am Vet Med Assoc. 1985; 186(7): 681-685.
7) Novacco M, Comazzi S, Marconato L, et al. Prognostic factors in canine acute leukaemias: a retrospective study. Vet Comp Oncol. 2016; 14(4): 409-416.

8） Workman HC, Vernau W. Chronic lymphocytic leukemia in dogs and cats: the veterinary perspective. Vet Clin North Am Small Anim Pract. 2003; 33(6): 1379-1399.

9） Bennett JM, Catovsky D, Daniel MT, et al. Proposals for the classification of the acute leukaemias. French-American-British (FAB) co-operative group. Br J Haematol. 1976 ; 33(4): 451-458.

10） Jain NC, Blue JT, Grindem CB, et al. Proposed criteria for classification of acute myeloid leukemia in dogs and cats. Vet Clin Pathol. 1991; 20(3): 63-82.

11） Davis LL, Hume KR, Stokol T. A retrospective review of acute myeloid leukaemia in 35 dogs diagnosed by a combination of morphologic findings, flow cytometric immunophenotyping and cytochemical staining results (2007-2015). Vet Comp Oncol. 2018; 16(2): 268-275.

12） Stokol T, Nickerson GA, Shuman M, et al. Dogs with acute myeloid leukemia have clonal rearrangements in T and B cell receptors. Front Vet Sci. 2017; 4: 76.

13） Marino CL, Tran JNSN, Stokol T. Atypical chronic myeloid leukemia in a German Shepherd Dog. J Vet Diagn Invest. 2017; 29(3): 338-345.

14） Pérez ML, Culver S, Owen JL, et al. Partial cytogenetic response with toceranib and prednisone treatment in a young dog with chronic monocytic leukemia. Anticancer Drugs. 2013; 24(10): 1098-1103.

15） Mochizuki H, Goto-Koshino Y, Takahashi M, et al. Demonstration of the cell clonality in canine hematopoietic tumors by X-chromosome inactivation pattern analysis. Vet Pathol. 2015; 52(1): 61-69.

16） Dobson J, Villiers E, Morris J. Diagnosis and management of leukaemia in dogs and cats. In Pract. 2006; 28: 22-31.

17） Martini V, Poggi A, Riondato F, et al. Flow-cytometric detection of phenotypic aberrancies in canine small clear cell lymphoma. Vet Comp Oncol. 2015; 13(3): 281-287.

18） Seelig DM, Avery P, Webb T, et al. Canine T-zone lymphoma: unique immunophenotypic features, outcome, and population characteristics. J Vet Intern Med. 2014; 28(3): 878-886.

19） de Sena BV, de Mello BC, Horta RDS, et al. Extreme lymphocytosis in a dog with T-zone lymphoma. Open Vet J. 2023; 13(12): 1760-1768.

20） Comazzi S, Gelain ME, Martini V, et al. Immunophenotype predicts survival time in dogs with chronic lymphocytic leukemia. J Vet Intern Med. 2011; 25(1): 100-106.

21） Tasca S, Carli E, Caldin M, et al. Hematologic abnormalities and flow cytometric immunophenotyping results in dogs with hematopoietic neoplasia: 210 cases (2002-2006). Vet Clin Pathol. 2009; 38(1): 2-12.

22） Vernau W, Moore PF. An immunophenotypic study of canine leukemias and preliminary assessment of clonality by polymerase chain reaction. Vet Immunol Immunopathol. 1999; 69(2-4): 145-164.

23） Bennett AL, Williams LE, Ferguson MW, et al. Canine acute leukaemia: 50 cases (1989-2014). Vet Comp Oncol. 2017; 15(3): 1101-1114.

24） Hisasue M, Nishimura T, Neo S, et al. A dog with acute myelomonocytic leukemia. J Vet Med Sci. 2008; 70(6): 619-621.

25） Matsuyama A, Beeler-Marfisi J, Wood RD, et al. Treatment of myeloid neoplasia with doxorubicin and cytarabine in 11 dogs. Vet Comp Oncol. 2023; 21(1): 54-61.

26） Mears EA, Raskin RE, Legendre AM. Basophilic leukemia in a dog. J Vet Intern Med. 1997; 11(2): 92-94.

27） Cheson BD. The myelodysplastic syndromes: current approaches to therapy. Ann Intern Med. 1990; 112(12): 932-941.

28） Baccarani M, Zaccaria A, Bandini G, et al. Low dose arabinosyl cytosine for treatment of myelodysplastic syndromes and subacute myeloid leukemia. Leuk Res. 1983; 7(4): 539-545.

29） Crook KI, Early PJ, Messenger KM, et al. The pharmacokinetics of cytarabine in dogs when administered via subcutaneous and continuous intravenous infusion routes. J Vet Pharmacol Ther. 2013; 36(4): 408-411.

30） Marconato L, Bonfanti U, Stefanello D, et al. Cytosine arabinoside in addition to VCAA-based protocols for the treatment of canine lymphoma with bone marrow involvement: does it make the difference? Vet Comp Oncol. 2008; 6(2): 80-89.

31） Leifer CE, Matus RE, Patnaik AK, et al. Chronic myelogenous leukemia in the dog. J Am Vet Med Assoc. 1983; 183(6): 686-689.

32） Fine DM, Tvedten HW. Chronic granulocytic leukemia in a dog. J Am Vet Med Assoc. 1999; 214(12): 1809-1812.

33） MacEwen EG, Drazner FH, McClelland AJ, et al. Treatment of basophilic leukemia in a dog. J Am Vet Med Assoc. 1975; 166(4): 376-380.

34） Culver S, Ito D, Borst L, et al. Molecular characterization of canine BCR-ABL-positive chronic myelomonocytic leukemia before and after chemotherapy. Vet Clin Pathol. 2013; 42(3): 314-322.

35） Eichhorst B, Robak T, Montserrat E, et al. Chronic lymphocytic leukaemia: ESMO Clinical Practice Guidelines for diagnosis, treatment and follow-up. Ann Oncol. 2021; 32(1): 23-33.

36） Hallek M, Cheson BD, Catovsky D, et al. iwCLL guidelines for diagnosis, indications for treatment, response assessment, and supportive management of CLL. Blood. 2018; 131(25): 2745-2760.

37） Wierda WG, Byrd JC, Abramson JS, et al. Chronic lymphocytic leukemia/small lymphocytic lymphoma, version 4.2020, NCCN clinical practice guidelines in oncology. J Natl Compr Canc Netw. 2020; 18(2): 185-217.

38） Comazzi S, Aresu L, Marconato L. Transformation of canine lymphoma/leukemia to more aggressive diseases: anecdotes or reality? Front Vet Sci. 2015; 2: 42.

39） Comazzi S, Martini V, Riondato F, et al. Chronic lymphocytic leukemia transformation into high-grade lymphoma: a description of Richter's syndrome in eight dogs. Vet Comp Oncol. 2017; 15(2): 366-373.

40） Rossi D. Richter's syndrome: Novel and promising therapeutic alternatives. Best Pract Res Clin Haematol. 2016; 29(1): 30-39.

41） Leifer CE, Matus RE. Chronic lymphocytic leukemia in the dog: 22 cases (1974-1984). J Am Vet Med Assoc. 1986; 189(2): 214-217.

臓器・疾患別　最新の治療ガイドライン

感染症

猫伝染性腹膜炎(FIP)の診断と治療の最新情報

石田卓夫
赤坂動物病院

アドバイス

　猫伝染性腹膜炎(FIP)は，強毒コロナウイルスによる猫の致死的な全身性疾患であるが，ウイルス感染による単純な細胞・組織傷害ではなく，免疫病理学的な病変形成と，炎症性サイトカインの嵐による消耗が関係する。本来は弱毒である猫コロナウイルスが強毒化する機構や，全身性の感染が成立する機構は解明されつつあるが，その病理発生については依然として不明なところが多い。しかしながら，最近になって，その診断と治療に関する戦略は固まりつつあり，長い間不治の病であった本症に対し，薬物療法による治療が可能となった。ただし，病態生理やウイルス学の理解なしに安易に薬物療法ができるような簡単な病気ではないため，本稿では，病態生理，診断，治療に関する最新のガイドラインを含めて解説する。

猫伝染性腹膜炎(FIP)研究の変遷

　FIP は，1963 年にアメリカのエンジェルメモリアルホスピタルから，これまでにない猫の新しい疾患としてはじめて報告されたが[1]，当時は病態をそのまま表す病名として「猫の全身性増殖性滲出性血管炎」と呼ばれていた[2]。その後，イギリスでも類似の疾患が報告され，いずれも腹膜での激しい炎症と腹水貯留を伴い，液体や組織材料で伝達が可能であったことから，「猫伝染性腹膜炎(FIP)」という病名が提唱された[3,4]。そして，主に腹水がみられるものは，「滲出型 FIP」と呼ばれるようになった。さらに，第二の病型である肉芽腫性病変を主体としたものが1972 年に報告され，後に「非滲出型 FIP」と呼ばれるようになった[5]。

　1970 年には電子顕微鏡による観察により，FIP の原因としてコロナウイルスが示唆されたが[6]，いわゆる濾過性病原体としての伝達試験は可能であったものの，細胞培養に分離できるウイルスとしては，その後もしばらくは得られなかった。日本では，1969 年以降に発生が認められ，自然発生例 12 例および伝達試験結果が1971 年にはじめて報告された[7]。そして当時，アメリカでは，猫白血病ウイルス(FeLV)感染症も蔓延しており，多頭飼育環境において FeLV 感染猫

でのFIP 発生も多くみられていた[8]。

　FIP 発症例からの組織材料などを抗原として，それに反応する猫の抗体を検査する手法も開発され，一部の猫の集団では，高率に抗体が検出されることも分かった。しかし，必ずしも FIP の発生とは一致せず，FIP を起こすウイルスがすべての猫に病気を起こすとは限らないのか，それとも共通抗原をもつ別のウイルスが広く感染しているのか，1970 年代には結論は出なかった。その後，1981 年以降になって，FIP の原因となるコロナウイルスと，病原性をもたない別のコロナウイルスが発見され，この抗体検査結果の謎は解かれることとなった[9~11]。

猫コロナウイルスと変異

　猫コロナウイルス(FCoV)にはこれまで 2 つの種類が存在し，これらは猫における病原性以外，区別される手段がほぼなかったことから，バイオタイプと呼ばれてきた。すなわち，病原性がない「猫腸コロナウイルス(feline enteric coronavirus：FECV)」[10]と，FIP 症例から分離され，SPF 子猫へ接種すると FIP を引き起こすことが分かっている「強毒の FIP ウイルス(feline infectious peritonitis virus：FIPV)」である[11,12]。

臓器・疾患別　最新の治療ガイドライン

1．猫腸コロナウイルス（FECV）

　弱毒の FECV は，猫間に広く存在し，経口感染したウイルスが糞便に排泄されることで，容易に猫間で伝達する。このウイルスに対しては，自然免疫はある程度有効であり，子猫に移行抗体が存在する間は子猫には感染がみられず，移行抗体消失後にウイルスの排泄がみられるようになる[13]。また，FECV 感染に伴い，猫には抗体が検出される。抗体価は上下するが，腸内ウイルスはすぐには消失しないか，あるいは一度消失しても再感染が起こる。その後，猫の年齢に依存した強固な免疫が形成され，成猫では FECV の排泄はあまりみられないようになる[14]。

　この弱毒 FECV が感染している間に，遺伝子に様々な突然変異が起こり，その過程で病原性を獲得した FIPV が発生することが分かっている。最初に発見された変異は，FECV の ORF 3c 部分の遺伝子欠失であり，そのような変異をもつウイルスが FIPV とされた[15]。しかし，その後の研究で，3c 部分の遺伝子は FIPV が生じる際の病原性の増強とは関係なく，むしろ腸管での増殖に必要な遺伝子であることが分かった。すなわち，FIPV に変異する過程で腸管内での増殖能を失い，これが FIP という疾患が，通常は水平感染しないことに関連するのだろうと考えられた。

2．病原性の変異

　FIPV の病原性の第一の本質は，血中への侵入とマクロファージへの感染である。マクロファージへの感染に重要と考えられるスパイク（S）蛋白の遺伝子における変異が，その後，発見された。その遺伝子がつくる S 蛋白のアミノ酸 2 個の変異が，95％以上の FIPV でみられたという報告[16]が出され，続いて，Furin という酵素でクリーベージ*を受ける S 蛋白 S1 と S2 の間の部分の遺伝子に変異があるという報告[17]が出された。腸上皮細胞の FECV に対するレセプター，およびマクロファージの FIPV に対するレセプターはまだ分かっていないが，S 蛋白は細胞側レセプターへの結合や，細胞への侵入に関係するものであることから，S 蛋白の変異によってマクロファージに容易に感染するようになるのではないか，それに対して S 蛋白の

変異がなく，3c 部分の遺伝子を保持した FECV は腸管の上皮で増殖するだけなのではないか，と考えられるようになった。また，マクロファージに FIPV が感染する機序としては，ウイルスと抗体が結合したものが，Fc レセプターなどを介して貪食されて，細胞内に侵入する経路も示唆されている[18, 19]。

　FCoV の病原性変異は，これまでの FIP 発生の疫学を参考にすると，まれなものとも考えられたが，ORF 3c 部分の遺伝子欠失により FIPV が腸管内で増殖できないために，便を介した水平感染が起こりにくいことが FIP の発生を散発的なものとしている。一方で，多頭飼育家庭でも 1 頭だけ発生する状況が多いとすれば[20]，遺伝子変異は日常的に起こっていても，変異で発生した FIPV を，猫が強力な自然抵抗性で通常は排除している可能性も考えられる。実際に，FECV 感染と，猫免疫不全ウイルス（FIV）または FeLV 感染を組み合わせて FIP の発生をみた実験では，FCoV の病原性変異はむしろ日常的に起こっており，強毒ウイルスの感染を許す猫側の免疫学的な弱みが FIP の発生頻度を規定している可能性が示された[10, 21]。そして，現状で FIPV を特徴づけている S 蛋白遺伝子の変異は，FIP を発症させる病原性そのものではなく，腸管上皮以外の細胞に感染して全身に広がる病原性であろうという観察結果が出されている[22]。

　FIP の発生は，ほかの猫や環境からの FIPV の水平感染よりも，猫の体内でのウイルスの突然変異によるものと考えられてきた[23]。そして，3c 遺伝子の変異は，それぞれの FIP 発症猫の FIPV とは異なっていたことから，発症猫から FIPV が排泄されているという証拠はないといわれてきた[15]。しかしながら，例外的ではあるものの，FIP の集団発生が台湾で報告された[24]。2011 年に台湾のシェルターで 7 カ月間に 13 例の死亡例が確認され，病変部および糞便から遺伝的に同じ FIPV が分離された。3c 部分の突然変異の様子が同じ FIPV が，別の猫からも分離されたことで水平感染が示唆された。この報告以外にも，FIPV が猫から猫へ移った集団発生事例の報告はある[25, 26]。

＊：蛋白質が蛋白分解酵素などの作用により開裂し，2 つの部分に分かれること。

3. 犬コロナウイルスと遺伝子の組換え

　病原性に関連しない変異としては，Ⅰ型FCoVがⅡ型犬コロナウイルス（CCoV-Ⅱ）と猫の体内で組換えを起こし，犬のコロナウイルス由来S遺伝子をもったⅡ型FCoVが発現することが分かっている[27,28]。Ⅱ型FCoVの発見とともに，Ⅱ型FCoV由来のFIPVも細胞培養での増殖が可能であることが分かり，その後のウイルス学的研究は進んだ。そして，Ⅱ型FCoVもFIPVに至る変異は，ORF 3c部分の遺伝子の突然変異とS蛋白遺伝子の変異であることが知られている。

　CCoVは，最初に西ドイツの軍用犬の下痢症に関連して発見された[29]。しかし，おそらく非常に昔から存在し，祖先と考えられるⅠ型CCoV（CCoV-Ⅰ）があり，その後，Ⅰ型FCoVとの組換えも起こっていたことが，後の研究で分かっている[30,31]。ただし，先祖ウイルスであるⅠ型FCoVもCCoV-Ⅰも，細胞培養で増殖できないため，研究は遅れていた。一方で，CCoV-Ⅰから発生したCCoV-Ⅱは，細胞培養で増殖できるため，こちらの研究が先に進んだ。その結果，CCoV-ⅡもオリジナルのCCoV-Ⅱaと，豚伝染性胃腸炎ウイルス（TGEV）との組換えで生まれたCCoV-Ⅱbに分類されることが分かっている[30,32,33]。

　ところが2023年になって，また新しい組換えウイルスが発見された。地中海のキプロス島の野外猫でFIPの集団発生が起こり，多くの猫が死亡した事例が報告された[34]。これらの症例から分離されたウイルスは，「FCoV-23」と命名され，Ⅰ型FCoVと，ヨーロッパでかつて分離されていた高病原性のパントロピック犬コロナウイルス（pCCoV）[32]の組換えウイルスであることが分かった。pCCoVはCCoV-Ⅱaの中の高病原性ウイルスで，Ⅰ型FCoVがその犬のウイルスのS蛋白を組換えによって得ることで，FIPVへの突然変異なしに，あるいは猫側の免疫学的な弱みの存在なしに，猫体内の多くの細胞に容易に感染してFIPを起こす原因になったと考えられた[35,36]。このような事象およびウイルス変異の発見は，これまでのFIPの伝播に関する知見を根底から覆すことにもなり，今後はこのウイルスがヨーロッパを中心に広がら

ないように監視を続ける必要がある。

病理発生

　FIPの病理発生には，腸管内で遺伝子変異で生まれたFIPVが血液中へ侵入し，特定の感染部位に広がる必要がある。FIPVとしての病原性獲得は，まずもってマクロファージに感染するようになること，そして全身に運ばれることであろうと考えられる。腸粘膜には，ウイルスや細菌の侵入を防ぐ自然抵抗性が当然あると考えられるが，自然抵抗性に弱みがある個体だけにFIPVの侵入が可能になるのではないかと考えられる（図1）。このような免疫学的な弱み，あるいは自然抵抗性の低下には，集団飼育によるストレス，FIV／FeLV感染などが挙げられ，またメチルプレドニゾロンやデキサメタゾンの大量投与といった免疫抑制処置も，同等の効果があるのではないかと考えられている。もちろん，FCoV-23のような様々な細胞に感染できる変異が起こっている場合には　この防御機構は簡単に破られてしまうのかもしれない。

　マクロファージへの感染については，感染様式やウイルスレセプターは不明であるが，活性化単球／マクロファージにFIPVが感染し，最終的に，よく分化したマクロファージにも感染していくのだろう。そして，マクロファージのアポトーシスを抑えることで，長時間にわたるウイルスの増殖が可能になる[37]。複製されたFIPVは，新たに骨髄から動員される活性化単球にも感染することで，より全身に広がっていく。

1. 滲出型と非滲出型

　FIPの病変は「滲出型（wet FIP）」と「非滲出型（dry FIP）」に大別されるが，wet FIPの方が圧倒的に多く80％程度を占める（図2）。ただし，両方の病型が前後する，あるいは同時にみられることもある。

（1）滲出型（wet FIP）

　Wet FIPはアルサス型の過敏症，すなわちⅢ型アレルギーと考えられている。免疫複合体沈着に関連した

臓器・疾患別　最新の治療ガイドライン

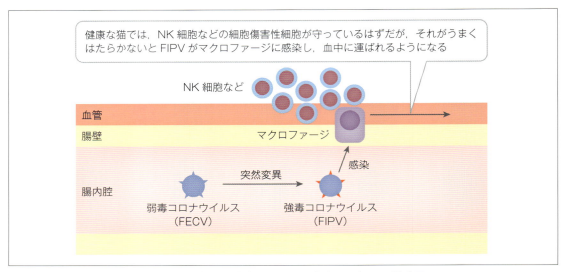

図1　腸管内での猫コロナウイルスの変異と強毒ウイルスの血中への侵入の模式図
ウイルスの変異は，それほどまれではなく起こっているはずであるが，健康な個体では，ウイルスのマクロファージへの感染と血中への侵入を防ぐ，非特異的または特異的な細胞機構が存在するはずである。それがはたらかない個体において，猫伝染性腹膜炎（FIP）が発症すると考えられる。
FIPV：猫伝染性腹膜炎ウイルス，FECV：猫腸コロナウイルス

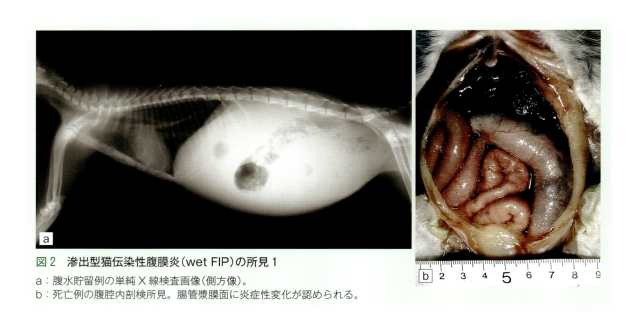

図2　滲出型猫伝染性腹膜炎（wet FIP）の所見1
a：腹水貯留例の単純X線検査画像（側方像）。
b：死亡例の腹腔内剖検所見。腸管漿膜面に炎症性変化が認められる。

血管炎とその他の病変で，高蛋白の液体滲出が特徴であり（図3），実質臓器内よりも漿膜などに病変を形成する[38]。血管炎は，糸球体腎炎または前ぶどう膜炎（図3c）としても表れる[39,40]。

多くの発症猫では，ポリクローナルガンモパチー（図4）や，高力価の抗FCoV抗体が検出されるが，これが有効な免疫に関連しているようにはみえない。有効な細胞性免疫が存在すれば，ウイルス感染細胞（多くはマクロファージ）が破壊されるはずであるが，これも起こっていない。すなわち，液性免疫が感染防御としては無効なまま，あるいは無関係に暴走していて，さらには有効な細胞性免疫も全くはたらいていない状態と思われる。それに対して，FECVの遺伝子変異がかなりの頻度で起こるのであれば，腸管内で

感染症

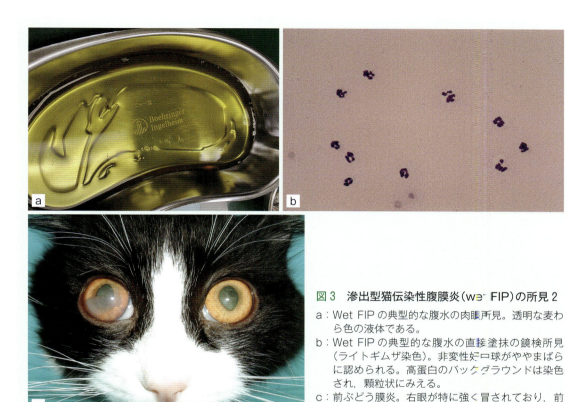

図3 滲出型猫伝染性腹膜炎（wet FIP）の所見2
a：Wet FIPの典型的な腹水の肉眼所見。透明な麦わら色の液体である。
b：Wet FIPの典型的な腹水の直接塗抹の鏡検所見（ライトギムザ染色）。非変性好中球がややまばらに認められる。高蛋白のバックグラウンドは染色され，顆粒状にみえる。
c：前ぶどう膜炎。右眼が特に強く冒されており，前眼房に細胞浸潤がみられる。

FIPVが発生してもFIPを発症しない多数の猫では，細胞性免疫が有効にはたらき，異常な液性免疫の活性化も起こらないのだろう。

（2）非滲出型（dry FIP）

dry FIPは，細胞性免疫の一部障害と，特殊なT細胞の活性化による遅延型過敏症（IV型過敏症）であり，リンパ節，腸管，腎臓，肝臓などの実質臓器内に肉芽腫が形成される病態である[20]（図5〜7）。病型としては，結核結節やサルモネラ肉芽腫などに似たものである。これらも細胞性免疫が完全に機能するならば起こるものではなく，細胞傷害性T細胞の機能異常があって，感染細胞を封じ込めるための第二の細胞性免疫が発動するものである。ただし，このようなdry FIPの症例でも，ポリクローナルガンモパチーや高値の抗FCoV抗体が検出されることがほとんどであり，B細胞の活性化が全く起こっていないものでもない。そして，dry FIP発症後に腹水貯留がはじまり，wet FIPを合併することもある。

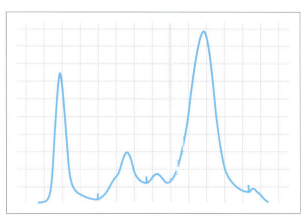

図4 滲出型猫伝染性腹膜炎（wet FIP）の典型的な血清蛋白電気泳動像
右側の大きな裾の広いピークがポリクローナルガンモパチーである。

中枢神経系の疾患は比較的少ないが，そのほとんどがdry FIPの病変である。ただし，ウイルスが脳血液関門を通過して起こる疾患であるため，これらは神経型として別に分類することも多い。そして，発作や後肢の麻痺，失禁などは致死的ではないが，頭蓋内圧が

臓器・疾患別　最新の治療ガイドライン

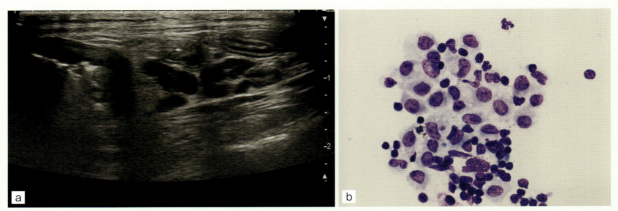

図5　非滲出型猫伝染性腹膜炎（dry FIP）症例にみられた腸間膜リンパ節の複数の腫大
a：腹腔内超音波検査。
b：FNA材料のライトギムザ染色標本。小リンパ球などのリンパ節構成細胞に混じり、多くのマクロファージが認められ、肉芽腫性病変と判定される。この材料を削りPCR検査を行うと、猫伝染性腹膜炎ウイルス（FIPV）遺伝子が陽性であった。

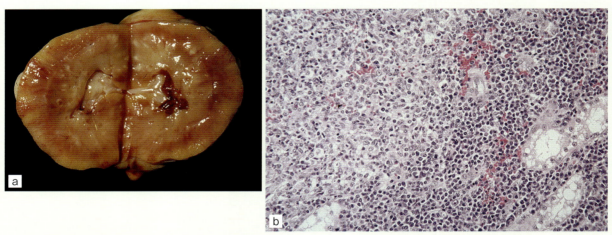

図6　非滲出型猫伝染性腹膜炎（dry FIP）の腎臓病変
a：剖検時の腎臓。超音波検査で腎臓の形態異常を検出し、FNA細胞診でdry FIPの肉芽腫性病変を検出した。
b：病理組織学的検査（HE染色）。腎臓の肉芽腫性病変が検出された。

極度に上昇すると、小脳や脳幹の脊髄腔内へのヘルニアが起こり、脊髄ショックの徴候が表れる。これも、それ自体は致死的なものではないが、抗ウイルス薬は脳血液関門を通過しにくいため、高用量での治療を行わないと死亡することも多い。

2．その他の病態

発症猫が死に至るその他の機序は様々あるが、多くの子猫では、サイトカインの嵐が致死的なものになるものと思われる。したがって、サイトカインの嵐や播種性血管内凝固（DIC）などに対して適切な対応ができないと、急速に死亡することもありうる。

腹水の貯留自体は致命的ではないが、胸水貯留は呼吸困難を引き起こし、容易に死亡の原因となりうる。通常の貧血は、慢性炎症に関連したものであるためそれほど重度にはならないが、免疫異常に起因する血球貪食症候群が起こると、重度の貧血となり致死的となる（図8）。

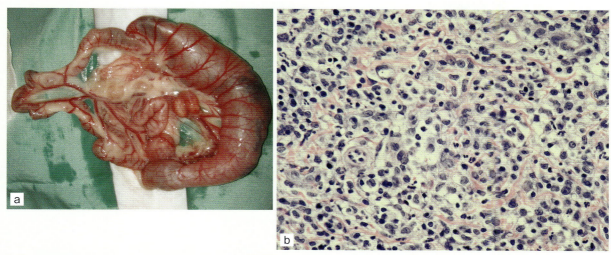

図7　回盲部腸管の腫大とリンパ節腫大を認めた非滲出型猫伝染性腹膜炎（dry FIP）
a：開腹生検時の所見（画像提供：アサギ動物病院　浅木直人先生）。
b：病理組織学的検査（HE 染色）。腸管壁およびリンパ節内に肉芽腫性病変が検出された。

診断

FIP の診断に関しては，1つだけで診断を確定できる特異的な検査はないと考えられてきており，それは現在も変わっていない。「2022 AAFP/EveryCat Feline Infectious Peritonitis Diagnosis Guidelines」という優れたガイドラインがすでに発表されているので，診断はそれに従って行えばよい[41]。典型的な症例情報，ヒストリー，身体所見をもって，腹水・胸水の貯留を伴い来院した動物では，貯留液の検査がかなり高い陽性適中率をもつことから，診断は比較的容易である。このためにも，特徴的な所見を問診，ヒストリーおよび身体診察からできるだけ得ることが，まずもって診断の助けになる。このガイドラインから抜粋した特徴的な所見とは，要は FIP が起こりやすい危険因子そのものである（表）[41]。

症例情報，ヒストリーについては表のとおりで，まず若齢に多く，様々な危険因子がある猫であることは確かである。筆者の経験からも，発症は若齢と高齢の二相性のピークがあるため，壮年期と老齢期にはほぼ発症はないものの，様々な年齢での発症はあると考えておく必要がある（図9）。FIP 発症例に比較的共通す

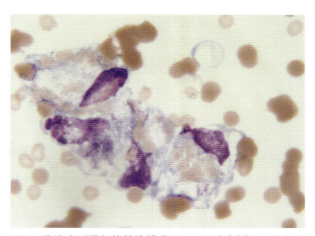

図8　非滲出型猫伝染性腹膜炎（dry FIP）症例にみられた血球貪食症候群（ライトギムザ染色）
重度の貧血がみられたため，脾臓，肝臓，骨髄の FNA を行い，複数の臓器内でマクロファージによる激しい赤血球貪食がみられた。

る臨床徴候としては，元気消失，食欲不振，体重減少，発熱，被毛粗剛であり，さらに触診や画像診断による腹腔内リンパ節の腫大である。これらはすべて非特異的ではあるが，発熱性の全身性の炎症性疾患を示唆する一般的な所見である[20]。しかし，発熱が必発ということでもなく，特に dry FIP の場合には発熱を伴わないことも比較的多い[42]。そして，ときには FIP が

臓器・疾患別　最新の治療ガイドライン

表　猫伝染性腹膜炎（FIP）が起こりやすい猫の情報

猫の由来	●FCoV感染が蔓延している場所から来ている
背景情報	●同腹猫，血縁関係からFIPが発生している ●免疫抑制薬を使用している ●シェルターなどを経由してもらった猫である ●最近，ストレスがかかる経験をした
症例情報	●2歳齢未満でFCoVに曝露されている ●未去勢雄である ●好発猫種である
健康状態	●FeLV／FIV感染，ほかの併発疾患がある ●免疫抑制
飼育環境	●多頭飼育，過密飼育である ●頻繁な猫の導入がある ●様々な年齢の猫を混合飼育している

FCoV：猫コロナウイルス，FeLV：猫白血病ウイルス，FIV：猫免疫不全ウイルス
（文献41をもとに作成）

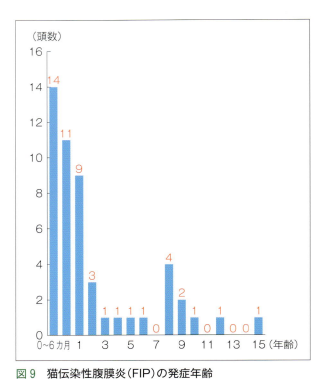

図9　猫伝染性腹膜炎（FIP）の発症年齢
FIP発症年齢には，1歳齢までの若齢と，8〜9歳齢の時期があり，二相性のピークがある。

起こる可能性の低い老齢猫や，特徴的な臨床所見を伴わない猫がFIPを発症することもある。したがって，特徴的な症例を除き，確実に診断を行うためには，情報や検査所見の「積み上げ」により，疑いを強めていく伝統的な診断手法が推奨されている（図10）。

CBCでは，慢性炎症に関連した軽度〜中等度の非再生性貧血がみられることが多いが，これも必発ではない。ごく一部のdry FIPの症例では，重度の非再生性貧血がみられるが，これは免疫異常に起因する血球貪食症候群と考えられる（図8）。白血球系や血小板系では，FIPに関連した特記すべき異常はみられないのが普通である。

血液化学スクリーニング検査では，総蛋白（TP）とグロブリン（GLB）の著明な上昇が特徴的である。しかしながら，これらがみられないからといってFIPを否定する材料にはならない。高GLB血症の症例では，血清蛋白電気泳動で様々な程度のポリクローナルガンモパチー（図4）が観察される。軽度〜中等度の高ビリルビン血症がみられることも多いが，これは肝疾患ではなく，炎症性サイトカインの過剰に関連した黄疸である。追加検査で，血清アミロイドA蛋白（SAA）や$α1$酸性糖蛋白（$α1$AG）の高値がしばしば認められるが，これらは炎症に関連した急性相蛋白であり，FIPだけに特異的なものではない。

FCoV抗体検査は，弱毒のFECVが蔓延している状況では，高い抗体価がみられたとしても，特異的な診断にはなり得ない。FIP症例では高値がみられることは事実であるが，FIP症例のうち無視できない割合で1：100未満の低値もみられることから，特異性も完璧ではない。海外の報告では，低値はFIPを否定する材料となりうるともいわれているが，そもそも抗体検査法ならびに抗体価に世界共通のスタンダードはないことから，診断には利用しない方が間違いがない。

腹水または胸水貯留の症例では，貯留液検査を行い，細菌感染などのほかの原因を除外しつつ，FIPに合致する所見かどうかを評価する。FIP症例の中で貯留液を伴うものは確かに多く，224例中175例（78％）[42]，あるいはFIPが疑われた127例中109例（86％）が貯留液をもち，その大多数が腹水であったとされている[43]。しかし，猫で腹水や胸水があれば，必ずwet FIPかといえばそうでもなく，ある研究では，貯留液を伴う猫197例中，FIPと確定診断されたものは81例（41％）であったとされ[44]，また大学病院での別の大規模研究では，306例の胸水症例中，FIPであったものはわずか

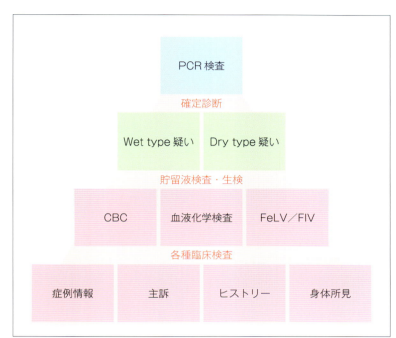

図10 猫伝染性腹膜炎(FIP)の診断
FIPの診断には，様々な臨床所見，臨床検査データの積み上げで十分に疑いを強めて，PCR検査のような特殊検査を行う。
FeLV：猫白血病ウイルス，FIV：猫免疫不全ウイルス

に28例(9％)であったとされている[45]。

特徴的な腹水・胸水の所見は，高蛋白・高比重の炎症性滲出液であり，細胞成分は好中球，マクロファージ，少数のリンパ球などで，細胞数は細菌感染よりも少なく，好中球に変性がなく，細菌がみられないことである(図3b)。

液体貯留がみられず，dry FIPが疑われる症例では，超音波検査で腹腔内リンパ節の腫大，回盲結腸部の腸管の肥厚などの異常を探す。リンパ節腫大がみられた場合には，針吸引生検による細胞診が勧められる。Dry FIPに合致するリンパ節所見は，肉芽腫性リンパ節炎であり，多数の活性化マクロファージが観察される(図5b)。神経型を疑う場合は，神経徴候を伴いながら貯留液や肉芽腫の所見はみられないが，ほかはFIPに一致する所見が得られる。

積み上げ法による診断では，ここまでの検査所見からwet FIP，dry FIP，あるいは神経型といったFIPに対する疑いを強め，次にウイルス遺伝子を検出するPCR法や，ウイルス抗原を検出する免疫染色法などを実施して，FIPVまたはFCoVの関与を診断する。Wet FIP，dry FIP，あるいは神経型のいずれの病態においても，病変内あるいは貯留液中(神経型では脳脊髄液中)に，FCoV抗原あるいは遺伝子が検出される。

S蛋白の変異をもとに，FIPVであるか通常のFCoVであるかを区別するPCR検査は，感度はそれほど高くないため，血液中のウイルスの検出には向かず，また特異度も最高ではないことが分かっている。すなわち，S蛋白遺伝子の変異をもったウイルス遺伝子は，FIP発症例以外でも検出されるため，これを発見するだけでは診断とはならない[22]。また，S遺伝子の変異を検出するPCR検査では，Ⅰ型FCoV由来のFIPVは検出できない。日本および韓国のFCoV検査例では，Ⅱ型FCoVの比率が高いため(Leitoneggar C，私信)，明らかにFIPと思われる症例でも，FIPV遺伝子は陰性，FCoV全般のPCR検査は陽性という結果が，しばしば経験される。その場合，腹水があれば，腸管の穿孔による細菌性腹膜炎で，腸管内のFECVが腹水内に存在する可能性を否定する必要がある。腸穿孔の場合には，腹水の細胞診で，細菌性化膿性炎症による好中球の変性像や細菌貪食像がみられるため，鑑別は比較的容易である。胸水の場合には，FECVが出現する可能性はきわめて低いので，FCoVのPCR陽性所見は，FIPVの存在を示すものと読むことが可能である。細胞診で肉芽腫所見が得られた場合は，染色標本であっても材料を削り，PCR検査に回すことは可能である。

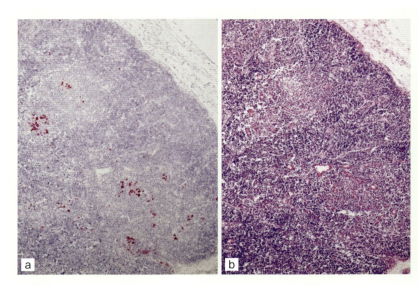

図11 非滲出型猫伝染性腹膜炎(dry FIP)症例のリンパ節生検材料の猫伝染性腹膜炎ウイルス(FIPV)抗原の免疫染色
a：免疫染色。肉芽腫内の一部のマクロファージ内にFIPV抗原が検出される(赤色)。
b：連続切片のHE染色。

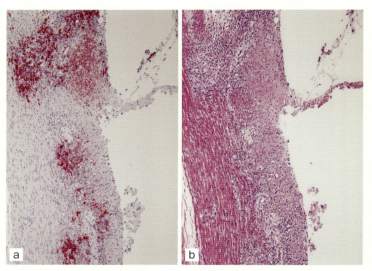

図12 滲出型猫伝染性腹膜炎(wet FIP)症例の腹膜炎における猫伝染性腹膜炎ウイルス(FIPV)抗原の免疫染色
a：免疫染色。肉芽腫内の一部のマクロファージ内にFIPV抗原が検出される(赤色)。
b：連続切片のHE染色。

　ウイルス抗原を検出するには，通常はリンパ節や腹膜などの生検を行う必要があるため，消耗性疾患の状態の症例では，生前診断へ応用することは難しい。多くの場合，剖検例での確定診断のために，病理組織学的検査とウイルス抗原の免疫染色が行われる(図11, 12)。

　免疫染色は，現在は細胞診標本で使用できる特異的抗体がないため，病理組織標本で実施する必要がある。生前診断での利用には，胸水・腹水中の細胞を遠心したセルパックから病理組織標本を作製し，抗FIPVモノクローナル抗体を使用して免疫染色を行う方法がある(アイデックス ラボラトリーズ㈱)。マクロファージの一部に陽性反応がみられるので，FIPV抗原を腹腔内で病理学的に検出するという診断所見が得られるが(図13)，診断にはPCR検査以上に時間がかかるので実用性には乏しい。そして，免疫染色全般の問題として，感度は高いが，偽陽性反応も起こるため，特異度はそれほど高くないとされている[46]。

　発熱，元気消失，ポリクローナルガンモパチーなど，FIPが強く疑われる猫だが明確な病変を発見できない

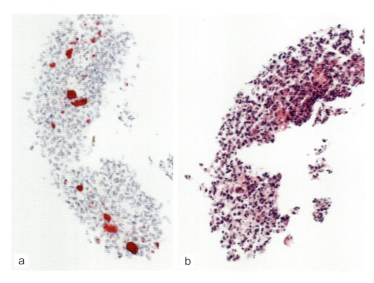

図13 腹水沈渣セルパック材料の猫伝染性腹膜炎ウイルス(FIPV)の免疫染色
腹水セルパックから病理組織学的に切片を作製し，FIPVの免疫染色を行った。
a：セルパックのFIPV免疫染色。好中球はウイルス陰性であるが，マクロファージ内に赤く染まるウイルス抗原が検出される。
b：連続切片のHE染色。

症例，あるいは神経型を疑いながら脳脊髄液の検査ができない症例では，末梢血を利用してFCoVの定量的PCR検査を行うことができる。そして，一定のウイルスコピー数を超えたものでは，経験的に診断にも利用できることが分かっている（㈱エム・エル・ティー，未発表）。かつて発表されたABCDガイドライン[47]には，血液中PCRでの診断はできないと記載されていた。しかし，末梢血中にも，通常のFECV感染猫にくらべてFIP発症猫では，感染マクロファージがある程度多く循環していると考えられるため，筆者はこれまでの経験から，ほかの所見とあわせて診断することで，有用な診断所見になりうると考えている。

治療

1．新型コロナウイルス治療薬の登場

アメリカのギリアド・サイエンシズ社（Gilead Sciences）は，レムデシビル（Remdesivir，GS-5734）という化学物質をエボラ出血熱の治療用に開発していたが，新型コロナウイルス（SARS-CoV-2）の出現以降，コロナウイルスの増殖も抑制することが *in vitro* 試験で分かり，アカゲザルにおいても，中東呼吸器症候群（MERS）コロナウイルスに対して効果があることが知られるようになった。これを受けて，日本を含めた複数の国において，新型コロナウイルス感染症に対して人道的使用が行われ，68％の患者で臨床的改善が示され，その後，複数の国で人用に緊急認可された[48]。この薬剤は細胞内で，やや小型のヌクレオチド分子であるGS-441524に変化する。その結果，ウイルスRNAの中に間違ったヌクレオチドが挿入されてしまい，立体的な障害によりウイルスのRNAポリメラーゼがそこから先ははたらけなくなるため，ウイルスRNAのあるところ以降の合成が止まってしまう。

ギリアド・サイエンシズ社は，それ以前からGS-441524も特許化合物として保有しており，カリフォルニア大学のPedersen博士らのグループが提供を受けて，2018年に，FIPVに対して *in vitro* で増殖抑制効果があることを確認した。さらに，猫の体内での薬物動態を調べ，ウイルス抑制有効濃度を維持できる用量を確立した後に，実験感染猫での治療効果を判定し，10例中10例で2週間以内に，副作用なしに治療効果があることを証明した[49]。それに続き，自然感染発症例での治験が行われ，2 mg/kg，SC，sid，12週間の治療で（必要に応じて4 mg/kg，SC，sidの投与もはさんで），31例中5例が死亡または安楽死，残りの26例が12週間生存という結果が得られた[50]。

当時，ギリアド・サイエンシズ社はレムデシビルの

認可を急いでおり，GS-441524の薬物としての開発はむしろその障害になるとの考えであって，何もしていなかった。そうしたところ，GS-441524は薬剤として開発されないまま，中国の複数の会社から，特許を侵害したGS-441524コピー製品がサプリメントとしてブラックマーケットを中心に高価で売られるようになり，日本にも販売の手は伸びて，特許侵害商法に加担する罪悪感のない獣医師も増えた。このような倫理面での問題以外にも，安全性試験，薬物動態，効果試験などが全く公表されておらず，薬品の含有量も公表されていない製品を使うという問題もあった。

その後，イギリスのBOVA社が，ギリアド・サイエンシズ社の正規レムデシビルを猫のFIP治療に使えるようにイギリス内で認可を取り，2021年8月以降，イギリスおよびオーストラリアで販売できるようになった。イギリスの薬事法では，製造ライセンスをもった薬品会社が，認可薬の分子構造や剤形の変更を行うことは許されていることから，BOVA社はレムデシビルからGS-441524を製造し，2021年11月より経口薬を市販するようになった。そして，オーストラリアの獣医師による多数例の治療成績を踏まえて，国際猫医療学会（ISFM）は，FIP治療プロトコールを公表した[51]。FIPの重症度にもよるが，最も重症のものではレムデシビルを静脈内投与で10〜20 mg/kg，sidで1〜2週間投与する。続いて，12週までGS-441524製剤を10〜15 mg/kg，PO，bidで使用する。イギリスとオーストラリアでは，実際にこのようなプロトコールで非常に多くの症例が救われ，治療効果も報告されている[52]。

2．第二の抗コロナウイルス薬

レムデシビルとGS-441524に抵抗性の症例も出現したことから，別の抗コロナウイルス薬であるモルヌピラビルの使用も，その後検討された。モルヌピラビル（商品名：ラゲブリオ）は，アメリカのメルク社が開発した抗ウイルス薬である。GS-441524に類似したヌクレオシド類似薬であり，人では軽症のSARS-CoV-2症例に5日間経口投与することで認可された。モルヌピラビルは，N-ヒドロキシシチジン（NHC）に代謝され細胞内に入り，リン酸化されたリボヌクレオシド三リン酸化体（NHC-TP）がウイルスRNAに取りこまれて，増殖のエラーを起こすものである。

メルク社は，低・中所得国において後発品を提供できるよう，後発品メーカーや医薬品特許プールに社会貢献的ライセンスを付与したことで，インド製の安価な後発医薬品が入手可能になった。GS-441524模倣薬での治療が成功しなかった症例のレスキューに，モルヌピラビル後発医薬品を平均14.7 mg/kg，bid，POで12週間投与し，26例中24例が生存したと報告されている[53]。日本での症例では，最初に18例での治療結果が報告され，10〜20 mg/kg，PO，bidで12週間の治療を行い，14例で治療に成功したとされている[54]。さらに同著者が，GS-441524（59症例）とモルヌピラビル（59症例）での治療効果を比較し，両群の致死率，寛解率には有意差はなく，安全性についても同様であったと報告している[55]。

3．抗ウイルス薬以外の補助治療

筆者は，主にモルヌピラビルを使用してFIPの治療を行っているが，初期のPedersenの報告やSaseの報告にみられたような致死的な例は，多くは経験していない。初期の研究では，それぞれの薬剤が効果があるのかどうかを判定するために，補助的な薬物療法は行っていないものと思われるが，筆者らはこれらの薬剤が入手可能になる前からの標準的なFIP治療も継続して行っており，ほぼすべての症例でデキサメタゾンやプレドニゾロンを，特に初期の症例には積極的に併用している。また，血球貪食症候群を伴う症例には強力な免疫抑制処置も行い，DICが疑われる症例にはナファモスタットや抗血栓療法も併用している。これらの補助治療は，人のSARS-CoV-2感染の重症例でも推奨されている。

カリフォルニア大学のグループは，GS-441524で寛解した症例ほぼすべてで，リンパ節におけるリンパ球の異常な活性化が残っていることを観察している（Pedersen NC，私信）。また，ドイツのグループでも，GS-441524治療に成功した18例を治療開始から最長で12カ月追跡したところ，便中FCoV排泄が5例で

再発し，間欠的抗体価上昇が4例，腸間膜リンパ節腫大が12例，軽度神経徴候が2例（ウイルスPCR陰性）でみられたと報告している[56]。モルヌピラビルでウイルス学的には寛解した筆者の症例でも，胸腔内の炎症と胸水が持続した症例を経験し，モルヌピラビル終了後，グルココルチコイドの投与が2カ月間必要であった。今後は，より効果的な補助治療と，ウイルス学的・臨床的寛解が得られた後に残る炎症反応への対応について，考える必要があるだろう。

to family

動物の家族に伝えるポイント

● 常識的な一般家庭の飼育環境では普通，FIPはみられないはずであるので，1例発生した，あるいは複数発生している場合は，何らかの原因がある。すなわち，家の中に猫のストレス要因があることも十分考えられるため，多頭飼育，過密飼育などのストレス要因があるならば，それを改善しないと次の発症もありうる。

to staff

スタッフに指導するときのポイント

● 若い猫のFIP発症例では，体の中にサイトカインの嵐が起こっている。したがって，抗ウイルス薬の使用以外にも，一般的な重症患者に対する手厚いケアが重要である。

参考文献

1) Holzworth J. Some important disorders of cats. Cornell Vet. 1963; 53: 157-160.

2) Feldmann BM, Jortner BS. Clinico-pathologic conference: from the school of veterinary medicine university of Pennsylvania. J Am Vet Med Assoc. 1964; 144: 1409-1420.

3) Wolfe LG, Griesemer RA. Feline infectious peritonitis. Pathol Vet. 1966; 3(3): 255-270.

4) Wolfe LG, Griesemer RA. Feline infectious peritonitis: review of gross and histopathologic lesions. J Am Vet Med Assoc. 1971; 158(6): Suppl 2: 987+.

5) Montali RJ, Strandberg JD. Extraperitoneal lesions in feline infectious peritonitis. Vet Pathol. 1972; 9(2): 109-121.

6) Ward JM. Morphogenesis of a virus in cats with experimental feline infectious peritonitis. Virology. 1970; 41(1): 191-194.

7) Konishi S, Takahashi E, Ogata M, et al. Studies on feline infectious peritonitis (FIP). I. occurrence and experimental transmission of the disease in Japan. Nihon Juigaku Zasshi. 1971; 33(6): 327-333.

8) Cotter SM, Gilmore CE, Rollins C. Multiple cases of feline leukemia and feline infectious peritonitis in a household. J Am Vet Med Assoc. 1973; 162(12): 1054-1058.

9) McKeirnan AJ, Evermann JF, Hargis A, et al. Isolation of feline coronaviruses from two cats with diverse disease manifestations. Fel Pract. 1981; 11(3): 16-20.

10) Pedersen NC, Boyle JF, Floyd K, et al. An enteric coronavirus infection of cats and its relationship to feline infectious peritonitis. Am J Vet Res. 1981; 42(3): 368-377.

11) Pedersen NC, Evermann JF, McKeirnan AJ, et al. Pathogenicity studies of feline coronavirus isolates 79-1146 and 79-1683. Am J Vet Res. 1984; 45(12): 2580-2585.

12) Pedersen NC, Liu H, Dodd KA, et al. Significance of coronavirus mutants in feces and diseased tissues of cats suffering from feline infectious peritonitis. Viruses. 2009; 1(2): 166-184.

13) Pedersen NC, Allen CE, Lyons LA. Pathogenesis of feline enteric coronavirus infection. J Feline Med Surg. 2008; 10(6): 529-541.

14) Addie DD, Schaap IAT, Nicolson L, et al. Persistence and transmission of natural type I feline coronavirus infection. J Gen Virol. 2003; 84(Pt 10): 2735-2744.

15) Vennema H, Poland A, Foley J, et al. Feline infectious peritonitis viruses arise by mutation from endemic feline enteric coronaviruses. Virology. 1998; 243(1): 150-157.

16) Chang HW, Egberink HF, Halpin R, et al. Spike protein fusion peptide and feline coronavirus virulence. Emerg Infect Dis. 2012; 18(7): 1089-1095.

17) Licitra BN, Millet JK, Regan AD, et al. Mutation in spike protein cleavage site and pathogenesis of feline coronavirus. Emerg Infect Dis. 2013; 19(7): 1066-1073.

18) Van Hamme E, Dewerchin HL, Cornelissen E, et al. Clathrin- and caveolae-independent entry of feline infectious peritonitis virus in monocytes depends on dynamin. J Gen Virol. 2008; 89(Pt 9): 2147-2156.

19) Van Hamme E, Desmarets L, Dewerchin HL, et al. Intriguing interplay between feline infectious peritonitis virus and its receptors during entry in primary feline monocytes. Virus Res. 2011; 160(1-2): 32-39.

20) Pedersen NC. A review of feline infectious peritonitis virus infection: 1963-2008. J Feline Med Surg. 2009; 11(4): 225-258.

21) Poland AM, Vennema H, Foley JE, et al. Two related strains of feline infectious peritonitis virus isolated from immunocompromised cats infected with a feline enteric coronavirus. J Clin Microbiol. 1996; 34(12): 3180-3184.

22) Porter E, Tasker S, Day MJ, et al. Amino acid changes in the spike protein of feline coronavirus correlate with systemic spread of virus from the intestine and not with feline infectious peritonitis. Vet Res. 2014; 45(1): 49.

23) Rottier PJ, Nakamura K, Schellen P, et al. Acquisition of macrophage tropism during the pathogenesis of feline infectious peritonitis is determined by mutations in the feline coronavirus spike protein. J Virol. 2005; 79(22): 14122-14130.

臓器・疾患別　最新の治療ガイドライン

24） Wang YT, Su BL, Hsieh LE, et al. An outbreak of feline infectious peritonitis in a Taiwanese shelter: epidemiologic and molecular evidence for horizontal transmission of a novel type II feline coronavirus. Vet Res. 2013; 44(1): 57.

25） Barker EN, Tasker S, Gruffydd-Jones TJ, et al. Phylogenetic analysis of feline coronavirus strains in an epizootic outbreak of feline infectious peritonitis. J Vet Intern Med. 2013; 27(3): 445-450.

26） Healey EA, Andre NM, Miller AD, et al. Outbreak of feline infectious peritonitis (FIP) in shelter-housed cats: molecular analysis of the feline coronavirus S1/S2 cleavage site consistent with a 'circulating virulent-avirulent theory' of FIP pathogenesis. JFMS Open Rep. 2022; 8(1): 20551169221074226.

27） Herrewegh AA, Smeenk I, Horzinek MC, et al. Feline coronavirus type II strains 79-1683 and 79-1146 originate from a double recombination between feline coronavirus type I and canine coronavirus. J Virol. 1998; 72(5): 4508-4014.

28） Terada Y, Matsui N, Noguchi K, et al. Emergence of pathogenic coronaviruses in cats by homologous recombination between feline and canine coronaviruses. PLoS One. 2014; 9(9): e106534.

29） Binn LN, Lazar EC, Keenan KP, et al. Recovery and characterization of a coronavirus from military dogs with diarrhea. Proc Annu Meet U S Anim Health Assoc. 1974; (78): 359-366.

30） Pratelli A, Martella V, Decaro N, et al. Genetic diversity of a canine coronavirus detected in pups with diarrhoea in Italy. J Virol Methods. 2003; 110(1): 9-17.

31） Decaro N, Mari V, Elia G, et al. Full-length genome analysis of canine coronavirus type I. Virus Res. 2015; 210: 100-105.

32） Buonavoglia C, Decaro N, Martella V, et al. Canine coronavirus highly pathogenic for dogs. Emerg Infect Dis. 2006; 12(3): 492-494.

33） Decaro N, Mari V, Campolo M, et al. Recombinant canine coronaviruses related to transmissible gastroenteritis virus of swine are circulating in dogs. J Virol. 2009; 83(3): 1532-1537.

34） Attipa C, Gunn-Moore D, Mazeri S, et al. Concerning feline infectious peritonitis outbreak in Cyprus. Vet Rec. 2023; 192(11): 449-450.

35） Attipa C, Warr AS, Epaminondas D, et al. Emergence and spread of feline infectious peritonitis due to a highly pathogenic canine/feline recombinant coronavirus. bioRxiv preprint. 2023 Nov 10.

36） Warr A, Attipa C, Gunn-Moore D, et al. FCoV-23 causing FIP in a cat imported to the UK from Cyprus. Vet Rec. 2023; 193(10): 414-415.

37） Watanabe R, Eckstrand C, Liu H, et al. Characterization of peritoneal cells from cats with experimentally-induced feline infectious peritonitis (FIP) using RNA-seq. Vet Res. 2018; 49(1): 81.

38） Petersen NC, Boyle JF. Immunologic phenomena in the effusive form of feline infectious peritonitis. Am J Vet Res. 1980; 41(6): 868-876.

39） Hayashi T, Ishida T, Fujiwara K. Glomerulonephritis associated with feline infectious peritonitis. Nihon Juigaku Zasshi. 1982; 44(6): 909-916.

40） Ziółkowska N, Paździor-Czapula K, Lewczuk B, et al. Feline infectious peritonitis: immunohistochemical features of ocular inflammation and the distribution of viral antigens in structures of the eye. Vet Pathol. 2017; 54(6): 933-944.

41） Thayer V, Gogolski S, Felten S, et al. 2022 AAFP/EveryCat feline infectious peritonitis diagnosis guidelines. J Feline Med Surg. 2022; 24(9): 905-933.

42） Riemer F, Kuehner KA, Ritz S, et al. Clinical and laboratory features of cats with feline infectious peritonitis--a retrospective study of 231 confirmed cases (2000-2010). J Feline Med Surg. 2016; 18(4): 348-356.

43） Yin Y, Li T, Wang C, et al. A retrospective study of clinical and laboratory features and treatment on cats highly suspected of feline infectious peritonitis in Wuhan, China. Sci Rep. 2021; 11(1): 5208.

44） Hirschberger J, Hartmann K, Wilhelm N, et al. Klinik und diagnostik der felinen infektiösen peritonitis [Clinical symptoms and diagnosis of feline infectious peritonitis]. Tierarztl Prax. 1995; 23(1): 92-99.

45） König A, Hartmann K, Mueller RS, et al. Retrospective analysis of pleural effusion in cats. J Feline Med Surg. 2019; 21(12): 1102-1110.

46） Felten S, Matiasek K, Gruendl S, et al. Investigation into the utility of an immunocytochemical assay in body cavity effusions for diagnosis of feline infectious peritonitis. J Feline Med Surg. 2017; 19(4): 410-418.

47） ABCD Europe. Guideline for feline infectious peritonitis. ABCD. 2009-1-1. https://www.abcdcatsvets.org/guideline-for-feline-infectious-peritonitis/, 参照 2024-8

48） Grein J, Ohmagari N, Shin D, et al. Compassionate use of remdesivir for patients with severe Covid-19. N Engl J Med. 2020; 382(24): 2327-2336.

49） Murphy BG, Perron M, Murakami E, et al. The nucleoside analog GS-441524 strongly inhibits feline infectious peritonitis (FIP) virus in tissue culture and experimental cat infection studies. Vet Microbiol. 2018; 219: 226-233.

50） Pedersen NC, Perron M, Bannasch M, et al. Efficacy and safety of the nucleoside analog GS-441524 for treatment of cats with naturally occurring feline infectious peritonitis. J Feline Med Surg. 2019; 21(4): 271-281.

51） International Society of Feline Medicine (ISFM). An update on treatment of FIP in the UK. https://icatcare.org/app/uploads/2022/05/An-update-on-treatment-of-FIP-in-the-UKv2.pdf, 参照 2024-8

52） Green J, Syme H, Tayler S. Thirty-two cats with effusive or non-effusive feline infectious peritonitis treated with a combination of remdesivir and GS-441524. J Vet Intern Med. 2023; 37(5): 1784-1793.

53） Roy M, Jacque N, Novicoff W, et al. Unlicensed molnupiravir is an effective rescue treatment following failure of unlicensed GS-441524-like therapy for cats with suspected feline infectious peritonitis. Pathogens. 2022; 11(10): 1209.

54） Sase O. Molnupiravir treatment of 18 cats with feline infectious peritonitis: a case series. J Vet Intern Med. 2023; 37(5): 1876-1880.

55） Sase O, Iwami T, Sasaki T, et al. GS-441524 and molnupiravir are similarly effective for the treatment of cats with feline infectious peritonitis. Front Vet Sci. 2024; 11: 1422408.

56） Zwicklbauer K, Krentz D, Bergmann M, et al. Long-term follow-up of cats in complete remission after treatment of feline infectious peritonitis with oral GS-441524. J Feline Med Surg. 2023; 25(8): 1098612X231183250.

臓器・疾患別　最新の治療ガイドライン

呼吸器疾患

呼吸器薬の使い方

谷口哲也
兵庫ペット医療センター，京都動物医療センター，埼玉動物医療センター

アドバイス

呼吸器科を受診される飼い主は，「咳が出ていて苦しそう」「鼻汁が止まらずなんとかしてほしい」など，呼吸器疾患の本質を治療することよりも，動物の生活の質(QOL)を改善させることを求めて来院することが多い。しかし，そもそも咳嗽や鼻汁といった臨床徴候は，生体にとって必要不可欠な防御機構である。その防御機構が過剰にはたらいているせいで動物のQOLが低下していることを，飼い主だけでなく獣医師も理解しておく必要がある。重要なのは，臨床徴候に対する疾患の本質を明らかにすること，つまり確定診断であるということを認識しておいてほしい。とはいえ，臨床現場では対症療法を行うことも必要であり，診断に時間がかかる場合には，動物のQOLを改善させながら検査を行っていくことも多い。臨床獣医師は，動物のQOLを維持しながら，疾患の本質に対して治療を行うスキルが求められているわけである。本稿では，呼吸器診療でよく用いられる薬とその使用方法について解説していく。

呼吸器薬のドラッグデリバリーシステム

呼吸器薬を考える上で，ドラッグデリバリーシステムという重要な概念を理解しておく必要がある。ドラッグデリバリーシステムとは，薬の有効成分を作用点に直接届けることによって薬の効果を最大化し，副作用を最小化するシステムのことである。呼吸器薬には内服薬以外にも，外用薬(点鼻薬)そしてエアロゾル吸入薬がある。エアロゾル吸入薬は，吸入補助器具である加圧噴霧式定量吸入器(pressurized metered dose inhaler：pMDI，図1)あるいはネブライザー装置によってドラッグデリバリーを行うことができる。

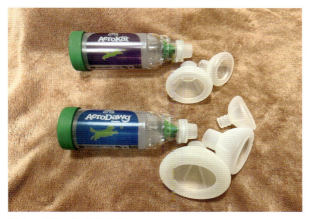

図1　pMDI用の吸入器
　　　（AeroKat®，AeroDawg®〔Trudel Medical 社〕）
マスクのサイズがいくつかあり，症例の体格にあわせて調整が可能である。また，インジケーターによって動物が呼吸しているかを確認できる。

1．吸入器

獣医療においては，吸入器のうちpMDIが用いられるが，人医療ではpMDI以外にドライパウダー定量吸入器(dry powder inhaler：DPI)およびソフトミスト定量吸入器(soft mist inhaler：SMI)も用いられている。pMDI以外の吸入器が獣医療に用いられないのは，吸入器を直接口にくわえて，能動的な呼吸により薬剤を吸入する必要があるためである。pMDIにおいても，動物はエアロゾルを自力で吸入することはできないので，スペーサーを用いて吸入するのが一般的である。動物用のスペーサーには，呼吸を可視化するための工夫と体格にあわせたマスクがある。多くの症例で，スペーサーを用いたpMDIの吸入に訓練が必要である。

2．ネブライザー装置

ネブライザー装置には超音波式，メッシュ式およびジェット式(コンプレッサー式)がある(図2)。国内で

臓器・疾患別　最新の治療ガイドライン

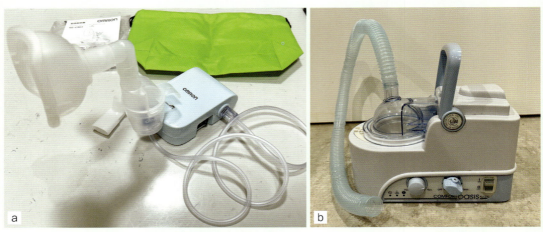

図2　ジェット式ネブライザーと超音波式ネブライザー
a：ジェット式ネブライザー（NE-C803，オムロンヘルスケア㈱）。薬液カップが小さく，1mm 程度までしか入らない。また，超音波式ネブライザーと比較すると小さい。
b：超音波式ネブライザー（COMFORT oasis KU-200，新鋭工業㈱）。薬液カップが大きく，本体もジェット式ネブライザーと比較すると大きい。

販売されているネブライザー装置のほとんどは超音波式だが，ネブライザーの研究で最も多く用いられているのはジェット式である。それぞれの特性として，超音波式は薬液カップが大容量であり，メッシュ式は軽量化されていることが多い。また装置本体の大きさについては，超音波式，ジェット式，メッシュ式の順で大きい。これらの違いによって粒子径が大きく変わることや，噴霧能力が大きく劣るということはないため，どの装置を使用しても効果は変わらない。

ネブライザーを効果的に使用するために注意しなければいけないことは2点あり，1つ目はネブライザーに使用する薬剤についてである。ネブライザー装置の中には何を入れてもいいわけではない。例えば，内服薬を粉砕して生理食塩水で溶解して使用してはいけない。このほか原則として，薬剤が水溶性であること，薬剤が混濁していないこと（パルミコート®，アストラゼネカ㈱を除く），配合変化しない薬剤の組み合わせであること，薬剤が超音波で変性しないこと，そして吸入用ではない薬剤を使用しないことに注意する必要がある。

2つ目は薬剤濃度である。薬剤の濃度は高ければ高いほどいいというわけではない。薬剤の種類にかかわらず，噴霧する薬剤の濃度が10％となると呼吸器粘膜を障害すると考えられており，5％以下が推奨されている（つまり，10 mL あたり薬剤 500 mg 以下）。

吸入時間は過去の報告でも様々だが，5〜15分程度の報告が多い[1〜4]。ただし，この吸入時間に対する根拠はない。

ネブライザーは安静時に実施し，気道に薬剤がしっかり沈着するように心がける。実施方法については，動物が興奮しなければ，ケージ内でのネブライザー（図3）でもマスクによるネブライザーでも効果は同じである。しかし，飼い主への曝露を考慮すると，ケージ内の方が好ましいのかもしれない。ネブライザーを行っても効果が不十分な場合は，吸入手技について見直す必要がある。

呼吸器薬の種類

呼吸器薬を取り扱う上で重要なのは，呼吸器に関する防御機構を理解することである。呼吸器系の防御機構として，気道内の粘液分泌，くしゃみ，咳嗽，気管支収縮，感染や炎症に対するマクロファージの活性化および好中球遊走がある。呼吸器薬は，これらの防御機構が過剰にはたらいた場合に使用される。使用にあ

呼吸器疾患

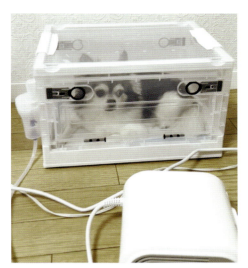

図3　ケージ内でのネブライザーの様子
ジェット式ネブライザー（NE-C28，オムロンヘルスケア㈱）を使用している様子で，ネブライザーはケージの左側にセットしている。動物が興奮していない安静な状況で行い，空気口のあるケージを利用する。

たっては，①過剰な気管支収縮に対する気管支拡張（気管支拡張薬），②過剰な粘液分泌に対する排泄促進（去痰薬），③QOLを著しく低下させる乾性咳嗽に対する鎮咳（鎮咳薬），④炎症および浮腫の制御（抗炎症薬，充血除去薬）の4つの呼吸器薬理を考慮する。

気管支拡張薬

　気管支拡張薬の使いどころは，気管支平滑筋の過剰な収縮を惹起する病態と，気管支粘膜の腫脹により気道内腔が狭窄する病態である。つまり，喘息あるいは気管支炎で使用することになる。喘息は，慢性的な気道の炎症によって気管支壁が収縮し，気道内腔が狭窄する疾患である。また気管支炎は，気道粘膜の炎症に伴い粘膜肥厚が生じることで，気道の内腔が狭窄する疾患である。これらの気道が狭窄する病態に対して，どの作用点に影響する薬なのかを理解しておく必要がある。気管支拡張薬には，β_2受容体に作用して気管支を拡張させるβ作動薬，ホスホジエステラーゼ阻害作用によってcAMPを増加させるキサンチン誘導体，およびM3受容体にアセチルコリンと拮抗して作用する抗コリン薬の3種類がある（図4）。

1. β作動薬

　β作動薬は短時間作用型，長時間作用型に分類される。現在の獣医療ではβ作動薬の臨床研究は少なく，経験的に使用されている。

（1）短時間作用型

①サルブタモール／アルブテロール硫酸塩
　獣医療で最も多くの報告のあるβ作動薬である[6〜8]。

- サルブタモール錠2 mg（日医工㈱）：50 μg/kg，PO，tid
- サルタノールインヘラー100 μg（グラクソ・スミスクライン㈱）：100 μg/head（1回噴霧）

②プロカテロール
　獣医療において臨床研究の報告はないが，多くの基礎研究がなされている薬剤である。犬における有害事象として，10 μg/kg，POでわずかな呼吸数および心拍数の増加がみられ，1 mg/kgを超えると横臥姿勢になると報告されている[9]。

- メプチン®（大塚製薬㈱）：10〜30 μg/head（小児用量を参考），ネブライザー

③テルブタリン硫酸塩

- ブリカニール®（アストラゼネカ㈱）：1.25〜2.5 mg/head，PO，bid（体重20 kg未満の犬），2.5〜5.0 mg/head，PO，bid（体重20 kg以上の犬），0.625〜1.25 mg/head，PO，bid（猫）[6]

（2）長時間作用型

①サルメテロール
　サルメテロールは単独，またはフルチカゾンプロピオン酸エステルと組み合わせて使用され，猫喘息の実験モデルで評価されている（後述の「（1）フルチカゾンプロピオン酸エステル」も参照）。サルメテロール単独を評価した研究では，気道抵抗や気道炎症の指標に

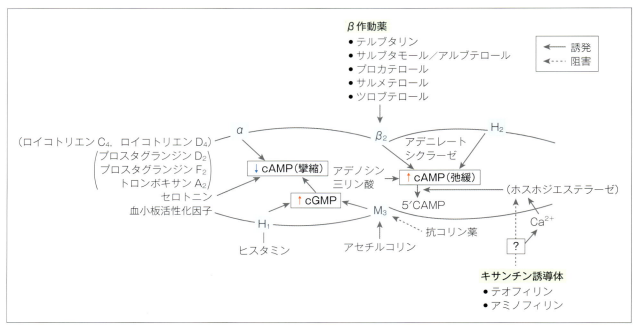

図4　気管支収縮のメカニズムと薬理作用
気管支平滑筋の収縮はcAMPの相互作用によって決定される。β作動薬はcAMPを増加させることで気管支平滑筋を弛緩させ，キサンチン誘導体はホスホジエステラーゼ(PDE)3とPDE4阻害によるcAMP産生の増加と，PDE5阻害によるcGMP産生の増加により気管支を拡張させる。しかし，最近の研究はこれらの機序に否定的で，キサンチン誘導体の気管支拡張作用の機序は不明である。
（文献5をもとに作成）

改善はみられなかったが，サルメテロールとフルチカゾンプロピオン酸エステルの併用では，フルチカゾンプロピオン酸エステル単独での治療以上に気道炎症が抑制された[10,11]。

- アドエア®（グラクソ・スミスクライン㈱）：25〜50 μg/head，pMDI，bid[1,10]

②ツロブテロール

長時間作用型のβ作動薬で貼付剤である。短時間作用型β作動薬の血中濃度のピークは3時間とされており，夜間に服用しても就寝中に薬効が消失している可能性がある。その点，ツロブテロールは24時間効果が持続し，慢性気道疾患の管理において効果的である可能性があるが，臨床研究はされていない。

- ホクナリン®（ヴィアトリス製薬㈲）：0.2 mg/kg，貼付，sid（犬）[12]

2．キサンチン誘導体

テオフィリンやアミノフィリンなどのメチルキサンチンは，猫喘息の治療において経口薬として最も一般的に投与されている。薬物動態試験では，徐放性テオフィリンを24時間ごとに猫に投与すると，血漿中濃度が治療域に達することが示されている[13,14]。キサンチン誘導体の効果はβ作動薬よりも弱いが，抗炎症効果をもつことが多く報告されているため[15,16]，気管支拡張作用を目的として使用するよりも，抗炎症効果を期待して使用することが多い。なお，アミノフィリンは，テオフィリン2分子とエチレンジアミン1分子から構成されており，体内ではテオフィリンとして存在するため，テオフィリンと同等として扱ってよい。

- テオフィリン（テオドール®〔田辺三菱製薬㈱〕，テオロング®〔エーザイ㈱〕）：10〜20 mg/kg，PO，sid〜bid（犬）[7]，25 mg/kg，PO，sid〜eod（猫）
- アミノフィリン（ネオフィリン®，エーザイ㈱）：10 mg/kg，PO，tid〜qid（犬），5〜6 mg/kg，PO，bid（猫），または2〜5 mg/kg，IV，bid〜

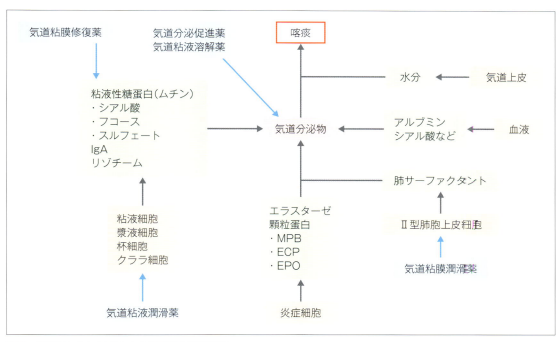

図5 喀痰のメカニズムと去痰薬の作用部位
喀痰は，気道分泌物が体外へと喀出される生理的な防御機構である．去痰薬は，喀痰の「量」を調整する気道分泌促進薬および気道粘膜潤滑薬と，「性状」を調整する気道粘膜修復薬および気道粘液溶解薬に分類できる．
MPB：major basic protein，ECP：eosinophil cationic protein，EPO：eosinophil peroxicase
（文献19をもとに作成）

tid（犬猫）[7]

3．抗コリン薬

抗コリン薬であるイプラトロピウム臭化物は，人医療では有効な気管支拡張薬として考えられているが，実験的な猫喘息モデルでは気管支収縮の指標を改善できなかったと報告されており[17,18]，獣医療においてあえて抗コリン薬を使用する必要はないと考えられている．

去痰薬

喀痰機序と薬の作用点を図5に示す．去痰薬は気道分泌促進薬，気道粘膜潤滑薬，気道粘膜修復薬および気道粘液溶解薬に分類できる．これらの薬を大まかに分類すると，喀痰の「量」を調整する薬と，「性状」を調整する薬に分けられる．

1．気道分泌促進薬

喀痰を増加させることで，粘稠性の高い痰を気道から喀出することを助ける薬である．動物においては，猫の猫ヘルペスウイルス1型（FHV-1）感染症でブロムヘキシン塩酸塩の使用が推奨されているが[20]，薬用量に関しての報告はない．成書にはいくつか薬用量の記載はあるものの，根拠となる文献はない．

- ブロムヘキシン塩酸塩（ビソルボン®，サノフィ㈱）：0.05 mg/kg，PO，sid〜bid，またはネブライザー（生理食塩水で2.5倍に希釈して噴霧）

2．気道粘液潤滑薬

肺サーファクタントの分泌を促すことで排痰しやすくする効果がある．動物での使用に関する報告はなく，薬用量に関する根拠となる記載はない．

臓器・疾患別　最新の治療ガイドライン

● アンブロキソール（ムコソルバン®，帝人ファーマ㈱）：0.5〜1.0 mg/kg，PO，sid〜bid（小児用量：0.9 mg/kg，tid を参考としている）

3．気道粘膜修復薬

杯細胞の過形成を抑制することで粘液が過剰産生されるのを抑え，さらにシアル酸とフコースの構成比を正常化することで去痰作用を発揮する。動物での使用に関する報告はなく，薬用量に関する根拠となる記載はない。

● L-カルボシステイン（ムコダイン®，杏林製薬㈱）：10 mg/kg，PO，bid（小児用量：10 mg/kg，tid を参考としている）

4．気道粘液溶解薬

獣医療において最も報告の多い去痰薬である。ネブライザーで投与を行うが，前述のビソルボン®と併用する際には白濁する可能性があるため，注意が必要である。また，硫黄臭があるので動物によっては許容できない可能性がある。

● N アセチルシステイン（ムコフィリン®〔エーザイ㈱〕，アセチルシステイン内用液 17.6%「あゆみ」〔あゆみ製薬㈱〕）：5〜10 mg/kg，ネブライザー，bid〜tid[21]（小児用量：1〜2 mL/回，ネブライザー，tid を参考としている）

▌鎮咳薬

鎮咳薬は中枢性鎮咳薬と末梢性鎮咳薬に分類される（表1）。疾患に特異的な治療に用いる薬は，すべて末梢性鎮咳薬に分類される。一方で，原因とは無関係に，中枢レベルで咳嗽を抑制する非特異的な治療薬を中枢性鎮咳薬と呼ぶ。中枢性鎮咳薬は，気道に侵入する異物や病原体などを排除する生体防御機構としての

表1　鎮咳薬の分類

中枢性鎮咳薬＝非特異的治療薬
● 麻薬性と非麻薬性がある
末梢性鎮咳薬＝特異的／非特異的治療薬
● 特異的治療薬：疾患，病態に応じた治療
● 非特異的治療薬：去痰薬，漢方，局所麻酔薬など

鎮咳薬は，中枢に作用する中枢性鎮咳薬と，末梢に作用する末梢性鎮咳薬に分類される。中枢性鎮咳薬はいわゆる鎮咳薬を指し，麻薬性と非麻薬性がある。一方で，末梢性鎮咳薬は疾患に特異的な鎮咳薬（例えば，感染性気管支炎に対する抗菌薬の使用など）と，疾患に非特異的な薬（＝QOL を維持する薬）に分類される。
（文献 22 をもとに作成）

「必要な咳」も抑制することに注意しなければならない。ちなみに，中枢性鎮咳薬で最も効果的なものはどれか？ という鎮咳薬の効果について比較した報告はない。人医療でも，オピオイドやデキストロメルファンが咳嗽の重症度と頻度を優位に減少させるのではないか？ と結論づけた報告がある程度である[23]。

1．中枢性鎮咳薬

（1）デキストロメトルファン臭化水素酸塩水和物

人医療において最も使用されている鎮咳薬のひとつである。エビデンスも豊富で，コデインと同様に延髄の咳中枢に直接作用し，NMDA 受容体の拮抗薬でもある。麻薬の特性がないため，使用後の鎮静作用は起こりにくい[21]。経口投与では，投与後 30 分以内に完全な作用がみられる。鎮咳作用はコデインと同程度で，猫でも安全に使用される[21]。

● メジコン®（シオノギファーマ㈱）：1〜2 mg/kg，PO，tid〜qid[21]

（2）コデインリン酸塩水和物

コデインは麻薬性鎮咳薬であり，延髄の咳中枢に作用することで咳反射を抑制する。動物でも使用されることが多く，エビデンスは十分にある薬剤である。コ

呼吸器疾患

デインはモルヒネと類似した化学構造と薬理作用をもつため，鎮咳作用のほかに鎮痛作用を有する。副作用としては便秘および悪心がある。コデインリン酸塩散1％（100倍散）は，麻薬使用者免許がなくても処方が可能である。ただし，粉薬は苦いため，投薬コンプライアンスの低下が生じる可能性がある。

●コデインリン酸塩散1％：1〜2 mg/kg，PO，bid〜qid[21]

（3）ジヒドロコデインリン酸塩

ジヒドロコデインはコデインの誘導体で，鎮咳効果はコデインの2倍程度とされている。ジヒドロコデインの動物に関する報告はない。人医療ではコデインの2倍程度の効果があると考えられていることから，薬用量はコデインの半分とされている。

●ジヒドロコデインリン酸塩散1％：
0.5〜1 mg/kg，PO，bid〜qid

ジヒドロコデインは，去痰薬配合剤として多くの薬があるのも特徴である。セキコデ®（日医工㈱），カフコデ®，フスコデ®（ヴィアトリス・ヘルスケア㈿）と類似した名称の薬剤があって，混乱を招きやすい。大雑把に分類すると，セキコデおよびフスコデは「純粋な」鎮咳薬で，カフコデは「総合感冒薬に類似した」鎮咳薬と考えられている。獣医療においてこれら配合剤について，フスコデのみ犬で報告がある[24]。この報告では，ジヒドロコデインリン酸塩，dl-メチルエフェドリン塩酸塩，およびクロルフェニラミンマレイン酸塩を経口投与したところ，ジヒドロコデインリン酸塩単独にくらべて作用発現までの時間が短縮され，咳抑制程度も強く持続的であったとされている。ただし，dl-メチルエフェドリン塩酸塩およびクロルフェニラミンマレイン酸塩に関する薬用量の報告はない。

2．中枢性・末梢性鎮咳薬

メチルエフェドリン塩酸塩配合剤（ジフェンヒドラミン塩酸塩＋dl-メチルエフェドリン塩酸塩＋アンチピリン＋無水カフェイン）は，国内の動物用医薬品の中で鎮咳薬として承認されている唯一の薬である。dl-メチルエフェドリン塩酸塩は，αおよびβ作用による末梢性鎮咳作用（気管支拡張作用）と，中枢性鎮咳作用の両方をもつ。中枢性鎮咳作用は弱く，モルヒネの0.25倍，コデインの0.6倍程度で，β刺激作用による気管支拡張作用の方が主体である。また，dl-メチルエフェドリン塩酸塩のほかにジフェンヒドラミン塩酸塩，アンチピリン，無水カフェインを含有し，解熱作用，気管支収縮抑制および抗ヒスタミン作用を示すことから，獣医療における「総合感冒薬」といえる。

また，本薬剤は注射製剤でありながら，経口薬あるいはネブライザーとしても使用できる。内服で使用する際には苦味の強い液剤であるため，溶剤は単シロップなどに溶解し，苦味を軽減させて服用させる。単シロップに溶解後の安定性試験も行われており，室温で2週間安定が保たれる（ただし，雑菌増殖の予防のためにも冷暗所保存を推奨）。

●ダンプロン（共立製薬㈱）：
0.1 mL/kg，PO／SC／IM／IV，bid

3．末梢性鎮咳薬
（1）マロピタント

NK1受容体に作用し，サブスタンスP誘発反応に対する作用を抑制することで鎮咳効果が得られる。制吐剤であるため効能外使用であるが，動物用医薬品であり，鎮咳薬として臨床例での報告がある唯一の薬である。効果の発現までには1〜2週間ほどかかる[25, 26]。

●セレニア®（ゾエティス・ジャパン㈱）：
2 mg/kg，PO／SC／IV，eod[25, 26]

呼吸器薬の使い方

臓器・疾患別　最新の治療ガイドライン

（2）ブトルファノール

　ブトルファノールは犬の鎮咳薬として海外では認可されており[21]，鎮咳作用はコデインの 100 倍，モルヒネの 4 倍である[27]。日本で販売されているブトルファノールは注射薬であり，経口投与は効能外使用である。経口投与の場合，強い苦味があり単シロップなどと混ぜるなどの工夫が必要である。作用は 1 時間後にピークに達し，半減期は 1.7 時間，排泄には 4 時間かかる[27]。

- ●ベトルファール（明治アニマルヘルス㈱）：
  0.5〜1 mg/kg，PO／IM，bid〜qid

（3）神経調整剤

　神経調整剤は一般的に，慢性神経障害性疼痛の治療に使用され，神経障害に起因する慢性咳嗽に効果がある[28]。人の慢性特発性咳嗽では，感覚神経障害および喉頭過敏性を伴うことがある。また慢性特発性咳嗽の患者の一部では，反回神経または上喉頭神経の神経障害が実証されている[7]。これにより神経調整剤が慢性特発性咳嗽の治療に役立つことが示されたが，最適な投与量，最大効果までの時間，治療後の症状再発率，治療期間を実証するには，さらなる研究が必要である。

- ●ガバペンチン（ガバペン®，富士製薬工業㈱）：
  5〜15 mg/kg，PO，bid（犬），5〜10 mg/kg，bid（猫）
- ●プレガバリン（リリカ®，ヴィアトリス製薬㈲）：2〜4 mg/kg，PO，sid〜bid
- ●アミトリプチリン（トリプタノール®，日医工㈱）：1〜3 mg/kg，PO，bid（犬），0.5〜1 mg/kg，sid〜bid（猫）

▌抗炎症薬

　抗炎症薬にはグルココルチコイド，非ステロイド系抗炎症薬（NSAIDs）あるいはシクロスポリンなどがあ

り，リンパ球形質細胞性鼻炎，慢性気管支炎および猫喘息などの様々な疾患に対して使用される[29〜32]。ここでは，一般的なこれらの内服薬とは異なる，呼吸器科でのみ使用する吸入ステロイド薬，ロイコトリエン拮抗薬および充血除去薬（交感神経興奮薬）についてのみ記載する。

1．吸入ステロイド薬

　吸入ステロイド薬（inhaled corticosteroid：ICS）は，全身の副作用を最小限に抑えながら気道への作用を最大限に与える呼吸器薬で，人医療においては気管支喘息の第一選択となっており，獣医療においても ICS に関する報告は多く存在する。

（1）フルチカゾンプロピオン酸エステル

　気管虚脱，気管支軟化症，慢性気管支炎，猫喘息など多くの疾患で報告のある薬剤である[8,33,34]。ICS と内服のグルココルチコイドを比較した報告では両者に差はみられず，内服薬の副作用を考慮すると ICS の利用を推奨する結果となった[35]。ただし，ICS にも副作用があり，多食，多飲多尿，パンティング，睡眠の増加，皮膚の菲薄化，体重増加，腹囲膨満，落ち着きがなくなるなどが 6〜22％の症例でみられ[35]，長期におよぶ使用では下垂体副腎系の抑制がみられたと報告されている[36]。効果がみられるのに 10〜14 日必要である[8,27]。

　フルティフォーム®（フルチカゾンプロピオン酸エステル＋ホルモテロールフマル酸塩水和物，杏林製薬㈱）には，ホルモテロールフマル酸塩水和物が含有されている。獣医療ではホルモテロールフマル酸塩水和物を使用した報告はない。

- ●フルタイド（グラクソ・スミスクライン㈱）：
  50〜100 µg/head（1 回噴霧），sid〜bid
- ●アドエア®：本稿「1．β作動薬」の「①サルメテロール」を参照。

204

（2）ブデソニド

　人医療において，フルチカゾンプロピオン酸エステルの長期使用は，同用量のブデソニドよりも用量に関連した副腎抑制を引き起こす頻度が高いことが報告されており[37]，犬においても同様の結果が得られた[38]。しかし，臨床例での報告はほとんどないため，薬効に関しては現段階では不十分である。

- パルミコート®（アストラゼネカ㈱）：250 μg/head（1回噴霧），sid～bid[38]

（3）ベクロメタゾンプロピオン酸エステル

　ベクロメタゾンプロピオン酸エステルは，犬の慢性気管支炎に対して効果があったと報告されている[39]。フルチカゾンプロピオン酸エステルとの効果の比較はされておらず，ベクロメタゾンプロピオン酸エステルを使用した報告は少ない。

- キュバール™（住友ファーマ㈱）：100 μg/head（1回噴霧），bid[39]

2．ロイコトリエン拮抗薬

　ロイコトリエンは非常に強力な肺における炎症の原因物質であり，浮腫，炎症，および気管支収縮を引き起こす[40]。ロイコトリエン拮抗薬は，シスチニルロイコトリエン1（cys LT1）受容体に結合するペプチドロイコトリエンの作用を阻害することで，気道粘膜の浮腫を軽減する効果がある。人医療ではアレルギー性鼻炎および気管支喘息において使用されており，小児でも使用されるほど安全性の高い薬である。しかし，獣医療でのロイコトリエン拮抗薬は経験的な使用のみで，臨床研究は行われていない。

- モンテルカスト（キプレス®〔杏林製薬㈱〕，シングレア〔オルガノン㈱〕）：0.1 mg/kg，PO，sid[21]

3．充血除去薬

　充血除去薬は，α受容体を刺激することによって血管収縮を起こし，鼻粘膜への血流が減少することで，充血に伴う過剰な細胞外液および鼻汁を減少させる。α作動薬であることから，全身への影響を考えると局所投与での使用が推奨される。また，長期の使用によりリバウンド現象が起こるため，使用は最小限に抑える必要がある。

　人医療では点鼻薬としても使用されており，点鼻する場合には原液または5～10倍希釈液を直接鼻腔へ投与する。

　また，アドレナリンのネブライザー投与は，短頭種気道症候群の咽頭浮腫に対して効果があると報告されている[2,3]。

- アドレナリン（ボスミン®外用液0.1%，第一三共㈱）：0.3 mg/head，ネブライザー[3]（生理食塩水で5～10倍に希釈して噴霧）

┃おわりに

　呼吸器薬は動物のQOLを改善させるための薬が多く，QOLを改善させながら疾患の本質を治療することが重要であることを覚えておいてほしい。また，呼吸器治療の中でもネブライザーおよびpMDIといった吸入療法については学ぶ機会がないため，慣習的にネブライザーを行っている施設もあるかと思う。本稿で吸入療法についての知識を身につけていただければと思う。

臓器・疾患別　最新の治療ガイドライン

to family

動物の家族に伝えるポイント

ネブライザーに関して

● ケージ内，マスク，直接噴霧のいずれの投与経路でも効果は同じである。

● 動物がパンティングすることなくエアロゾルを吸入できているか確認する。5〜10分噴霧すれば十分に効果がある。

pMDIに関して

● スペーサーでの吸入に慣れるまでは訓練が必要である。

● 使用前にはしっかり振ってから使用する。

● マスクは適切なサイズを用いて，隙間なく密着させて使用する（強く密着させすぎないようにも注意する）。落ち着いた呼吸で吸入を行い，使用後はマズルに付着した薬剤を拭きとる。

to staff

スタッフに指導するときのポイント

ネブライザーに関して

● 超音波式ネブライザーではエアロゾル化しない薬剤があるので，使用可能な薬剤か使用前に確認する。

● 薬剤はネブライザーを使用する前に調合する。複数の薬剤を使用する場合には，薬剤の配合変化に配慮する。

● スタッフあるいは飼い主への曝露を最小限にする。

pMDIに関して

● 使用可能な薬剤はステロイド薬と気管支拡張薬のみである。

● pMDIに即効性はなく，効果が得られるまで10〜14日ほどかかる。

咳嗽がひどい／呼吸状態がよくないときの注意点

● 優先すべきは命なので，酸素室から出せないような症例での経口薬の使用は最小限とする。

● やむを得ず経口薬を使用する場合は粉薬にし，少量の粘調性の高い流動食に混ぜて，硬口蓋に塗りつけるように投薬する。

● 咳嗽は生理的な反射であるため，咳嗽がひどいからといって安易に鎮咳薬を使用しない。咳嗽の原因に対する根本的な治療を行うようにする。

参考文献

1) Leemans J, Kirschvink N, Bernaerts F, et al. A pilot study comparing the antispasmodic effects of inhaled salmeterol, salbutamol and ipratropium bromide using different aerosol devices on muscarinic bronchoconstriction in healthy cats. Vet J. 2009; 180(2): 236-245.

2) Ellis J, Leece EA. Nebulized adrenaline in the postoperative management of brachycephalic obstructive airway syndrome in a pug. J Am Anim Hosp Assoc. 2017; 53(2): 107-110.

3) Franklin PH, Liu NC, Ladlow JF. Nebulization of epinephrine to reduce the severity of brachycephalic obstructive airway syndrome in dogs. Vet Surg. 2021; 50(1): 62-70.

4) Riviere JE, Silver GR, Coppoc GL, et al. Gentamicin aerosol therapy in 18 dogs: failure to induce detectable serum concentrations of the drug. J Am Vet Med Assoc. 1981; 179(2): 166-168.

5) Booth DM. Drugs Affecting the Respiratory System. In: Small Animal Clinical Pharmacology and Therapeutics. 2 ed. Saunders, 2011, p.745-782.

6) Doust R, Sullivan M. Nasal discharge, sneezing, and reverse sneezing. In: Textbook of Respiratory Disease in Dogs and Cats. King LG, ed. Saunders, 2004, p. 17-29.

7) Hsieh BM, Beets AK. Coughing in small animal patients. Front Vet Sci. 2020; 6: 513.

8) Barchilon M, Reinero CR. Breathe easy: inhalational therapy for feline inflammatory airway disease. J Feline Med Surg. 2023; 25(9): 1098612X231193054.

9) Hashimoto K, Shintani S, Yamashita S, et al. Pharmacological properties of procaterol, a newly synthetized, specific $\beta2$-adrenoceptor stimulant. Nihon Yakurigaku Zasshi. 1979; 75(3): 271-289.

10) Leemans J, Kirschvink N, Bernaerts F, et al. Salmeterol or doxycycline do not inhibit acute bronchospasm and airway inflammation in cats with experimentally-induced asthma. Vet J. 2012; 192(1): 49-56.

11) Leemans J, Kirschvink N, Clercx C, et al. Effect of short-term oral and inhaled corticosteroids on airway inflammation and responsiveness in a feline acute asthma model. Vet J. 2012; 192(1): 41-48.

12) Kim JH, Kim TH, Park HJ, et al. The pharmacokinetics of the $\beta2$-adrenoceptor agonist, tulobuterol, in Beagle dogs following transdermal and intravenous administration. Vet J. 2016; 208: 90-92.

13) Dye JA, McKiernan BC, Jones SD, et al. Sustained-release theophylline pharmacokinetics in the cat. J Vet Pharmacol Ther. 1989; 12(2): 133-140.

14) Guenther-Yenke CL, McKiernan BC, Papich MG, et al. Pharmacokinetics of an extended-release theophylline product in cats. J Am Vet Med Assoc. 2007; 231(6): 900-906.

15) Jaffar ZH, Sullivan P, Page C, et al. Low-dose theophylline modulates T-lymphocyte activation in allergen-challenged asthmatics. Eur Respir J. 1996; 9(3): 456-462.

16) Sullivan P, Bekir S, Jaffar Z, et al. Anti-inflammatory effects of low-dose oral theophylline in atopic asthma. Lancet. 1994; 343(8904): 1006-1008.

17) Leemans J, Kirschvink N, Gustin P. A comparison of in vitro relaxant responses to ipratropium bromide, β-adrenoceptor agonists and theophylline in feline bronchial smooth muscle. Vet J. 2012; 193(1): 228-233.

18) Leemans J, Kirschvink N, Clercx C, et al. Functional response to inhaled salbutamol and/or ipratropium bromide in Ascaris suum-sensitised cats with allergen-induced bronchospasms. Vet J. 2010; 186(1): 76-83.

19）倉原優. 呼吸器の薬の考え方，使い方. 中外医学社，2018, p.23.

20）Thiry E, Addie D, Belák S, et al. Feline herpesvirus infection. ABCD guidelines on prevention and management. J Feline Med Surg. 2009; 11(7): 547-555.

21）Boothe DM. Drugs affecting the respiratory system. In: Textbook of Respiratory Disease in Dogs and Cats. King LG, ed. Saunders, 2004, p. 229-252.

22）松瀬厚人　河野茂. 咳嗽に関するガイドライン（第2版）. 日本呼吸器学会，2012, p.15.

23）Yancy WS Jr, McCrory DC, Coeytaux RR, et al. Efficacy and tolerability of treatments for chronic cough: a systematic review and meta-analysis. Chest. 2013; 144(6): 1827-1838.

24）加瀬佳年，池上幸三郎，鬼頭剛ほか. Dihydrocodeine の鎮咳およびほかの薬理効果に及ぼす chloropheniramine および methylephedrine 配合の効果. 応用薬理. 1978. 15, 68-73.

25）Grobman M, Reinero C. Investigation of neurokinin-1 receptor antagonism as a novel treatment for chronic bronchitis in dogs. J Vet Intern Med. 2016; 30(3): 847-852.

26）Grobman M, Graham A, Outi H, et al. Chronic neurokinin-1 receptor antagonism fails to ameliorate clinical signs, airway hyper-responsiveness or airway eosinophilia in an experimental model of feline asthma. J Feline Med Surg. 2016; 18(4): 273-279.

27）Riedesel DH. Respiratory phamacology. In: Handbook of Veterinary Pharmacology. Riedesel DH, ed. Wiley-Blackwell, 2008, p.221-234.

28）Cohen SM, Misono S. Use of specific neuromodulators in the treatment of chronic, idiopathic cough: a systematic review. Otolaryngol Head Neck Surg. 2013; 148(3): 374-382.

29）Nafe LA, Leach SB. Treatment of feline asthma with ciclosporin in a cat with diabetes mellitus and congestive heart failure. J Feline Med Surg. 2015; 17(12): 1073-1076.

30）Rozanski E. Canine chronic bronchitis: an update. Vet Clin North Am Small Anim Pract. 2020; 50(2): 393-404.

31）Windsor RC, Johnson LR, Herrgesell EJ, et al. Idiopathic lymphoplasmacytic rhinitis in dogs: 37 cases (1997-2002). J Am Vet Med Assoc. J Am Vet Med Assoc 2004; 224: 1952-1957.

32）Kaczmar E, Rychlik A, Szweda M. The evaluation of three treatment protocols using oral prednisone and oral meloxicam for therapy of canine idiopathic lymphoplasmacytic rhinitis: a pilot study. Ir Vet J. 2018; 71: 19.

33）Galler A, Shibly S, Bilek A, et al. Inhaled budesonide therapy in cats with naturally occurring chronic bronchial disease (feline asthma and chronic bronchitis). J Small Anim Pract. 2013; 54(10): 531-536.

34）Woolley MJ, Wattie J, Ellis R, et al. Effect of an inhaled corticosteroid on airway eosinophils and allergen-induced airway hyperresponsiveness in dogs. J Appl Physiol (1985). 1994; 77(3): 1303-1308.

35）Chan JC, Johnson LR. Prospective evaluation of the efficacy of inhaled steroids administered via the AeroDawg spacing chamber in management of dogs with chronic cough. J Vet Intern Med. 2023; 37(2): 660-669.

36）Canonne AM, Bolen G, Peeters D, et al. Long-term follow-up in dogs with idiopathic eosinophilic bronchopneumopathy treated with inhaled steroid therapy. J Small Anim Pract. 2016; 57(10): 537-542.

37）Clark DJ, Clark RA, Lipworth BJ. Adrenal suppression with inhaled budesonide and fluticasone propionate given by large volume spacer to asthmatic children. Thorax. 1996; 51(9): 941-943.

38）Melamies M, Vainio O, Spillmann T, et al. Endocrine effects of inhaled budesonide compared with inhaled fluticasone propionate and oral prednisolone in healthy Beagle dogs. Vet J. 2012; 194(3): 349-353.

39）Bexfield NH, Foale RD, Davison LJ, et al. Management of 13 cases of canine respiratory disease using inhaled corticosteroids. J Small Anim Pract. 2006; 47(7): 377-382.

40）Funk CD. Prostaglandins and leukotrienes: advances in eicosanoid biology. Science. 2001 ; 294(5548): 1871-1875.

臓器・疾患別　最新の治療ガイドライン

消化器疾患

腸内細菌叢の改善へのアプローチ
～消化器疾患に対するプロ・プレバイオティクスと糞便移植療法の可能性～

大森啓太郎
東京農工大学小金井動物救急医療センター

アドバイス

　近年の腸内細菌叢解析の発展に伴い，腸内細菌叢のバランスの異常である「ディスバイオーシス」が治療標的として注目されている。ディスバイオーシスを改善する治療法として，従来から行われてきたプロバイオティクスやプレバイオティクスの投与に加え，研究段階であるものの「糞便移植療法」がある。そこで本稿においては，生体の恒常性維持における腸内細菌叢の重要性と，ディスバイオーシスに対する治療法を概説するとともに，犬や猫の消化器疾患に対するプロ・プレバイオティクスおよび糞便移植療法に関する最新の動向を紹介する。

腸内細菌叢の重要性

　腸内細菌叢とは，人や動物の消化管内に宿主細胞と共存している多様な細菌集団であり，人では1人あたり約1,000種類以上，約40兆個の腸内細菌が存在している。人1人を構成している細胞数は約37兆個であると考えられているため，消化管内には人の細胞数以上の腸内細菌が存在している。

　消化管には，消化管バリアを構成する上皮細胞や消化吸収にかかわる細胞に加え，免疫細胞，内分泌細胞，神経細胞などが数多く存在している。腸内細菌叢は，これら消化管局所の細胞と密に相互作用していることが古くから知られている。さらに，生体を構成する細胞は，短鎖脂肪酸(酪酸，酢酸，プロピオン酸など)や胆汁酸など，腸内細菌叢だけが産生・代謝することができる物質の受容体を発現している。そのため，腸内細菌叢が産生・代謝した物質が消化管から吸収されると，生体の血流を介して，消化管外の様々な臓器に運ばれ作用することが明らかになっている。

　このように，腸内細菌叢は消化管内にただ存在しているわけではなく，共存している宿主を構成する細胞や臓器と相互作用し，生体の恒常性維持に重要な役割を果たしている。

腸内細菌叢の分類

　腸内細菌叢には様々な分類法があるが，生体に対する機能面から大まかに分けると，有用菌(善玉菌)，病原性菌(悪玉菌)，日和見菌に分類することができる。

　有用菌は，短鎖脂肪酸やビタミンの合成，消化吸収の補助，感染防御，免疫刺激などの機能を有し，生体にとって有益な細菌で，ビフィズス菌，乳酸菌，酪酸菌などが該当する。病原性菌は，毒素の産生や腐敗の誘発など，生体に有害な作用をもたらす細菌で，ウェルシュ菌，サルモネラ菌，大腸菌(有毒株)，ブドウ球菌，緑膿菌などが該当する。一方，日和見菌は，消化管内の状況に応じて機能が異なる細菌で，健康時には特に機能を発揮することはないが，病原性菌が優勢になると，病原性菌と同様，生体に悪影響を及ぼす。代表的な日和見菌として，バクテロイデス属菌，大腸菌(無毒株)，連鎖球菌などがある。

　健康な人では，腸内細菌叢に占める有用菌，病原性菌，日和見菌の比率が，2：1：7であるといわれている。

消化器疾患

ディスバイオーシスを
標的とした治療法

　ディスバイオーシスとは，正常なバランスを維持している細菌叢が乱れた状態に陥ることで，有用菌が占める割合の低下，病原性菌が占める割合の増加，あるいは細菌叢の多様性の低下などによって表すことができる。

　腸内細菌叢に影響する要因として，人では，偏った食事，薬剤，サプリメント，ストレス，年齢，性別，遺伝的要因（人種など），生活様式，出生様式，地理的要因などが知られている。偏った食事（高脂質，高蛋白，低食物繊維の食事）や薬剤（抗菌薬，プロトンポンプ阻害薬など）は，犬や猫においてもディスバイオーシスを引き起こすことが明らかになっている。

　また，原因か結果かは別として，消化管内外の様々な疾患に罹患した人および動物において，腸内細菌叢のディスバイオーシスが検出されている。ディスバイオーシスが検出される代表的な犬や猫の疾患として，慢性腸症，消化器型リンパ腫，膵外分泌不全，便秘，犬アトピー性皮膚炎などがあるが，そのほかにも多くの疾患においてディスバイオーシスが検出されている。

　前述のように，腸内細菌叢は生体の健康を維持する上で重要な因子であることから，ディスバイオーシスは疾患の発症または増悪因子になると考えられている。そのため，近年，ディスバイオーシスを標的とした治療法が注目されている。消化管内のディスバイオーシスを改善するための方法として，食事療法，プロ・プレバイオティクス，糞便移植療法がある。

　従来，抗菌薬もディスバイオーシス改善効果を目的に投与されていたが，耐性菌やワンヘルスの問題，そして抗菌薬自体が持続性のディスバイオーシスを誘発することから，この目的のために抗菌薬を使用することは現在推奨されていない。

表1　プロバイオティクスの要件（腸内細菌学会）

- 安全性が保証されている。
- もともと宿主の腸内フローラの一員である。
- 胃液，胆汁などに耐えて生きたまま腸に到達できる。
- 下部消化管で増殖可能である。
- 宿主に対して明らかな有用効果を発揮できる。
- 食品などの形態で有効な菌数が維持できる。
- 安価かつ容易に取り扱える。

1．プロバイオティクス

　プロバイオティクスとは，1989年に「腸内フローラのバランスを改善することにより，人に有益な作用をもたらす生きた微生物」と定義された造語であり[1]，現在では「十分量を摂取したときに，宿主に有益な効果を与える生きた微生物」と定義されている。プロバイオティクスとして，有用菌である乳酸菌，ビフィズス菌，酪酸菌などがある。そのほか，腸内細菌学会では，表1に挙げる条件を満たすことが科学的に証明された特定の菌株をプロバイオティクスと呼ぶことを提唱している。

　経口的に摂取されたプロバイオティクスは，消化管内において図1に示すメカニズムにより，消化管バリア機能の改善，病原性菌の増殖抑制，免疫機能の改善（消化管粘膜におけるIgAの産生促進，自然免疫の増強，制御性T細胞の分化誘導）などの作用を示す[2]。

　プロバイオティクスの摂取により産生が増加した短鎖脂肪酸は，消化管上皮細胞の増殖や粘液の分泌，水やミネラル吸収のためのエネルギー源として利用される。また短鎖脂肪酸には，消化管内の弱酸性化による病原性菌の増殖抑制作用，大腸粘膜の刺激による蠕動運動促進作用，制御性T細胞の分化誘導作用などがある。胆汁酸にも同様の機能が存在し，消化管バリア機能の増進や，制御性T細胞の分化誘導作用などが知られている。さらに，前述のように短鎖脂肪酸や胆汁酸は，血流を介して遠隔臓器にも作用し，抗炎症効果，免疫調節機能，脂質・糖質代謝の改善，血圧調整機能などを発揮する。

　その結果，人においては，プロバイオティクスのも

腸内細菌叢の改善へのアプローチ

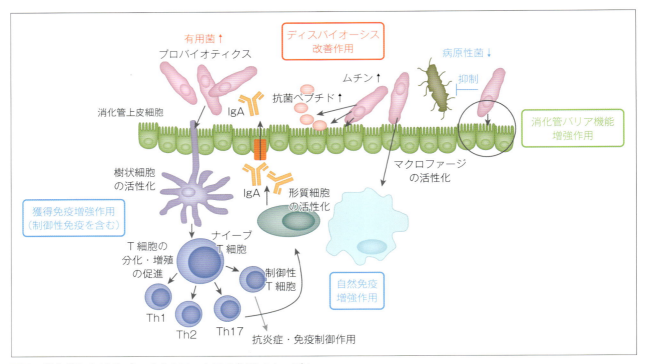

図1 消化管におけるプロバイオティクスの作用メカニズム
プロバイオティクスは，消化管バリア機能の改善，病原性菌の増殖抑制，免疫機能の改善（消化管粘膜におけるIgAの産生促進，自然免疫の増強，制御性T細胞の分化誘導）などの作用を示す。

表2 プレバイオティクスの要件（腸内細菌学会）

- 消化管上部で加水分解，吸収されない。
- 大腸に共生する一種または限定された数の有益な細菌（ビフィズス菌等）の選択的な基質であり，それらの細菌の増殖を促進，または代謝を活性化する。
- 大腸の腸内細菌叢を健康的な構成に都合のよいように改変できる。
- 宿主の健康に有益な全身的な効果を誘導する。

つ有益な効果として，消化器徴候（便秘や下痢）の改善，乳糖不耐症の改善，感染防御，アレルギー抑制，動脈硬化の予防などの効果が明らかになっている。ただし，プロバイオティクスの種類（菌種）により，メカニズムや発揮される効果が異なることに注意する必要がある。

2．プレバイオティクス

プレバイオティクスとは，プロバイオティクスに続いて1994年に提唱された造語で，「大腸内の特定の細菌の増殖および活性を選択的に変化させることにより，宿主に有利な影響を与え，宿主の健康を改善する難消化性食品成分」と定義されている[3]。

プレバイオティクスとしては，食物繊維（特に水溶性食物繊維）や難消化性オリゴ糖が該当し，有用菌の栄養源となりその増殖を促進する。腸内細菌学会では，プレバイオティクスに要求される条件を表2のように定めている。さらに，プロバイオティクスとプレバイオティクスを含有した製品を「シンバイオティクス」と呼んでいる。

プレバイオティクスである食物繊維と難消化性オリゴ糖は，炭水化物の成分である（図2）。炭水化物は，人や動物が消化・吸収できない食物繊維と，消化・吸収されてエネルギー源となる糖質に分類される。食物繊維はさらに，水に溶けない不溶性食物繊維と，水に溶ける水溶性食物繊維に分類される。

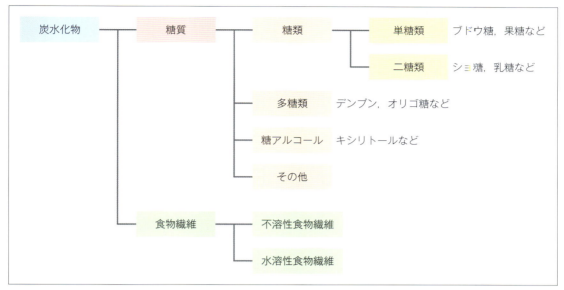
図2 炭水化物の分類

　不溶性食物繊維は，水を吸って膨らみ容積を増すことで，腸の蠕動運動を促進し，正常な腸内通過時間を保つ。また，糞便の硬さと容積を増加させる。そのため，主に便通改善作用を目的に使用される。代表的な不溶性食物繊維として，リグニンやセルロースなどがある。

　一方，水溶性食物繊維は，大腸内で有用菌の栄養源となり発酵するため，発酵性繊維とも呼ばれ，これがプレバイオティクスとして機能する。代表的な水溶性食物繊維として，ペクチン，グアーガムなどがある。水溶性食物繊維のうち，伴侶動物医療で使用されることが多いサイリウムは，ほかの水溶性食物繊維にくらべ発酵性が低い。サイリウムは保水力が高く，水分を吸収するとゼリー状になって膨らみ粘性をもつようになり，その性質を保ったまま排泄されるため，プレバイオティクスというよりも，下痢や便秘の改善を目的に使用される。なお，動物用の療法食によく入っているビートパルプやチコリーパルプは，不溶性食物繊維と水溶性食物繊維の両方を含有する食物繊維である。

　難消化性オリゴ糖は，消化酵素によって分解されて体のエネルギー源になる消化性オリゴ糖とは異なり，胃や小腸で消化されずに大腸まで届くオリゴ糖である。代表的な難消化性オリゴ糖としてフラクトオリゴ糖があり，ケストースはフラクトオリゴ糖の一種である（図3）。また，フラクトオリゴ糖と，フラクトオリゴ糖にさらに果糖が結合したものを含めてイヌリンと呼ぶ（図3）。ただし，イヌリン全体では，栄養成分表示は，糖質ではなく食物繊維（水に溶けるため水溶性食物繊維）として扱われる。

　犬や猫においては，プレバイオティクスを単独で給与する機会は少なく，ペットフードや療法食に含有されていることが多い。そのため，食事とともにプレバイオティクスを給与していることとなる。

3．糞便移植療法

　糞便移植療法は，正式には糞便微生物叢移植（fecal microbiota transplantation：FMT）と呼ばれる治療法で，健常な人または動物の糞便中に存在する微生物叢を，疾患に罹患した人または動物の消化管内に移植することで，消化管内のディスバイオーシスを改善させる治療法である。ディスバイオーシスを標的としているという点で，前述のプロ・プレバイオティクスと同じコンセプトの治療法になる。近年の薬剤耐性菌の出現を契機に，抗菌薬に代わる治療法として，現在FMTが脚光を浴びている。

　FMTの臨床的有効性は医学領域において幅広く検証されており，中でも，再発性 *Clostridioides* (*Clostridium*) *difficile* 感染症（CDI）に対する顕著な有効性が明

臓器・疾患別　最新の治療ガイドライン

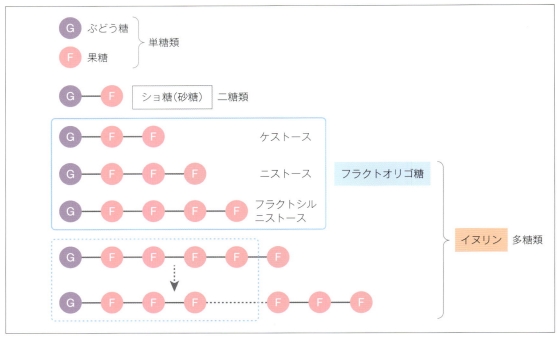

図3　ケストース，フラクトオリゴ糖，イヌリンの分類

らかになっている[4]。CDIは，入院下で抗菌薬治療を受けている成人患者において，慢性再発性の下痢を起こす抗菌薬関連下痢症である。通常，メトロニダゾールやバンコマイシンにより治療されるが，*C. difficile*の変異株はこれらの抗菌薬に対し耐性をもつ。また，再発しやすく，抗菌薬を投与するたびに重症化・難治化し，致死的となることもある。このように，再発性CDIは，長期間の抗菌薬治療による腸内細菌叢の撹乱と，多様性が減弱したディスバイオーシスが原因となり，腸管内で*C. difficile*が異常に増殖することで発症する。FMTによって再発性CDI患者の消化管内に健常な人の腸内細菌叢を定着させると，健常な腸内細菌叢に本来備わっている病原性微生物に対する感染防御機構が回復し，再発性CDIに対する治療効果を発揮すると考えられている[5]。

このようなメカニズムと顕著な治療効果により，現在欧米では，FMTが抗菌薬治療に耐性，あるいは再発を繰り返すCDIに対して有効な治療選択肢となっている。さらに，FMTを行うと腸内細菌叢だけではなく，それ以外の成分も移植されることから，再発性CDI治療におけるFMTのメカニズムとして，消化管内に存在するバクテリオファージも重要な役割を果たしている可能性が考えられている[6]。

そのほか，人の炎症性腸疾患（inflammatory bowel disease：IBD）に対するFMTの効果も検証されている。ただし，寛解率は高くても30％程度であり，再発性CDIにくらべると劇的な治療効果は期待できない[7]。FMTの治療効果を向上させるためには，多人数の便を混合した頻回FMTや，抗菌薬カクテルによるFMT前の腸内細菌叢のリセットなど，FMTプロトコールに工夫が必要であると考えられる。

前述のように，健常な腸内細菌叢は，短鎖脂肪酸の産生や胆汁酸の代謝を介して，消化管内だけではなく消化管外の様々な臓器や組織に作用し，生体の恒常性の維持に重要な役割を果たしている。そのため，FMTによって健常な腸内細菌叢が定着すると，消化管のバリア機能や腸炎などの局所免疫の改善に加え，全身免疫も制御されると考えられる。このようなFMTのメカニズムに基づき，消化管の疾患だけではなく，消化管外の様々な疾患に対する抗炎症作用や免疫調整作用，代謝改善作用が報告されている[8]。

消化器疾患

伴侶動物医療における最新の動向

1．プロ・プレバイオティクスによる治療

　現在，伴侶動物医療においては，多くのプロバイオティクスがサプリメントとして利用可能である。また，犬・猫用のフードには，複数のプレバイオティクスが配合されていることが多い。健常犬を用いた解析では，特定のプロバイオティクスやプレバイオティクスの投与により，腸内細菌叢やその代謝産物の変化が明らかになっている。近年発表された総説においては，プロバイオティクスやシンバイオティクスが表3に示す疾患に対して有効である可能性が示唆されている[2]。

　しかしながら，犬や猫の消化器疾患に対するプロ・プレバイオティクスの有効性を示すエビデンスは非常に少ないのが現状である。これは，使用しているプロ・プレバイオティクスの種類，対象疾患，試験デザインなどが論文ごとに異なることに起因していると考えられる。

　また，プロ・プレバイオティクスの多くがサプリメントであり，動物用医薬品として販売されている製品が少ないため，特定の疾患に対する効能・効果を検証しなくても，伴侶動物医療で利用可能であることも一因であると考えられる。さらに，海外での報告では，犬・猫用のプロバイオティクスについて，ラベルどおりの菌種や菌数の細菌が入っていない製品が多かったことも報告されており[9,10]，品質上の問題も考慮する必要があるかもしれない。

（1）急性下痢に対する効果

　臨床現場で遭遇する頻度が高い急性下痢に対しては，従来メトロニダゾールやタイロシンをはじめとする抗菌薬が投与されてきた。前述のように，細菌感染が明らかな場合や強く疑われる場合を除いて，急性下痢に対して抗菌薬を投与することは推奨されていない[11,12]。このような背景から，プロ・プレ・シンバイ

表3　プロ・シンバイオティクスが有効と考えられている犬と猫の消化器疾患

- 犬と猫の急性または感染性消化器疾患：
  急性出血性胃腸炎，パルボウイルス感染症など
- 犬の免疫抑制薬反応性腸症（IRE）の補助療法
- 猫のトリコモナス症
- 猫の慢性便秘

（文献2をもとに作成）

オティクスが抗菌薬に代わる治療法として期待されている。

　しかしながら，犬の急性下痢に対する抗菌薬とプロ・シンバイオティクスの効果を検証したメタ解析では，急性下痢の治療効果に差はなかったことが報告されている[13]。そのため，現状，急性下痢に対してプロ・プレ・シンバイオティクスを積極的に投与するエビデンスは乏しい。ただし，プロ・プレ・シンバイオティクスを投与しても，耐性菌，ワンヘルス，ディスバイオーシスなど，抗菌薬を投与した際に生じる諸問題はみられない。さらに，急性下痢の改善日数が，メトロニダゾール投与群（4.6±2.4日）やプラセボ群（4.8±2.9日）にくらべ，有意差はないものの，複数の菌種を含有するプロバイオティクスの投与によって1日程度短縮された（3.5±2.2日）ことも報告されている[14]。これらを念頭に，急性下痢に対してプロ・プレ・シンバイオティクスを投与してもよいかもしれない。

（2）慢性下痢に対する効果

　慢性下痢においても，プロ・プレ・シンバイオティクスの治療効果は確立していない。犬の慢性下痢の代表的な疾患である慢性腸症においては，食事反応性腸症や抗菌薬反応性腸症に対する効果はほとんど認められないが[15]，複数の菌種を含有するプロバイオティクスが単独で免疫抑制薬反応性腸症（immunosuppressant-responsive enteropathy：IRE）に有効であったことが報告されている[16]。

　しかしながら，多くのプロバイオティクスにおいて，IREに対する単独での治療効果は明らかになっていない。そのため，表3のようにIREの補助療法と

腸内細菌叢の改善へのアプローチ

臓器・疾患別　最新の治療ガイドライン

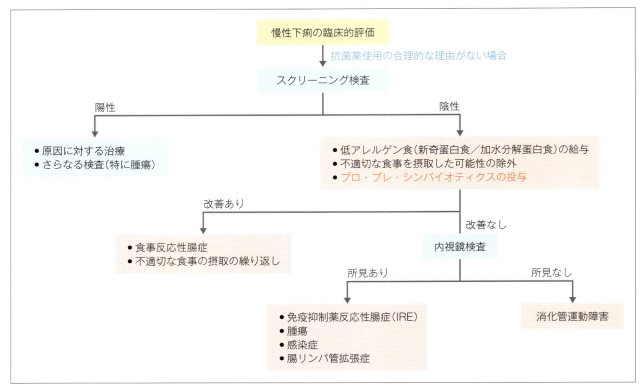

図4　犬の慢性下痢の診断アプローチ

して期待されている。すなわち，グルココルチコイドの減薬効果を目的に，あるいはグルココルチコイドによる維持・管理中の突発的な下痢に対して，プロ・プレ・シンバイオティクスを併用するような治療法が考えられる。

慢性下痢に対しては，その診断にプロ・プレ・シンバイオティクスを活用することができる。これまで抗菌薬反応性腸症の診断のために抗菌薬が投与されてきたが，前述のような理由から，診断のために抗菌薬を投与することは推奨されていない。そのような背景から，図4に示すように，慢性下痢の診断アプローチにおいて，抗菌薬に代わる選択肢としてプロ・プレ・シンバイオティクスを投与することが提唱されている[17]。

これまで述べてきた伴侶動物医療における現状から，犬や猫の消化器疾患に対してプロ・プレバイオティクスを選択する際の基準として，菌種や菌数などの品質に加え，犬や猫に対する安全性および有効性が学術論文ベースで検証されていることが最低限求められる。

2．糞便移植療法（FMT）による治療

犬と猫においては，PubMedで検索できる学術論文に限定すると，表4に挙げる疾患に対してFMTが実施されたことが報告されている。人にくらべ，犬と猫のFMTは，未だエビデンスレベルの高い治療法であるとはいえないが，これまでの報告をまとめると，FMTがディスバイオーシスを改善させる有効な治療法となる可能性がある。

慢性腸症の犬に対する糞便移植療法（FMT）の効果

慢性腸症のうち，IREの犬10頭に対し，FMTを浣腸によって3週間に1回，繰り返し実施したところ，消化器徴候と腸内細菌叢が改善したことが報告されている[18,19]。一方，IREの犬13頭に対し，既存の治療法に加え，健常犬5頭から採取した混合便の溶解液を浣腸によって1回投与した二重盲検プラセボ対照ランダム化試験では，消化器徴候および腸内細菌叢に改善

消化器疾患

表4 犬および猫において糞便移植療法が実施された疾患または消化器徴候

疾患／消化器徴候	動物種
離乳後下痢症	犬
パルボウイルス感染症による急性出血性下痢症	犬
急性出血性下痢症候群（パルボウイルス感染症以外の原因）	犬
急性下痢	犬
慢性特発性大腸性下痢	犬
Clostridioides difficile 関連性下痢症	犬
慢性腸症	犬
犬アトピー性皮膚炎	犬
慢性的な消化器徴候（嘔吐，下痢または便秘）	犬・猫

PubMed で検索可能な論文に限定して表記している。
表内の疾患または消化器徴候すべてに対して糞便移植療法が有効であったわけではない点に注意する。

は認められなかった[20]。また，食事反応性腸症，抗菌薬反応性腸症，IRE および免疫抑制薬非反応性腸症（non-responsive enteropathy：NRE）を含めた慢性腸症の犬 27 頭に対して，カプセル化した凍結乾燥便（自家製）を 1 日 1 回 30 日間経口投与した非盲検非プラセボ対照試験では，27 頭中 20 頭（74％）において犬慢性腸症臨床活動指数（CCECAI）は 2 ポイント以上減少していたが，FMT 前後で腸内細菌叢に有意な変化は認められなかった[21]。

既存の治療法だけでは維持が困難な慢性腸症の犬に対して，浣腸により FMT を 1〜5 回（中央値：3 回）実施しその効果を回顧的に解析した研究では，41 頭中 31 頭（76％）において臨床徴候の改善が認められた[22]。FMT 前後の腸内細菌叢の変化の詳細は解析されていないが，FMT 前により重度のディスバイオーシスに陥っていると，FMT に対する臨床的反応性が悪かったことが報告されている。

このように，犬の慢性腸症に対しては，現段階では FMT の治療効果は確立していないが，これまでの報告から，繰り返しの FMT や補助療法としての FMT は有効である可能性が示唆される。

猫の消化器疾患に対する糞便移植療法（FMT）の効果

慢性的な嘔吐，下痢，便秘などを呈する猫を飼育している家族を SNS（Facebook，Instagram，X〔旧 Twitter〕）で募集し，46 頭の猫に経口糞便カプセルを 1 日 1〜2 カプセル，合計 50 カプセル投与した研究が報告されている[23]。経口糞便カプセルは，フリーズドライ加工した健常猫の糞便を経口投与できるようにカプセルに封入し，FMT 用に販売しているアメリカの AnimalBiome 社の製品を使用した。経口糞便カプセルの投与により，慢性消化器徴候を呈する猫の腸内細菌叢が変化したことが明らかになった。しかしながら，症例の選択基準やその他の治療内容が明確ではなく，さらに経口糞便カプセルの治療効果が検証されていないことから，慢性消化器徴候を呈する猫に対する FMT の治療効果は現時点で不明である。

糞便移植療法（FMT）の実際

ここでは，筆者が実施した FMT が著効した消化器疾患の犬について，その概要をご紹介する。

腸内細菌叢の改善へのアプローチ

1. *Clostridioides difficile* 関連性下痢

C. difficile は，犬においても大腸性下痢を誘発することが知られている。そこで，4カ月にわたる間欠的な大腸性下痢（1日7回以上の軟便〜水様便，粘血便）を呈し，抗菌薬，止瀉薬，整腸剤ではコントロールできない *C. difficile* 関連性下痢と診断したフレンチ・ブルドッグ（未去勢雄，8カ月齢，体重11 kg）に対して経口FMTを実施し，その効果を検証した[24]。

移植する新鮮糞便として，健常なビーグル（未去勢雄，9歳齢）から自然排泄された糞便（約60 g）を用いた。本ビーグルは，身体診察，全血球計算，血液化学検査，X線検査，腹部超音波検査，糞便検査，糞便Real-time PCR検査（アイデックス ラボラトリーズ RealPCR™犬下痢パネル）において異常は認められなかった。本ビーグルの自然排便後，直ちに採取した糞便を50 mLの水道水に溶解し，医療用ガーゼで2回濾過後，最終的に約30 mLの糞便液が得られた。この糞便液を，注射用シリンジを用いて症例に1回経口投与した。

経口FMT実施後，2〜3日目から排便回数は1日4〜5回に減少し，粘血便が消失して正常便となった。FMT実施後7日目以降の糞便Real-time PCR検査では，経口FMT前に陽性であった *C. difficile* トキシンAおよびB遺伝子は検出されなかった。*C. difficile* 検出キットにおいても，経口FMT前に陽性であった抗原とトキシンAおよびB蛋白質は陰性となった。経口FMT後，抗菌薬，止瀉薬，整腸剤等の投薬の必要がなくなり，経口FMT後190日の時点でも下痢の再燃は認められなかった。また，経口FMTに起因する有害事象も認められなかった。

2. 免疫抑制薬非反応性腸症（NRE）

慢性腸症のうち，各種免疫抑制薬に対し治療抵抗性を示す慢性腸症はNREに分類される。さらに，柴は慢性腸症に罹患しやすく，ほかの犬種にくらべ予後不良であることが多い。これまでNREの犬に対するFMTの効果は明らかになっていなかったことから，水様性下痢（5回/日以上），嘔吐（1回/週），活動性の消失，食欲不振を呈し（CCECAI：17，重症度分類：非常に重度），体重減少，低アルブミン血症（1.8 g/dL），貧血（PCV 27.6%），白血球増加症（29.5×10^9 cells/L）が認められ，各種検査および免疫抑制薬（プレドニゾロン，ブデソニドおよびクロラムブシル）に対する反応性からNREと診断した柴（去勢雄，7歳6カ月齢）に対して内視鏡下FMTを実施し，その効果を検証した[25]。

内視鏡下FMTの移植用糞便液として，健常なビーグル（未去勢雄，5歳齢，11.3 kg）から自然排泄された糞便（100 g）を用いた。本ビーグルは，前述と同じ方法により健康状態を確認した。本ビーグルの自然排便後，直ちに採取した糞便を100 mLの生理食塩水に溶解し，医療用ガーゼで2回濾過後，約50 mLの糞便液が得られた。レシピエントである本症例の盲腸および結腸を内視鏡下で生理食塩水により洗浄後，内視鏡のチャネルを通して同部位に糞便液を1回投与した。投与後，糞便液を盲腸および結腸にとどめるために，本症例を側臥位で15分間維持した。

FMT後，臨床徴候および臨床病理学的検査項目の異常は劇的に回復した（図5）。FMT後4日目にあたる第85病日には元気・食欲が改善し，第87病日には便性状が水様性下痢から軟便となり（3〜4回/日），嘔吐もなくなった。第98病日には便の硬さが正常になった（2回/日）。そのため，クロラムブシルを漸減し，第176病日に投与を中止した。消化器徴候，貧血，低アルブミン血症，白血球増加症は，クロラムブシルの休薬後も再発せず，さらなる投薬は不要であった。また，FMTに伴う有害事象は認められなかった。FMT後，1年半以上経過した現在に至るまで，臨床徴候の再発は認められず，投薬なしで良好に経過している。

本症例のFMT実施前（第10病日および第81病日）の腸内細菌叢は，門レベル*で，主にFirmicutes，Bacteroidota，Proteobacteriaの3系統で構成されていたのに対し，ドナー犬の腸内細菌叢は，Firmicutes，Fusobacteriota，Bacteroidota，Proteobacteria，Actinobacteriotaの5系統で構成されており（図6），本症例の腸内細菌叢がディスバイオーシスに陥っていたことが明らかになった。しかしながら，FMT直後から

消化器疾患

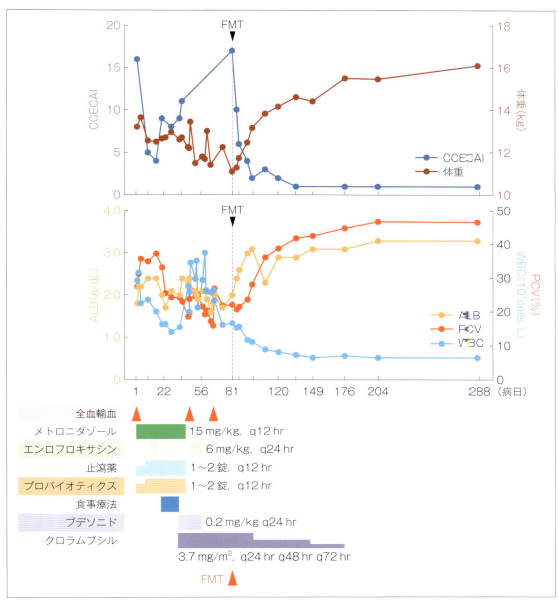

図5 免疫抑制薬非反応性腸症(NRE)の柴における糞便移植療法(FMT)前後の臨床徴候および臨床病理学的検査値の変化

本症例の腸内細菌叢に Fusobacteriota および Actinobacteriota が出現してドナー犬と同様の構成となり，ディスバイオーシスが改善したと考えられた(図6)。

*：生物の分類階級のひとつ。生物はドメイン・界・門・綱・目・科・属・種の順に細分類される。門レベルの解析は，分類階級の上位レベルでの解析となるため大雑把な分類となる。

糞便移植療法(FMT)の課題

1. プロトコール

FMT の標準プロトコールに確立しておらず，医学領域においてもこの問題は解決されていない。これまでに行われた犬と猫に対する FMT においては，経口FMT，内視鏡を用いた小腸あるいは大腸への FMT，浣腸による大腸への FMT など，様々な方法が用いられている。さらにアメリカでは，前述のように，An-

臓器・疾患別　最新の治療ガイドライン

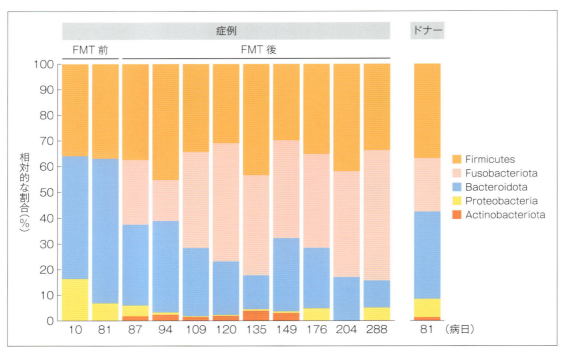

図6　免疫抑制薬非反応性腸症(NRE)の柴における糞便移植療法(FMT)前後の腸内細菌叢の変化(門レベル)

表5　伴侶動物医療における糞便移植療法(FMT)の課題と検討事項

課題	検討事項
ドナーの選択	● 消化器疾患（慢性腸症，腫瘍，蠕動異常など），肥満，メタボリックシンドロームの有無 ● 食事・薬物アレルギーの有無 ● 感染症のスクリーニング検査 ● 抗菌薬の使用歴
レシピエントの準備	● 食事の種類 ● 腸洗浄の必要性 ● FMT前の抗菌薬投与
移植用糞便の保存	新鮮糞便 vs 凍結糞便
移植用糞便の必要量	糞便および希釈液の最適な必要量
糞便希釈液	生理食塩水 vs 水道水 vs ミルク
投与経路	経口 vs 経鼻胃チューブ／経鼻十二指腸チューブ vs 大腸内視鏡 vs 浣腸

（文献26をもとに作成）

imalBiome社が，犬・猫のFMT用に凍結乾燥糞便入り経口カプセルを販売している。しかしながら，どの投与方法が最も有効であるのかは明らかになっていない。表5に，現在指摘されているFMTのプロトコールにおける課題および検討事項を示す[26]。

この中で，FMTの有効性という観点から，特にドナーの選択が重要で，「スーパードナー」と呼ばれる優れた腸内細菌叢を有するドナーをどのようにみつけることができるのかが，FMTの有効性に大きな影響を及ぼすと考えられている。国内の人医療においてFMTを実施する場合，レシピエントの心理的理由から，ドナーを親族から選択する場合が多い。しかしながら，その場合，ドナーとレシピエントの遺伝的背景や食生活が類似している可能性が高く，第三者の糞便を用いたFMTの方が腸内細菌叢の多様性を確保できる可能性がある。そのため，親族以外の第三者をドナーにしたFMTや，海外では複数のドナーから得られた糞便を混合し，スーパードナーを人為的につくり

消化器疾患

表6　推奨される糞便ドナー犬の選択基準

既往歴および身体診察所見

- 1〜10歳齢が望ましい。
- 居住地域外への渡航歴がないことが望ましい。
- 過去6カ月または12カ月間に健康上の問題がない。
- 慢性消化器疾患，アレルギー，免疫介在性疾患の既往歴がない。
- 過去12カ月間に抗菌薬の投与を受けていない。
- 既存のガイドラインに沿った定期的なワクチン接種を受けている。
- バランスの取れた食事を給与されている。
- 太りすぎでも痩せすぎでもない（9段階のボディ・コンディション・スコア〔BCS〕で4〜6が望ましい）。
- 便の硬さが正常である。
- 身体診察で健常と判断される。

臨床検査スクリーニング

- 正常なCBCおよび血液化学検査。
- 基礎コルチゾールおよびサイロキシンの評価を検討。
- 糞便検査で寄生虫卵が陰性。広域駆虫薬による経験的駆虫を検討。
- 糞便浮遊法およびELISA糞便検査でジアルジア・オーシストが陰性。広域駆虫薬による経験的駆虫を検討。
- *Salmonella* spp. や *Campylobacter* spp. などの糞便中病原体の検査を検討。

糞便マイクロバイオームの評価

- 糞便ディスバイオーシス指数：0未満（正常範囲内）。

（文献28をもとに作成）

だす試みが行われている。一方，親族間のFMTであっても，ドナーが兄弟・姉妹の場合，親子や配偶者の場合よりも，FMTの有効性が高かったことが報告されており[27]，スーパードナーは本当に存在するのか，優れたドナーとは何かといった問題が医学領域においても議論されている。

　犬と猫においては，ドナーの選択における心情的な問題はほとんど考慮する必要がない。そのため，多様なドナーから採取した糞便を用いてFMTを実施できるという大きなアドバンテージがある。ドナー犬として，腸内細菌叢が正常で，犬や猫の消化管内で一次胆汁酸を二次胆汁酸へ変換するために重要な細菌である*Clostridioides hiranonis*が豊富な糞便を排泄する個体を選別する方法が提唱されている[28]。また，短鎖脂肪酸を産生する*Fusobacterium*属や*Faecalibacterium*属の細菌が多い個体をドナー犬として選別する方法も行われている[22]。

2．安全性

　FMTの安全性は比較的高いものと考えられているが，糞便には様々な細菌，真菌，ウイルスが含まれて

いるため，移植に伴う感染症伝搬のリスクは常に存在する。2019年には，アメリカで再発性CDIの治療目的でFMTを受けた免疫不全患者1名において，ドナー糞便中の薬剤耐性大腸菌に起因した重症感染症による死亡例が報告されている[7]。アメリカでは現在，FMTのドナーの基準として，糞便中に薬剤耐性大腸菌が存在しないことを新たに規定している。

　感染症伝搬のリスク以外にも，ドナー糞便中にはドナーが摂取した食物由来のアレルゲンが残存している可能性があるため，レシピエントが食物アレルギーの場合，アレルギー徴候を増悪させてしまう可能性も指摘されている。そのため，ドナー糞便の安全性をどのように確保するのか，どのような基準を設定するのかが課題となっている。

　獣医学領域では，前述の有効性だけではなく，安全性に基づいたドナーの選択基準も確立していない。表6に，犬のFMTに関する総説において推奨されているドナー便の基準を示す[28]。これはあくまで一例であって，必ず遵守すべき基準ではないが，おおむね理に適った基準であると考えられる。しかしながら，このような基準でドナーを選択しても，完全に安全なド

219

臓器・疾患別　最新の治療ガイドライン

ナーとは言い切れない点に注意する必要がある。

さらに，FMTの安全性を確保するために，ドナーだけではなく，レシピエントに対する配慮も必要である。疾患や投薬によって免疫抑制状態に陥っている動物や，バクテリアルトランスロケーションを起こしている動物に対しては，健常個体から採取した糞便を用いたFMTであっても，そのリスクは高まるものと考えられる。このような動物に対してFMTが適応となるのか，実施する場合にはどのようなプロトコールで実施すべきかなどについては，今後の検討課題である。

おわりに

プロ・プレバイオティクスの投与は，これまでも伴侶動物医療において長らく行われてきた。しかしながら，犬や猫に対する有効性は人にくらべ明らかになっていない点が多い。近年，犬や猫に対するプロ・プレバイオティクスの臨床的効果やメカニズムが盛んに研究されていることから，犬や猫に対する有効な細菌種やプレバイオティクスの同定，さらにプロ・プレバイオティクスの適応疾患や適応症例，使用方法がより明確になっていくことが期待される。

一方FMTは，現在研究段階の治療法である。今回FMTの著効例としてご紹介した2症例はあくまで成功例であり，FMTを実施しても全く反応しない症例は数多く存在する。おそらく，対象疾患がCDIのような単因子疾患であるのか，慢性腸症のような多因子疾患であるのかによって，FMTの効果は異なると考えられる。特に多因子疾患の場合，ディスバイオーシスが病態に占める割合や，疾患発症の原因なのか結果なのかによってFMTの効果は当然異なる。今後は，FMTが有効な症例（レスポンダー）を事前に検出するシステムの確立が必要である。

FMTは，健常犬さえいれば簡単に実施できる治療法である。しかしながら，有効性と安全性が確立していない現段階では，安易に実施する治療法ではないことに十分注意する必要がある。

to family
動物の家族に伝えるポイント

● 従来行われてきた急性および慢性下痢の犬や猫に対する抗菌薬の投与は，治療効果がないだけではなく，耐性菌などの諸問題を引き起こすことから現在では推奨されていない。抗菌薬に代わる治療法として，プロ・プレ・シンバイオティクスが選択肢となる。ただし，下痢をはじめとする消化器疾患の犬や猫に対するプロ・プレ・シンバイオティクスの治療効果は確立していないため，投与しても全く効果が認められないことがある。

to staff
スタッフに指導するときのポイント

● 現在，多くの犬・猫用プロ・プレ・シンバイオティクスが販売されているが，製品ごとに含有されている菌種や菌数が異なるため，標的とする疾患に対する治療効果は異なる。製品を選択する際には，菌種や菌数などの品質が保証されていること，犬や猫に対する安全性および有効性が学術論文ベースで検証されていることなどを基準にするとよい。

参考文献

1) Fuller R. Probiotics in man and animals. J Appl Bacteriol. 1989; 66(5): 365-378.

2) Schmitz SS. Value of probiotics in canine and feline gastroenterology. Vet Clin North Am Small Anim Pract. 2021; 51(1): 171-217.

3) Gibson GR, Roberfroid MB. Dietary modulation of the human colonic microbiota: introducing the concept of prebiotics. J Nutr. 1995; 125(6): 1401-1412.

4) van Nood E, Vrieze A, Nieuwdorp M, et al. Duodenal infusion of donor feces for recurrent Clostridium difficile. N Engl J Med. 2013; 368(5): 407-415.

5) Khoruts A, Sadowsky MJ. Understanding the mechanisms of faecal microbiota transplantation. Nat Rev Gastroenterol Hepatol. 2016; 13(9): 508-516.

6) Ott SJ, Waetzig GH, Rehman A, et al. Efficacy of sterile fecal filtrate transfer for treating patients With Clostridium difficile infection. Gastroenterology. 2017; 152(4): 799-811.

7) Paramsothy S, Kamm MA, Kaakoush NO, et al. Multidonor intensive faecal microbiota transplantation for active ulcerative colitis: a randomised placebo-controlled trial. Lancet. 2017; 389(10075): 1218-1228.

8) 水野慎大，南木康作，金井隆典. 糞便微生物移植の歴史，現状と未来. 日本消化器病学会雑誌. 2018；115（5）：449-459.

9) Weese JS. Evaluation of deficiencies in labeling of commercial probiotics. Can Vet J. 2003; 44(12): 982-983.

10) Weese JS, Martin H. Assessment of commercial probiotic bacterial contents and label accuracy. Can Vet J. 2011; 52(1): 43-46.

11) Marks SL, Rankin SC, Byrne BA, et al. Enteropathogenic bacteria in dogs and cats: diagnosis, epidemiology, treatment, and control. J Vet Intern Med. 2011; 25(6): 1195-1208.

12) Allerton F, Prior C, Bagcigil AF, et al. Overview and evaluation of existing guidelines for rational antimicrobial use in small-animal veterinary practice in Europe. Antibiotics (Basel). 2021; 10(4): 409.

13) Scahill K, Jessen LR, Prior C, et al. Efficacy of antimicrobial and nutraceutical treatment for canine acute diarrhoea: A systematic review and meta-analysis for European Network for Optimization of Antimicrobial Therapy (ENOVAT) guidelines. Vet J. 2024; 303: 106054.

14) Shmalberg J, Montalbano C, Morelli G, et al. A randomized double blinded placebo-controlled clinical trial of a probiotic or metronidazole for acute canine diarrhea. Front Vet Sci. 2019; 6: 163.

15) Jergens AE, Heilmann RM. Canine chronic enteropathy–Current state-of-the-art and emerging concepts. Front Vet Sci. 2022; 9: 923013.

16) Rossi G, Pengo G, Caldin M, et al. Comparison of microbiological, histological, and immunomodulatory parameters in response to treatment with either combination therapy with prednisone and metronidazole or probiotic VSL#3 strains in dogs with idiopathic inflammatory bowel disease. PLoS One. 2014; 9(4): e94699.

17) Cerquetella M, Rossi G, Suchodolski JS, et al. Proposal for rational antibacterial use in the diagnosis and treatment of dogs with chronic diarrhoea. J Small Anim Pract. 2020; 61(4): 211-215.

18) Niina A, Kibe R, Suzuki R, et al. Improvement in clinical symptoms and fecal microbiome after fecal microbiota transplantation in a dog with inflammatory bowel disease. Vet Med (Auckl). 2019; 10: 197-201.

19) Niina A, Kibe R, Suzuki R, et al. Fecal microbiota transplantation as a new treatment for canine inflammatory bowel disease. Biosci Microbiota Food Health. 2021; 40(2): 98-104.

20) Collier AJ, Gomez DE, Monteith G, et al. Investigating fecal microbial transplant as a novel therapy in dogs with inflammatory bowel disease: a preliminary study. PLoS One. 2022 17(10): e0276295.

21) Innocente G, Patuzzi I, Furlanello T, et al. Machine learning and canine chronic enteropathies: A new approach to investigate FMT Effects. Vet Sci. 2022; 9(9): 502.

22) Toresson L, Spillmann T, Pilla R, et al. Clinical effects of faecal microbiota transplantation as adjunctive therapy in dogs with chronic enteropathies-a retrospective case series of 41 dogs. Vet Sci. 2023; 10(4): 271.

23) Rojas CA, Entrolezo Z, Jarett JK, et al. Microbiome responses to fecal microbiota transplantation in cats with chronic digestive issues. Vet Sci. 2023; 10(9): 561.

24) Sugita K, Yanuma N, Ohno H, et al. Oral faecal microbiota transplantation for the treatment of Clostridium difficile-associated diarrhoea in a dog: a case report. BMC Vet Res. 2019; 15(1): 11.

25) Sugita K, Shima A, Takahashi K, et al. Successful outcome after a single endoscopic fecal microbiota transplantation in a Shiba dog with non-responsive enteropathy during the treatment with chlorambucil. J Vet Med Sci. 2021; 83(6): 984-989.

26) Redfern A, Suchodolski J, Jergens A. Role of the gastrointestinal microbiota in small animal health and disease. Vet Rec. 2017; 181(14): 370.

27) Okahara K, Ishikawa D, Nomura K, et al. Matching between donors and ulcerative colitis patients Is important for long-term maintenance after fecal microbiota transplantation. J Clin Med. 2020; 9(6): 1650.

28) Chaitman J, Gaschen F. Fecal microbiota transplantation in dogs. Vet Clin North Am Small Anim Pract. 2021; 51(1): 219-233.

29) DeFilipp Z, Bloom PP, Torres Soto M, et al. Drug-resistant E. coli bacteremia transmitted by fecal microbiota transplant. N Engl J Med. 2019; 381(21): 2043-2050.

臓器・疾患別　最新の治療ガイドライン

消化器疾患

巨大食道症の診断と治療・管理

五十嵐寛高
麻布大学　小動物内科学研究室

アドバイス

　巨大食道症は特に犬で診断する機会が多く，また誤嚥性肺炎を合併し突然死することも多いため，予後
は十分な注意を必要とする疾患である。しかし，適切に基礎疾患を診断し治療することで治癒する可能性
もある疾患であるため，巨大食道症と診断した時点で食事管理（立位での食事・食後管理）を行うことに終
始するのではなく，基礎疾患を鑑別していくことが重要である。本稿では，巨大食道症の診断および治療
の流れについて，最近の文献情報も踏まえながら解説していく。

病態

　巨大食道症とは，食道の運動性が低下して局所性ま
たはび漫性に拡張した状態を指し，その原因は先天性
と後天性とに分類される。

1．先天性巨大食道症

　若齢犬に認められる先天性巨大食道症の原因は明ら
かにされていないが，求心性の迷走神経障害があるこ
とが示されている。先天性巨大食道症は生後6カ月齢
未満で発症することが一般的であり，ミニチュア・
シュナウザーやシャー・ペイ，ワイヤー・フォック
ス・テリアでは，常染色体優性遺伝での発生が報告さ
れている[1]。また，ジャーマン・シェパード・ドッ
グ，グレート・デーン，アイリッシュ・セター，ラブ
ラドール・レトリーバー，ニューファンドランドと
いった大型犬種でも発生が多いとされている[2,3]。

2．後天性巨大食道症

　後天性巨大食道症は，続発性と特発性とに分類され
る。続発性巨大食道症は主に，神経筋疾患や内分泌疾
患，中毒，物理的な通過障害，または食道炎に合併す
るかたちで発生する（表1）。また，腫瘍の影響で発生
することもある。

（1）神経筋疾患

　重症筋無力症は巨大食道症の最も一般的な基礎疾患
として知られており，巨大食道症のおよそ20～38％
程度を占めることが報告されているが[3~6]，国内での
発生率はこれらの報告よりもやや少ないようであ
る[7]。重症筋無力症は局所型や全身型，劇症型などに
分類されるが，いずれの型でも巨大食道症を合併する
ことが多い[8]。

　犬ジステンパーウイルス感染症や腫瘍などの中枢神
経疾患，および多発性ニューロパチーのような末梢神
経疾患でも巨大食道症を発症することがある[3,5,9]。猫
では，全身性の自律神経障害に伴う消化管運動性の低
下に関連した巨大食道症が報告されている[10,11]。

　筋ジストロフィーや筋炎のような筋疾患でも巨大食
道症を合併することがあり，炎症性ミオパチーの犬の
14％で巨大食道症が認められたとする報告がある[12]。
また，多発性筋炎や全身性エリテマトーデス（全身性
紅斑性狼瘡）のような免疫介在性疾患においても，筋
障害が生じることにより巨大食道症を発症する場合が
ある。まれなケースとしては，グリコーゲン蓄積病に
伴う筋障害により巨大食道症を発症した家系が報告さ
れている[13]。

（2）内分泌疾患

　副腎皮質機能低下症では，グルココルチコイドの不
足に伴う筋虚弱により食道の運動性が低下すると考え

消化器疾患

られており，それゆえに定型だけでなく非定型の副腎皮質機能低下症でも巨大食道症が発生することが報告されている[14~16]。

甲状腺機能低下症により巨大食道症が発症するメカニズムについては不明な点が多いが，多発性のニューロパチーやミオパチーを誘発するためではないかと考えられている[17]。甲状腺機能低下症の犬のうち巨大食道症を発症するのはおよそ3%にとどまるとされているが[18]，甲状腺機能低下症の内科的治療により巨大食道症が寛解した症例も報告されている[19~22]。

（3）中毒および医原性

鉛中毒では，直接的な筋障害や神経障害のために巨大食道症を発症することがある[23,24]。また，有機リン中毒では，食道の蠕動障害および下部食道括約筋の弛緩不全が引き起こされ，巨大食道症の発生につながることが示唆されている[25]。このほか，一部の薬剤では副作用として巨大食道症が発生することが知られている[26,27]。

（4）物理的な通過障害

食道遠位における異物や腫瘍，狭窄，重積，裂孔ヘルニアなどでは，食道内容物の通過障害を原因として二次的に巨大食道症を合併することがある。また，医学領域における食道アカラシアと類似した病態を示す症例が存在することが知られている。食道造影検査を実施した犬130例のうち19例において下部食道括約筋の弛緩異常が認められ，そのうち14例が巨大食道症を合併していたと報告されている[28]。

（5）食道炎

重度の食道炎では，線維化や壊死，憩室形成などにより，食道の運動性が低下することが知られている[27]。特に近年増加している短頭種気道症候群においては，胃食道逆流に伴う逆流性食道炎や裂孔ヘルニアを合併することで，食道の運動障害に伴う吐出徴候が発生することが多い[27]。猫でもまれに鼻咽頭狭窄などの上部気道閉塞により，同様の変化を生じることがある[29~31]。

表1 巨大食道症の原因となりうる基礎疾患

分類		代表的な基礎疾患
神経筋疾患	神経疾患	● 脳腫瘍 ● 多発性ニューロパチー ● 自律神経矢調症 ● 犬ジステンパーウイルス ● 破傷風
	神経筋接合部疾患	● 重症筋無力症
	筋疾患	● 多発性ミオパチー ● 全身性紅斑性狼瘡 ● グリコーゲン蓄積病
内分泌疾患		● 副腎皮質機能低下症 ● 甲状腺機能低下症
中毒		● 鉛 ● 有機リン ● タリウム ● ボツリヌス毒素
医原性		● ビンクリスチン ● 臭化カリウム
物理的な通過障害		● 食道内異物 ● 食道または食道周囲の腫瘍 ● 食道狭窄 ● 胃食道重積 ● 裂孔ヘルニア ● 胃拡張胃捻転症候群 ● 食道アカラシア様疾患
食道炎		● 逆流性食道炎（特に短頭種気道症候群）
腫瘍随伴症候群		● 胸腺腫
特発性		● 先天性／後天性

（6）腫瘍随伴症候群

巨大食道症を合併する腫瘍性疾患としては，胸腺腫が代表的である。これは，胸腺腫による腫瘍随伴症候群として重症筋無力症が発生するためであり，重症筋無力症の犬における胸腺腫の有病率は3%に過ぎないものの[32]，胸腺腫と診断された犬の48%で巨大食道症が発生したとの報告もある[33]。一方，重症筋無力症と診断された猫では，およそ26%で胸腺腫が存在したと報告されている[34]。

（7）特発性

後天性特発性巨大食道症は，一般的に7~15歳齢程度の中高齢で発生し，先天性巨大食道症と同様に，何らかの原因によって求心性迷走神経障害が発生してい

223

臓器・疾患別　最新の治療ガイドライン

表2　嚥下困難，吐出，嘔吐の鑑別ポイント

所見	嚥下困難	吐出	嘔吐
食後吐くまでの時間	直後	数分～数時間後	数分～数時間後
吐物の性状	未消化物	基本的に未消化物（食道内停滞の時間によっては，ふやけていることがある）	● 基本的に消化された内容物（食後の経過時間によっては未消化であることがある） ● 胆汁（黄緑色）が混じることもある
嚥下時の異常	● 嚥下と同時に大げさな動作をする ● 飲水時にむせる	● 基本的には正常 ● 嚥下困難（左記）を合併する場合がある	正常
前駆徴候	なし	なし	流涎，むかつき，不安な様子
吐くときの様子	努力なしに吐く	努力なしに吐く	腹部の強い収縮を伴い，能動的に吐く（レッチング）

るものと考えられている。後天性特発性巨大食道症はあらゆる犬種で発生するが，国内ではミニチュア・ダックスフンドにて好発することが報告されている[7]。

検査および診断

1．臨床徴候

巨大食道症の診断におけるファーストステップとして，吐出と嘔吐とを鑑別することが重要である（表2）。突発的に腹圧をかけることなく吐き戻した場合には吐出を疑うことができるため，注意深く吐き戻しの様子を聴き取るべきである。一方で，食事の吐き戻すタイミングや，吐物の性状だけで鑑別することはしばしば困難である。これは，巨大食道症では食道内に食渣が長時間滞留することにより，食後数時間経過後に唾液でふやけた食渣の吐出を認めることがあるためである。また，巨大食道症では，食事の形状（液状，ペースト状，固形状）によって吐出頻度が変わることがある。

巨大食道症では誤嚥性肺炎を合併することが多く，その場合には発咳や呼吸困難が認められ，ときに致死的な状況となる場合がある。また，咽頭の運動性低下も合併する場合には嚥下障害も併発するようになるため，飲食・飲水時の様子も注意深く聴き取るべきである（表2）。そのほか，巨大食道症の基礎疾患によっては，筋萎縮や運動不耐性などの神経筋疾患の徴候や，

体重減少，活動性の低下などが認められる。

2．巨大食道症の診断

単純X線検査で頚部～胸部におけるび漫性の食道拡張を確認することができれば，巨大食道症と診断することができる（図1a，b）。食道陰影が不明瞭な場合には造影X線検査が有用な診断方法となるが（図1c，図2），もし単純X線検査において誤嚥性肺炎を示唆する所見があった場合には慎重に実施するべきである。造影する際には造影剤単独だけではなく，ペースト状フードやドライフードなど様々な形状のフードと混合して投与し，食道の運動性を確認していくことが望ましい。

単純または造影X線検査は，食道の形態的異常の有無を評価することに優れた検査である。一方で，咽頭部の嚥下機能や食道の運動性，および噴門部における内容物の胃内への流入または逆流に関する動的な評価をするためには，透視X線検査が望ましい。

3．基礎疾患のスクリーニング

基礎疾患を治療することにより食道の運動性が改善することがあるため，基礎疾患に対するスクリーニング検査を行うことは重要である。

巨大食道症と診断された時点で，まずは慎重な問診により中毒の可能性を鑑別するべきである。また，重症筋無力症の鑑別として抗アセチルコリンレセプター抗体価を測定するとともに，その他の神経筋疾患につ

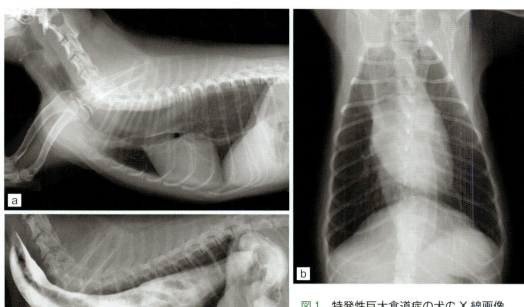

図1 特発性巨大食道症の犬のX線画像
側方像(a)および腹背像(b)のいずれにおいても，拡張した食道陰影が観察される。造影X線検査(c)では食道拡張以外の形態的な異常は認められず，胃内への流入障害(下部食道括約筋の弛緩不全)も認められなかった。

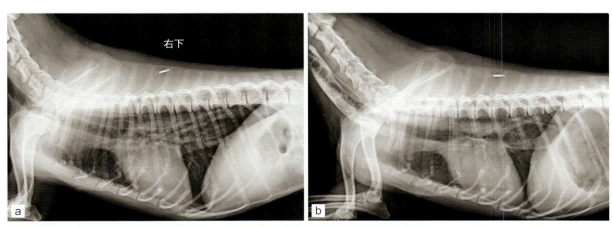

図2 単純X線検査では診断が困難であった巨大食道症の犬のX線画像(側方像)
a：単純X線検査では，拡張した食道陰影は明らかではなかった。
b：造影X線検査(ペースト状フードと造影剤とを混合)。び漫性に拡張した食道陰影が観察された。

いて，身体診察や神経学的検査とともにクレアチンキナーゼ(CK)，アスパラギン酸アミノトランスフェラーゼ(AST)，C反応性蛋白(CRP)，抗核抗体，尿蛋白/クレアチニン比(UPC)などの測定や関節液の評価を行う。多発性のミオパチーやニューロパチーが疑わ れるようであればMRI検査や筋電図検査を行い，必要に応じて筋生検や末梢神経の生検を行う。

内分泌疾患の鑑別のためには，基礎コルチゾール値や甲状腺ホルモン値を測定するべきである。基礎コルチゾール値が2μg/dL以上であれば副腎皮質機能低下

臓器・疾患別　最新の治療ガイドライン

症は除外できるが[35]，2 μg/dL 未満であれば副腎皮質刺激ホルモン(ACTH)刺激試験を実施する必要がある。また，巨大食道症ではしばしば誤嚥性肺炎に伴うユウサイロイドシック症候群*により，血清 T_4 またはFT$_4$ 濃度が低値を示すことがある。そのため，甲状腺機能低下症の診断のためには，その他の臨床徴候(肥満，脱毛，色素沈着，非再生性貧血や高脂血症など)や，血清甲状腺刺激ホルモン(TSH)濃度なども評価するべきである。

食道の物理的な通過障害や胸腺腫については，巨大食道症かどうか診断する際の食道の単純X線検査，造影X線検査または透視X線検査を行う時点で同時に鑑別を進めていく。上部気道閉塞徴候がある場合には，あわせて頭頚部の単純X線検査のほか，必要に応じて上部気道に対するX線透視検査やCT検査も行っていくことが望まれる。内視鏡検査は巨大食道症の診断には有用ではないが，食道炎や食道の物理的な通過障害が疑われる際，もしくは胃瘻チューブの設置を行う際に実施される。

*：全身性疾患や薬物療法などの影響により，生理的に甲状腺ホルモンの分泌が抑制される病態。生理的な変化であるため，甲状腺ホルモン剤の投与は必要ない。

最新の治療

1．基礎疾患の治療

基礎疾患が存在する場合には，その治療を実施することが必須となる。基礎疾患の治療が困難な場合，もしくは基礎疾患の治療後も巨大食道症が改善しない場合には，先天性または後天性特発性巨大食道症と同様の対症療法を継続することになる。

2．栄養療法

巨大食道症においては，食道内に食物が停留しないようにするため，食後15～30分は食道が垂直になるように立位で保持する(テーブルフィーディング／エレベーテッドフィーディング)。海外では巨大食道症の犬用の椅子(Bailey chairs 4 dogs)が販売されている

が[36]，これを模倣した筒形の箱を作製することも選択肢となる。このほか，小型犬であれば，犬用の抱っこ紐などを用いて立位で抱きかかえることも可能である。

吐出するリスクを低減するため，給与するフードは可能な限り少量で，高カロリーとなる総合栄養食を選択することが一般的であり[3]，特に体重減少を呈している場合には高栄養食を選択する必要性が増大する。どのような食事形状(液状，ペースト状，固形状)が適するかは症例ごとに異なるため，治療初期は各種の食事形状を試していくことが望まれる。この際，食道の通過に必要な時間を透視X線検査にて評価することで，最適な食事の形状や立位に保つべき時間を検討することが可能である[36, 37]。

こうした食事管理を継続しても吐出を繰り返す場合や，十分な栄養供給が困難である場合，および大型犬などで食後に立位を保持することが困難な場合などでは，胃瘻チューブの設置を行う必要がある(図3)。これにより吐出や誤嚥性肺炎のリスクは低減し，十分な栄養管理が可能となるが，それでも唾液の吐出や誤嚥が継続することがあるため注意が必要である。この場合には，胃瘻チューブに加えて食道内の唾液吸引を目的とした咽頭食道瘻チューブを設置することも選択肢となる[38, 39]。

3．薬物療法

基本的に犬の食道の筋肉は横紋筋であるため，メトクロプラミドやモサプリド等の平滑筋運動促進薬の効果は期待できない。むしろ下部食道括約筋を収縮させることで食道内容物の通過障害を悪化させる可能性があるため，重度の逆流性食道炎がない限り投与は推奨されていない[3]。逆流性食道炎が存在する場合には，これらの薬剤に加えてオメプラゾールのような制酸薬やスクラルファートが使用される。

コリン作動薬のベタネコールについては，食道の運動性を改善させる可能性があるが，これまでにその有用性を証明した報告はない[3]。一方，猫は遠位食道が平滑筋で構成されているため，モサプリドのような平滑筋運動促進薬により，下部食道平滑筋の運動性が改善する可能性が指摘されている[3]。

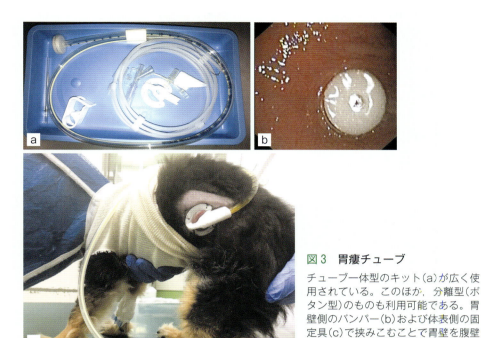

図3 胃瘻チューブ
チューブ一体型のキット(a)が広く使用されている。このほか、分離型(ボタン型)のものも利用可能である。胃壁側のバンパー(b)および体表側の固定具(c)で挟みこむことで胃壁を腹壁に固定し、癒着させている。

近年になり、先天性巨大食道症の幼犬21例に対し、シルデナフィル(12例)またはプラセボ薬(9例)を投与したところ、シルデナフィルにより下部食道括約筋が弛緩し、巨大食道症が改善することが報告された[40]。その後に先天性または後天性の特発性巨大食道症の犬10例に対してシルデナフィルを投与した研究でも、一部の症例で吐出頻度の減少が認められたことが報告されている[41]。しかし、その平均値としては軽微な減少であり、また食道内における食物の通過時間や家族の評価する生活の質(QOL)に有意差を認めることはできなかったとされているため、巨大食道症の治療を行うことは難しいと思われる。また、この報告では、一部の症例においてシルデナフィルが30分以上にわたり食道内に停留してしまい胃内へと流入しなかったため、薬剤の投与後に少量の食事を給与することが推奨されている[41]。

4. 外科手術

外科手術は一般的に基礎疾患の治療を目的として行われている。最近の報告では、下部食道アカラシアと診断された犬において、病変部の筋層切開術を行うことで徴候が改善したことが報告されている[42]。また、食道アカラシアの犬に対してボトックス(ボツリヌストキシン)注射およびバルーン拡張術が有効であったとする報告もされている[43]。

薬の処方例

いずれの薬剤も、経口投与(PO)する場合には食道内での停滞を避けるため、投与後に少量の食物を給与することが望まれる。

1. シルデナフィル

特に下部食道括約筋の弛緩不全が疑われるときに使用する。

- シルデナフィル：1 mg/kg, PO, bid (犬)[40, 41]

臓器・疾患別　最新の治療ガイドライン

２．平滑筋運動促進薬

猫に対しては使用を考慮する。犬でも重度の逆流性食道炎が存在する場合に使用する。

- メトクロプラミド：0.2〜0.4 mg/kg，PO／皮下投与（SC），bid〜tid（犬・猫）
- モサプリド：0.5〜1 mg/kg，PO，bid（犬・猫）

３．制酸薬

食道炎の合併が疑われる場合に使用する。

- オメプラゾール：0.5〜1 mg/kg，PO／静脈内投与（IV），sid〜bid（犬・猫）
- ファモチジン：0.5〜1 mg/kg，PO／IV，sid〜bid（犬・猫）

４．消化管粘膜保護薬

食道炎の合併が疑われる場合に使用する。

- スクラルファート：0.5〜1 g/head，PO，bid（犬），0.25〜0.5 g/head，PO，bid（猫）

５．抗菌薬

誤嚥性肺炎が存在する際に使用する。

- アンピシリン：10〜30 mg/kg，IV，tid（犬・猫）
- アモキシシリン：10〜20 mg/kg，PO，bid（犬・猫）
- エンロフロキサシン：5〜10 mg/kg，PO／SC，sid（犬），5 mg/kg，PO／SC，sid（猫）

予後

巨大食道症の予後は，基礎疾患の有無およびその種類により様々である。重症筋無力症や副腎皮質機能低下症などは適切な治療を行うことにより，巨大食道症が治癒する可能性のある疾患といえる。

基礎疾患のない特発性巨大食道症においても，先天性の場合には1歳齢に達するまでのあいだに自然寛解する場合があり，その場合の予後は比較的良好となる[5,44]。一方で，それ以上の年齢において改善していくことは期待できない。

巨大食道症の症例の多くは誤嚥性肺炎により致死的な転帰をたどるため，誤嚥性肺炎の合併は負の予後因子となる。特に，誤嚥性肺炎を合併した症例における生存期間中央値は16〜114日と短いため[5,7]，基礎疾患が存在する場合でも，巨大食道症が改善するまでは注意深くモニタリングしていく必要がある。また，肺炎の改善後は積極的に胃瘻チューブを設置するなど，誤嚥性肺炎の予防管理を積極的に行っていくことも望まれる。

to senior
高齢の動物への配慮

- 高齢であるほど栄養的に消耗していることが多く，誤嚥性肺炎の発生率や発生時の死亡率も増大するため，栄養療法や呼吸状態のモニタリングに注意を払う必要がある。

to family
動物の家族に伝えるポイント

- 巨大食道症は，誤嚥性肺炎による突然死のリスクが高い疾患である。
- 誤嚥を防ぐために自宅での栄養療法が特に重要であり，食後は必ず指示された時間，立位で保持する。
- 基礎疾患が存在する場合には治癒する可能性もあるため，巨大食道症と診断するだけでなく，その基礎疾患を探す必要性がある。
- 基礎疾患が認められない場合，または基礎疾患が治療できない場合には巨大食道症も治癒しないため，生涯にわたる栄養療法が必要となる。

消化器疾患

to staff

スタッフに指導するときのポイント

- 診察中も吐出することが多く，場合によっては診察中に誤嚥して急変するリスクがあることを周知する。

- 吐出とともにむせるような徴候があった際には，直ちに頭部を低く保ち，咽喉頭部に残存する食物や唾液を可能な限り吐き出させ，その後，酸素室にて安静にさせる。

参考文献

1) Washabau RJ. Gastrointestinal motility disorders and gastrointestinal prokinetic therapy. Vet Clin North Am Small Anim Pract. 2003; 33(5): 1007-1028, vi.

2) Gaynor AR, Shofer FS, Washabau RJ. Risk factors for acquired megaesophagus in dogs. J Am Vet Med Assoc. 1997; 211(11): 1406-1412.

3) Mace S, Shelton GD, Eddlestone S. Megaesophagus. Compend Contin Educ Vet. 2012; 34(2): E1.

4) Gomes SA, Van Ham L, Van Ham A, et al. Canine nonstructural megaesophagus as a clinical sign of potential neurological disease: 99 cases. J Am Anim Hosp Assoc. 2020; 56(1): 7-16.

5) McBrearty AR, Ramsey IK, Courcier EA, et al. Clinical factors associated with death before discharge and overall survival time in dogs with generalized megaesophagus. J Am Vet Med Assoc. 2011; 238(12): 1622-1628.

6) Shelton GD, Willard MD, Cardinet GH 3rd, et al. Acquired myasthenia gravis. Selective involvement of esophageal, pharyngeal, and facial muscles. J Vet Intern Med. 1990; 4(6): 281-284.

7) Nakagawa T, Doi A, Ohno K, et al. Clinical features and prognosis of canine megaesophagus in Japan. J Vet Med Sci. 2019; 81(3): 348-352.

8) Mignan T, Targett M, Lowrie M. Classification of myasthenia gravis and congenital myasthenic syndromes in dogs and cats. J Vet Intern Med. 2020; 34(5): 1707-1717.

9) Farré Mariné A, Granger N, Bertolani C, et al. Long-term outcome of Miniature Schnauzers with genetically confirmed demyelinating polyneuropathy: 12 cases. J Vet Intern Med. 2020; 34(5): 2005-2011.

10) Černá P, Botts MM, Watson A, et al. Dysautonomia in two littermate kittens. JFMS Open Rep. 2023; 9(1): 20551169231164579.

11) Kidder AC, Johannes C, O'Brien DP, et al. Feline dysautonomia in the Midwestern United States: a retrospective study of nine cases. J Feline Med Surg. 2008; 10(2): 130-136.

12) Evans J, Levesque D, Shelton GD. Canine inflammatory myopathies: a clinicopathologic review of 200 cases. J Vet Intern Med. 2004; 18(5): 679-691.

13) Walvoort HC. Glycogen storage disease type II in the Lapland dog. Vet Q. 1985; 7(3): 187-190.

14) Bartges JW, Nielson DL. Reversible megaesophagus associated with atypical primary hypoadrenocorticism in a dog. J Am Vet Med Assoc. 1992; 201(6): 889-891.

15) Lifton SJ, King LG, Zerbe CA. Glucocorticoid deficient hypoadrenocorticism in dogs: 18 cases (1986-1995). J Am Vet Med Assoc. 1996; 209(12): 2076-2081.

16) Whitley NT. Megaoesophagus and glucocorticoid-deficient hypoadrenocorticism in a dog. J Small Anim Pract. 1995; 36(3): 132-135.

17) Jaggy A, Oliver JE, Ferguson DC, et al. Neurological manifestations of hypothyroidism: a retrospective study of 29 dogs. J Vet Intern Med. 1994; 8(5): 328-336.

18) Panciera DL. Conditions associated with canine hypothyroidism. Vet Clin North Am Small Anim Pract. 2001; 31(5): 935-950.

19) Fracassi F, Tamborini A. Reversible megaoesophagus associated with primary hypothyroidism in a dog. Vet Rec. 2011; 168(12): 329b.

20) Huber E, Armbrust W, Forster JL et al. Resolution of megaesophagus after treatment of concurrent hypothyroidism in a dog. Schweiz Arch Tierheilkd. 2001; 143(10): 512-514.

21) Ko GB, Kim J, Choi HI, et al. Improvement of megaesophagus after treatment of concurrent hypothyroidism. J Vet Clin. 2018; 35(1): 19-21.

22) Lee D, Yun T, Koo Y, et al. Rapid resolution of megaesophagus by low-dose levothyroxine in a hypothyroid dog with mitral valve degeneration. J Hellenic Vet Med Soc. 2022; 73(2): 4265-4270.

23) Maddison JE, Allan GS. Megaesophagus attributable to lead toxicosis in a cat. J Am Vet Med Assoc. 1990; 197(10): 1357-1358.

24) Oliver WT, Geib LW, Sorrell B. Lead poisoning in a dog. Can J Comp Med Vet Sci. 1959; 23(1): 21-22.

25) Harris LD, Ashworth WD, Ingelfinger FJ. Esophageal aperistalsis and achalasia produced in dogs by prolonged cholinesterase inhibition. J Clin Invest. 1960; 39(11): 1744-1751.

26) Bhatti SF, De Risio L, Muñana K, et al. International Veterinary Epilepsy Task Force consensus proposal: medical treatment of canine epilepsy in Europe. BMC Vet Res 2015; 11: 176.

27) Grobman M, Reinero C. A One Health review of aerodigestive disease in dogs. J Vet Intern Med. 2023; 37(3): 817-834.

28) Grobman ME, Schachtel J, Gyawali CP, et al. Videofluoroscopic swallow study features of lower esophageal sphincter achalasia-like syndrome in dogs. J Vet Intern Med. 2019; 33(5): 1954-1963.

29) Byron JK, Shadwick SR, Bennett AR. Megaesophagus in a 6-month-old cat secondary to a nasopharyngeal polyp. J Feline Med Surg. 2010; 12(4): 322-324.

30) DeSandre-Robinson DM, Madden SN, Walker JT. Nasopharyngeal stenosis with concurrent hiatal hernia and megaesophagus in an 8-year-old cat. J Feline Med Surg. 2011; 13(6): 454-459.

31) Moses L, Harpster NK, Beck KA, et al. Esophageal motility dysfunction in cats: a study of 44 cases. J Am Anim Hosp Assoc. 2000; 36(4): 309-312.

32) Shelton GD, Schule A, Kass PH. Risk factors for acquired myasthenia gravis in dogs: 1,154 cases (1991-1995). J Am Vet Med Assoc. 1997; 211(11): 1428-1431.

33) Atwater SW, Powers BE, Park RD, et al. Thymoma in dogs: 23 cases (1980-1991). J Am Vet Med Assoc. 1994; 205(7): 1007-1013.

34) Shelton GD, Ho M, Kass PH. Risk factors for acquired myasthenia gravis in cats: 105 cases (1986-1998). J Am Vet Med Assoc. 2000; 216(1): 55-57.

巨大食道症の診断と治療・管理

臓器・疾患別　最新の治療ガイドライン

35）Bovens C, Tennant K, Reeve J, et al. Basal serum cortisol concentration as a screening test for hypoadrenocorticism in dogs. J Vet Intern Med. 2014; 28(5): 1541-1545.

36）Haines JM, Khoo A, Brinkman E, et al. Technique for evaluation of gravity-assisted esophageal transit characteristics in dogs with megaesophagus. J Am Anim Hosp Assoc. 2019; 55(4): 167-177.

37）Lyngby JG, Haines JM, Guess SC. Use of a videofluoroscopic feeding evaluation to guide management of dogs with congenital idiopathic megaoesophagus. Vet Med Sci. 2022; 8(4): 1434-1442.

38）Kanemoto Y, Fukushima K, Kanemoto H, et al. Long-term management of a dog with idiopathic megaesophagus and recurrent aspiration pneumonia by use of an indwelling esophagostomy tube for suction of esophageal content and esophagogastric tube feeding. J Vet Med Sci. 2017; 79(1): 188-191.

39）Manning K, Birkenheuer AJ, Briley J, et al. Intermittent at-home suctioning of esophageal content for prevention of recurrent aspiration pneumonia in 4 dogs with megaesophagus. J Vet Intern Med. 2016; 30(5): 1715-1719.

40）Quintavalla F, Menozzi A, Pozzoli C, et al. Sildenafil improves clinical signs and radiographic features in dogs with congenital idiopathic megaoesophagus: a randomised controlled trial. Vet Rec. 2017; 180(16): 404.

41）Mehain SO, Haines JM, Guess SC. A randomized crossover study of compounded liquid sildenafil for treatment of generalized megaesophagus in dogs. Am J Vet Res. 2022; 83(4): 317-323.

42）Winston JM 3rd, Mann FAT, Dean L. Management and outcomes of 13 dogs treated with a modified Heller myotomy and Dor fundoplication for lower esophageal sphincter achalasia-like syndrome. Vet Surg. 2023; 52(2): 315-329.

43）Grobman ME, Hutcheson KD, Lever TE, et al. Mechanical dilation, botulinum toxin A injection, and surgical myotomy with fundoplication for treatment of lower esophageal sphincter achalasia-like syndrome in dogs. J Vet Intern Med. 2019; 33(3): 1423-1433.

44）Bexfield NH, Watson PJ, Herrtage ME. Esophageal dysmotility in young dogs. J Vet Intern Med. 2006; 20(6): 1314-1318.

臓器・疾患別　最新の治療ガイドライン

腎泌尿器疾患

慢性腎臓病治療のアップデート
～IRIS CKD ガイドラインの変更点を踏まえた治療～

宮川優一
日本獣医生命科学大学　獣医内科学研究室第二

アドバイス

　2023 年に改定された国際獣医腎臓病研究グループ（IRIS）による慢性腎臓病（CKD）ガイドライン（IRIS CKD ガイドライン）では，特に猫の食事療法の開始に関する変更が大きな点である。今までは，ステージ 2 から食事療法の開始を「検討」となっていた。何をもって開始とすべきなのかは明確ではなく，度々議論になっていたが，少なくとも猫では FGF-23 を用いることで解決することとなった。しかし，猫では，食事療法に関するもうひとつの問題が改めて浮上し，それを考慮して食事療法を検討していかなければならない。

IRIS CKD ガイドラインの変更点[1]

　表 1，2 に IRIS CKD ガイドラインの変更点を示す。1 つひとつの概略を示していく。

1．クロピドグレルの追加（犬・猫）

　糸球体疾患では，高度の蛋白尿により凝固障害が発生することがある。これは凝固因子の尿中への喪失を原因とし，血栓症を引き起こす。ネフローゼ症候群の

ひとつでもあり，低アルブミン血症を凝固障害の治療開始のひとつの指標としていた。しかし，低アルブミン血症でなくても凝固障害が生じることがあるため，ガイドラインからアルブミンの低下は削除されている。重度の蛋白尿がある（尿蛋白クレアチニン比〔UPC〕＞5.0）場合には，一度は凝固系を測定すべきだろう。

　今まではアスピリンが第一選択であったが，抗凝固薬としての有効性が低く，クロピドグレル（犬：1.1～3 mg/kg，sid，猫：10～18.75 mg/cat，sid）が第一選択となった。

表1　治療推奨の変更点（猫）

①**クロピドグレル**が追加（10～18.75 mg/day）
- ・蛋白漏出性腎症での血栓症の第一選択薬
- ・抗血栓療法は ALB＜2 g/dL で使用すべきとあったが，これを撤廃
- ・アスピリンの用量の変更（1 mg/kg，tod）：0.5 mg/kg，bid では効果を達成できていないため

②ステージ 1 および 2 で**食事中 P 制限の必要性の判断として，FGF-23 の導入**

③**食事療法の選択の変更：血清 P 濃度が参考範囲内の猫では，食事療法により高 Ca 血症が発症するリスク**

> - ・P が参考範囲内で，高 Ca 血症がなく，貧血，炎症性疾患もない場合，FGF-23＞400 pg/mL で，P 制限食を開始
> - ・総 Ca が 12 mg/dL を超えた場合，P 制限を緩和
> - ・FGF-23 が＞700 で P 吸着剤を開始

④**ステージ 3 および 4 におけるカルシトリオール療法の言及の削除**

ALB：アルブミン，P：リン，Ca：カルシウム

慢性腎臓病治療のアップデート

表2 治療推奨の変更点（犬）

①蛋白尿に対する治療推奨の変更
・原発性糸球体疾患では，UPC＜0.5の目標は現実的ではないこと
・ベースラインからUPCの50％の減少，または可能な限り減少させること
・テルミサルタンが第一選択薬
・抗血栓療法の指標としてのALBの削除，クロピドグレルが第一選択薬

②ステージ3および4におけるカルシトリオール療法の言及の削除

UPC：尿蛋白/クレアチニン比，ALB：アルブミン

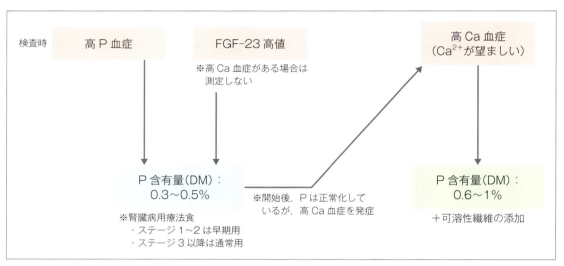

図1　猫での食事療法の開始と変更（筆者の私見を含む）
P：リン，Ca：カルシウム，Ca^{2+}：イオン化カルシウム，DM：乾物量

2. 食事療法開始の指標としてのFGF-23の導入（猫）

　腎臓病用療法食を給与する最大の意義は，リン（P）／カルシウム（Ca）代謝異常のコントロールであり，P／Ca代謝異常は犬および猫のCKDの最も重要な合併症である。高P血症は多くの場合で，ステージ2後半〜ステージ3より生じるため，Pの代謝異常の診断が遅れてしまう[2]。副甲状腺ホルモン（PTH）は，この代謝異常をより早く検出できるとされているが，測定方法の問題のために，その測定値が必ずしも信頼できるわけではない。そのため，ステージ2から上昇し，現時点で最も早くP／Ca代謝異常を検出できるFGF-23が用いられるようになった[3,4]。筆者は犬でも同様に利用できると考えているが，猫よりも研究が少ないために，今回のガイドラインには含まれていない。

3. 食事療法後の高カルシウム血症の回避

　腎臓病用療法食の給与後に高Ca血症が生じることがあり，猫では特発性高Ca血症の一部として認識されている。この高Ca血症は，2021年にCKDの進行に関与することが報告された[5]。FGF-23が高値である場合には，食事療法を開始するとあるが，その後血清総Ca濃度が12 mg/dLを超えた場合には，P制限を緩和するとされている。しかし，その緩和の基準はないために，筆者は次のようにしている（図1）。

腎泌尿器疾患

表3　猫での食事の選択肢（ヒルズとロイヤルカナン）

製品名		蛋白質	脂質	炭水化物	リン	ナトリウム	カロリー
		%	%	%	%	%	kcal/100 g
ヒルズ	サイエンス・ダイエット シニア 7 歳以上	33.6	19.3	33.4	0.67	0.33	367
	サイエンス・ダイエット シニア 14 歳以上	33.7	21.3	37.1	0.67	0.31	402
	サイエンス・ダイエット〈プロ〉腎臓・心臓サポート機能 7 歳以上	32.1	21.3	38.3	0.68	0.35	401
	k/d 早期アシスト チキン ドライ	34	21	38.4	0.56	0.25	420
	k/d チキン ドライ	29.4	22.6	41.7	0.49	0.25	422
ロイヤルカナン	腎臓サポート スペシャル	27.5	18	43.2	0.4	0.4	393
	腎臓サポート	24.3	18	46.7	0.3	0.4	392

猫用ドライフード，DM で表示。

　気をつけるべきことは，特発性高 Ca 血症の猫では，Ca の上昇の結果として FGF-23 が上昇するために，FGF-23 の高値が CKD での P／Ca 代謝異常を反映していないという点である[6]。そのため，最初から高 Ca 血症を示す猫では，FGF-23 は測定すべきではない。また，総 Ca では正確に評価できないため，なるべく血液ガスでイオン化 Ca（Ca^{2+}）を測定すべきである。

　高 Ca 血症がある，あるいは食事療法開始後に出現した場合には，筆者は，P 含有量が乾物量（DM）で 0.6〜1％になるようにしている（ステージ 2 以降では 0.6〜0.8％が望ましい）。P 含有量 1％というのは，一般的な維持食である。ヒルズの維持食はどれも 0.6〜0.7％になっているため，P のことを考えればどれを選択しても問題ない。ロイヤルカナンであれば，シニア用が望ましいだろう（表3）。

4．蛋白尿に対する治療推奨の変更（犬）

　今までは，UPC は寛解（UPC＜0.5）を目指すことになっていた。しかし，多くの症例で寛解となることはなく現実的でないとして，治療目標は UPC の 50％の減少，または可能な限り減少させることに変更され

た。また，複数の研究でテルミサルタンの有効性が報告され，蛋白尿に対する第一選択はテルミサルタンとなった[7,8]。

実際の症例

1．猫での食事療法の判断（症例 1）

プロフィール

　マンチカン，4 歳 1 カ月齢，避妊雌，体重 4.1 kg

主訴および経過

　腎盂腎炎による急性腎障害のため当院（日本獣医生命科学大学付属動物医療センター）に紹介され，入院治療を行ったが，その後 CKD に移行した。表4 は退院後 3 カ月のときの検査結果である。臨床徴候は多飲多尿のみで，身体診察では異常は認められなかった。BUN および CRE は 84.4 および 3.63 mg/dL と，この 3 カ月間で変動は認められなかった。総 Ca 濃度は 12.3 mg/dL とやや高値で，尿検査では等張尿以外に異常はなかった。血液ガスでの Ca^{2+} は 1.48 mmol/L（当院の機器での参考範囲は 1.1〜1.3 mmol/L）と，高

臓器・疾患別 最新の治療ガイドライン

表4 症例1の各種検査結果

血液化学		尿検査		血液ガス	
● BUN	84.4 mg/dL	● 尿比重	1.010	● Ht	34 %
● CRE	3.63 mg/dL	● pH	6.0	● pH	7.39
● Ca	12.3 mg/dL	● 蛋白	−	● Ca^{2+}	1.48 mmol/L
● IP	4.7 mg/dL	● Glu	−	● HCO^{3-}	23.6 mmol/L
● TP	7.2 g/dL	● 潜血	−		
● ALB	2.7 g/dL	● UPC	0.01	**血圧**	
● TG	48 mg/dL	● UAC	0.004	● 収縮期	146 mmHg
● T-Cho	159 mg/dL	● 沈渣：特異所見なし		● 拡張期	89 mmHg
● Glu	94 mg/dL				
● Na	152 mEq/L				
● K	4.1 mEq/L				
	117 mEq/L				

Ca血症を認めた。血清FGF-23濃度は1,438 pg/mL（参考範囲102〜466 pg/mL）と高値であった。

診断および治療

IRIS CKDステージは3であり，FGF-23が高値であるため，ガイドラインを単純にみれば，腎臓病用療法食を開始すべきというところである。しかし，すでに高Ca血症が認められている。前述のように，総Caでは正確に評価できないため，Ca^{2+}で評価することが望ましい。本症例では，この高Ca血症があるために，腎臓病用療法食は使用できない。そのため，本症例の食事は，シニア用の維持食にすることとした（それまでは成猫用の維持食）。また，多飲多尿もあるため，飲水量を増やす目的でウェットフードをカロリーの50％以上とするように指示した。

治療の経過

1カ月後の評価では（表5），Ca^{2+}は1.45 mmol/Lと高値を維持していた。CKDの進行にかかわるため，高Ca血症は改善させなければならない。猫の特発性高Ca血症の治療には，ビスフォスフォネートや利尿薬といった薬剤を使用することがあるが，筆者はまず食事の変更を行う。過去の報告では，特発性高Ca血症を示した猫の40％が尿酸性化食を給与されてい

た[9]。高蛋白食など，尿中の酸の排泄を高める食事は血液の酸性度を低下させ，骨からのCaの遊離を促進することから，血中Ca濃度および尿中Caの排泄を高める。このことから，筆者は尿酸性化食を給与されている場合には，それを中止することとしている。

食事の変更を行っても高Ca血症が改善しない場合には，次に高繊維食を利用するか，サイリウムを投与する。サイリウムはオオバコ種皮で，可溶性・不溶性食物繊維を多く含む。食物繊維の摂取は，腸管からのCaの吸収を阻害する。本症例でもサイリウムサプリメントを処方したところ，その3カ月後の検査では（表6），Ca^{2+}は1.23 mmol/Lと正常化していた。本症例はそれから1年経過しているが，特にこれ以上の治療は行っていないものの，CKDの進行も認められていない。

治療のポイント

- 等張尿で多飲多尿があるために，飲水量の増加を目的にウェットフードを利用した。
- ステージ3であり，FGF-23は高値だが，高Ca血症があるために，腎臓病用療法食は避けた。
- 高Ca血症を抑制するために，食物繊維を添加した。
- 蛋白尿は認められないために，レニン・アンジオテンシン系阻害薬は不要であった。

腎泌尿器疾患

表5 症例1の食事変更1カ月後の検査結果

血液化学		血液ガス	
● BUN	71.7 mg/dL	● pH	7.35
● CRE	3.42 mg/dL	● Ca^{2+}	1.45 mmol/L
● Ca	12.4 mg/dL	● HCO_3^-	20.1 mmol/L
● IP	4.9 mg/dL		
● Na	153 mEq/L		
● K	4 mEq/L		
● Cl	119 mEq/L		

表6 症例1のサイリウム追加3カ月後の検査結果

血液化学		血液ガス	
● BUN	69.8 mg/dL	● pH	7.31
● CRE	3.22 mg/dL	● Ca^{2+}	1.23 mmol/L
● Ca	11.9 mg/dL	● HCO_3^-	20.1 mmol/L
● IP	4.1 mg/dL		
● Na	150 mEq/L		
● K	4.5 mEq/L		
● Cl	116 mEq/L		

● 高血圧は認められないために，アムロジピンは不要
であった。

2．犬の蛋白尿に対する治療方針（症例 2）

プロフィール

ポメラニアン，9歳4カ月齢，避妊雌，体重 3.65 kg

主訴および経過

本症例は，蛋白尿に対する治療方針の策定のために
当院に来院した。当院来院の4カ月前から蛋白尿
（UPC 6.4）を認め，ベナゼプリルおよび腎臓病用療法
食で治療を受けていたが，蛋白尿の改善を認めなかっ
た。

当院来院時には（表7），特に臨床徴候は認めず，身
体診察でも異常を認めなかった。血圧は176／
89 mmHg（収縮期／拡張期）で，高血圧が疑われた。
血液化学検査では，BUN および CRE は参考範囲内で
あったが，シスタチン C（CysC）は 0.56 mg/L と高値
であり，腎機能の低下はあると判断した。また，軽度
の低アルブミン血症が認められた（当院での下限は
2 g/dL）。凝固系の異常は認められなかった。尿検査
では尿比重が 1.020 で，UPC は 6.1，尿アルブミン/ク
レアチニン比（UAC）は 3.7 と高値で，蛋白尿を認め
た。腹部超音波検査では，腎臓には構造的な異常を認
めなかったが，十二指腸にスペックルサインを認めた。

診断および治療

本症例は紹介病院での UPC と大差がなく，持続的
な蛋白尿であったことから，糸球体疾患による CKD
と判断した。過去の報告では，ベナゼプリルはエナラ
プリルと比較して犬の蛋白尿に対して改善効果を示し
ていなかったため，蛋白尿に対して有効なアンジオテ
ンシン変換酵素（ACE）阻害薬とはみなされなくなっ
た[10]。IRIS のガイドラインでも，第一選択薬はテルミ
サルタン（1 mg/kg，sid）であり，本症例もベナゼプリ
ルからテルミサルタンに変更した。

少し脱線するが，糸球体疾患（つまり蛋白漏出性腎
症）では，低アルブミン血症が認められることがあ
る。しかし，低アルブミン血症が生じるときには，ネ
フローゼ症候群となっており，多くの場合で UPC は
10 を超えている。本症例のように，UPC が 6 程度で
低アルブミン血症が生じることは少ない。十二指腸の
スペックルサインもあったことから，本症例での低ア
ルブミン血症の原因は，慢性腸症ではないかと考え
た。なお，消化器徴候は認められていないため，積極
的な治療は必要ないと思われる。本症例では，高脂肪
食である腎臓病用療法食から，市販の脂肪が少ないシ
ニアフードに変更するよう提案した。

治療の経過

テルミサルタン変更1カ月後の再診では（表8），
UPC は 2.5，UAC は 1.2 となり，ガイドラインで示
されている 50％以上の低下は達成した。また，テル
ミサルタンの主要な副作用である，CRE およびカリ

慢性腎臓病治療のアップデート

235

臓器・疾患別　最新の治療ガイドライン

表7　症例2の初診時の検査結果

血液化学		CBC		血液ガス	
● BUN	26.9 mg/dL	● Ht	41 %	● pH	7.39
● CRE	1.44 mg/dL	● Hb	12.1 g/dL	● Ca^{2+}	1.13 mmol/L
● Ca	9.3 mg/dL			● HCO^{3-}	18.2 mmol/L
● IP	4.5 mg/dL	**尿検査**			
● TP	5.2 g/dL	● 尿比重	1.020	**血圧**	
● ALB	1.9 g/dL	● pH	6.5	● 収縮期	176 mmHg
● TG	85 mg/dL	● 蛋白	3+	● 拡張期	89 mmHg
● T-Cho	425 mg/dL	● Glu	—		
● Glu	119 mg/dL	● 潜血	—	**凝固系**	
● vLIP	198 U/L	● UPC	6.1	● PT	5.4 sec
● CysC	0.56 mg/L	● UAC	3.7	● APTT	10.1 sec
● Na	144 mEq/L	● 沈渣		● Fib	350 mg/dL
● K	5.0 mEq/L	脂肪滴 5〜10 /HPF		● AT Ⅲ	85 %
● Cl	117 mEq/L	硝子円柱 1〜2 /LPF			

表8　症例2の経過

【1 カ月後】

血液化学		尿検査	
● BUN	44.6 mg/dL	● 尿比重	1.017
● CRE	1.2 mg/dL	● pH	6.0
● Ca	10.1 mg/dL	● 蛋白	3+
● IP	4.7 mg/dL	● Glu	—
● TP	6.1 g/dL	● 潜血	—
● ALB	2.2 g/dL	● UPC	2.5
● Na	142 mEq/L	● UAC	1.2
● K	4.6 mEq/L	● 沈渣：特異所見なし	
● Cl	116 mEq/L		

血圧

● 収縮期　140 mmHg

● 拡張期　76 mmHg

【半年後】

血液化学		尿検査	
● BUN	50.1 mg/dL	● 尿比重	1.024
● CRE	1.4 mg/dL	● pH	6.0
● Ca	10.3 mg/dL	● 蛋白	3+
● IP	3.8 mg/dL	● Glu	—
● TP	6.2 g/dL	● 潜血	—
● ALB	2.2 g/dL	● UPC	1.4
● Na	146 mEq/L	● UAC	0.8
● K	5.5 mEq/L	● 沈渣：特異所見なし	
● Cl	111 mEq/L		

血圧

● 収縮期　141 mmHg

● 拡張期　81 mmHg

ウム（K）の上昇は認められなかった。血圧も 140／76 mmHg と正常であった。

　治療開始から半年経過後も（表8），UPC は 1.4，UAC は 0.8 と寛解には至っていないが，CKD の進行は認められていない。しかし，K は 5.5 と上昇しており，現時点では問題ないが，これ以上 K の上昇が認められる場合には，テルミサルタンの減量が必要になる。

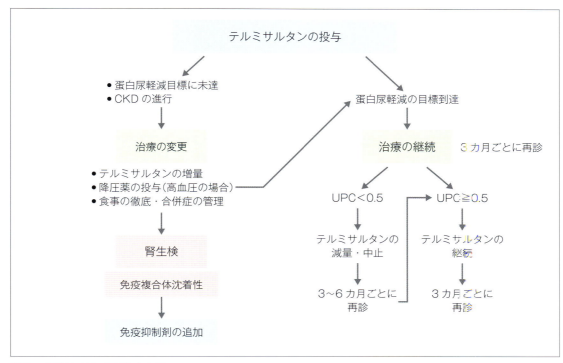

図2　糸球体疾患での治療方針
CKD：慢性腎臓病，UPC：尿蛋白/クレアチニン比

治療のポイント

蛋白尿の改善が認められない場合には，ガイドラインには記載がないが，筆者はいくつかの対応をしている。

- 1～3カ月という短期間で再診を繰り返し，CKDの進行速度(CREの上昇速度)を確認して，進行が認められなければ治療内容の変更は行わない(ただし，ネフローゼ症候群がある場合には対応が異なる)。
- CKDの進行が認められるが，高血圧や高P血症などの合併症がない(もしくはアムロジピンの投与などですでに対応している)場合は，以下を検討する。
  ①テルミサルタンの増量(1.5～2 mg/kg，sid)
  ②腎生検の提案

ただし，テルミサルタンの増量は副作用の発生を高めることが非常に多い。特に，高K血症の発生・悪化は注意すべきである。筆者は，蛋白尿の改善が全くない，進行が早いCKDの場合には，テルミサルタンの増量は行わず，腎生検の提案を行っている(図2)。腎生検からの治療変更(つまり，免疫抑制剤を使うかどうか)が，すべての進行を抑制できるわけではないが，残された手段はそれしかない，ということである。

従来のガイドラインから変更されていない治療推奨

ここまで，IRIS CKDガイドラインの変更点を踏まえた内容について解説してきたが，確認の意味で，変更されていない点を含めたIRIS CKDガイドラインの治療推奨の概要を解説していく(図3)。

1．全ステージ共通の推奨

(1) すべての腎毒性薬剤の投与中止

抗菌薬，非ステロイド系抗炎症薬(NSAIDs)，造影剤などが含まれる。特に，脱水している(あるいは脱水する可能性が高い)場合には，水和状態が改善するまで投与は避けるべきである。

臓器・疾患別　最新の治療ガイドライン

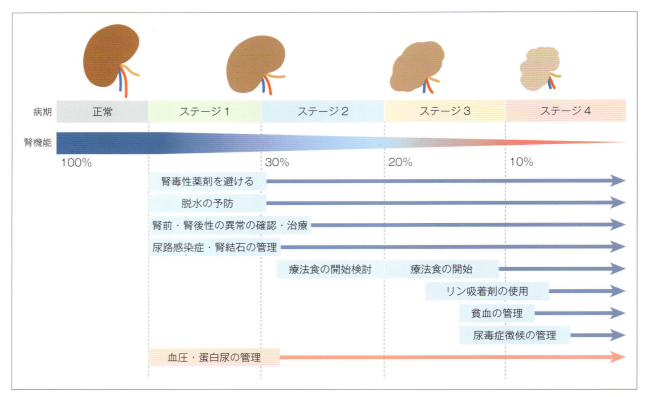

図3　慢性腎臓病（CKD）における治療推奨の概略

（2）腎前性および腎後性の異常の確認・治療

心不全，全身性感染症，尿路閉塞，尿路生殖器感染症などが含まれる。

（3）尿路感染症および腎結石の確認・治療

腎盂腎炎の診断は難しいことが多いため，常に腎盂腎炎を疑っておく必要がある。人では，腎結石の存在はCKDの進行と関与することが報告されているが，犬や猫では，腎結石がCKDの発症や進行とどの程度関連するかは不明である。

（4）脱水および体液量減少の予防

CKDでは多くの症例で，尿濃縮能が低下している。そのため，脱水が生じやすい。飲水量を増やすためには，常に新鮮な水にしておくことはもちろん，水皿の場所をあちこちに置くといった，飲水できる場所を増やすことも必要である。猫の場合，流水を好むことが多いため，ウォーター・ファウンテンや，蛇口を開けっ放しにするといった工夫も試す価値がある。また，猫では，ドライフードや高塩分食よりもウェットフードの摂取の方が，総水分摂取量が増えることが知られている。

（5）蛋白尿および高血圧の管理

蛋白尿に関しては，前述したので割愛する。高血圧に関しては，2018年のアメリカ獣医内科学会（ACVIM）ガイドラインで，血圧の治療基準が記載されている[11]。治療する対象は，収縮期血圧が＞160 mmHgで標的臓器障害がある場合，収縮期血圧が＞180 mmHgである場合（14日以内の2回の検査で），あるいは8週間以内の2回の検査で収縮期血圧が＞160 mmHgで，二次性高血圧の原因となる疾患をもっている場合である。標的臓器障害については表9，10に示す。

2．ステージ2での推奨

（1）食事療法開始の検討

食事療法開始に関する詳細は前述したが，通常の腎

表9 高血圧の標的臓器障害（TOD）

器官	高血圧による傷害	臨床所見	診断方法
腎臓	CKDの進行	● 連続的な SCr の増加または GFR の減少 ● 蛋白尿，微量アルブミン尿	● CRE および BUN ● GFR ● UPC，UAC
眼	網膜症／脈絡膜症	● 急激な失明 ● 滲出性網膜剥離 ● 網膜出血／浮腫 ● 網膜血管蛇行／血管周囲浮腫 ● 乳頭浮腫 ● 硝子体出血 ● 前房出血 ● 二次性緑内障 ● 網膜変性	眼底検査を含む眼の評価
脳	● 脳症 ● 脳卒中	中枢に限局した神経徴候（脳または脊髄）	● 神経学的検査 （● 磁気共鳴またはほかの画像検査）
心血管	● 左心室肥大 ● 心不全	● 左心室肥大 ● ギャロップリズム ● 不整脈 ● 収縮期雑音 ● 心不全の徴候 ● 出血（例：鼻出血，脳卒中）	● 聴診 ● 胸部 X 線検査 ● 心臓超音波検査 ● 心電図検査

CKD：慢性腎臓病，SCr：血清クレアチニン値，GFR：糸球体濾過量，UPC：尿蛋白／クレアチニン比，UAC：尿アルブミン／クレアチニン比

表10 血圧と標的臓器障害（TOD）

収縮期血圧 （mmHg）	サイトハウンドの 場合	TODのリスク
＜140	＋＜10	最小限
140〜159	＋10〜20	低い
160〜179	＋20〜40	中程度
≧180	＋＞40	高い

臓病用療法食の蛋白含有量では，猫の場合は筋肉量が減少することが報告されているため[12]，ステージ2で腎臓病用療法食を実施する場合には，蛋白制限を行うべきではない（早期用の食事を使用する）。IRIS CKDガイドラインが発表された当初から，蛋白制限の実施はステージ3以降で推奨されている。

（2）リン吸着剤の投与

P制限食を使用しても，高P血症，FGF-23が高値の場合にはP吸着剤を使用する。P吸着剤の選択は，血中 Ca 濃度とコストにより決定する（図4）。

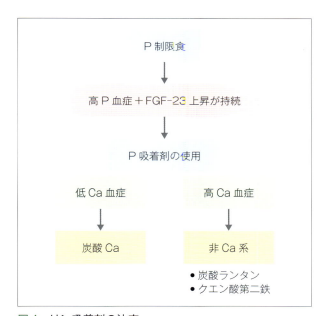

図4 リン吸着剤の決定
P：リン，Ca：カルシウム

3. ステージ3での推奨

（1）ステージ2の推奨継続
ステージ2の推奨は継続する。

（2）尿毒症徴候の管理
ステージ3後半から、尿毒症が生じてくることが多い。尿毒症の主要な徴候は、消化器徴候である（食欲不振、嘔吐）。尿毒症の管理は、対症療法と尿毒素の軽減の2つに分けられる。

対症療法としての食欲不振の改善には、食欲増進剤の使用が中心になる。食欲増進剤は、現在では主にミルタザピンが使われる。嘔吐の管理には、制吐薬および胃酸抑制薬を使用することが一般的である。マロピタントは、尿毒症に伴う嘔吐の管理に一般的に用いられる。胃酸抑制薬とは、ファモチジンに代表されるH_2受容体拮抗薬と、オメプラゾールなどのプロトンポンプ阻害薬である。

尿毒素の軽減には、明確な治療法はないが、プレ／プロ（シン）バイオティクスや、炭素系吸着剤であるクレメジン（動物用ではコバルジン®〔㈱クレハ〕、中身は同じ）が選択肢としてある。しかし、どちらも尿毒症徴候の改善に有効とされる研究結果はない。

4. ステージ4での推奨

（1）ステージ3の推奨継続
ステージ3の推奨は継続する。

（2）腎性貧血の管理
エリスロポエチン製剤は、腎性貧血の治療に一般的に使用される。目標PCVは、猫であれば25～35％、犬であれば35～40％に設定し、目標に達成すれば減量または間隔をあけて投与し、PCVを維持する。なお、急激なPCVの改善は高血圧を引き起こすことが知られているため[13]、低用量から開始することが望ましい。エリスロポエチン製剤の投与と同時に、鉄製剤の経口的な摂取が必要であると推奨されている。

（3）代謝性アシドーシスの管理
CKDでは脱水の改善が最も有効な治療法である。脱水を改善しても代謝性アシドーシスが改善しない場合には、重炭酸ナトリウムまたはクエン酸カリウムといったアルカリ化剤を使用する。

（4）栄養・水和状態の非経口的な管理
自発的な栄養・水分の経口摂取が困難になっている場合には、強制給与、そして経鼻／経胃／経腸カテーテルの設置が現実的な対応方法である。

（5）末期腎不全への対応
透析を行わない末期腎不全の管理は非常に困難であり、症例の肉体的・精神的な苦痛を緩和できず、家族の精神的な負担も大きくなっていくことが多い。緩和できない苦痛（尿毒症に伴う神経徴候、抑制できない嘔吐・吐血や下血、緩和できない口腔内潰瘍による疼痛）が生じた場合には、安楽死の提案も行うべきである。多くの場合、CKDでの透析管理は、コストや動物への負担のために許容できないことが多い。

参考資料：IRIS Treatment Recommendations for CKD（PDF）　犬　猫

参考文献

1) International Renal Interest Society (IRIS). Announcement of changes to IRIS guidelines.International Renal Interest Society(IRIS). http://www.iris-kidney.com/education/guidelines/guidelines_updates_2023.html, 参照2024-8

2) Cortadellas O, Fernández del Palacio MJ, Talavera J, et al. Calcium and phosphorus homeostasis in dogs with spontaneous chronic kidney disease at different stages of severity. J Vet Intern Med. 2010; 24(1): 73-79.

3) Miyakawa H, Nagatani Y, Ogawa M, et al. Fibroblast growth factor-23 as an early marker of CKD-mineral bone disorder in dogs: preliminary investigation. J Small Anim Pract. 2020; 61(12): 744-751.

4) Geddes RF, Finch NC, Elliott J, et al. Fibroblast growth factor 23 in feline chronic kidney disease. J Vet Intern Med. 2013; 27(2): 234-241.

5) Geddes RF, van den Broek DHN, Chang YM, et al. The effect of attenuating dietary phosphate restriction on blood ionized calcium concentrations in cats with chronic kidney disease and ionized hypercalcemia. J Vet Intern Med. 2021; 35(2): 997-1007.

6) Miyakawa H, Hsu HH, Ogawa M, et al. Association between serum fibroblast growth factor-23 concentrations and blood calcium levels in chronic kidney disease cats with upper urolithiasis. J Feline Med Surg. 2022; 24(12): 1245-1252.

7) Lourenço BN, Coleman AE, Brown SA, et al. Efficacy of telmisartan for the treatment of persistent renal proteinuria in dogs: A double-masked, randomized clinical trial. J Vet Intern Med. 2020; 34(6): 2478-2496.

8) Miyagawa Y, Akabane R, Sakatani A, et al. Effects of telmisartan on proteinuria and systolic blood pressure in dogs with chronic kidney disease. Res Vet Sci. 2020; 133: 150-156.

9) Midkiff AM, Chew DJ, Randolph JF, et al. Idiopathic hypercalcemia in cats. J Vet Intern Med. 2000;14(6):619-626.

10) Zatelli A, Roura X, D'Ippolito P, et al. The effect of renal diet in association with enalapril or benazepril on proteinuria in dogs with proteinuric chronic kidney disease. Open Vet J. 2016; 6(2): 121-127.

11) Acierno MJ, Brown S, Coleman AE, et al. ACVIM consensus statement: guidelines for the identification, evaluation, and management of systemic hypertension in dogs and cats. J Vet Intern Med. 2018; 32(6): 1803-1822.

12) Hall JA, Fritsch DA, Jewell DE, et al. Cats with IRIS stage 1 and 2 chronic kidney disease maintain body weight and lean muscle mass when fed food having increased caloric density, and enhanced concentrations of carnitine and essential amino acids. Vet Rec. 2019; 184(6): 190.

13) Chalhoub S, Langston C, Eatroff A. Anemia of renal disease: what it is, what to do and what's new. J Feline Med Surg. 2011; 13(9): 629-640.

臓器・疾患別　最新の治療ガイドライン

神経疾患

犬と猫の脳血管障害への対応

中本裕也
Neuro Vets 動物神経科クリニック，大阪公立大学獣医学部附属獣医臨床センター

アドバイス

脳血管障害（cerebrovascular disease：CVD）は，脳の血液供給に起因する脳障害と定義される[1]。CVD は人医療における死因の第 4 位である[2]。一方で，獣医療における CVD の発生頻度の詳細は不明だが，以前はまれな疾患とされていたものの，現在では一般的な疾患として認識されている[1,3]。これは，MRI 検査や CT 検査などを実施する機会が増えたことが要因と考えられる。日本における大規模な神経疾患の調査では，CVD は犬の頭蓋内疾患の 4 番目，猫では 5 番目に多いと報告されている[4,5]。ただし，これらは二次診療施設における報告であるため，一般臨床の現場ではさらに多く発生していると推察される。これらのことから，犬や猫における CVD に関する臨床像の把握や治療対応の知識を有しておくことは，一般臨床の現場においても重要である。

病態および分類

1．脳の血管系[1, 3, 6]

CVD の理解のためには，脳血管系に関する情報を有しておく必要がある。脳への血液（動脈系）は，犬では鎖骨下動脈から分枝した両側の椎骨動脈が吻合する「脳底動脈」，総頸動脈と腕頭動脈から分枝した両側の「内頸動脈」，両動脈の吻合による「大脳動脈輪（Willis 動脈輪）」から供給されている。これらから分枝している臨床的に重要な血管は，前大脳動脈，中大脳動脈，後大脳動脈，前小脳動脈，後小脳動脈といった血管である（図 1a）。それぞれの血管による支配領域

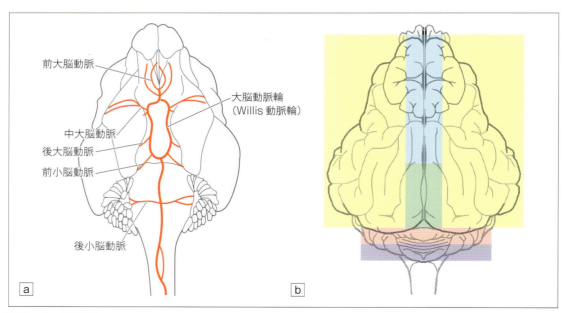

図 1　犬の脳動脈
a：主要な脳動脈（腹側面）。大脳動脈輪（Willis 動脈輪）から分枝する主要な血管として，前大脳動脈，中大脳動脈，後大脳動脈，前小脳動脈が，脳底動脈から分枝する主要な血管として後小脳動脈が挙げられる。
b：脳動脈の支配領域（背側面）。水色：前大脳動脈，黄色：中大脳動脈，緑色：後大脳動脈，ピンク色：前小脳動脈，紫色：後小脳動脈。

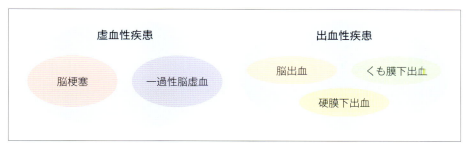

図2 脳血管障害の分類
虚血性疾患には，脳梗塞や一過性脳虚血が含まれる。出血性疾患には，脳出血やくも膜下出血，硬膜下出血が含まれる。

は，おおむね決まっている(図1b)。

猫では，大脳動脈輪が外頸動脈から分枝した上顎動脈から形成されており，脳幹尾側領域は椎骨動脈からの血液供給を受けている。この犬と猫における血液供給の違いは覚えておいてほしい。

また，脳の静脈系は弁や筋層を有していないという特徴がある。脳の静脈系としては，背側矢状静脈洞や横静脈洞，脳底静脈洞といった硬静脈洞，脳内から硬静脈洞へとつながる背側大脳静脈洞，背側小脳静脈洞，腹側小脳静脈洞などが挙げられる。

2．分類および原因

(1) 分類

CVDは大きく，虚血性疾患と出血性疾患に分類される(図2)[3]。虚血性疾患は，1つあるいは複数の血管の局所性閉塞によって，脳実質に障害が生じる病態である。脳梗塞や一過性脳虚血が含まれる。また，脳梗塞において，小さな血管の梗塞による障害はラクナ梗塞，大きな血管の梗塞による障害は領域性梗塞と呼ばれる(図3a，b)。最近の報告によると，犬のサイズによってそれぞれの発症率に違いがあるとされており，15 kg未満の小型犬ではラクナ梗塞が17％，領域性梗塞が58.5％，15 kg以上の大型犬ではラクナ梗塞が53.8％，領域性梗塞が15.4％と報告されている[7]。梗塞部位の発生割合は，犬では，大脳動脈においては前大脳動脈で9.7％，中大脳動脈で41.9％，後大脳動脈で14.5％，小脳動脈においては前小脳動脈で25.8％，後小脳動脈で8.1％と報告されている[7]。

一過性脳虚血とは，一過性かつ局所性の脳機能障害のことであり，発症から24時間以内に神経学的異常が消失する。このため，二次診療施設では，紹介来院時に臨床徴候の改善を示していることも珍しくない。一過性脳虚血は，微小な脳血管栓や脳梗塞栓，血管痙縮などに起因していると考えられているが，臨床徴候を踏まえた診断名であることに注意が必要である。

出血性疾患とは，血液が脳内へ直接漏出し，脳実質内，くも膜下腔内ないしは硬膜下腔内に血腫を形成して，周辺の脳実質を圧迫した病態である(図3c，d)。このため，出血性疾患には脳出血やくも膜下出血，硬膜下出血が含まれる。

(2) 原因

犬のCVDは54.5％が原因不明とされる[7]。報告されている基礎疾患としては，心疾患，腎疾患，内分泌疾患(甲状腺機能低下症や副腎皮質機能亢進症)，腫瘍(褐色細胞腫，リンパ腫，腫瘍細胞の塞栓性転移など)，糖尿病，低アルブミン血症，凝固障害，麻酔関連の事故，細菌性心内膜炎，アテローム硬化症(甲状腺機能低下症および高トリグリセリド血症に関連)，寄生虫の異所性迷入(塞栓)，線維軟骨塞栓症などがある[3,7〜9]。

一方，猫のCVDは12.5％が原因不明とされる[6]。報告されている基礎疾患としては，心疾患(肥大型心筋症など)，腎疾患，内分泌疾患(甲状腺機能亢進症，原発性アルドステロン症)，腫瘍(リンパ腫や肺腺癌)，肝リピドーシス，猫伝染性腹膜炎(FIP)，脂質性肺炎，髄膜脳炎などがある[3,6,10]。

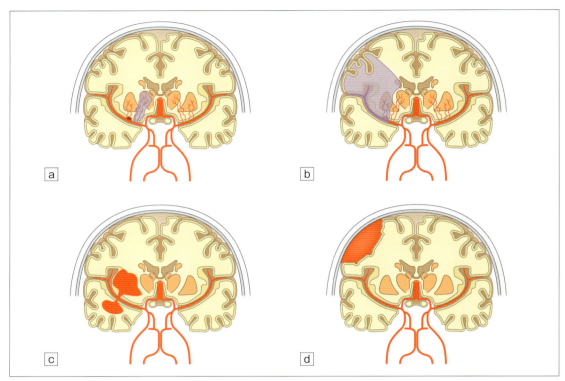

図3 梗塞および出血のイメージ
a，b：梗塞のイメージ。aがラクナ梗塞（小血管の障害），bが領域性梗塞（大血管の障害）である。
c，d：出血のイメージ。cが脳出血（脳実質内の血管からの出血），dが硬膜下／くも膜下出血（脳実質外の硬膜下あるいはくも膜下の血管からの出血）である。
（文献9をもとに作成）

3．病態生理

頭蓋内は大きく脳実質，脳脊髄液，血液から構成されている。頭蓋内に対して脳実質が87％，脳脊髄液が9％，血液が4％を占める[9]。これらのいずれかに何らかの問題が生じると，臨床徴候を呈する。

脳が局所的あるいは広範囲に低酸素や低血糖となる虚血状態を呈すると，脳の代謝異常が引き起こされる。特に，脳灌流低下や持続時間が重要であり，脳灌流が正常の40％未満となり5時間が経過すると，機能障害は不可逆的となる。脳の機能障害には一次損傷と二次損傷がある。一次損傷はエネルギー障害であり，脳が虚血状態になるとATPが枯渇することによってNa$^+$/K$^+$ ATPアーゼポンプに障害が生じ，細胞障害性浮腫を呈する。イオン勾配の消失によって静止膜電位の脱分極が生じ，それに伴い発生した細胞内の過剰なカルシウムイオン（Ca^{2+}）は，ホスホリパーゼやリパーゼ，プロテアーゼなどの細胞内代謝酵素を活性化し，細胞障害を進行性に悪化させる。さらに，NMDA受容体活性や細胞内Ca^{2+}増加は，フリーラジカルを形成する。一方，二次損傷では血液脳関門の損傷が生じ，血管原性浮腫および炎症細胞の浸潤が発現する。非常に重度な血管内皮の障害が生じると，出血を呈する。

このような一連の，かつ悪性の脳代謝不全は，最終的には細胞死を招く。しかし，脳のすべての領域が等しく虚血による影響を受けるのではなく，大脳皮質（特に海馬や灰白質），小脳皮質，視床基底核などが虚血による障害を受けやすい[3]。

脳出血による一次損傷は，生じた血腫が脳実質を直接的に圧排することで引き起こされ，臨床徴候発現後6時間以内に生じる。その後，脳実質および頭蓋内圧の増加によって，血腫の増大は制限される。血腫は時間経過とともに脱酸素化を示し，オキシヘモグロビン→デオキシヘモグロビン→メトヘモグロビン→フェニ

チリンおよびヘモジデリンとなり，マクロファージによる貪食を受ける。血腫は数日〜数週間以内に消失する。血腫の存在によって障害を受けた領域は，壊死して空洞化やグリア瘢痕の形成を伴う。一方，二次損傷では，トロンビン誘発性の炎症カスケードの活性化，およびマトリックスメタロプロテアーゼの過剰発現によって，出血領域の周囲に血管原性浮腫や局所的な脳虚血が生じる。また，血腫自体の存在により，頭蓋内圧の亢進が誘引され，脳ヘルニアや閉塞性水頭症などを生じる可能性がある[3]。

4．好発品種および疫学

犬や猫における発症年齢は若齢〜高齢であり，性差はほとんどない[1,3,6,7,10]。前脳領域の梗塞としてはチワワや雑種犬，小脳領域の梗塞としてはキャバリア・キング・チャールズ・スパニエルやパグが好発犬種とされる[4,7,11]。猫での報告はほとんどが雑種であり，前脳領域における梗塞が多く報告されている[5,6,10]。

近年の報告では，犬において夏場の8月と冬場の12月に発生数が増加するとされている[7]。人医療においても同様の傾向が認められており，夏場は血液の粘稠度の高まりに起因した脳出血，冬場は血圧の変化を伴う虚血性疾患である脳梗塞が多いとされている[12,13]。

検査および診断

1．神経学的検査

CVDは急性に発症し，進行が早く，数日間の悪化傾向を示すことが多い[1,3]。臨床徴候は障害部位によって多様である[1,3,6,7,10]。最も多い臨床徴候は歩行障害である。大脳や間脳領域の梗塞ではてんかん発作が多く，小脳梗塞では捻転斜頸が多く認められる[7,11]。前大脳動脈などの梗塞に伴う前頭葉や頭頂葉の障害では，てんかん発作や意識状態の変化，旋回運動（梗塞部位と同側），姿勢反応（梗塞部位と対側）の異常などが認められる。中大脳動脈などの梗塞に伴う頭頂葉や側頭葉の障害では，てんかん発作や旋回運動（梗塞部位と同側），威嚇瞬目反応の異常，姿勢反応

（梗塞部位と対側）の異常などが認められる。後大脳動脈などの梗塞に伴う後頭葉の障害では，てんかん発作や旋回運動（梗塞部位と同側），視覚障害などが認められる。前小脳動脈などの梗塞による小脳障害では，奇異性前庭徴候や企図振戦，姿勢反応（梗塞部位と同側）の異常などが認められる。

2．身体診察

CVDの場合には基礎疾患を有していることがあるため，身体診察として，体温の測定，心拍数／脈拍数の測定，呼吸数の測定，聴診，血圧測定，体表リンパ節の評価を行う必要がある。特に，高血圧はリスク因子のひとつであるため，落ち着いた環境下での測定が推奨される。収縮期血圧が180 mmHg以上である場合には，注意が必要である。

3．血液の検査

基礎疾患の推察を行うための検査として，全血球計算（CBC），血液化学検査，凝固系検査，内分泌検査などが挙げられる。CBCでは，ミクロフィラリアの評価も重要である。血液化学検査は，代謝異常症の有無の確認が目的である。凝固系検査では，プロトロンビン時間（PT），活性化部分トロンボプラスチン時間（APTT）に加えてD-dimerの評価も推奨される。内分泌検査では，甲状腺ホルモンや副腎皮質ホルモンなどの検査を行う。

4．画像検査

（1）X線検査およびCT検査

X線検査では，頭部外傷の除外や心疾患などの評価を行う。出血は超急性期から高吸収領域として認められるため，CT検査は有用である[3]。

（2）MRI検査

MRI検査では，出血や血腫の所見はヘモグロビンの変性過程と時間経過によって様々である[3,14]。出血性疾患および虚血性疾患における信号強度の経時的変化を図4および表1に示す[14,15]。また，それぞれの血管の支配領域を図5に示す[16]。

臓器・疾患別　最新の治療ガイドライン

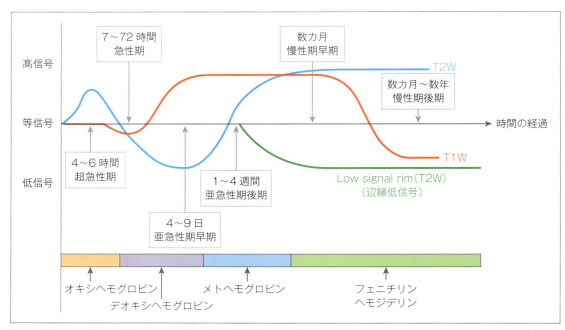

図4　MRI検査における出血および血腫の信号強度の経時的変化
出血の信号強度は，ヘモグロビンの変化とともに経時的に変化する。
T1W：T1強調画像，T2W：T2強調画像。
（文献15をもとに作成）

表1　脳梗塞におけるMRI検査の信号強度の経時的変化

病期	超急性期	急性期	亜急性期早期	亜急性期後期	慢性期
検査までの時間	3〜6時間	6〜24時間	24時間〜1週間	1〜6週間	6週間以上
T2強調画像	等〜高信号	高信号	高信号	高信号	高信号
FLAIR画像	等〜高信号	高信号	高信号	高信号	高信号（壊死領域は低信号）
T1強調画像	等〜低信号	低信号	低信号	低信号	低信号
造影剤による増強効果	なし	なし	様々	様々	様々

（文献14をもとに作成）

　急性〜亜急性期にMRI検査を実施すると，病巣部はT2強調画像で低信号，T1強調画像で高信号として示される。時間がさらに経過した時点での検査では，T2強調およびT1強調画像で高信号として示される。最終的に出血病巣は吸収され，空洞化や脱落病変として脳脊髄液に置換される。ここでは詳細を省くが，T1強調画像で病巣部が高信号を呈した場合には，出血性病変を十分に考慮する必要がある。

　また，出血性病変の特殊な画像検査としてT2*（T2スター）強調画像があり，ヘモジデリンによる磁場の乱れを低信号領域として描出する。本画像では，CT検査においても描出困難な微小な出血を捉えることが可能とされる。大脳や小脳における代表的なMRI所見を図6〜9に示す。

5. 脳脊髄液検査

　CVDにおける脳脊髄液検査の所見は，非特異的であることが多い[1,3]。正常な所見を示すこともあれば，軽度な蛋白の増加や，白血球数の増加を呈することもある。しかし，発症後の脳脊髄液採取のタイミングで

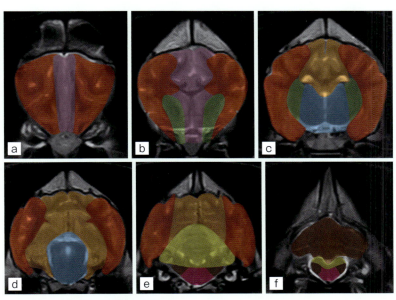

図5　MRI上の血管の支配領域

紫色：前大脳動脈，赤色：中大脳動脈，オレンジ色：後大脳動脈，緑色：線条体動脈，水色：貫通動脈，黄色：前小脳動脈，茶色：後小脳動脈，ピンク色：椎骨動脈。
a：前頭葉吻側レベル，b：視交叉レベル，c：第三脳室レベル，d：橋レベル，e：内耳レベル，f：延髄尾側レベル。
（文献16をもとに作成）

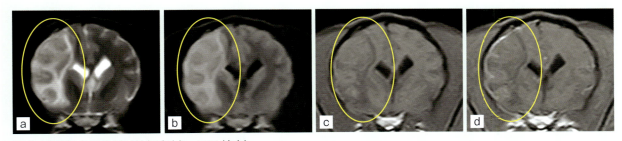

図6　大脳における領域性梗塞（犬，MRI検査）
囲み：梗塞部。
a：T2強調画像，b：FLAIR画像，c：T1強調画像，d：造影T1強調画像。

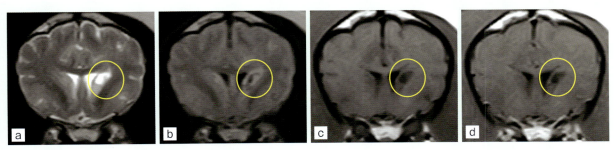

図7　大脳におけるラクナ梗塞（犬，MRI検査）
囲み：梗塞部。
a：T2強調画像，b：FLAIR画像，c：T1強調画像，d：造影T1強調画像。

臓器・疾患別　最新の治療ガイドライン

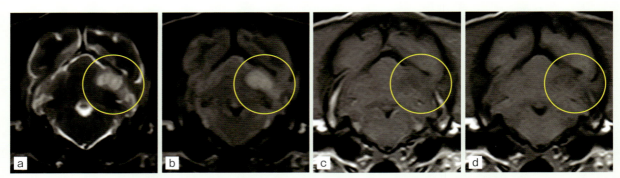

図8　小脳における領域性梗塞（犬，MRI検査）
囲み：梗塞部。
a：T2強調画像，b：FLAIR画像，c：T1強調画像，d：造影T1強調画像。

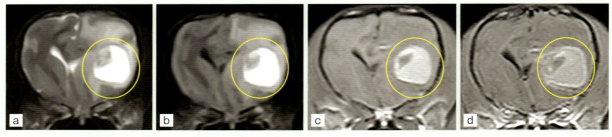

図9　大脳における脳出血（犬，MRI検査）
脳出血（囲み）の周囲に脳浮腫が認められる。
a：T2強調画像，b：FLAIR画像，c：T1強調画像，d：造影T1強調画像。

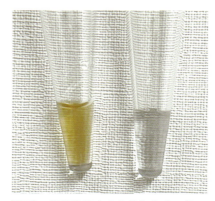

図10　脳脊髄液中のキサントクロミー
左：キサントクロミーを伴う脳脊髄液。
右：正常な脳脊髄液。

は，出血を示唆する赤色や，キサントクロミー（図10）が認められる[3]。また，脳梗塞の場合，インターロイキン（IL）-6の上昇が認められる場合がある[3]。

なお，IL-6は，国内では大学の施設で測定することができる。

画像所見のみでは判断しづらい場合に脳脊髄液検査が有用となる場合があるものの，急性期では頭蓋内圧亢進を伴っている可能性があるため，脳脊髄液の採取には注意しなければならない。

治療

獣医療におけるCVDに対する治療は定まっておらず，動物の状態や家族の希望によって変わってくる。人医療では，発症からの時間経過などによって対応方法が異なるものの，獣医療で実施可能な治療には制限がある。特に，超急性期や急性期に正確な診断のもとで治療が実施されることは少ない。

神経疾患

1．保存的治療

人医療では，超急性期にCT検査やMRI検査といった高度画像検査が実施され，血栓溶解剤である遺伝子組み換え組織型プラスミノゲン活性化因子（rt-PA）の投与による閉塞血管の再疎通が行われる。また，急性期には，抗凝固剤であるアルガトロバンやヘパリン，ヘパリノイドの投与，抗血小板療法（アスピリン，クロピドグレル，オザグレルナトリウム）などが行われる[17]。一方で，獣医療では前述のように，発症から診断までに時間を要することが多く，また，発症後から時間経過にあわせた治療方針が定まっていないことから，人医療のような治療は困難である。このため，獣医療では臨床徴候を確認しながらの保存的治療が主に行われる。

獣医療で実施されるCVDの初期治療は，脳浮腫や頭蓋内圧亢進，および脳への二次損傷に対する治療である。臨床徴候の改善が認められるまで，頭蓋内圧の軽減を目的に，濃グリセリン・果糖（0.5〜2 g/kgを30分かけてCRI）やマンニトール（0.5〜2 g/kgを15〜30分かけてCRI）を1日2〜3回で投与する。その際には，重度な脱水や電解質失調に注意しなければならない。

グルココルチコイドの使用に関しては，賛否両論あることを肝に銘じておく必要がある。グルココルチコイドによる神経保護作用やフリーラジカルスカベンジャーとしての作用を期待して，コハク酸メチルプレドニゾロンの投与を行うことはあるものの，その有用性は証明されておらず，人医療では推奨されていない[17]。

意識状態やその他の臨床徴候（てんかん発作など）が認められる場合には，酸素吸入や，抗てんかん発作薬の使用，頭蓋内圧の軽減を目的とした頭部の挙上といった処置が必要となる場合がある。臨床徴候が落ち着いた場合には，積極的な支持療法（生活環境の整備など）や理学療法が行われる。多くの動物では数日〜数週間で臨床徴候の改善が認められる。

基礎疾患を有する場合には，それらに対する治療も必要となる。血圧が180 mmHg以上の場合には，高血圧に対する治療を行う[3]。ただし，頭蓋内圧亢進時は，脳の障害部位において脳血流の自己調整能が破綻していることがあるため，急激な血圧の低下は障害部位でのさらなる脳灌流の低下を誘引する可能性があるため，注意が必要である。このような場合には，動物の状態が安定した後で，経口の抗高血圧薬（エナラプリルなど）での治療を実施する。

2．外科的治療

血腫がくも膜下や脳実質内に形成された場合には，開頭手術による血腫の除去が必要となる場合がある。これは，臨床徴候の改善が認められず，血腫の増大および臨床徴候の進行性の悪化が認められる場合に実施される[3]。しかし，実際に外科的治療が選択されるケースは少ないと考えられる。筆者の経験上，大きな血腫を伴っている場合でも，外科的治療を必要とせずに，血腫が吸収・消退することは珍しくない。このため，現在のところは，外科的治療の適応・不適応の明確な基準は存在していないと理解しておく必要がある。

予後

CVDにおける予後を一概に述べることは困難である。これは，病変の局在や障害範囲，臨床徴候の重篤度や基礎疾患の有無などの要因があるためである。犬における過去の研究では，梗塞のタイプや発症部位，臨床徴候の有無などと予後には，明らかな相関は認められなかったと報告されている[8]。一方で，基礎疾患を有している動物では再発率が高く，生存期間は有意に短かったと報告されている[8]。

虚血性疾患の犬では，支持療法のみで数週間以内に回復したことが報告されている[3]。臨床徴候発現から30日以内に23%が死亡したものの，30日以上生存した犬の生存期間中央値は505日であった[3]。また，出血性疾患の犬では，病巣が単発の場合の長期予後は60%が良好であったとされる一方で，病巣が多発の場合の長期予後は70%が不良であったとされる。脳室内出血は，人医療では死亡率の高さと関連しているとされるものの，獣医療での詳細は不明である。

臓器・疾患別　最新の治療ガイドライン

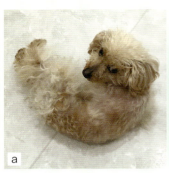
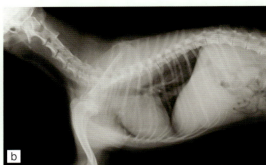
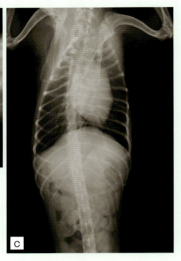

図11　症例の所見
a：初診時の様子。自力での起立・歩行が不能であり，伏臥位姿勢で左側頭位回旋が認められた。
b，c：胸部X線画像(b：右側方像，c：腹背像)。目立った異常所見は認められなかった。

猫における予後は不明であるが，犬と同様ではないかと推察される[6, 10]。

実際の症例

プロフィール
トイ・プードル，9歳齢，避妊雌，体重 2.2 kg

病歴
急性発症した歩行異常および転倒を主訴にかかりつけ医を受診した(第1病日)。姿勢の変化を伴う運動失調が認められた。歩行異常の発現から4時間後には，四肢での起立が困難となった。翌日，初発の全般発作が認められたため，再びかかりつけ医を受診した(第2病日)。第5病日に原因精査のため，当院(Neuro Vets 動物神経科クリニック)を紹介受診した。

検査所見
● 身体診察
体温：38.3℃，心拍数：124 回/分(心雑音なし)，呼吸：パンティング

● 神経学的検査
意識レベル，知性・行動に明らかな異常は認められなかったが，左側頭位回旋を伴う伏臥位姿勢を呈していた(図 11a)。四肢での起立・歩行は困難であったが，随意運動は認められた。右側前後肢における姿勢反応の低下～消失が認められ，脊髄反射は亢進を示していたが，左側前後肢における明らかな異常は認められなかった。四肢における表在痛覚は，正常範囲内であった。会陰反射も正常であり，皮筋反射は第4腰椎から頭側領域で認められた。明らかな頚部痛や背部痛は認められなかった。頭部を含めた脳神経系検査では，右眼における威嚇瞬目反応の消失が認められたものの，その他の明らかな異常は認められなかった。以上の神経学的検査所見(図 12)から，病変の局在として，左側前脳領域が疑われた。

● X線検査(図 11b, c)
主治医にて実施された胸部X線検査において，目立った異常所見は認められなかった。

● 血液の検査(表2)
主治医にて実施されたCBCおよび血液化学検査において，異常値は認められなかった。

● MRI検査(図 13)
左側前頭葉領域において，T2強調画像・FLAIR画像にて高信号(一部は低信号)，T1強調画像にて高信

神経疾患

神経学的検査表 neurological examination　　　検査日時＿＿＿＿＿＿＿＿＿＿＿＿　＿＿＿＿：＿＿＿

名前＿＿＿＿＿＿＿＿＿＿＿＿＿＿＿＿＿＿＿＿　　　体重＿＿＿＿＿＿kg

動物種・品種＿＿＿＿＿＿＿＿＿＿＿＿＿＿＿＿　　　発症時期＿＿＿＿＿＿＿＿＿（急）・徐々

性別＿＿＿＿＿＿＿＿＿＿＿＿＿＿＿＿＿＿＿＿　　　進行の程度 発症から24時間除いて進行なし

生年月日＿＿＿＿＿＿＿＿＿＿＿＿＿＿＿＿＿＿　　　てんかん発作　有・無＿＿＿＿＿＿＿＿

現在の治療 current treatment：

既往歴 history　（初発）　再発，過去の治療の有無：

観察 observation

　　　意識状態 mental status（正常）傾眠 somnolent，昏迷 stuporous，昏睡 comatose＿＿＿＿＿＿＿＿＿

　　　知性・行動 intellectual behavior：（正常）異常＿＿＿＿＿＿＿＿＿＿＿＿＿＿＿＿＿＿＿

　　　姿勢 posture：正常，捻転斜頚 head tilt，横臥（伏臥）座位，頭位回旋 turning 左側頭位回旋

　　　歩様 gait：正常，自力起立，自力歩行，運動失調 ataxia（不全麻痺 paresis）麻痺 plegia（tetra，para，mono，hemi）

　　　　　　　　　旋回運動 circling，測定障害 dysmetric，その他の異常＿＿＿＿＿＿＿＿＿＿＿＿

　　　不随意運動の有無：なし，振戦 tremor，ミオクローヌス myoclonus，その他＿＿＿＿＿＿＿＿＿＿

触診 palpation

　　　筋肉：萎縮 atrophy，緊張 tone 亢進 / 低下＿＿＿＿＿＿＿＿＿＿＿＿＿＿＿＿＿＿＿＿

　　　骨・関節＿＿＿＿＿＿＿＿＿＿＿＿＿＿＿＿＿＿＿＿＿＿＿＿＿＿＿＿＿＿＿＿＿＿

姿勢反応 postural reactions		LF	RF	LR	RR
固有位置感覚 proprioception	ナックリング knuckling	2	0	2	0
	ペーパースライド paper slide test				
踏み直り反応 placing	触覚性 tactile				
	視覚性 visual				
跳び直り反応 hopping		2	0	2	0
立ち直り反応 righting		2	0	2	0
手押し車反応 wheelbarrowing		2	1		
姿勢性伸筋突伸反応 extensor postural thrust				2	1

脊髄反射　spinal reflexes		LF	RF	LR	RR
膝蓋腱（四頭筋）反射 patella	大腿神経；L4，L5，L6			2	2～3
前脛骨筋反射 cranial tibialis	坐骨神経の腓骨神経；L6，L7			2	2～3
腓腹筋反射 gastrocnemius	坐骨神経の脛骨神経；L7，S1			2	2～3
橈側手根伸筋反射 ext.carpi radialis	橈骨神経；C7，C8，T1	2	2		
二頭筋反射 biceps	筋皮神経；C6，C7，C8	2	2		
三頭筋反射 triceps	橈骨神経；C7，C8，T1	2	2		
引っこめ反射 flexor/withdrawal	C6-T2 / L6-S1	2	2		
交叉伸展反射 crossed extensor		なし	なし	なし	なし
会陰反射 perineal	陰部神経；S1-2			2	2
皮筋反射 panniculus reflex		Lt	L4	Rt	L4

NE＝not evaluated 評価せず，0＝absent 消失，1＝depressed 低下，2＝normal 正常，3＝hyper 亢進，4＝hyper with clonus クローヌスを伴う亢進

図 12　症例の神経学的検査所見

病変の局在として，左側前脳領域が疑われた。
（文献 18 をもとに作成）　　　　　　　　　　　　　　　　　（次ページへ続く）

臓器・疾患別　最新の治療ガイドライン

脳神経 cranial nerves		L	R	
顔面の対称性 facial symmetry	表情筋	2	2	顔面 facial [7]
	側頭筋，咬筋	2	2	三叉 trigeminal [5]
眼瞼反射 palpebral		2	2	三叉 [5] 眼枝 ophthalmic → 顔面 [7]
角膜反射 corneal		2	2	三叉 [5] 眼枝 ophthalmic → 外転 [6]
威嚇瞬目反応 menace		2	0	視 optic [2] → 顔面 [7]　　　（小脳）
瞳孔の対称性 pupil size　　　S　M　L		M	M	動眼 oculomotor [3]
斜視 strabismus	正常位	なし	なし	動眼 [3]，滑車 trochlear [4]，外転 abducent [6]
	頭位変換（誘発）	↓	↓	前庭 vestibular [8]
眼振 nystagmus	正常位	なし	なし	前庭 [8]　　　（小脳）
	頭位変換（誘発）	↓	↓	前庭 [8]
生理的眼振 phys.nystagmus		2	2	動眼 [3]，滑車 [4]，外転 [6]，前庭 [8]
対光反射 pupillary light	左刺激	2	2	視 [2] → 動眼 [3]
	右刺激	2	2	視 [2] → 動眼 [3]
顔面知覚 sensation	（鼻），上顎	2	2	三叉 [5] 上顎枝 → 顔面 [7]
	下顎	2	2	三叉 [5] 下顎枝 → 顔面 [7]
開口時の筋緊張		2		三叉 [5]
舌の動き・位置・対称性 tongue		2		舌下 hypoglossal [12]
飲みこみ swallowing		2		舌咽 glossopharyngeal [9]，迷走 vagus [10]
僧帽筋，鎖骨頭筋，胸骨頭筋の対称性		2		副 accessory [11]
綿球落下テスト		L：2，R：0		視 optic [2]，動眼 [3]，滑車 [4]，外転 [6]
嗅覚 olfaction		2		嗅 olfactory [1]

知覚 sensation	LF	RF	LR	RR
表在痛覚 superficial pain	NE	2	NE	2
深部痛覚 deep pain	NE	→		
知覚過敏 hyperesthesia	有・無			

排尿機能 urinary function

随意排尿（有・無）_____

膀胱　　　膨満・圧迫排尿容易_____

鑑別診断リスト differential diagnosis
　　　1　血管性
　　　2　腫瘍性
　　　3　炎症性
コメント comments

病変の位置決め　lesion localization　とその理由

1. 末梢神経_____

2. 脊髄：　C1-C5, C6-T2, T3-L3, L4-S3

3. 脳：　　前脳（大脳・間脳），脳幹（中脳・橋・延髄），
　　　　　小脳，前庭（中枢・末梢）

4. 全身性神経筋疾患_____

5. 正常

推奨される検査　recommended test

　　MRI, CSF

検査者名：_____

（図 12 のつづき）

表2 症例の血液の検査所見

● WBC	6,300 /μL	● ALT	69 U/L	● Ca	9.2 mg/dL
Seg	5,103 /μL	● ALP	37 U/L	● P	3.8 mg/dL
Lym	1,071 /μL	● Glu	101 mg/dL	● T-Bil	<0.1 mg/dL
Mon	0 /μL	● ALB	2.8 g/dL	● NH$_3$	34 μg/dL
Eos	126 /μL	● BUN	26.1 mg/dL	● T-Cho	279 mg/dL
● PCV	36 %	● Cre	0.67 mg/dL	● TG	40 mg/dL
● Plate	354×10^3 /μL			● vc-CRP	<0.3 mg/dL

異常値は認められなかった。

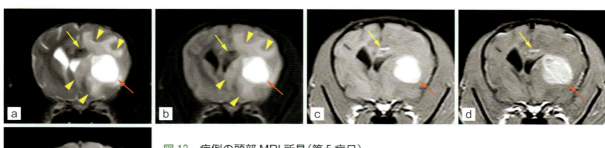

図13 症例の頭部MRI所見（第5病日）

左側前頭葉領域において，T2強調画像，FLAIR画像，T1強調画像で高信号を示し，T2*強調画像で辺縁が低信号を示す，造影剤による増強効果を呈さない占拠性病変（赤矢印）が認められた。さらに，左側脳室背側領域において，T2強調画像およびFLAIR画像で軽度な低信号を示し，T1強調画像で高信号，T2*強調画像で低信号を示す占拠性病変（黄矢印）も認められ，病変周囲の脳浮腫（a，b黄矢頭）が示唆された。
a：T2強調画像，b：FLAIR画像，c：T1強調画像，d：造影T1強調画像，e：T2*強調画像。

号を示す，造影剤による増強効果を伴わない脳実質内占拠性病変が認められた。また，病変周囲における脳浮腫を示唆する，び漫性領域および脳実質の圧排所見（midline shift）が認められた。左側大脳半球において，脳溝は不明瞭であった。

● 脳脊髄液検査

肉眼所見としてキサントクロミー（図14）が確認された。また，単核球優位な混合性の細胞数増加および蛋白の上昇が認められた（表3）。

診断

左側前頭葉領域におけるCVD（脳出血）と診断した。鑑別疾患として，神経膠腫などの実質性脳腫瘍や非感染性脳炎などが考慮された。

治療

診断時（第5病日）に脳圧降下を目的として，マンニトール（2 g/kgを30分かけてCRI）を投与した。また，脳浮腫の軽減，脳圧降下を目的として，プレドニゾロン（1 mg/kg, sid）およびイソソルビド（1 mL/kg, bid）を処方した。てんかん発作に対して，ゾニサミド（3 mg/kg, bid）の投薬を開始した。

経過

第26病日の再診時には，ふらつきや旋回運動は残存していたものの，自力での起立・歩行が可能な様子が確認された（図15）。プレドニゾロンを0.5 mg/kg，

臓器・疾患別　最新の治療ガイドライン

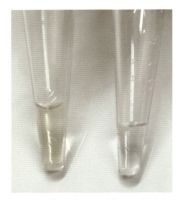

図14　第5病日に採取した症例の脳脊髄液の肉眼所見
水（右）と比較して，淡い茶褐色を呈していた。

表3　症例の脳脊髄液検査所見

- 総有核細胞数　　30 個/3 μL
  　単核球　　　　21 個/3 μL
  　多核球　　　　9 個/3 μL
- 蛋白濃度　　　　67.6 mg/dL
- 比重　　　　　　1.005
- Na　　　　　　　156 mEq/L
- K　　　　　　　2.9 mEq/L
- Cl　　　　　　　131 mEq/L
- 糖　　　　　　　87 mg/dL
- キサントクロミー　あり

単核球優位な混合性の細胞数増加および蛋白の上昇が認められた。

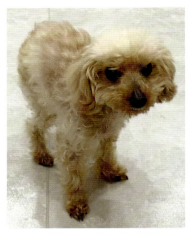

図15　症例の第26病日の再診時の様子
自力での起立・歩行が可能となり，頭位回旋姿勢も目立たなくなっていた。

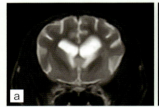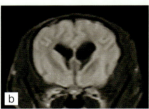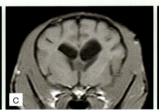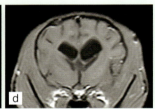

図16　症例の頭部MRI所見（第68病日）
左側前頭葉領域における病変の消失が認められた。
a：T2強調画像，b：FLAIR画像，c：T1強調画像，d：造影T1強調画像（図13と同レベルのスライス）。

sidに漸減し，同時にイソソルビドを休薬した。

第40病日には，右眼の視覚障害の改善傾向，および旋回運動の消失が確認された。プレドニゾロンを0.5 mg/kg，eodへと漸減した。

第68病日に，経過観察の頭部MRI検査を実施した。前頭葉に認められた占拠性病変の明らかな退縮傾向が認められ，痕跡的な微小病変のみが確認された（図16）。発症後の経過および画像所見より，この病変は脳出血の陳旧性病変と判断した。プレドニゾロンは休薬し，ゾニサミドのみ継続しながら経過観察とした。

その後は，発作を含めて目立った神経徴候も認められず良好な経過であったため，発症から2年半後の時点で，主治医にてゾニサミドを休薬した。現在も生存している。

考察

本症例では，発症形式が「急性」であったこと，病変の局在として「左側前脳」が考慮されたことから，鑑別疾患には脳血管障害や外傷性疾患が挙げられた。明確な外傷に関する情報がなかったことから，脳血管障害を第一に考慮して精査を実施した。そして，画像検査の所見からCVD（脳出血）と判断し，家族と相談の上で保存的治療を開始した。選択肢としては外科的治療も考慮されるが，個人的な経験としては，保存的治療によっても良好な経過が得られることから，家族と連絡を密に取りながら経過の評価を行った。

高齢犬において急性発症する脳障害としては，脳血

神経疾患

管障害に加えて，外傷性疾患，中毒性疾患を考慮する必要があるため，慎重な問診や身体診察を行い，評価する必要がある。

to senior
高齢の動物への配慮

- 臨床徴候の改善に時間を要する可能性があるため，生活環境や食事の手助けなどを行う必要がある。
- 起立・歩行が困難な場合には，誤嚥性肺炎などを呈する可能性があるため，呼吸状態などの慎重な評価が重要となる。

to family
動物の家族に伝えるポイント

- CVD の一般的な予後は良好だが，病変の発症部位に依存しているため，状況によっては急死する可能性がある。
- 治療方針として保存的治療が行われるものの，臨床徴候の進行性の悪化が認められる場合には外科的治療が選択肢となる。
- 臨床徴候の一部が後遺症として残存する可能性がある。
- 原因の精査を検討する。

to staff
スタッフに指導するときのポイント

- 神経学的異常の悪化を伴っていないかどうかを慎重に評価する。
- 臨床徴候の悪化を伴う場合には，頭蓋内圧の軽減を積極的に行うとともに，頭蓋内圧が上昇している可能性があるため，動物は慎重に扱う。

参考文献

1) Thomas WB. Cerebrovascular disease. Vet Clin North Am Small Anim Pract. 1996; 26(4): 925-943.

2) 令和 3 年（2021）人口動態統計（確定数）の概況．厚生労働省．第 6 表 性別にみた死因順位（第 10 位まで）別死亡数・死亡率（人口 10 万対）・構成割合．https://www.mhlw.go.jp/toukei/saikin/hw/jinkou/kakutei 21/dl/10_h6.pdf，参照 2024-8

3) Boudreau CE. An update on cerebrovascular disease in dogs and cats. Vet Clin North Am Small Anim Pract. 2018; 48(1): 45-62.

4) 中本裕也，中本美和，小澤剛．獣医神経病 2 次施設における犬の神経病発生状況調査．日獣会誌．2018. 7 (1)，41-49.

5) Nakamoto Y, Uemura T, Hasegawa H, et al. Feline neurological diseases in a veterinary neurology referral hospital population in Japan. J Vet Med Sci. 2019; 81(6): 879-885.

6) Altay UM, Skerritt GC, Hilbe M, et al. Feline cerebrovascular disease: clinical and histopathologic findings in 16 cats. J Am Anim Hosp Assoc. 2011; 47(2): 89-97.

7) Ozawa T, Miura N, Hasegawa H, et al. Characteristics and outcome of suspected cerebrovascular disease in dogs: 66 cases (2009-2016). J Small Anim Pract. 2022; 63(1): 45-5

8) Garosi L, McConnell JE, Platt SR, et al. Results of diagnostic investigations and long-term outcome of 33 dogs with brain infarction (2000-2004). J Vet Intern Med. 2005; 19(5): 725-731.

9) Garosi L. Cerebrovascular accidents. In: Small Animal Neurological Emergencies. Platt S, Garosi L, ed. Manson Publishing, 2012, p. 319-332.

10) Negrin A, Taeymans ONJ, Spence SE, et al. Presumed caudal cerebellar artery infarction in three cats: neurological signs, MRI findings, and outcome. Front Vet Sci. 2018; 5: 155.

11) Thomsen B, Garosi L, Skerritt G, et al. Neurological signs in 23 dogs with suspected rostral cerebellar ischaemic stroke. Acta Vet Scand. 2016; 58(1): 40.

12) Tanaka H, Shinjo M, Tsukuma H, et al. Seasonal variation in mortality from ischemic heart disease and cerebrovascular disease in Okinawa and Osaka: the possible role of air temperature. J Epidemiol. 2000; 10(6): 392-398.

13) Takizawa S, Shibata T, Takagi S, et al. Seasonal variation of stroke incidence in Japan for 35631 stroke patients in the Japanese Standard Stroke Registry, 1998-2007. J Stroke Cerebrovasc Dis. 2013; 22(1): 36-41.

14) Dewey CW. Encephalopathies: disorders of the brain. In: A Practical Guide to Canine & Feline Neurology. 3 ed. Dewey CW, da Costa RC, ed. Wiley-Blackwell, 2016, p. 141-236.

15) Thomas WB, Adams WH, McGavin MD, et al. Magnetic resonance imaging appearance of intracranial hemorrhage secondary to cerebral vascular malformation in a dog. Vet Radiol Ultrasound. 1997; 38(5): 371-375.

16) McConnell JF. MRI of the brain. In: Diagnostic MRI and Dogs and Cats. Mai W, ed. CRC Press, 2018, p. 257-308.

17) 一般社団法人 日本脳卒中学会脳卒中ガイドライン委員会．脳卒中ガイドライン 2021（改訂 2023）．J Nihon Univ Med Ass. 2023. 82 (6), 325-332.

18) 獣医神経病学会．神経学的検査表．2014. https://shinkei.com/pdf/sheet2014j.pdf，参照 2024-8

臓器・疾患別　最新の治療ガイドライン

整形外科

犬と猫の変形性関節症の診断と治療

宮﨑悠太
相川動物医療センター

アドバイス

　動物に適切な疼痛管理を行うことは獣医師の義務であり，動物福祉の向上，良好な治療成績，動物や飼い主との信頼関係構築などのために重要な治療である。変形性関節症(degenerative joint disease：DJD，骨関節炎〔osteoarthritis：OA〕)の動物を適切に管理するためには，病態，診断，治療などを十分に理解しておく必要がある。本稿では，近年発表された犬の OA の診断および治療ガイドライン[1,2](COAST および COASTeR)に基づき，OA の疼痛管理に必要な知識を概説する。

病態および臨床徴候

1．病態

　犬と猫の OA は原発性および二次性に分類される。原発性 OA は加齢，肥満，過剰な運動，遺伝などによる，基礎疾患の認められない OA である。犬の OA の多くは，股関節形成不全，肘関節形成不全，離断性骨軟骨症，前十字靭帯断裂などの整形外科疾患に続発して起こる二次性のものである[3]。猫では原発性 OA が多いと考えられているが，詳細はよく分かっていない。

　OA は，軟骨下骨の代謝異常，骨棘形成，滑膜炎などが関連した関節軟骨の破壊を特徴とする。関節の不安定性や形成異常，関節組織の障害，炎症性関節疾患などにより関節軟骨が損傷すると，関節軟骨はびらん・潰瘍を起こして菲薄化し，軟骨下骨が露出する。また，骨棘形成などの骨構造の変化も伴う。一度損傷した関節軟骨は再生せず，露出した軟骨下骨は摩耗して硬化する。さらに，関節軟骨の損傷によって，滑膜中のマクロファージや滑膜細胞からインターロイキン-1，腫瘍壊死因子-α などの炎症性サイトカインが放出され，滑膜炎が生じる。滑膜炎が慢性化すると，関節を安定化させるために関節包や滑膜外層が肥厚して線維化する。これらの反応によって正常な関節構造が失われ，疼痛および機能障害が起こる[3]。

2．疼痛のメカニズム

　疼痛は，その原因により侵害受容性疼痛と神経障害性疼痛に分けられ，侵害受容性疼痛はさらに熱や化学刺激などの侵害刺激により生じる生理的な疼痛と炎症性疼痛に分類される。OA には，侵害受容性疼痛と神経障害性疼痛の両方が関係している。侵害刺激が末梢から大脳に伝わる経路は，主に①末梢から脊髄に至るニューロン，②脊髄を上行するニューロン，③脊髄～大脳間を中継する視床からのニューロンの3つのニューロンにより構成されている。これらのニューロンの神経終末やシナプス間における神経伝達物質，神経インパルスの伝導，また局所で産生されるプロスタグランジン，ブラジキニン，炎症性サイトカインなどが，OA の疼痛のメカニズムと関連する。

3．臨床徴候

　一般的な臨床徴候は疼痛，跛行であり，跛行の多くは片側性である。そのほかに運動不耐性，元気消失，起立困難，関節のこわばりなどが認められる。疼痛に関連して攻撃的になるなど，性格の変化がみられることもある。

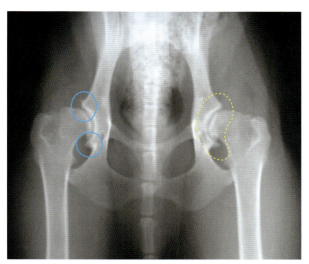

図1　犬の股関節形成不全に続発したOA
寛骨臼および大腿骨頭の軟骨下骨の硬化(破線),寛骨臼縁の骨棘形成(囲み),大腿骨頭および骨頸のリモデリングなどが認められる。

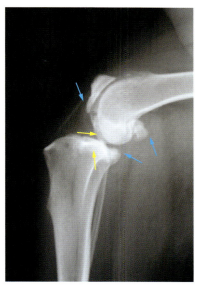

図2　犬の前十字靱帯断裂に続発したOA
大腿骨遠位および脛骨近位の軟骨下骨の硬化(黄矢印),脛骨近位,種子骨および膝蓋骨遠位の骨棘形成(青矢印)などが認められる。

検査および診断

1．検査および検査所見

　シグナルメント,病歴,身体診察,整形外科学的検査,神経学的検査,X線検査,関節鏡検査などにより総合的に診断する。骨肉腫や滑膜肉腫などの腫瘍性疾患,細菌性関節炎などの感染性疾患,免疫介在性関節炎などの免疫介在性疾患を除外することが重要である。

　身体診察では,関節の疼痛や腫脹,可動域制限,筋萎縮などが認められる。X線検査では骨棘形成,軟骨下骨の硬化・嚢胞形成,関節周囲の軟部組織の腫脹や石灰化などの不可逆的変化が認められるが(図1,2),これらの変化が確認できる場合にはすでに病態が進行していることが多い。関節鏡検査はX線検査で異常が認められないOAを早期に検出することが可能であり,関節軟骨や滑膜の評価に有用である。

2．COASTによるグレード分類

　2018年に発表されたCOAST (canine osteoarthritis staging tool)は,犬のOAの早期発見や早期治療介入を目的とした新たなステージングツールであり,飼い主と獣医師双方の評価に基づいて犬のOAを5段階に分類する(図3,参考資料1)[1]。

　飼い主による評価は問診票により行われ,複数の質問に回答する形式となっており,獣医師が回答結果をスコア化する。問診票への回答に加えて,飼い主は犬の疼痛の程度を4段階に分類する。獣医師は整形外科学的検査所見に基づき,静止時および活動時の負重の程度や跛行の重症度をそれぞれ4段階に分類する。飼い主による①問診票のスコア,②犬の疼痛の程度,獣医師による③静止時および④活動時の整形外科学的検査所見の4項目により「犬のグレード」が決定する。

　獣医師は次に,最も重症の関節における①疼痛,②関節可動域,③X線検査でのOAの程度をそれぞれ4段階に分類する。この3項目により「関節のグレード」が決定する。「犬のグレード」と「関節のグレード」はそれぞれ重症度に基づいて0(正常)〜4(重度)にスコア化され,「犬のグレード」または「関節のグレード」のうちスコアの高い方を最終的なCOASTステージとして採用する。どの症例も一貫した方法で評価することができるため,OAの重症度評価に有効であり,飼い主へのインフォームド・コンセントにも役立つ(表)[4]。

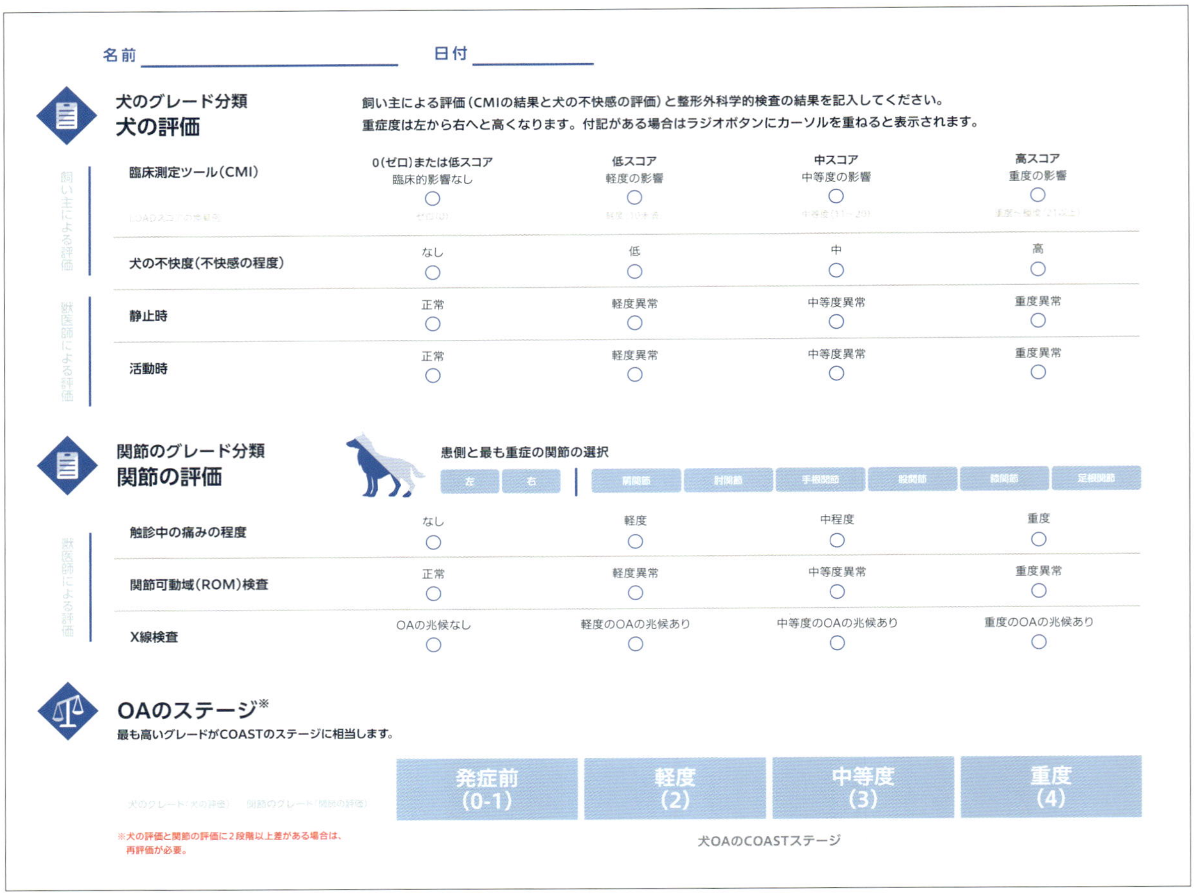

臓器・疾患別　最新の治療ガイドライン

図3　COAST 犬の OA のステージングツール

本稿末に QR コードを掲載しています（参考資料1）。QR コードが読み取れない場合は，以下の URL（https://my.elanco.com/jp/products/galliprant）よりご確認ください。
（資料提供：エランコジャパン㈱）

表　COAST の利点と有用性

ステージ分類の利点	具体的な有用性
標準化された評価アプローチ	● 獣医師間の情報交換手段の改善 ● 一貫性のある症例の評価および飼い主へのアドバイス
重症度の記録	● 治療方針の決定 ● 治療効果判定の指標 ● 進行度の正確なモニタリング
OA 発症リスクのある犬のモニタリング強化	● OA に対する飼い主の認知度や理解度の向上
OA の早期発見	● 治療の早期開始 ● 犬の健康状態の維持
最適な治療	● 犬の健康および福祉の最大化 ● 飼い主との信頼関係構築

OA：変形性関節症（骨関節炎）
（文献 4 をもとに作成）

3．COASTeR によるグレード分類

2023 年に発表された COASTeR（COAST excluding radiography）は，COAST から X 線検査による評価を除いたステージングツールであり，臨床徴候に基づき治療効果を評価する[2]。これは，早期の OA では X 線検査による評価が困難な場合があり，また，進行した OA を X 線検査で診断し治療を開始したとしても，十分な治療効果が見込めないことが多いためである。X 線検査での評価を除外したステージングをすることで，より早期の治療介入が可能となる。

最新の治療

2023 年に発表された犬の OA の治療ガイドラインは，COASTeR ステージに基づいて治療内容やその推奨度を 9 名の専門家が定めたものであり，各専門家の投票によって①全員が推奨，②過半数以上が推奨，③一部が推奨，の 3 つの推奨度がある（図 4，参考資料 2）[2]。薬物治療と非薬物治療の 2 つに大きく分けられ，薬物治療には非ステロイド系抗炎症薬（NSAIDs），抗神経成長因子（NGF）モノクローナル抗体，トラマドール，ガバペンチン，多血小板血漿など[2,5]が用いられ，非薬物治療としては体重管理，運動管理，理学療法／リハビリテーション，食事管理，外科的治療，サプリメント／栄養補助食品の給与などがあり，これらを複合的に組み合わせて治療する。

どの COASTeR ステージにおいても，飼い主の教育や動物の定期的な評価は推奨されており，OA のすべての動物で実施すべきである[2]。

1．薬物療法

OA による臨床徴候が軽度に認められる COASTeR ステージ 2 以上の動物では，NSAIDs または抗 NGF モノクローナル抗体を第一選択肢として使用することが推奨されている。

日本で使用可能な NSAIDs にはカルプロフェン，メロキシカム，フィロコキシブ，ロベナコキシブなどがあり，特定の NSAIDs が推奨されているわけではない。最近ではプロスタグランジン E_2 受容体のひとつである EP4 の選択的拮抗薬であるグラピプラントが発売されており，ガイドラインでは NSAIDs とともに第一選択肢として推奨されている。ステージごとに推奨される投与期間が異なり，例えば COASTeR ステージ 2 では少なくとも 4 週間，ステージ 3 では 8 週間の投与が必要となる。症例ごとに治療反応性，発現する副作用の種類や発生率は異なるため，定期的なモニタリングを行う。

また，NGF を標的とする抗 NGF モノクローナル抗体が新たな鎮痛薬として注目されている[6]。ガイドラインでは抗 NGF モノクローナル抗体も第一選択肢（全員が推奨）となっているが，比較的新しい薬剤であり，鎮痛効果や長期投与時の安全性などの臨床データが少ないのが現状である。一度の注射で長期の鎮痛効果が期待できるため，投薬が大変な猫の疼痛管理に特に有効である。

トラマドールやガバペンチンなどの鎮痛薬は，COASTeR ステージ 3 以上の動物で，NSAIDs や抗 NGF モノクローナル抗体による臨床徴候の改善が認められたものの，疼痛の感作や慢性的な神経障害性疼痛により鎮痛効果が十分ではない場合に，補助薬として使用される（過半数以上が推奨）。

2．体重管理

肥満は OA 発症および進行の危険因子であり，体重管理は OA の治療として有効である。COASTeR ステージ 1 以上の動物では，必要に応じて減量を計画することが推奨されている（全員が推奨）。適切な体重管理のためにボディ・コンディション・スコア（BCS）を活用してプランを作成する。BCS は動物の肋骨，脊椎，尾根部，腹部周囲の皮下脂肪の程度により肥満度を評価する主観的な方法で，一般的な BCS は 9 段階に分類されている。OA の動物では，BCS 4.5 が理想的である[7]。

BCS の段階が 1 つ下がることは 10％の体重減量に相当する。目標体重に到達するまでは，週に 1〜2％減を目安に減量する。例えば BCS が 7 である 30 kg の犬の場合，BCS 4 を目標とすると 30％，すなわち

臓器・疾患別　最新の治療ガイドライン

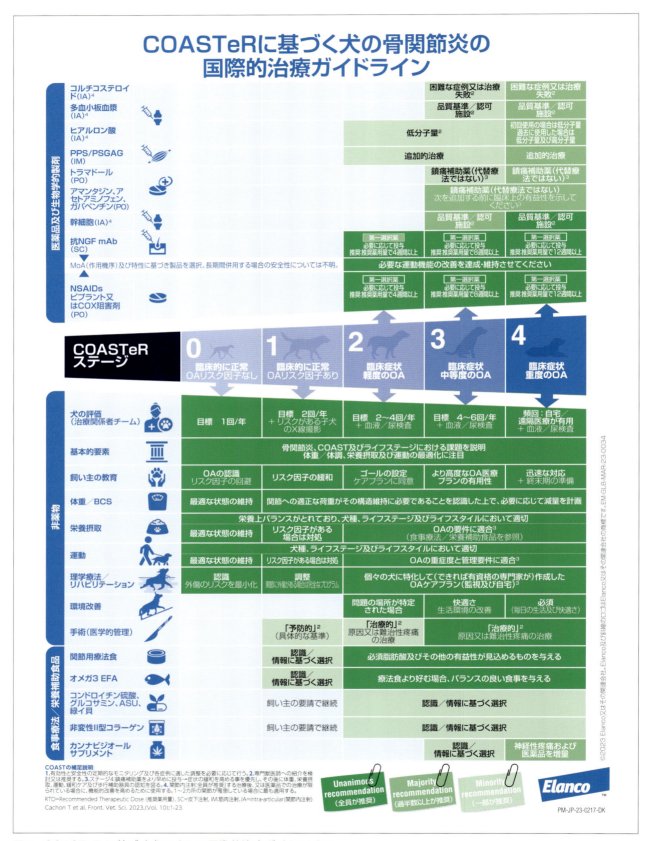

図4　COASTeRに基づく犬のOAの国際的治療ガイドライン

本稿末にQRコードを掲載しています（参考資料2）。QRコードが読み取れない場合は，以下のURL（https://my.elanco.com/jp/products/galliprant）よりご確認ください。
（資料提供：エランコジャパン㈱）

9 kg の減量が必要であり，目標体重は 21 kg で，週に300～600 g の減量が必要となる。様々な減量・食事プログラムが報告されているが，関節疾患がある動物の簡易的なカロリー計算法として，目標体重の安静時エネルギー要求量の 80～100％を目安とする記載もある[7]。

3．運動管理および理学療法

OA のすべての COASTeR ステージにおいて，運動管理および理学療法が推奨されている（全員が推奨）。各ステージによって推奨される運動強度や注意点が異なり，ステージ 2 以上の動物では必要に応じて理学療法やリハビリテーションの専門家への紹介も考慮する。

関節への負荷が少ない水泳や短時間のリード歩行などの運動は，関節可動域や筋肉量の維持，疼痛の緩和に有効である。理学療法による関節の受動的運動や，バランスボール，8 の字運動，階段の昇降，傾斜での歩行なども効果的である。

4．食事管理

食事管理は体重管理とも重複するが，ここでいう食事とは関節疾患用療法食，オメガ 3 系不飽和脂肪酸，グルコサミン，コンドロイチン硫酸，緑イ貝抽出物などの栄養補助食品やサプリメントなどのことを指す。

COASTeR ステージ 2 以上の動物では，オメガ 3 系不飽和脂肪酸を含む関節疾患用療法食が推奨されている（全員が推奨）。OA の治療におけるサプリメントの有効性は科学的エビデンスに乏しいのが現状であり，ガイドラインではステージの進行が認められた場合にのみ使用することが正当化される（一部が推奨）。

5．外科的治療

OA の動物の多くは内科的治療によく反応するが，これまでに述べてきた治療を行っても臨床徴候が改善しない場合には，関節置換術，関節固定術，切除関節形成術などの外科的治療を行うことがある。

薬の処方例

各薬剤の投与期間は治療反応性，副作用，COASTeR ステージなどに応じて調整する。

1．NSAIDs

● ロベナコキシブ（オンシオール®，エランコジャパン㈱）：1 mg/kg，PO，sid。食事前後 30 分を避けて投薬する。COX-2 選択性が高く，COX-1 選択性の 140 倍である（犬）。
● メロキシカム（メタカム®，ベーリンガーインゲルハイムアニマルヘルスジャパン㈱）：1 日目は 0.2 mg/kg，PO／Ⅳ／SC，2 日目以降は 0.1 mg/kg，PO，sid。チュアブル錠，経口懸濁液，注射液があり，特に経口懸濁液は猫への投薬に有用である。
● マバコキシブ（トロコキシル®，ゾエティス・ジャパン㈱）：2 mg/kg，PO，1 カ月に 1 回。1 回の投薬で 1 カ月効果が持続する長期持続型 NSAIDs である。

2．ピプラント系消炎鎮痛剤

● グラピプラント（ガリプラント®，エランコジャパン㈱）：1.5～2.9 mg/kg，PO，sid。近年開発された新しいタイプの消炎鎮痛剤である[8]。副作用として嘔吐（17％），下痢（12％），食欲不振（6.4％）などの消化器徴候が一過性に認められる。

3．抗 NGF モノクローナル抗体[6]

● ベジンベトマブ（リブレラ®，ゾエティス・ジャパン㈱）：0.5 mg/kg，SC，1 カ月に 1 回。犬の OA に対する鎮痛薬として，抗 NGF モノクローナル抗体で唯一承認されている薬剤である。

- フルネベトマブ（ソレンシア™, ゾエティス・ジャパン㈱）：1 mg/kg, SC, 1カ月に1回。猫のOAに対する鎮痛薬として，抗NGFモノクローナル抗体で唯一承認されている薬剤である。

4．その他の鎮痛薬

- トラマドール：4〜10 mg/kg, PO, tid。オピオイドμ受容体に対する弱い親和性と，セロトニン・ノルアドレナリン再取りこみ阻害作用により鎮痛効果を発揮する。単独使用でのOAに対する鎮痛効果は不十分だが，ほかの鎮痛薬と併用することで有効な場合がある。
- ガバペンチン：10〜20 mg/kg, PO, bid〜tid。GABA誘導体の一種であり，シナプス前ニューロンの電位依存性カルシウムチャネルを阻害し，興奮性神経伝達物質の放出を抑制することで鎮痛効果を発揮する。単独使用でのOAに対する鎮痛効果は科学的に証明されていない。

高齢の動物への配慮 (to senior)

- NSAIDsの投与前には腎機能を評価し，必要に応じてほかの鎮痛薬を検討する。

動物の家族に伝えるポイント (to family)

- 早期発見，早期治療介入が重要であり，適切に管理すればOAの進行を遅らせることが可能である。
- 回避可能なリスクファクター（肥満，滑りやすい床など）について改善を指導する。
- 定期的な検診により，進行の程度や治療介入のタイミングを適宜評価する。
- 疼痛による臨床徴候は飼い主に認識されにくいことがあり，どのような臨床徴候が認められるのか説明する。

スタッフに指導するときのポイント (to staff)

- 疼痛のある動物，特に猫では不適切なハンドリングにより検査や治療が困難になることがあるため，動物のストレスが最小限となるようなハンドリングを心がける。
- OAの動物が長期入院する場合には，活動量低下による影響を防ぐために適切な運動が必要である。
- NSAIDsの投与前にはプレドニゾロンやほかのNSAIDsの投薬歴などを確認しておく。

参考資料1：
COAST 犬の骨関節炎のステージングツール（エランコジャパン㈱）

参考資料2：
COASTeRに基づく犬の骨関節炎の国際的治療ガイドライン（エランコジャパン㈱）

参考文献

1) Cachon T, Frykman O, Innes JF, et al. Face validity of a proposed tool for staging canine osteoarthritis: canine osteoarthritis staging tool (COAST). Vet J. 2018; 235: 1-8.
2) Cachon T, Frykman O, Innes JF, et al. COAST Development Group's international consensus guidelines for the treatment of canine osteoarthritis. Front Vet Sci. 2023; 10: 1137888.
3) Innes JF. Arthritis. In: Veterinary Surgery: Small Animal, 2 ed. Johnston SA, Tobias KM, ed. Elsevier. 2017, p.1265-1299.
4) Stabile M, Van Ryssen B, Minei S, et al. Observational study of the clinical value of the canine osteoarthritis staging tool. Vet J. 2022; 283-284: 105832.
5) Pye C, Bruniges N, Peffers M, et al. Advances in the pharmaceutical treatment options for canine osteoarthritis. J Small Anim Pract. 2022; 63(10): 721-738.
6) Enomoto M, Mantyh PW, Murrell J, et al. Anti-nerve growth factor monoclonal antibodies for the control of pain in dogs and cats. Vet Rec. 2019; 184(1): 23.
7) Schulz KS, Hayashi K, Fossum TW. Diseases of the joints. In: Small Animal Surgery. 5 ed. Fossum TW, ed. Elsevier. 2018, p.1134-1279.
8) Sartini I, Giorgi M. Grapiprant: a snapshot of the current knowledge. J Vet Pharmacol Ther. 2021; 44(5): 679-688.

臓器・疾患別　最新の治療ガイドライン

眼科疾患

鼻涙管経路に関連した疾患の診断と治療

平島　享
千村どうぶつ病院

アドバイス

　眼表面には，①主涙腺や瞬膜腺から分泌される水分（水層），②マイボーム腺から分泌される油分（油層），③結膜杯細胞または角膜上皮から分泌されるムチン（ムチン層）の3つの成分（3層）で構成された涙液層が存在する。この涙液層によって眼表面は湿潤環境が保たれ，同時に角膜表面への酸素・栄養供給および微生物に対するバリア機能に深く関与することで，角膜全体の健康が維持されている。そのため，涙液層の量的および質的障害は，結膜および角膜疾患の重要な要因となりうる。

　流涙ドレナージシステム（lacrimal drainage system）すなわち鼻涙管を介した涙液排出経路は，涙液層を安定させる上で重要な役割を担っており，眼表面の過剰な涙液や異物を効率よく眼外（鼻腔内または口腔内）に排出している。この涙液層の産生と排出のバランスが破綻すると，眼表面ならびに眼周囲にかけて様々な障害が発生する。鼻涙管経路の排出障害によって生じる代表的な眼徴候としては，流涙症（涙やけ）が挙げられる。流涙症は，何らかの理由で鼻涙管経路から涙液が排出されないことで，主に内眼角側の眼瞼縁から涙液が眼外へと溢れ，内眼角および下眼瞼の皮膚・被毛が濡れてしまう病態を指す。流涙症により湿潤状態が続いた部位は不衛生になりやすく，感染に起因した色素沈着や皮膚炎または異臭などが生じやすくなるため，飼い主が気付きやすい眼徴候といえる。そのため一般臨床の現場において，流涙症に対しての治療を求められる機会は比較的多いのではないかと思われる。

　本稿では，まず鼻涙管経路の解剖と機能を解説し，鼻涙管関連疾患を診断するための具体的な検査方法ならびに日常で遭遇しやすい鼻涙管関連疾患について紹介していく。

病態と検査および診断

1．鼻涙管経路の概要

（1）発生と解剖

　鼻涙管経路は，内眼角の眼瞼結膜から外鼻孔までつながる管状の粘膜組織であり，眼表面の過剰な涙液を眼外へ排出する機能をもつ。

　涙液排出経路は，眼球側から涙点，涙小管，涙嚢，鼻涙管，外鼻孔で構成されており（図1），発生学的には胎生表皮外胚葉に由来する。涙点は涙小管の結膜側への開口部のことであり，犬の涙点は直径が約0.7 mm×0.3 mmの楕円形のスリット孔で，内眼角から2～5 mmの眼瞼結膜の上下に存在する[1]（図2）。それぞれの涙点からは，直径約0.5～1 mm，長さ4～7 mmの涙小管が続く[2]。

　上下の涙小管は涙骨付近の内眼角靱帯の下で合流し，涙骨にあるわずかな窪み（涙窩）の中に涙嚢を形成する。涙嚢は，犬や猫ではあまり発達しておらず，単に鼻涙管の始点がわずかに拡張しているだけである。鼻涙管は涙嚢から涙骨と上顎骨を通り，背側へ凹んでいる。その後，鼻涙管は上顎骨内側を通り，鼻側の鼻点（nasal puncta）に至る。鼻涙管の直径は約1 mmであり，長さは短頭種，中頭種および長頭種など，マズルの長さによって異なる。鼻涙管の長さは短頭種などのマズルが短いもので最も短く，鼻側の開口部は鼻腔の尾側もしくは鼻咽頭側に開口していることも多い[3]。また，約50％の犬では切歯後方の硬口蓋の口腔粘膜に2つ目の開口部が存在している[3]。

　鼻涙管は涙骨を通過する際に最も内腔が狭くなるため，この部分が異物の滞留や涙嚢炎の発生に関与しやすいとされている。鼻点は通常，外鼻孔腹側に位置し，外鼻孔の約1 cm内側に開口している。犬では鼻点を直接目視することはできない。鼻涙管への血液供給は頬骨動脈の小枝から行われる[1]。

臓器・疾患別　最新の治療ガイドライン

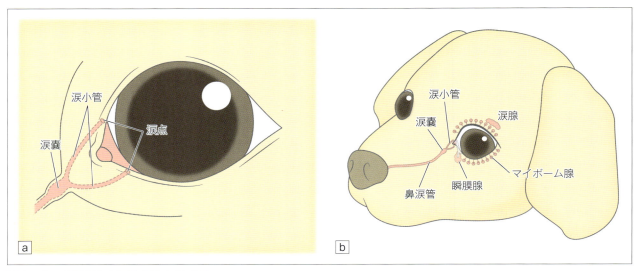

図1　犬の前眼部と鼻涙管経路の模式図

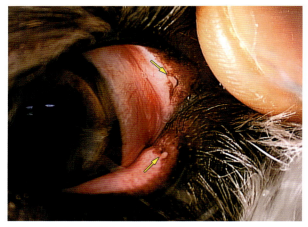

図2　犬の上・下涙点（右眼，矢印）

　猫の涙点は円形で小さく，鼻涙管は，第二前臼歯に向かって垂直に下降し，そこで約90°の角度で硬口蓋に対して平行に，水平方向へと変化する[4]。鼻涙管は短く，隣接する犬歯とは薄い歯槽骨のみで隔てられている。特に短頭種の猫では，解剖学的に上顎犬歯が背側に移動しているため，鼻涙管はV字型の形状を成している。そのため，短頭種以外の猫と比較すると涙液排出経路の通過障害が生じやすいとされる。

（2）鼻涙管経路のメカニズム

　鼻涙管経路の唯一の目的は，眼の表面から鼻側の通路に涙液を排出することである。眼表面に存在する涙液の約25％は，鼻涙管経路を通らずに蒸発によって失われると報告されている[5]。また，鼻涙管を介した排液のうち，約60％の涙液は下涙点を通って排出される[5]。涙液は重力とともに腹側（内眼角側）に移動し，閉瞼時には涙嚢内の圧力が低下するため，涙小管に引きこまれていく[6]。さらに，閉瞼によって鼻涙管内に生じる毛細管現象ならびにサイフォン効果などにより，涙小管と鼻涙管を通して涙液が下部（鼻側＝外鼻孔）へと引っ張られていく[5,6]。

2．鼻涙管経路に関連する検査

　鼻涙管閉塞の診断は，シルマー涙液試験（Schirmer tear test：STT），ジョーンズ試験（フルオレセイン染色による鼻涙管経路通過試験），鼻涙管洗浄ならびに洗浄後の細菌培養同定試験などの結果に基づいて行う。また，閉塞の有無や鼻涙管経路の破裂が疑われるような症例については，造影X線検査，CT検査，MRI検査も行う。これらは，鼻涙管ならびに鼻骨を評価する上で有用な検査となる。

　以下にSTT，ジョーンズ試験および鼻涙管洗浄について述べ，さらに特殊検査として鼻涙管経路の疎通を評価するための鼻涙管造影検査についても解説する。

（1）STT

　STTは，流涙症の診察において最初に行うべき検査であり，局所麻酔なしで基礎貯留涙液量と試験紙刺激

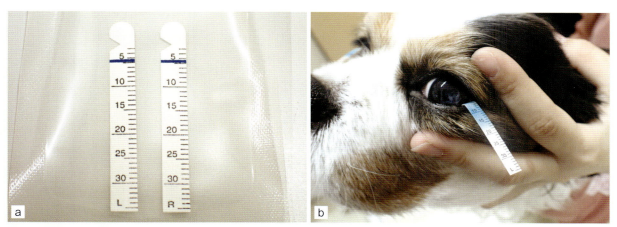

図3　シルマー涙液試験
カラーバーシルマー試験紙(a, EAGLE VISION社)は，5mm以上になると水で濡れたところが青色に染色されるため，目盛りの視認性がよい(b)。

による反射的涙液産生の総量を測定するSTT-Ⅰと，局所点眼麻酔後に結膜嚢内の涙液を一度除去してから貯留涙液量のみを測定するSTT-Ⅱがある。

手技としては，試験紙の先端のくびれのある部分を折り曲げて，外眼角付近の結膜嚢内に引っ掛けるように設置する(図3)。1分後に，試験紙が濡れている境界線上の目盛りを測定する。

過去の報告によると，STT-Ⅰの正常値は犬で18.64±4.47mm/min～23.90±5.12mm/min，猫で14.3±4.7mm/min～16.92±5.73mm/min，STT-Ⅱの正常値は犬で6.2±3.1mm/min～11.6±6.1mm/min，猫で13.2±3.4mm/minとされている[7]。鼻涙管経路に閉塞や炎症性刺激がある場合は，一般的に正常値を上回る可能性が高い。

(2) ジョーンズ試験

本試験は，眼表面に滴下したフルオレセイン染色液が鼻涙管経路を通過して外鼻孔に排出されるかを評価するものであり，鼻涙管経路の解剖学的および生理学的な開存性を確認するための検査である。

手技としては，まずフルオレセイン試験紙に滅菌生理食塩水(生食水)を浸し，作成した染色液を眼表面に滴下する。滴下された染色液は通常，涙点(主に下涙点)に入り，涙小管から鼻涙管全体を通過し，約2～5分で外鼻孔に到達する。暗室下でコバルトフィルターを通した青い光で外鼻孔付近を照らすと，染色液が外鼻孔に到達している場合には黄緑色の蛍光色として観察できる(図4)。

本試験で通過時間の遅延や，陰性が確認された場合は，鼻涙管経路のいずれかで狭窄または閉塞している可能性が疑われる。しかしながら，本試験は涙液排出経路の通過性を評価するものではあるが，本試験が陽性であったとしても，上下涙点ならびに上下涙小管がすべて開存していることを保障するものではないことに注意が必要である。

さらに，本試験で陰性と判定された場合でも，通過性が存在することがあるので，その場合は必要に応じて鼻涙管経路のカニュレーションおよびフラッシング(鼻涙管洗浄)にて，直接的に通過性を確認する。ジョーンズ試験が偽陰性になる要因として，鼻涙管を通った染色液が外鼻孔ではなく口腔内に流れた場合や，被験体の解剖学的素因により染色液が涙点に流れにくい状態になっていることなどが考えられる。

特にトイ・プードルやマルチーズなどの小型犬は，犬種特有の下眼瞼内反や内眼角涙丘部の睫毛乱生などの解剖学的な問題により，染色液が涙点に到着する前に眼外(主に内眼角皮膚側)へ流れ出やすいため，本試験が正しく評価されないことが多い。また，頭部形状によっても通過時間は異なり，特に短頭種の犬や猫では，鼻涙管が短く蛇行するため流れが悪くなるといわれている。さらに，短頭種の犬については前述のとお

臓器・疾患別　最新の治療ガイドライン

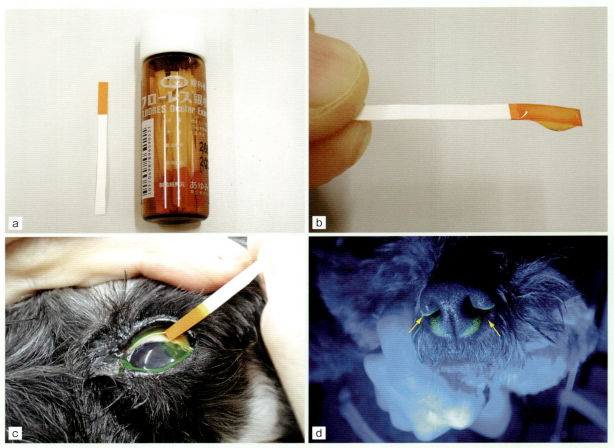

図4　ジョーンズ試験
a, b：フローレス®眼検査用試験紙（フルオレセイン0.7 mg含有，あゆみ製薬㈱）に生食水を浸す。
c：眼表面に滴下し，数分間待つ。
d：暗室下でコバルトフィルターを通した光を照射すると，陽性の場合は外鼻孔付近が蛍光色に発色する（矢印）。

りで，染色液は鼻涙管から外鼻孔ではなく，鼻咽頭側へ流れる可能性があるため，これらの種においては本試験での評価は有用ではないとされている[7]。

（3）鼻涙管洗浄

鼻涙管洗浄とは，涙点または外鼻孔の鼻点からカニューレを挿入し，生食水などを用いて鼻涙管内を洗い流すことであり，主に2つの目的で実施される。

1つ目は，鼻涙管経路の狭窄や閉塞が疑われる場合に，鼻涙管経路の解剖学的開通性を評価するためである。2つ目は，鼻涙管経路の閉塞症例のうち，鼻涙管洗浄によって解除が見込める症例の治療を目的として用いられる。犬および猫では外鼻孔からの逆行性鼻涙管カニュレーションが困難であるため，一般的には挿入が容易な上下の涙点から実施する。鼻涙管洗浄は，おとなしい症例であれば局所点眼麻酔薬であるオキシブプロカイン塩酸塩点眼液（ベノキシール®点眼液0.4％，参天製薬㈱）のみで実施が可能であるが，じっとできない非協力的な症例については，操作中のトラブルを回避する目的で症例を不動化（鎮静または全身麻酔）した状態での実施が推奨される。

当院で実施している犬における鼻涙管洗浄の手順を紹介する。まず犬の性格にあわせて不動化した後，局所点眼麻酔薬を滴下する。次に眼瞼を用手にて反転させて，上涙点および下涙点の位置を肉眼で確認する。そして生食水を満たした2.5 mLシリンジに24Gまたは26G留置針の外筒（大型犬では8Fr栄養カテーテルチューブでも代用可）を装着し，外筒先端を涙点にや

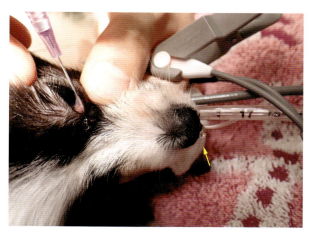

図5 正常犬の鼻涙管洗浄（左眼，全身麻酔下，26G 留置針外筒を使用）
パピヨン，2歳齢，去勢雄。
下涙点から生食水を注入すると，上涙点および外鼻孔から生食水が抵抗感なく流出された（矢印）。

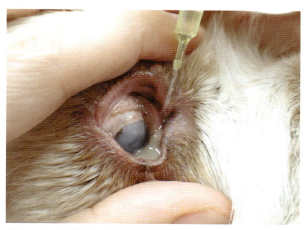

図6 犬の涙嚢炎の鼻涙管洗浄（右眼，無鎮静下）
アメリカン・コッカー・スパニエル，12歳齢，避妊雌。
上涙点から生食水を注入すると，やや抵抗感があったが，その後，下涙点から膿状の液体がゆっくりと排出された。

さしく挿入する。挿入した状態で生食水をゆっくり注入すると，鼻涙管経路に閉塞がない場合は，注入時にまったく抵抗感がなく，挿入した涙点の反対側の涙点ならびに外鼻孔から生食水が流出する（図5）。

炎症が強い症例または異物などによる閉塞症例では，鼻涙管経路の炎症性狭窄や異物による物理的な閉塞などにより，生食水注入時に抵抗を感じることがあり，さらに流出した液体に粘稠性や膿性混濁，または出血がみられることがある（図6）。液体の性状に異常がみられた場合は，回収液を細胞診にて評価し，必要に応じて細菌培養同定／薬剤感受性試験に提出する。

鼻涙管洗浄の操作時の注意点としては，外筒の挿入を手荒く実施すると，涙点，涙小管，涙嚢を損傷させる可能性があるため，挿入操作時は細心の注意を払いながら丁寧に実施しなければならない。また，もし生食水注入時に閉塞感による強い抵抗感を感じた場合は，そのまま力任せに注入を継続すると涙管破裂や涙嚢破裂を引き起こす可能性があるため，決して無理をしてはいけない。

猫では犬と比較して鼻涙管閉塞がまれとされているため，鼻涙管洗浄を実施する機会は多くはないが，通常は鎮静剤での不動化が必要となる。猫の涙点は犬とくらべて円形で小さいため，鼻涙管洗浄は拡大鏡を用いて実施する。当院では，26G 留置針外筒を用いて手術用顕微鏡下で実施している。基本的な手順や注意点は犬と同様である。

（4）鼻涙管造影検査

鼻涙管経路閉塞症例において　抗菌薬などによる内科的治療での反応が乏しい場合や再発がみられる場合は，鼻涙管造影検査にて鼻涙管経路を可視化することで，閉塞部位を確認することができる。一般的に，鼻涙管造影検査は全身麻酔下にて行い，非イオン系心臓血管用造影剤（約 0.2〜0.7 mL）を涙点からゆっくりと注入し，10〜30 秒後，少なくとも 2 枚の X 線写真を撮影する。

当院では移動式 X 線透視診断装置（C アーム，SIEMENS 社）を用い，鼻涙管の通過性をリアルタイムで評価している（図7）。鼻涙管造影検査は，鼻涙管経路全体の直径，および閉塞や狭窄部位を特定することができ，一般に涙嚢および鼻涙管の手術を検討する際には最も有用な検査である。

臓器・疾患別　最新の治療ガイドライン

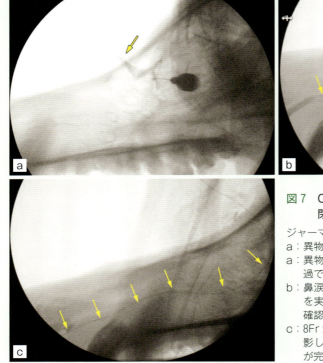

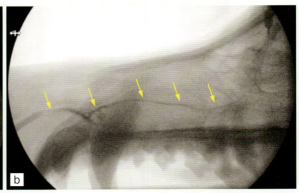

図7　Cアームを用いた鼻涙管造影（異物による涙小管閉塞症例）

ジャーマン・シェパード・ドッグ，4歳齢，未避妊雌。
a：異物除去前，b：異物除去後。
a：異物による下部涙小管閉塞のため，造影剤が鼻涙管を通過できずに眼外へ流れている（矢印）。
b：鼻涙管洗浄によって異物を除去した後，再度鼻涙管造影を実施した。造影剤漏出は観察されず，涙管損傷などは確認されなかった（矢印）。
c：8Fr栄養カテーテル内を造影剤で満たした状態で透視撮影した。カテーテルはスムーズに挿入可能であり，異物が完全に除去されたことが確認できた（矢印）。

最新の治療

1．犬の鼻涙管経路に関連した疾患

　鼻涙管の疾患は先天性，発達性，および後天性に分けられる。先天性疾患には，涙点閉鎖症，微小涙点，涙小管や涙嚢または鼻涙管の閉鎖症，涙点または涙小管の位置異常，先天性涙腺嚢胞による涙小管または鼻涙管の閉塞などが挙げられる[7]。発達性異常には，顔面発育とともにみられる下眼瞼内反症による涙点閉塞が挙げられる[7]。後天性疾患には，外傷性裂傷，涙点や涙小管または鼻涙管の炎症性閉鎖，涙嚢炎，異物，涙石または腫瘍などによる閉塞が挙げられる[7]。

　いずれの原因においても鼻涙管経路内の管内狭窄が生じることが多く，鼻涙管経路狭窄における最も一般的な臨床徴候は流涙症である。異物の閉塞などで炎症が強い場合では，膿性眼脂，眼瞼腫脹および疼痛が観察されることが多い。

　以下に，鼻涙管経路に関連した疾患を先天性，発達性，後天性に分けて解説していく。

(1) 先天性疾患

①涙点閉鎖症

　涙点閉鎖症は，犬において最も頻繁に診断される先天性疾患である。上涙点，下涙点のいずれか，あるいは同時に生じ，片眼または両眼に発生する。多くの犬種にみられ，アメリカン・コッカー・スパニエル，ベドリントン・テリア，ゴールデン・レトリーバー，ミニチュア・プードル，トイ・プードル，およびサモエドによくみられる[7]。

　眼表面に存在する涙液の多くは下涙点を経由して鼻涙管へと排出されるため，上涙点閉鎖の場合は通常臨床徴候はみられない。一方で，下涙点閉鎖の場合は，涙液が眼表面から排出されないことで，過剰に溜まった涙液が内眼角側を伝って眼外へと溢れ出るようになる。そのため，下涙点閉鎖の症例については幼齢期から流涙症が生じる。

　診断には，細隙灯顕微鏡検査にて涙点の欠如を観察することで判断する。加えて，涙点にカニューレを挿入し鼻涙管洗浄を行うことで確認することもできる。涙点閉鎖がある場合は，カニューレを順行性に挿入す

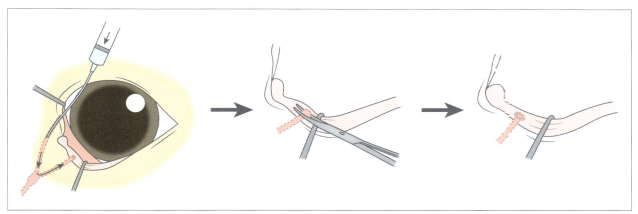

図8　涙点造孔術

ることはできないが，閉鎖していない方の涙点からカニューレを挿入してフラッシングすると，閉塞している涙点側の涙小管の周囲の結膜が膨らむことで，涙点の閉鎖を確認することができる。

下涙点閉鎖症に対する唯一の治療は外科的治療であり，上涙点から生食水をフラッシングして膨隆させた結膜を切開し，涙点を開口（造孔）させる（図8，9）。再閉鎖を予防するために，可能であれば，造孔した涙点にシリコン製チューブを挿入・固定することが望ましいが，小型犬や猫においては涙管内径が狭いためチューブの挿入自体が困難である場合が多い。

術後管理には，罹患眼に対して抗菌薬の点眼薬（1日4回）と内服薬（当院では1週間程度），ならびに再狭窄予防を目的として副腎皮質ホルモン薬の点眼薬（1日4回）を10～14日間使用する。鼻涙管にチューブ固定が可能だった場合は，約21日間留置し，そのあいだ点眼薬および内服薬は継続とする。経過観察中に涙点が再閉鎖または著しく狭くなった場合は，涙点拡張針（図10）を用いて涙点を拡張させる。

②微小涙点

微小涙点は発育障害により発生する。前述したとおり，上涙点の狭窄の場合は全く臨床徴候を示さないが，下涙点の狭窄がある場合は流涙症が生じることがある。

治療には涙点拡張針やカテーテルを用いた涙点拡張術[7,8]，涙点および涙小管を拡大切開する術式（Pucker法）などが一般的である[9]。Pucker法は，下涙点から涙小管に向けて眼瞼結膜を縦に切開し，その後，切開部の縁に吸収糸を通糸して，水平マットレス縫合にて切開部を拡大させる。その他の術式として，下涙点の周囲を焼灼し，瘢痕化させることで下涙点を開口させる涙点焼烙術が報告されている[10]。

③涙小管，涙嚢，鼻涙管の閉鎖症

涙小管，涙嚢，鼻涙管の閉鎖症はまれである[7]。鼻涙管の先天異常は犬では報告がない。下部の涙小管，涙嚢，鼻涙管が欠損している場合は流涙症となり，涙道内視鏡や鼻涙管造影検査で診断される。

治療の選択肢は外科的治療に限られ，結膜鼻腔切開術，結膜上顎洞切開術または結膜頬骨切除術などが挙げられる[11]。これらの処置は，それぞれ眼瞼結膜から鼻側の鼻甲介，上顎洞または口腔内への永久的な瘻孔を形成することを試みるものであるが，術式が煩雑であることからカテーテル留置による角膜潰瘍や造孔部再狭窄などの術後合併症が生じやすいとされる。

④涙点，涙小管の位置異常

先天性の涙点および涙小管の位置異常は，犬では無徴候であることが多いが，下涙点の位置異常がある場合，慢性的な流涙症がみられることがある。下涙点は通常，内眼角から3～5 mm，眼瞼結膜の瞼縁から1～2 mm眼球側に位置する。犬では涙点の変位はまれで，これらの患者では通常，下涙点の正常位置から数mm程度腹側に変位する。この病態は，先天性以外に，眼瞼内反，眼瞼外反，外傷または瘢痕化などに

臓器・疾患別　最新の治療ガイドライン

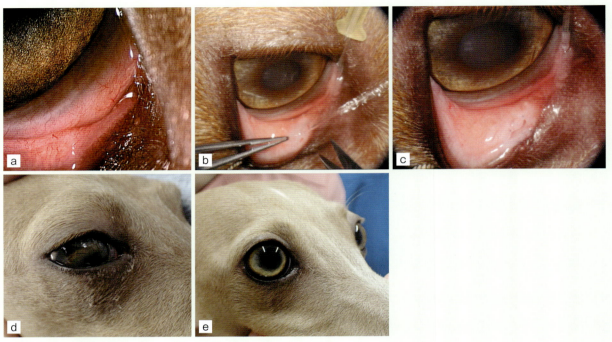

図9　犬の下涙点閉鎖症
イタリアン・グレーハウンド，2歳齢，去勢雄。
a：下涙点が閉鎖している（写真では分かりにくい）。
b：上涙点から生食水をフラッシングし，水流により膨らんだ下部涙小管周囲の結膜を切開したところ。下涙点の開通と同時に生食水が噴き出ている。
c：涙点造孔直後。本来であれば，シリコン製チューブを留置して再閉鎖を予防するが，本症例は涙点が小さくチューブの挿入が困難であった。そのため，形成した涙点が再閉鎖しないように，涙点の両側に9-0吸収系（Vicryl®，ジョンソン・エンド・ジョンソン㈱）にて水平マットレス縫合を行い，開口部を広げた。
d，e：手術前にみられた流涙症（d）が，術後1カ月後の再診時（e）には消失していた。

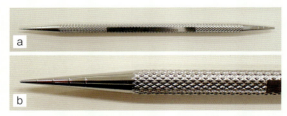

図10　涙点拡張針（松村・大高式涙道手術用拡張針）

続発する可能性もある。

　臨床徴候のみられる涙点の位置異常に対する治療は，涙点の位置を変更する外科的再置換術が適応となる。この手術は手術用顕微鏡下にて実施され，患部の涙点および涙小管を24～26G留置針外筒，またはモノフィラメント縫合糸でカニュレーションし，涙小管を傷つけないように慎重に結膜切開を行い，涙点および涙小管を約5～8 mm分離させる。その後，内眼角から約3 mmの瞼縁から1～2 mmの位置まで移動させ，涙点周囲の結膜縁を9-0吸収糸で内眼角部に縫合する。

　術後管理には，罹患眼に対して抗菌薬および副腎皮質ホルモン薬の点眼薬（1日4回）を14日間使用する。また抗菌薬の内服薬を再診日（当院では1週間程度）まで処方する。鼻涙管にチューブ固定を実施した場合は，約21日間留置し，そのあいだ点眼薬および内服薬は継続とする。

⑤先天性涙小管／鼻涙管閉塞症

　犬において，先天性の涙腺嚢腫（dacryops）によって涙小管や鼻涙管が圧迫されることに起因した流涙症が報告されている[12]。これらは鼻涙管造影検査や鼻鏡

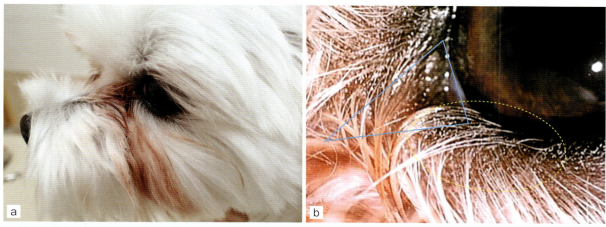

図11　小型犬の涙やけ症候群の症例
マルチーズ，1歳齢，避妊雌。
a：内眼角から口唇周辺にかけて重度の涙やけがみられる。
b：下眼瞼内側のわずかな内反（破線）および涙丘部の睫毛乱生（囲み）がみられる。

検査によって診断され，切除した涙腺嚢腫の組織生検と病理組織学的検査によって確認された。

治療法としては，外科的手法として掻爬，嚢胞内容の排出，嚢胞除去，または経鼻内視鏡的嚢胞穿孔などにより閉塞解除が行われる[12〜15]。

（2）発達性異常

多くの短頭種，またはトイ・プードルやマルチーズなどの小型犬種では，内眼角や下眼瞼の多発性発達性異常により流涙症が生じやすい。これらの犬種は内眼角靱帯が短く硬いことで，内眼角側の下眼瞼が微妙に内反しやすいため，内側の眼瞼縁を角膜側に巻きこむようになる。そのため，部分的に涙点は閉塞し，涙小管内腔は狭くなる。これにより，眼表面の涙液が鼻涙管経路を通過しにくくなることで流涙症が生じる。特に上記の小型犬種において，内眼角涙丘部睫毛乱生や下眼瞼内反に伴う眼瞼睫毛乱生が併発すると，流涙症はさらに悪化する。

発育時の過程でみられるこれらの解剖学的所見は，顔面形成の一部として遺伝し，流涙症は通常，生後数カ月から1年未満で発症することが多い。小型犬にみられる内眼角の発育障害により生じる流涙症のことを，俗に「涙やけ症候群」と呼ぶ（図11）。このよう

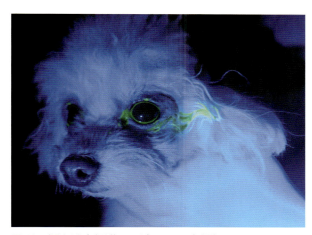

図12　涙やけ症候群でのジョーンズ試験
トイ・プードル，1歳齢，去勢雄。
ジョーンズ試験を実施すると，染色液が内眼角側から眼外へ即座に溢れ，被毛を伝って下眼瞼から外側にかけて広範囲に染色されている。

な症例に対してジョーンズ試験を実施すると，たとえ涙点や涙小管が開存している症例だったとしても，染色液が涙点に到達する前に内眼角側から即座に溢れ出てしまうため，陰性判定となることが多い（偽陰性）（図12）。さらに，鼻涙管洗浄を実施しても，鼻涙管経路自体には先天的な異常や閉塞物がないため，一般的に洗浄自体は容易であり，流涙症を改善させるための実質的な治療とはならない。

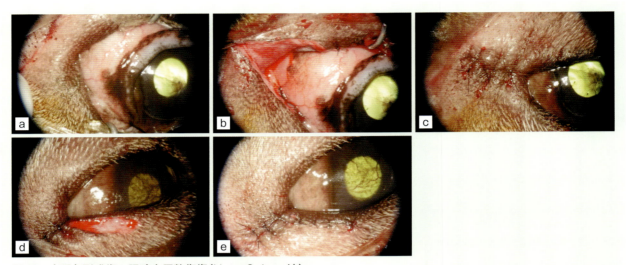

図13　内眼角形成術＋眼瞼内反整復術（Hotz-Celsus法）

ペキニーズ，1歳齢，未去勢雄。
a〜c：右眼の内眼角形成術。
a：瞬膜に支持糸（6-0シルク〔MANI®，マニー㈱〕）をかけて外側へ牽引し，内眼角を露出させる。
b：上下涙点に留置針外筒を固定して，内眼角に切開を加え内眼角靭帯を遊離させた後，涙丘部および毛包を含んだ結膜を含めてくさび型（三角形）に切除する。
c：上下の切開部をあわせるようにして縫合する。皮下組織は8-0吸収糸（Vicryl）で縫合し，内眼角になるところは7-0ナイロン（MANI®，マニー㈱）で8の字縫合を実施し，そのほかは単結節縫合する。
d，e：左眼の内眼角形成術にHotz-Celsus法を併用した。下眼瞼内反の最も強いところが頂点になるように三日月状に皮膚を切除し，7-0ナイロンを用いて単結節縫合した。

流涙症の治療法として，テトラサイクリンおよびメトロニダゾールの経口投与が報告されているが，いずれも涙液生産または排泄に顕著な効果はなく，流涙症の制御というよりは流涙により生じた感染や皮膚炎に対する制御によって，内眼角領域の汚れ（色素沈着）が減少していることに関連している。

犬における外科的治療法として，内眼角涙丘部切除および内眼角靭帯離断による内側角形成術が推奨されており，下眼瞼内反が強い場合は，内反整復を目的としたHotz-Celsus法の併用も検討する[16, 17]。

（3）内眼角形成術およびHotz-Celsus法の手技

①内眼角形成術

内眼角形成術は，上下眼瞼の内側を切除し，短縮された上下眼瞼同士を結合させることで，内側眼瞼裂を永久的に小さくする術式である。

術式は，まず上下の涙点および涙小管の視認性を上げるために24〜26G留置針外筒をカニュレーションし，涙小管の解剖学的位置関係を把握する。次に涙点内側の眼瞼縁に対して垂直な切開を行い，カニュレーションした涙小管を傷つけないように注意しながら内側眼瞼靭帯を切断し，眼窩付着部から遊離させる。そして，内眼角付近の皮膚を涙丘部および毛包のある結膜の一部を含めてくさび状（三角形）に切除し，6-0〜9-0の吸収糸で皮下組織を縫合する。最後に5-0〜7-0のナイロン糸にて接する瞼縁同士を8の字縫合し，そのほかは単結節縫合する。

この時点で，下眼瞼内反が残っている場合は，Hotz-Celsus法を併用し追加矯正する。

②Hotz-Celsus法（図13）

Hotz-Celsus法の術式は，瞼の縁から1〜2mmのところで，瞼の内反部から内側および外側に少なくとも1mm以上延長して平行に切開する。次に内反している余分な眼瞼皮膚を三日月状に切除した後，対側にある皮膚を単結節縫合して内反を矯正する。

術後管理では，抗菌薬の外用薬（眼軟膏または点眼

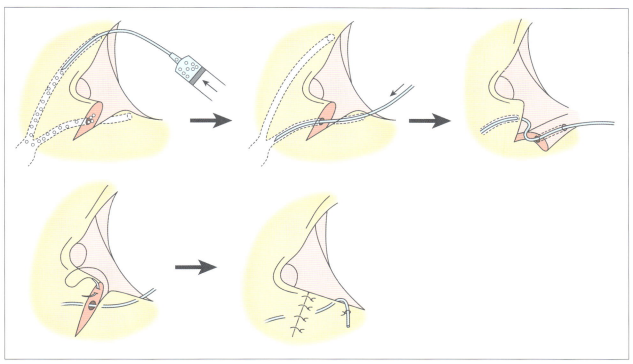

図14　裂傷部の修復

薬)ならびに内服薬を2～3週間ほど処方し，不快感がなくなるまでエリザベスカラーを着用する。

(4) 後天性疾患

犬の後天性鼻涙管疾患には，外傷性裂傷，涙嚢炎，異物による閉塞，および新生物による浸潤または圧迫などが報告されている[7]。最も一般的な臨床徴候は流涙症であり，感染や異物閉塞などで炎症が強い場合では，膿性眼脂，疼痛および眼瞼腫脹が観察されることが多い。鼻涙管閉塞における診断は，STT，ジョーンズ試験または鼻涙管洗浄後の細菌培養同定試験などの結果に基づいて行う。

また，鼻涙管経路の閉塞や破裂が疑われるような症例については，造影X線検査，CT検査およびMRI検査も，鼻涙管ならびに鼻骨を評価する上で有用な検査となる。

①外傷性裂傷

顔面外傷は，涙点，涙小管，内眼角，および眼瞼の裂傷を引き起こす可能性がある。涙小管の裂傷の有無は，生体顕微鏡検査および麻酔下でのバブルテストにより評価される。バブルテストは，気泡を含んだ生食水を裂傷していない側の涙点から鼻涙管洗浄を行う要領でフラッシングし，裂傷部から気泡が出てくることで裂傷部位を特定する。

治療は裂傷部の修復であり，バブルテストで裂傷部が確認できたら，シリコン製チューブを裂傷部側の涙点からカニュレーションして，裂傷した断端部に挿入させる(図14)。その後，涙小管にカニュレーションした状態で，裂傷眼瞼と涙小管周囲の組織を一緒にナイロン糸にて縫合する。カニュレーションしたチューブは約3週間留置し，そのあいだは抗菌薬の外用薬(1日4回)や内服薬を処方し，不快感が消失するまでエリザベスカラーを着用する。通常，固定したチューブは，局所麻酔点眼薬を用いることで容易に抜去できる。

②涙嚢炎，鼻涙管異物

犬の涙嚢炎は，通常，鼻涙管閉塞に続発するといわれており，鼻涙嚢に留まった異物によって引き起こされる[18]。涙嚢炎を起こすその他の原因として，埋伏歯による鼻涙管閉塞，先天性鼻涙管嚢胞および真菌感染などが報告されている[7,19,20]。

臓器・疾患別　最新の治療ガイドライン

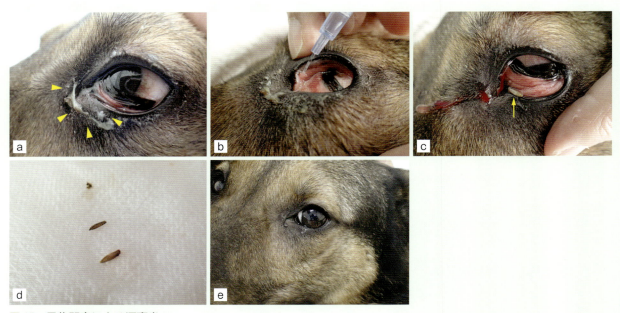

図15　異物閉塞による涙嚢炎
ジャーマン・シェパード・ドッグ，4歳齢，未避妊雌。
a：異物閉塞により下部涙小管周囲ならびに涙嚢周囲の腫脹，膿粘性眼脂の分泌（矢頭）および持続性の眼疼痛がみられた。
b：上涙点からのフラッシング（下涙点は閉塞によりカニューレを挿入できなかった）。
c：下涙点から血様の粘液物質とともに異物が排出された（矢印）。
d：下部涙小管から排出された異物（植物の種子）。
e：鼻涙管洗浄後2週間での外貌所見。内眼角の腫脹は改善され，眼脂および眼疼痛は消失した。

　涙嚢炎および鼻涙管異物の臨床徴候には，流涙症，膿性眼脂分泌，涙点異物閉塞，内眼角の腫脹または排液性皮膚瘻管形成など挙げられる[7]。涙嚢炎の診断は，各種画像検査と，鼻涙管洗浄で得た内容物の細胞学的検査，または外科的探査（すなわち，涙嚢切開術）の際に切除した組織の病理組織学的検査から確認される。

　治療には閉塞物の物理的な除去が必要であり，異物の場合は逆行性洗浄によって鼻涙管経路から洗い流される（図15）。あるいは，超音波検査，涙道内視鏡検査，鼻鏡検査，またはX線透視検査などによって，鉗子を用いて異物を除去することもできるかもしれない[21, 22]。

　涙嚢など鉗子での除去が難しい部位においては，涙嚢切開術で摘出することもある。涙嚢切開術の皮膚切開は，涙窩の上，つまり内眼角の腹側に行う。涙嚢が露出し切開されるまで，上顎骨と涙骨を一般的に外科用ロンジュールを用いて除去する。異物を除去し，好気性／嫌気性培養と細胞診を行う。その後，鼻涙管経路をシリコン製チューブでカニュレーションし，術後約3週間，広域抗菌薬の局所投与を行う[7]。

③鼻涙管の新生物

　鼻涙管の原発性新生物はすべての種でまれとされている。リンパ腫が涙嚢に浸潤し涙嚢炎を誘発したとの報告や，犬において涙小管の偽腫瘍が発生したとの報告がある[7]。また，鼻腔内に生じた腫瘍が鼻涙管を圧迫することもある。一般臨床検査に加えて，単純および造影X線検査，またはCT検査や組織生検などにより診断され，治療として様々な外科的，内科的および放射線治療が報告されている[7]。

2．猫の鼻涙管経路に関連した疾患

　猫については鼻涙管が非常に短いため，後天性の鼻涙管閉塞に遭遇する機会はかなり少ない。猫の先天的な涙点欠損はまれであり，下部よりも上部の涙点に関与することが多い。

　短頭種の猫については，前述したとおり鼻涙管がV

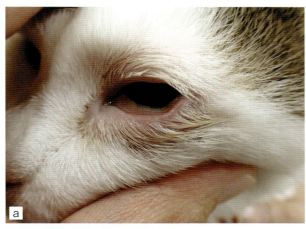
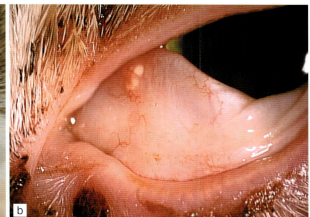

図16 眼球癒着による涙点閉鎖
猫, 7歳齢, 未去勢雄。
a:癒着による涙点閉鎖のため流涙症がみられる。
b:瞬膜結膜と眼瞼結膜が癒着し, 下涙点が閉鎖している。

字型に曲がっているため涙液の排出に悪影響を及ぼすことがある。また, 内側下眼瞼の内反, 浅い涙丘および眼球に対する瞼の密着性などの発育時の形態的変化によって病状が悪化しやすい。

猫に生じる鼻涙管経路関連疾患で最も多い要因は後天性疾患であり, 特に新生子眼炎に関連した眼球癒着による涙点閉塞が挙げられる。また, 猫では鼻涙管と犬歯が薄い歯槽骨のみで隔てられているため, 抜歯処置や歯牙疾患, または腫瘍などに関連して鼻涙管疾患を生じることもある[23]。鼻涙管関連疾患を生じた猫の臨床徴候は, 犬と同様に流涙症が一般的である。

以下に新生子眼炎に関連した涙点閉塞について解説する。

● 眼球癒着による涙点閉鎖

眼球癒着は眼瞼結膜, 眼球結膜および瞬膜結膜同士, またはそれら結膜と角膜が癒着する疾患である[24]。化学熱傷によっても眼球癒着は発症しうるが, 多くの場合, 若齢期(特に新生子期)の猫ヘルペスウイルスⅠ型(FHV-1)感染が原因により発症すると考えられており[24], 新生子眼炎を発症した子猫において, FHV-1による結膜炎または角膜炎が重篤化することで, 結膜または角膜の上皮細胞融解と潰瘍を引き起こす。

細胞融解および潰瘍化した組織同士が接触すると, 急速に癒着が生じる。この際, 涙点が巻きこまれるように癒着すると涙点閉鎖が起き, 下涙点が閉鎖している場合は, 慢性的な流涙症が生じる(図16)。新生子眼炎を起こす子猫の一次感染病原体は, FHV-1以外にはクラミドフィラ・フェリスが挙げられ, 二次感染病原体として, ブドウ球菌や糞便由来のグラム陰性菌などが挙げられる[24]。

眼球癒着による涙点閉鎖の診断は, 細隙灯顕微鏡検査での評価に加えて, STTやジョーンズ試験などの補助検査のほか, 癒着の原因に感染が疑われる場合は, 原因精査のための細胞診, 細菌培養同定試験またはPCR検査などを検討する。

新生子眼炎に対する治療は, 感染急性期であれば, 上皮潰瘍を予防するために, 抗ヘルペスウイルス薬や二次感染予防のための抗菌薬を局所的または全身的に投与する。完全に癒着していない状態であれば, 眼瞼を用手や綿棒などで優しく開くか, 鉗子にて慎重に開いて瞼を分離し, 生食水または50倍希釈ポビドンヨード溶液にて, 滲出液がすべて除去されるまで眼球表面を丁寧に洗浄する。加えて, 疑われる原因病原体に対しての抗菌薬を投薬することで, その後の癒着を回避できる可能性がある。また最近では, 癒着防止を目的とした治療用ソフトコンタクトレンズ装着の有効性についても報告されている[25]。

臓器・疾患別　最新の治療ガイドライン

具体的な投薬内容としては，一般的に原因である可能性の高い FHV-1 感染症やクラミジア感染症の制御を目的として，抗ヘルペスウイルス薬，テトラサイクリン系抗菌薬，フルオロキノロン点眼液，またはエリスロマイシン含有眼軟膏を感染の徴候が消失するまで，1 日 3〜4 回点眼，または塗布する（7〜14 日ごとに再評価）。感染症に迅速な対処ができない場合は，永久的な角膜の瘢痕化，瞼球癒着さらには角膜穿孔につながる可能性があるため注意が必要である。

すでに激しく瞼球癒着している症例に対してやみくもに外科的な癒着解除を実施すると，ストレスによりFHV-1 が活性化され，炎症の再燃が生じやすい。その結果として組織の再癒着が生じ，場合によっては術前よりも癒着の程度が悪化してしまう可能性もあるため，実施の必要性については充分に検討すべきである。最近では，術前にヘルペスウイルス治療や二次感染予防を丁寧に実施した上で，癒着解除した瞬膜を3-0 ナイロン糸にて内眼角側に固定し，再癒着を防止することを試みた術式が報告されている[26]。

薬の処方例（当院の場合）

●犬の涙点閉鎖症に対する涙点造孔術の術後管理

①点眼薬
- ロメフロキサシン（ロメワン®，千寿製薬㈱）：1 日 4 回
- プラノプロフェン（ティアローズ®，千寿製薬㈱）またはフルメトロン（フルメトロン®0.02％，参天製薬㈱）：1 日 4 回

②内服薬
- セフポドキシム・プロキセチル（シンプリセフ®，ゾエティス・ジャパン㈱）：5 mg/kg，PO，sid，10〜14 日間（チューブ固定の場合は 21 日間）
- ロベナコキシブ（オンシオール®，エランコジャパン㈱）：1 mg/kg，PO，sid，3〜5 日間

③エリザベスカラー着用：不快感がなくなるまで

●小型犬の涙やけ症候群

流涙が軽度の場合
①眼科用洗眼液によるこまめな清拭：衛生的な管理のため毎日行う。
- ワンクリーン®（千寿製薬㈱）：1 日 2 回，患部の清拭

②内眼角涙丘部睫毛の定期的な抜毛処置：1〜2カ月ごとに行う。

流涙が重度の場合（重度色素沈着，細菌性皮膚炎の併発がある場合）
①眼軟膏（抗菌薬含有眼軟膏）
- オフロキサシン眼軟膏（タリビッド®眼軟膏，参天製薬㈱）：1 日 3 回塗布

②抗菌薬（全身投与）
- ドキシサイクリン（ビブラマイシン®錠 50 mg，ファイザー㈱）：5 mg/kg，PO，bid，14 日間

③外科治療
- 内眼角形成術 ± Hotz-Celsus 法

●猫の新生子眼炎による瞼球癒着

①外科的な癒着解除：綿棒や鉗子を用いて癒着を解除する（癒着が軽度の場合のみ）。その後，生食水や 50 倍希釈ポビドンヨード溶液にて洗浄

②点眼薬
- エリスロマイシン・コリスチン配合眼軟膏（エコリシン®眼軟膏，参天製薬㈱）：1 日 3 回
- イドクスウリジン（IDU「センジュ®」点眼薬，千寿製薬㈱）：1 日 6 回

③内服薬
- ドキシサイクリン（ビブラマイシン錠）：5 mg/kg，PO，bid，14 日間
- ファムシクロビル（ファムビル®錠 250 mg，日医工㈱）：45 mg/kg，PO，tid，または 90 mg/kg，PO，bid，14 日間

眼科疾患

to family
動物の家族に伝えるポイント

- 小型犬種にみられる涙やけ症候群（流涙症）は，犬種特有の解剖学的要因によって発生するため，内科管理のみでの根治は困難である。その上で，涙やけに対する正しい理解と，悪化させないための長期的なホームケア（こまめな清拭による衛生的な管理など）が必要となる。

to staff
スタッフに指導するときのポイント

- 鼻涙管洗浄の注意点として，カニューレ挿入時ならびに洗浄液の注入時の手荒な操作は，涙点，涙小管および涙嚢に損傷を引き起こす危険がある。

- ジョーンズ試験が陰性でも，鼻涙管が閉塞しているとは限らない。

- 涙やけ症候群の症例に対して，鼻涙管洗浄は通常，有効な治療とはならない。

参考文献

1) Murphy CJ, Samuelson DA, Pollock RV. The Eye. In: Evans HE, eds. Miller's Anatomy of the Dog. 4 ed. Saunders, 2013, p.746-785.

2) Getty R. Sisson and Grossman's the Anatomy of the Domestic Animals, 5 ed. Saunders, 1975, p.1184-1194.

3) Meekins JM, Ronkin AJ and Samuelson DA. Ophthalmic anatomy, In: Veterinary Ophthalmology. 6 ed. Gelatt KN, ed. Wiley-blackwell, 2021, p.41-123.

4) Gelatt KN, Cure TH, Guffy MM, et al. Dacryocystorhinography in the dog and cat. J Small Anim Pract. 1972; 13(7): 381-397.

5) Lemp MA, Wolfley DE. The lacrimal apparatus. In: Adler's Physiology of the Eye. Hart WM, ed. Mosby, 1992, p.18-28.

6) Doane MG. Blinking and the mechanics of the lacrimal drainage system. Ophthalmology. 1981; 88(8): 844-851.

7) Sandmeyer LS, Grahn BH. Diseases and surgery of the canine nasolacrimal system, In: Veterinary Ophthalmology, 6th ed. Gelatt KN, ed. Wiley-blackwell, 2021, p.998-1007.

8) Barnett KC. Imperforate and micro-lachrymal puncta in the dog. J Small Anim Pract. 1979; 20(8):481-490.

9) Dolin SL, Hecht SD. The punctum pucker procedure for stenosis of the lacrimal punctum. Arch Ophthalmol. 1986; 104(7): 1086-1087.

10) Fein W. Cautery applications to relieve punctal stenosis. Arch Ophthalmol. 1977; 95(1): 145-146.

11) Gelatt KN, Gelatt JP. Surgery of nasolacrimal apparatus and tear systems, In: Veterinary Ophthalmic Surgery. Gelatt KN, Gelatt JP, ed. Saunders, 2011, p.141-156.

12) Grahn BH, Mason RA. Epiphora associated with dacryops in a dog. J Am Anim Hosp Assoc. 1995; 31(1): 15-19.

13) Lussier B, Carrier M. Surgical treatment of recurrent dacryocystitis secondary to cystic dilatation of the nasolacrimal duct in a dog. J Am Anim Hosp Assoc. 2004; 40(3): 216-219.

14) Ota J, Pearce JW, Finn MJ, et al. Dacryops (lacrimal cyst) in three young Labrador Retrievers. J Am Anim Hosp Assoc. 2009; 45(4): 191-196.

15) White RAS, Herrtage ME, Watkins SB. Endoscopic management of a cystic naso- lacrimal obstruction in a dog. J Small Anim Pract. 1984; 25(12): 729-735.

16) Peiffer RL, Gelatt KN, Gwin RM. Correction of inferior medical entropion as a cause of epiphora. Canine Pract. 1978; 5: 27-31.

17) Jensen HE. Canthus closure. Compend Cont Ed Pract Vet. 1979; 10: 735-741.

18) Pope ER, Champagne ES, Fox D. ntraosseous approach to the nasolacrimal duct for removal of a foreign body in a dog. J Am Vet Med Assoc. 2001; 218(4): 541-542

19) Voelter-Ratson K, Hagen R, Grundmann S, et al. Dacryocystitis following a nasolacrimal duct obstuction caused by an ectopic intranasal tooth in a dog. Vet Ophthalmol. 2015; 18(5): 433-436.

20) Choi MY, Oh SO, Choo MJ. Dacryocystitis associated with nasolacrimal duct cyst. Korean J Ophthalmol. 1995; 9(2): 122-124.

21) Barsotti G, Mannucci T, Citi S. Ultrasonography-guided removal of plant-based foreign bodies from the lacrimal sac in four dogs. BMC Vet Res. 2019; 15(1): 76.

22) Strom AR, Culp WTN, Leonard BC, et al. A multidisciplinary, minimally invasive approach combining lacrimoscopy and fluoroscopically guided stenting for management of nasolacrimal apparatus obstruction in dogs. J Am Vet Med Assoc. 2018; 252(12): 1527-1537.

23) Nöller C, Henninger W, Grönemeyer DH, et al. Computed tomography-anatomy of the normal feline nasolacrimal drainage system. Vet Radiol Ultrasound. 2006; 47(1): 53-60.

24) Glaze MB, Maggs DJ, Plummer CE. Feline ophthalmology. In: Veterinary Ophthalmology. 6 ed. Gelatt KN, ed. Wiley-blackwell, 2021, p.1689-1732.

25) Kim Y, Kang S, Seo K. Application of superficial keratectomy and soft contact lens for the treatment of symblepharon in a cat: a case report. J Vet Sci. 2021; 22(2): e19.

26) Shiraishi H, Vernau KM, Kim S, et al. Symblepharon in kittens: a retrospective study of 40 kittens and 54 eyes (2002-2022). J Feline Med Surg. 2023; 25(2): 1098612X221150160.

鼻涙管経路に関連した疾患の診断と治療

臓器・疾患別　最新の治療ガイドライン

皮膚疾患

猫アトピー症候群の定義と鑑別疾患および治療

島崎洋太郎
東京農工大学動物医療センター　皮膚科

アドバイス

　猫アトピー性皮膚症候群（FASS）の臨床徴候の代表的な4パターンは特徴的であるが，それぞれの徴候に対して鑑別疾患が多数含まれる。どの鑑別疾患もFASSと徴候が酷似することから，疾患を推定することは非常に困難である。特に，猫食物アレルギー，ノミアレルギー性皮膚炎は多彩な皮膚徴候を認め，FASSと酷似することから，常に除外診断を心がける必要がある。また，猫の皮膚病は治療選択肢が限られているため，管理がきわめて困難である。本稿では，ガイドライン[1,2]で紹介された，エビデンスをもとにした定義，臨床徴候，診断，治療法を紹介する。

猫アトピー症候群（FAS）の定義

　動物アレルギー性疾患国際委員会（International Committee on Allergic Diseases of Animals：ICADA）は2021年，猫の皮膚，消化器，呼吸器における過敏性疾患に対し，猫アトピー症候群（feline atopic syndrome：FAS）という概念を提唱した[3]。

　FASは，皮膚徴候を主体とする猫アトピー性皮膚症候群（feline atopic skin syndrome：FASS），皮膚徴候と消化器徴候を併発する猫食物アレルギー（feline food allergy：FFA），呼吸器徴候を主体とする猫喘息（feline asthma）の3つに分類され，これらは共存あるいは関連しあって発症する可能性が示唆されている。

　FASSとFFAはどちらも皮膚徴候を伴うが，類似の皮膚徴候を示すノミアレルギー性皮膚炎（flea allergy dermatitis：FAD）の併発も少なくないことから，診断上きちんと除外する必要性が強調されている。また，FFAは消化器徴候や特有の皮膚徴候（蕁麻疹や非掻痒性結節）を示す割合が高いとされている（図1）。

猫アトピー性皮膚症候群（FASS）

1．特徴

　FASSについて，遺伝の関与は不明であるが，アビシニアンにおいては遺伝の関与が報告されている。発症年齢は0.5～4.8歳齢で，若齢発症の傾向がある。雌が58.4％，雄が41.6％の割合で認められている[4~6]。

2．臨床徴候

　FASSの皮膚病変は外観が多様で，分布も予測しにくい。FASSを患う猫の臨床的特徴は，4つの臨床パターン（自傷性脱毛症，頭頸部掻破痕，粟粒性皮膚炎，好酸球性肉芽腫群）のうちの1つ以上を示すことである。この4つの臨床パターンの特徴を以下に記す。

（1）自傷性脱毛症（図2）

　毛を繰り返し舐めたり，噛んだり，引っ張ったり，過剰なグルーミング行動による脱毛を主徴とする臨床病型である。発疹は境界明瞭に分布しやすく，側腹部，下腹部，背部，四肢に好発する。過剰に毛を飲みこむことで毛玉を嘔吐したり，糞便中に過剰な毛の混在を認めることがある。飼い主によっては，これらの活動を通常のグルーミングと誤解している可能性がある。または，飼い主がみていない場所で過剰なグルー

皮膚疾患

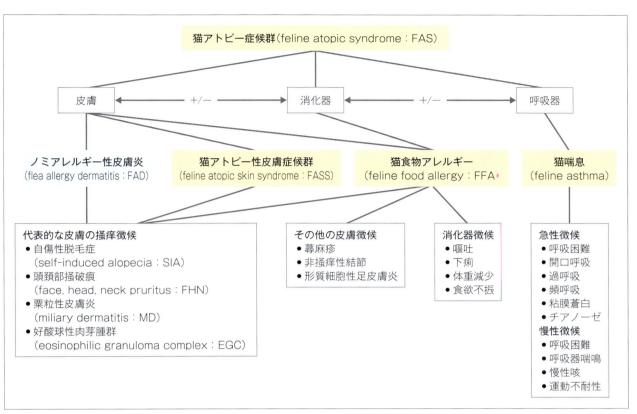

図1　猫アトピー症候群に関連した臨床徴候のアルゴリズム

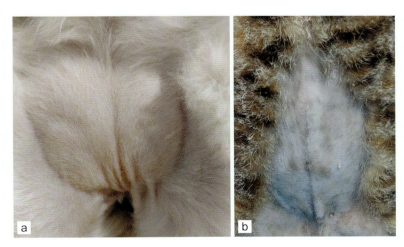

図2　自傷性脱毛症

ミングをしている可能性もある。さらに，痒いのではなく，何らかの心因的な要因の反応として誤解される可能性もあるが，心因的要因が一次要因である症例はまれである[7]。

（2）頭頚部掻破痕（図3）

掻破行動によって発生する臨床病型である。擦過傷，びらん，潰瘍，痂疲が顔面，頭部および頚部に好発する。眼瞼炎を伴うこともある。頭頚部掻破痕の痒みは重度であり，自傷を抑えるためのエリザベスカラーや保護服の着用などが必要となる可能性がある。

臓器・疾患別　最新の治療ガイドライン

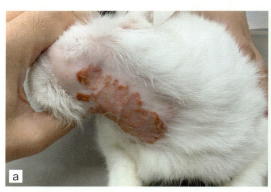
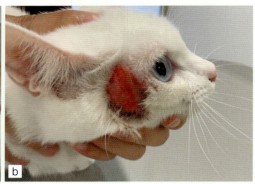

図3　頭頸部掻破痕

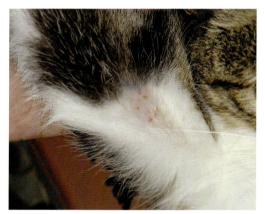

図4　粟粒性皮膚炎

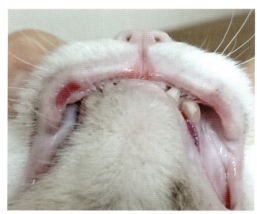

図5　無痛性潰瘍

（3）粟粒性皮膚炎（図4）

小丘疹（直径1〜2 mm以下）を主徴とした臨床病型である。掻痒行動により擦過傷，びらん，潰瘍，痂皮形成へと変化する。狭い領域〜広範囲まで，体のどこにでも発症する。通常は痒みを伴うが，痒みがないにもかかわらず病変を認める可能性があり，外観上問題がなくても触診にて初めて明らかになることもある。

（4）好酸球性肉芽腫群

好酸球性肉芽腫群には，特徴的な臨床徴候や発生部位により，無痛性潰瘍，好酸球性局面，好酸球性肉芽腫の3種の亜型が含まれる。

①無痛性潰瘍（図5）

無症候性で，口周囲の潰瘍性病変を主徴とする臨床病型である。境界明瞭で辺縁が隆起し，中心部が陥没した潰瘍を認める。下顎犬歯が接触する上口唇の粘膜皮膚境界部に好発する。初期は片側性が一般的で，進行すると両側性にみられる。徴候が進行すると，唇は潰瘍化して線維化することがあり，その結果，唇の吻側部分全体が変形する可能性がある。細菌感染によって複雑化しない限り，病変部の掻痒は乏しい。

なお，ほとんどの症例で無痛性とされているが，中には痛みを伴うものも存在する。英文の"indolent ulcer"の"indolent"の真の意味は，"緩徐進行"である。

②好酸球性局面（図6）

局面を主徴とした臨床病型である。孤立性あるいは多発性に境界明瞭な円形〜楕円形，隆起性の紅色局面が認められる。強い掻痒を伴うことから，びらん，潰

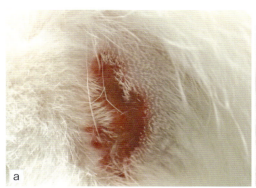 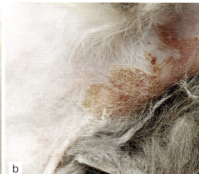 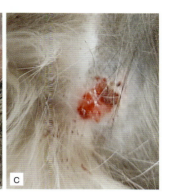

図6　好酸球性局面

瘍へと発展する場合がある。病変は腹部，大腿部内側に好発する。細菌感染の併発がよく認められる。

③好酸球性肉芽腫

隆起性病変を主徴とする臨床病型である。大腿部内側，前肢，顔面に，隆起性病変が線状に配列する線状肉芽腫（図7）が一般的で，びらんや潰瘍を形成する。また，口内，舌または硬口蓋に増殖性病変として現れる可能性もある。これらの病変は，痒みを伴う場合もあれば，そうでない場合もある。

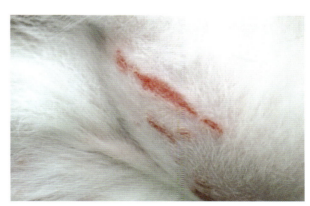

図7　線状肉芽腫

FASSにおけるこれらの発症率は，自傷性脱毛症60.1％，頭頚部掻破痕43.0％，粟粒性皮膚炎31.2％，好酸球性肉芽腫群25.9％であり（図8），2つ以上の臨床パターンを認める確率が37.7％で，20.9％で外耳炎を併発する[2]。好発部位として，顔面，頭部，頚部，耳，下腹部，四肢，背部が挙げられ，一般的でない部位は体幹側面，会陰，腋窩，腰仙部である。また，皮膚以外の徴候は，消化器徴候が3.9％，結膜炎が4.8％，呼吸器徴候が8.3％で認められる[2]（図9）。

たるが，FASSで紹介した代表的な臨床パターンを1つ以上認める。FFAでは自傷性脱毛症が52％，頭頚部掻破痕が42％，粟粒性皮膚炎が31％，好酸球性肉芽腫群が18％と，FASSと類似した皮膚徴候の発症率を示す（図8）。一方，皮膚以外の徴候は，消化器徴候（鼓腸，嘔吐，下痢など）が18％，結膜炎が12％，呼吸器徴候が11％と，FASSと比較しFASの方が多彩な臨床徴候を示す（図9）。さらに蕁麻疹，非掻痒性結節，形質細胞性足皮膚炎などのまれにみる特殊な皮膚徴候を認める可能性もある。

猫食物アレルギー（FFA）

1．特徴

FFAは，摂取した食品に対する免疫学的反応に起因する臨床徴候を指す。FFAの臨床徴候は多岐にわ

2．診断

FFAの診断は，除去食試験と負荷試験により行われる。除去食試験は，新奇蛋白食もしくは加水分解食と水のみによるアレルゲンの除去を目的とした試験である。牛肉，魚，鶏肉に関しては，猫の食物アレルゲ

臓器・疾患別　最新の治療ガイドライン

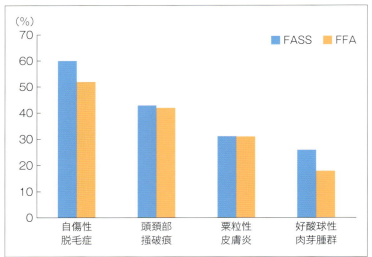

図8　FASSとFFAにおける臨床パターンの発症率
（文献2をもとに作成）

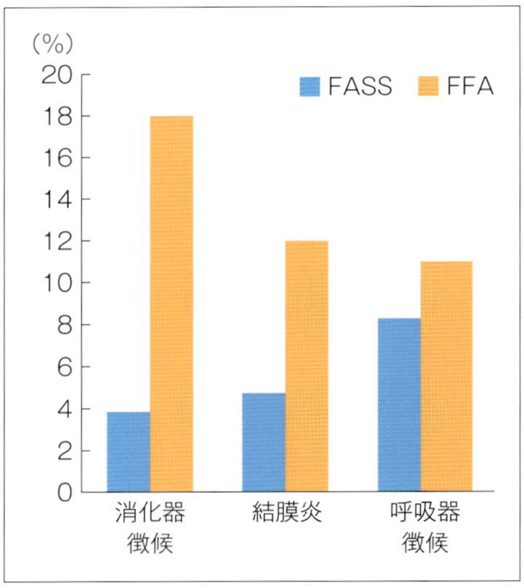

図9　FASSとFFAの皮膚以外の徴候の発症率
（文献2をもとに作成）

ンである可能性が高いことが報告されており，注意が必要である[8]。FFAの症例では，除去食試験を6週間実施することで80％以上，8週間実施することで90％以上が臨床的寛解を示すと報告されている[9]。

　1種類の療法食で改善が認められなかった場合には，改めてほかの療法食で除去食試験を実施する必要がある。自家製食による除去食試験は，最も厳密な評価を行うことができる除去食であるが，栄養バランスに偏りがあり，成長期の猫には適切ではない。さらに，高齢猫においても様々な内科的疾患を考慮すると，選択しづらいのが現状である。

　除去食試験の開始時，生活の質（QOL）を落とすほど皮膚徴候が重度の場合は，対症療法として抗炎症薬を併用せざるを得ない場合がある。対症療法を行うべき時は，除去食試験前にプレドニゾロン（1～2 mg/kg, sid）を処方し，臨床徴候が改善したことを確認した後，漸減を行う。

　除去食試験により徴候の改善および減薬が認められた場合には，以前給与していたフードもしくは食材を最大2週間にわたって曝露する負荷試験を行う。FFAの症例では，7日間以内に90％以上の症例で徴候が再燃すると報告されている[10]。負荷試験は食物アレルゲンと思われる食事を与える試験で，臨床徴候の再燃を認めた場合のみ，FFAと診断する。

猫喘息

1．特徴

　猫喘息は，人間の喘息と非常に似ており，吸入アレルゲンに対するIgE抗体と関連して細気管支に影響を及ぼし，可逆的な気管支収縮および気道リモデリングを引き起こす好酸球性炎症性疾患である。呼吸困難，開口呼吸，過呼吸，頻呼吸，顔面蒼白，チアノーゼ，虚脱を伴う呼気性呼吸困難の急性発症を示すことがある。若い猫や活動的な猫では運動不耐性がよく指摘される。

2．診断

　猫喘息の診断は，病歴，臨床徴候，胸部画像検査，気管支肺胞洗浄サンプリングおよび細胞学的検査に基づいて行われる。慢性気管支炎，呼吸器寄生虫，心臓病，気胸，体液貯留，腫瘍，異物，細菌またはウイルス感染などの疾患を除外することが重要である。

皮膚疾患

表1　FASS の鑑別疾患

自傷性脱毛症	頭頚部掻破痕	粟粒性皮膚炎	好酸球性肉芽腫群
• ノミ刺咬症 • ノミアレルギー性皮膚炎 • 食物アレルギー • Demodex gatoi • 皮膚糸状菌症 • マラセチア皮膚炎 • 心因性脱毛 • 下部尿路疾患	• ノミ刺咬症 • ノミアレルギー性皮膚炎 • 食物アレルギー • Demodex gatoi • 猫疥癬 • 耳ダニ症 • 皮膚糸状菌症 • 表在性／深在性細菌感染症 • マラセチア皮膚炎 • ウイルス疾患（ヘルペスウイルス，パピローマウイルス，ポックスウイルス，猫白血病ウイルス） • 皮膚腫瘍（皮膚型リンパ腫，肥満細胞腫，扁平上皮癌） • スポットオン製剤による有害反応 • 落葉状天疱瘡 • 原発性副甲状腺機能低下症	• ノミ刺咬症 • ノミアレルギー性皮膚炎 • 食物アレルギー • 皮膚糸状菌症 • 細菌性毛包炎 • 耳ダニ症 • ツメダニ症 • 落葉状天疱瘡 • 薬疹	• ノミ刺咬症 • ノミアレルギー性皮膚炎 • 食物アレルギー • マイコバクテリア症 • ノカルジア症 • 真菌性疾患（スポロトリコーシス） • ウイルス疾患 • 皮膚腫瘍（皮膚型リンパ腫，肥満細胞腫，扁平上皮癌） • 深在性細菌感染症 • 無菌性肉芽腫性皮膚疾患（黄色腫など）

FASS の鑑別疾患

　FASS の皮膚徴候は多彩なため，多くの鑑別疾患を考慮する必要があり，それぞれを除外診断することで診断が下される（表1）。特に重要な鑑別疾患として，FAS 関連疾患である FFA 以外に，FAD，ノミ以外の外部寄生虫症，ブドウ球菌性皮膚炎，マラセチア過剰増殖が挙げられる。

ノミアレルギー性皮膚炎（FAD）

1．特徴

　FASS の最も重要な鑑別のひとつである。ノミの蔓延は地域差があるが，高温多湿の気候および季節に蔓延する可能性がある。猫の FAD は，犬の FAD のように腰背部に限局した特徴的な臨床徴候ではなく，FASS と同様に代表的な4パターンの臨床徴候を示す可能性がある。

2．診断

　皮膚科学的検査（皮膚掻爬検査，抜毛検査，耳垢検査，テープ検査，櫛検査など），および試験的駆虫により診断する。試験的駆虫には，成虫と幼虫に効果的な薬剤を使用する。

ノミ以外の外部寄生虫症

1．特徴

　猫には FAD 以外にも痒みを引き起こす可能性のある外部寄生虫症があり，FAS を精査する前にこれらの寄生虫症を除外する必要がある。猫疥癬，耳ダニ症，ツツガムシ症，ツメダニ症，シラミ症，ニキビダニ（特に Demodex gatoi）が含まれる。

　猫疥癬，耳ダニ症，ツツガムシ症は顔面，頭部，耳，鼻に限局した臨床徴候を示すことが多い。また，ツメダニ症，シラミ症は背部，会陰，大腿部尾側，尾基部に好発する。D. gatoi は胸部外側，側腹部および下腹部，四肢内側などに認め，大部分が痒みを伴う。

2．診断

　FAD と同様，皮膚科学的検査および試験的駆虫により診断する。試験的駆虫には，イソキサゾリン系駆虫薬などの様々な外部寄生虫症に有効な薬剤を使用する。

臓器・疾患別　最新の治療ガイドライン

ブドウ球菌性皮膚炎，マラセチア過剰増殖

1. 特徴

　ブドウ球菌性皮膚炎，マラセチア過剰増殖は FASS や FFA で一般的で，臨床徴候に類似性があるため，痒みの重症度をより正確に把握するためには除外が必要である。

　FASS の猫における皮膚表面のブドウ球菌保有率は 48.9 ％であったことが報告されており[6]，また，マラセチアは健常猫よりもアレルギー猫で高率に検出される。一方，全身疾患に罹患した猫と比較した場合では，マラセチアよりも細菌の数が多い[2]。

2. 診断

　皮膚科学的検査(スタンプ検査，テープ検査，耳垢検査)により診断する。

FASS の診断

　FASS の診断は，特徴的な臨床パターンと，それに応じた鑑別疾患の除外に基づく。一方，FASS の臨床徴候は多彩であることから，特徴的な徴候をまとめることで指標となる診断基準が設けられている(表2, 3)。

　1 つ目の診断基準(表2)は，FASS と FFA をあわせた疾患をほかの一般的な掻痒症と区別することを目的としている。5 項目が合致した場合，中程度の感度と特異度で FASS と FFA をあわせた疾患と考えられる。

　また，2 つ目の診断基準(表3)は，FAD が除外された場合に，FASS と FFA をあわせた疾患に対して設けられたものである。6 項目が合致した場合，FASS と FFA をあわせた疾患に対し，高い感度と特異度が得られる。

　臨床的特徴から，FASS もしくは FFA を疑った場合，この診断基準を用いることで疾患を絞りこみ，さらに除去食試験で改善を認めなかった場合，FASS と診断される[11]。

表2　FASS と FFA をあわせた疾患に対する診断基準 1

項目	内容
1	2 カ所以上の皮膚病変
2	以下の 4 つのうち 2 つ以上の臨床徴候 ● 自傷性脱毛症(対称性) ● 粟粒性皮膚炎 ● 好酸球性肉芽腫群 ● 頭頸部掻破痕
3	自傷性脱毛症(対称性)
4	口唇の病変
5	顎あるいは頚部にびらん／潰瘍(掻破痕)
6	臀部に病変なし
7	臀部あるいは尾部に非対称性の脱毛なし
8	結節や腫瘤がない

(文献 11 をもとに作成)

アレルギー検査の有用性

　アレルギー検査は FASS と診断に至った場合のみ実施されるべきで，診断のために用いられるべきではない。FASS の臨床診断により，環境中のどのアレルゲンが誘発因子となっているか確認するための検査である。もうひとつの目的が，アレルゲン特異的免疫療法であるが，日本ではアレルゲンの入手が困難であり，アレルミューン®HDM (日本全薬工業㈱)によるアレルゲン特異的免疫療法が数例報告されるにとどまる。

　代表的なアレルギー検査として，皮内反応試験およびアレルゲン特異的 IgE 血清検査がある。皮内反応試験は皮膚肥満細胞に結合したアレルゲン特異的 IgE の存在を検出するのに対し，アレルゲン特異的 IgE 血清検査は循環血液中のアレルゲン特異的 IgE の存在を評価している。犬と同様，両検査ともに標準化された方法ではなく，偽陽性反応と偽陰性反応の両方を認める可能性がある。

FASS の治療

　FAS のガイドライン[2]で提示されている治療法に沿って解説する。推奨度はエビデンスの質に基づき，

表3 FASSとFFAをあわせた疾患に対する診断基準2

項目	内容
1	初発時の掻痒
2	2カ所以上の皮膚徴候
3	主要な臨床徴候が粟粒性皮膚炎
4	以下の4つのうち2つ以上の臨床徴候 ● 自傷性脱毛症 ● 粟粒性皮膚炎 ● 好酸球性肉芽腫群 ● 頭頚部掻破痕
5	頭部，顔面，口唇，後肢，頚部に好酸球性肉芽腫群，対称性脱毛，びらん／潰瘍（掻破痕）
6	臀部，尾部，後肢に非対称の脱毛
7	腹部に自傷性脱毛症（対称性）
8	前肢にびらん／潰瘍（掻破痕）がない
9	胸部，腋窩に皮膚病変がない
10	結節や腫瘤がない

（文献11をもとに作成）

推奨度A（一貫性があり質の高い症例中心のエビデンスに基づく），推奨度B（一貫性がなく質の低い症例中心のエビデンスに基づく），推奨度C（コンセンサス，通常の実践，意見，症例指向のエビデンスまたは症例シリーズに基づく）の3つに分類されている。

1．全身性グルココルチコイド（推奨度A）

ほとんどのFASS症例において即効性があり，効果的である。メチルプレドニゾロン（1.4〜1.5 mg/kg，sidもしくは0.77 mg/kg，bid）では2週間以内の寛解を望める。トリアムシノロン（0.18 mg/kg，sid）でも同様の効果が報告されている。対照的に，プレドニゾロン（1 mg/kg，sid）では効果がはるかに低く，グルココルチコイドの力価を考慮すると2 mg/kg，sidが初期治療に適しているように思われる。

全身性グルココルチコイドは，寛解状態を維持するための最低用量かつ最低頻度まで徐々に減らしていくことができ，平均して開始用量の20〜25％まで漸減が可能で，1日1回での投薬が推奨されている。1日2回の投薬では症例のQOLが低下したことが指摘されているため，1日1回の方がよい[12]。しかしなが

ら，血液学，血清生化学および尿検査パラメータの変化は頻繁にみられるため，定期的な検査の必要がある。

2．シクロスポリン（推奨度A）

シクロスポリンは7 mg/kg，sidでの投与が推奨されている。遅効性であるため，約1カ月は1日1回の投薬が必要であるが，その後，半数以上のFASS猫が1日1回の投与から週2回の投与に減量することが可能である[13,14]。消化器徴候，トキソプラズマ症などの感染症を発症する危険性があることが注意点として挙げられる。

3．オクラシチニブ（推奨度A）

オクラシチニブ（約1 mg/kg，sid〜bid）は，有効な治療選択肢である。一方，報告されているほとんどの研究で，投薬期間が短い。長期安全性データの欠如と薬剤の適応外使用を考慮し，より多くのデータが入手できるまで注意深く監視する必要がある。

4．抗菌薬（推奨度A）

好酸球性局面および無痛性潰瘍に対するアモキシシリン・クラブラン酸（12〜16.2 mg/kg，bid）の有効性が報告されている。

5．外用グルココルチコイド製剤（推奨度B）

ヒドロコルチゾンアセポン酸エステルスプレー（コルタバンス®，㈱ビルバックジャパン）を28日間1日1回，その後，隔日塗布することで，56日後に病変と痒みが76％以上減少すると報告されている[15]。外用グルココルチコイド製剤の選択は，局所性の病変に特に有効である。また，全身性グルココルチコイドの減薬にもつながるため，積極的に取り入れたい治療法である。一方，猫はとても神経質な動物種で，外用薬を塗られたことで舐性行動が増加する可能性もあるため注意が必要である。さらに，これらの製品は猫に対して認可されておらず，全身吸収の可能性があるため，定期的な臨床モニタリングが推奨される。

臓器・疾患別　最新の治療ガイドライン

6. 抗ヒスタミン薬（推奨度B）

抗ヒスタミン薬の効果は限定的であるが，第一選択薬としてクロルフェニラミン（2 mg/head，bid）を推奨している。また，第一世代抗ヒスタミン薬の鎮静効果が，FASSにおけるストレス関連のトリガーを軽減する可能性もある。

7. 必須脂肪酸（推奨度B）

粟粒性皮膚炎の猫において，月見草油，魚油，亜麻仁油，エイコサペンタエン酸，ドコサヘキサエン酸などの必須脂肪酸が有効性を示す報告がある。

8. 超微細化パルミトイルエタノールアミド（PEAum）（推奨度B）

PEAumは抗アレルギー性，抗炎症効果のある脂質化合物である。60 mg/mL懸濁液を，体重4 kg以下の猫には1 mL，4 kg以上の猫には1.5 mL，1日1回投与する。使用する際は，メチルプレドニゾロンと併用する。寛解から再発までの期間，寛解維持期間の延長が報告されている。

9. アレルゲン特異的免疫療法（推奨度B）

アレルゲン特異的免疫療法はFASSの有効な治療法で，45〜75％で有効性が示されているが[15]，いずれの報告もエビデンスとしては十分な信頼性をもっているとはいえず，さらなる研究が求められている。

10. アレルゲンの回避（推奨度C）

アレルギーにおいてアレルゲンを避けることは一般的であるが，環境アレルゲンの回避は困難で，効果に対するエビデンスはない。

▌まとめ

FASSの治療選択肢はガイドラインにより整理され，推奨度Aの治療から選択することで初期治療に対する反応は良好なことが多い。

特に健康状態に問題がない症例であれば，第一選択薬は全身性グルココルチコイド製剤（筆者は，使い慣れているプレドニゾロン2 mg/kg，sidから開始）を推奨する。全身性グルココルチコイド製剤はFASSに対し即効性があり，かつ非常に効果的であるため，短期間で徴候の改善を見込める。一方，前述しているとおり，1 mg/kgで投与を開始すると徴候の改善が乏しい可能性があるため，痒みを訴えている症例に対しては2 mg/kgでの処方をお勧めする。その後，1〜2週間単位で用量を25％程度ずつ漸減し，0.5 mg/kgの頓服で管理が可能な場合は，血液検査などによる副作用のチェックとともに経過観察とする。

また，プレドニゾロン0.5 mg/kgの投薬で管理が良好な症例は，副作用を考慮して抗ヒスタミン薬や必須脂肪酸製剤への変更も考慮する。抗ヒスタミン薬や必須脂肪酸の良し悪しは諸説あるが，筆者の感覚としては，軽症であればあるほど効果的である可能性が高いと考えている。さらに費用，副作用の両面でも検討すべき治療法のひとつである。

一方，プレドニゾロンを1 mg/kg程度まで漸減すると痒みをぶり返す症例も少なくない。この場合，必ず診断の見直しをして，FASS以外の疾患が併発していないか確認する。細胞診にて皮膚病変から細菌が検出された場合は，14日間のアモキシシリン・クラブラン酸の内服も検討する。

細胞診にて皮膚病変から細菌が検出されなかった場合はFASSの管理不良と考え，シクロスポリンやオクラシチニブの投薬を検討する。シクロスポリンは猫では内用液が認可されているが，液体の内服が困難な場合はカプセルで処方せざるをえない。ジェネリックと比較して，先発品のアトピカ®（エランコジャパン㈱）の使用が推奨される。7 mg/kg，sidで，少なくとも4週間後に効果を判定し，その後漸減する。全身性グルココルチコイド製剤との併用で良好な管理が期待できる。

また，オクラシチニブは猫で認可されていないこと，投薬量が下がっても基本的には毎日の投薬が必要になることなど，ハードルの高い薬であるが，治療効果が認められる症例では，副作用が少ないことから長

期投与しやすい薬ともいえる。猫に対する投薬頻度の増加は，飼い主や症例のQOLを著しく低下させる可能性があるため，飼い主と相談しながら進めるべき薬剤である。

さらに，外用グルココルチコイド製剤も，猫の性格によっては舐め取ってしまい，さらに神経質に舐め続けることで逆効果になることもあるため，飼い主とよく相談して処方する必要がある。筆者の経験では，クリームやスプレーのような刺激性のある基材よりも，刺激のない軟膏基材の方が，猫は気にしない印象がある。報告では，コルタバンス®スプレーを7～14日間連続塗布後に中止すると，28日後に多くの症例で痒みや重症度が50%未満になるとされている[15]。

to senior
高齢の動物への配慮

- グルココルチコイドは高用量で効果が期待できるが，投薬量に伴う副作用に配慮する。
- 併発疾患（内分泌疾患，腎機能障害，腫瘍など）を伴う可能性があるため，定期的な一般状態の精査を心がける。

to family
動物の家族に伝えるポイント

- FASSは一生涯治療が必要な疾患であるため，ご家庭のライフプランを考慮して，安全かつ継続可能な治療法を検討する必要性がある。
- 管理不良の場合，FFAやFAD，心因性脱毛などの併発疾患を常に考慮する必要性がある。

to staff
スタッフに指導するときのポイント

- FASSは一生涯治療が必要な疾患であるため，ご家庭のライフプランを考慮して安全かつ継続可能な治療法を検討する必要性がある。
- 一生涯，動物病院で治療を継続していただくため，病院スタッフ一同で飼い主の想いに寄り添い，励まし続ける必要性がある。
- 高齢になると併発疾患を考慮しなければならないため，痒み以外にも一般状態の異常を常に意識して問診を取る必要がある。

参考文献

1) Mueller RS, Nuttall T, Prost C, et al. Treatment of the feline atopic syndrome - a systematic review. Vet Dermatol. 2021; 32(1): 43-e8.

2) Santoro D, Pucheu-Haston CM, Prost C, et al. Clinical signs and diagnosis of feline atopic syndrome: detailed guidelines for a correct diagnosis. Vet Dermatol. 2021; 32(1): 26-e6.

3) Halliwell R, Pucheu-Haston CM, Olivry T, et al. Feline allergic diseases: introduction and proposed nomenclature. Vet Dermatol. 2021; 32(1): 8-e2.

4) Cieslicki M, Cieslicki P. Auftreten von endogenem ekzem und Kardiomyopathie in einer Abessinier-Katzenzucht. The appearance of endogenous eczema and cardiopathy in an Abessinian cat breeding. Kleintierpraxis. 1989; 34: 395-402.

5) Ravens PA, Xu BJ, Vogelnest LJ. Feline atopic dermatitis: a retrospective study of 45 cases (2001-2012). Vet Dermatol. 2014; 25(2): 95-102, e27-8.

6) Scott DW, Miller WH Jr. Feline atopic dermatitis: a retrospective study of 194 cases (1988-2003). Jap J Vet Dermatol 2013; 19(3): 135-147.

7) Waisglass SE, Landsberg GM, Yager JA, et al. Underlying medical conditions in cats with presumptive psychogenic alopecia. J Am Vet Med Assoc. 2006; 228(11): 1705-1709.

8) Mueller RS, Olivry T, Prélaud P. Critically appraised topic on adverse food reactions of companion animals (2): common food allergen sources in dogs and cats. BMC Vet Res. 2016; 12: 9.

9) Olivry T, Mueller RS, Prélaud P. Critically appraised topic on adverse food reactions of companion animals (1): duration of elimination diets. BMC Vet Res. 2015; 11: 225.

10) Olivry T, Mueller RS. Critically appraised topic on adverse food reactions of companion animals (9): time to flare of cutaneous signs after a dietary challenge in dogs and cats with food allergies. BMC Vet Res. 2020; 16(1): 158.

11) Favrot C, Steffan J, Seewald W, et al. Establishment of diagnostic criteria for feline nonflea-induced hypersensitivity dermatitis. Vet Dermatol. 2012; 23(1): 45-50, e11.

12) Noli C, Matricoti I, Schievano C. A double-blinded, randomized, methylprednisolone-controlled study on the efficacy of oclacitinib in the management of pruritus in cats with nonflea nonfood-induced hypersensitivity dermatitis. Vet Dermatol. 2019 30(2): 110-e30.

13) Steffan J, Roberts E, Cannon A, et al. Dose tapering for ciclosporin in cats with nonflea-induced hypersensitivity dermatitis. Vet Dermatol. 2013; 24(3): 315-322, e70.

14) Roberts ES, Tapp T, Trimmer A, et al. Clinical efficacy and safety following dose tapering of ciclosporin in cats with hypersensitivity dermatitis. J Feline Med Surg. 2016; 18(11): 898-905.

15) Loewenstein C, Mueller RS. A review of allergen-specific immunotherapy in human and veterinary medicine. Vet Dermatol. 2009; 20(2): 84-98.

臓器・疾患別　最新の治療ガイドライン

一般内科

食欲不振症例への栄養療法

小島一輝
日本動物高度医療センター

アドバイス

　食欲不振は，重篤な全身疾患によって引き起こされることがほとんどであり，その結果もたらされる栄養失調そのものが生命予後の悪化や入院期間の延長につながる。その対策のひとつとして栄養療法が重要であることは自明であり，中でも経腸栄養のメリットは近年広く知られるところである。食欲不振症例では，経口での十分な栄養補給は困難であるため，チューブフィーディングや食欲増進剤を利用することになる。ただ，これらの治療や早期栄養管理そのものにも，注意すべきデメリットはもちろん存在する。したがって，食欲不振症例においての基本的な栄養管理への考え方を理解した上で実践する必要がある。

栄養療法の重要性

　近年，栄養療法に対する認識が大きく変わりつつある。以前はあくまでサポートとして位置づけられていたが，現在では重要な治療法のひとつと考えられている。特に，一般状態が低下した重症例においては，基礎疾患による異化亢進と不十分な栄養摂取が重なり，栄養不良が起こることで，予後の悪化につながる[1]。栄養療法は，様々な疾患の予後を改善することが獣医学領域でも多数報告されてきている[2~5]。

栄養失調の病態生理

　動物が絶食状態となると，グルコースの貯蔵量は通常2~3日で枯渇し，それ以降は脂肪や蛋白質から糖新生を通じてエネルギーが供給される。絶食期間のさらなる継続は身体に異化亢進状態をもたらし，胃腸機能障害，免疫力低下（細胞免疫，グロブリン産生，補体産生，貪食能の低下），創傷治癒の遅延，筋肉量の減少，肝臓代謝の変化を引き起こす。また，グリコーゲン・脂肪の分解，筋肉の分解が進み，ストレスホルモンによる影響も大きくなる。さらに，栄養状態の悪化は，ときに基礎疾患よりも重篤な疾患を引き起こすことがあり，特に猫の肝リピドーシスがその例である。

1．重症例における代謝変化

　重症例における最も重要な代謝の変化は，蛋白質の異化亢進である。健康な人がエネルギーを摂取できない飢餓状態に陥った場合，代謝を抑制しながらグリコーゲンの分解でエネルギーを確保し，それでも足りなければ脂肪を分解する。また，一度エネルギーを摂取すれば，再度脂肪合成によって元の状態に回復する。しかし，疾患やストレス状態では，炎症の存在が代謝応答を大きく変化させる。

　まず，創傷治癒や感染防御能を高めるために代謝が亢進し，安静時エネルギー要求量（RER）が増加する。発熱，頻呼吸，頻脈，白血球増加，血管透過性亢進，血糖値上昇などの徴候がみられる。次に，エネルギー需要の増加に伴い，糖質コルチコイド，グルカゴン，カテコールアミンなどの異化亢進ホルモンが亢進する。その結果，蛋白質と脂肪の合成阻害，分解亢進，インスリン抵抗性が引き起こされ，骨格筋の分解と体脂肪の減少が生じる。さらには，炎症性サイトカインもこの反応を助長する。

　つまり，疾患やストレス下では，必要なエネルギー量の増加を補うために積極的に蛋白質が利用される。この脂肪と蛋白質の異化によるエネルギー（内因性エネルギー）供給は，体外からエネルギー源（外因性エネルギー）を供給しても抑制することはできない。実際に犬を対象にした研究でも，入院によって除脂肪体重

（＝筋肉量）は減少したものの，摂取エネルギー量と除脂肪体重量の変化に関連は認められなかったと報告されている[6]。これらのことを踏まえると，RER の疾病係数による補正や必要エネルギー量すべてを補うことは，過剰栄養につながるリスクが高いと考えられる。

2．過剰栄養の弊害

前述のとおり，過剰栄養とは「内因性エネルギー＋外因性エネルギー＞安静時エネルギー消費量」となった状態である。過剰栄養による代謝性有害事象は，高血糖によるものと，栄養ストレスによるものに分けられる。前者は高血糖そのものによるミトコンドリアでの酸化ストレスや炎症反応の増幅であり，インスリンを用いた血糖値コントロールにより対処可能である。後者は，過剰栄養により，オートファジーによる細胞修復の障害，エネルギー消費量の増大（過剰エネルギー基質が利用されずに再合成に回されるため），水分・ナトリウムの貯蔵などが引き起こされる。栄養ストレスはすべてにインスリンが関与するため，過剰栄養の供給を止めることでしか対応ができない点には注意が必要である。

食欲不振の原因と診断のピットフォール

栄養療法は，あくまで治療のひとつであることを忘れてはならない。食欲増進剤の使用や栄養療法の実施は，食欲不振の原因を精査した上で行うべきである（図1）。主訴として食欲不振を引き起こす疾患は数え切れない。ただ，疾患以外の要因が食欲を減退させていることも少なくない。また，食欲が低下／ない症例だけでなく，食欲はあるが食べることができない，あるいは食べたくないという症例も存在することに注意が必要である。

●投薬内容の確認

薬剤自体が食欲低下の原因になるため，抗菌薬，抗真菌薬，非ステロイド系抗炎症薬（NSAIDs），鎮静薬，抗がん剤，強心配糖体，利尿薬について確認する。

●疼痛の評価と全身スクリーニング検査

疼痛の評価には神経学的検査と整形学的検査が必要であり，さらに血液による検査や画像検査も行う。全身のスクリーニング検査により様々な疾患を除外することで，ほかの原因の特定に至ることができる。

●入院環境[7]

猫の場合，入院室の環境をキャットフレンドリーな状態に変更することが重要である。具体的には，隠れ家をつくる，段差をつくる，静音性を保つ，ほかの動物や猫から離す，においに配慮するなどの工夫が必要である（図2）。

●食事の好み

食事の好みも犬と猫では大きく異なる。また，食事の変更も食欲不振の原因となる。におい，水分量，成分組成，給与場所などが影響する。犬は腐肉でも食べることがあり，冷たいものを好む個体もいる。猫は新鮮な食材を好み，温かいものを好む傾向がある。また，食材の形状にも好みがある。

栄養療法の策定

1．適用は？：栄養状態のスクリーニングと評価法

実際に栄養療法を始める前に，そもそも栄養療法をやることがメリットとなる症例なのかを考える必要がある。栄養療法を実施する上でメリットとなる症例とは，言い換えれば，栄養障害のリスクが高い症例といえる。

（1）栄養状態の評価方法

医学領域では様々な評価方法が検討され，予後との関連や高リスク症例への栄養介入の有用性が明らかにされている。医学領域での栄養評価の流れとしては，栄養スクリーニングにより簡易的かつ迅速に栄養状態

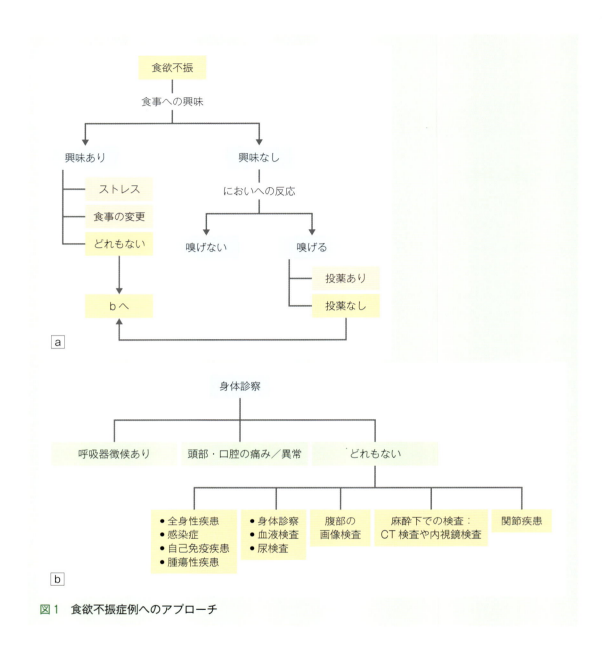

図1 食欲不振症例へのアプローチ

を評価し，栄養アセスメントで詳細な栄養状態の評価と実際の栄養療法について決定していく．それぞれの方法で組み込まれている項目は様々だが，栄養状態指標（BMI，体重の増減，筋肉量など）と，重症度指標（食事量の変化，疾患の種類，炎症マーカー，SOFAスコアなど）から評価しているものがほとんどである[8～10]．

獣医学領域においても，世界小動物獣医師会（WSAVA）やアメリカ動物病院協会（AAHA）から栄養スクリーニング方法や栄養評価項目の推奨はあるが[11,12]（表1），臨床的有用性が報告されているわけではない．近年，蛋白漏出性腸症の犬を対象に栄養不足スクリーニングスコアを作成した研究では，食欲，体重，ボディ・コンディション・スコア（BCS），マッスル・コンディション・スコア（MCS），毛の状態が評価項目に組み入れられている[13]．この研究において，診断時にスコアが高かった（＝栄養状態の悪い）症例は，診断後半年以内に臨床徴候が寛解しない割合が高かったと報告されており，より早い段階での栄養評価の重要性が示唆される．

一般内科

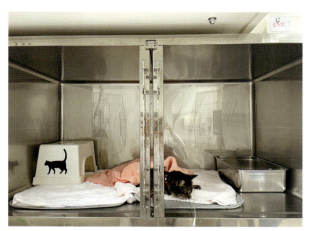

図2 猫の入院ケージの例
隠れるスペースや登れる場所をつくり，トイレを水や食事から離すように置く。
外から見えないように，ケージにタオルをかけることも有効である。
（画像提供：北海道大学 菅原芽伊先生）

表1 栄養スクリーニング評価項目の例

- 消化器徴候の有無：嘔吐，下痢，嘔気，便秘など
- 現疾患／既往歴
- 投薬の有無（サプリメント含む）
- 一般的でない食事を与えている（手づくり，生肉など）
- おやつの給与量が総カロリーの10％以上
- 飼育環境の問題
- BCS＜4/9 or ＞5/9
- MCSにて異常あり
- 体重変化
- 歯牙疾患
- 皮膚や毛並みが悪い
- 新たな病気がみつかった
- 栄養管理計画の実施

BCS：ボディ・コンディション・スコア，MCS：マッスル・コンディション・スコア
（文献11をもとに作成）

（2）詳細な栄養評価

スクリーニングにて栄養不足のリスクがあると判断した場合，①症例の要因，②食事要因，③環境要因の3つの観点から，より詳細な栄養評価を実施する。本稿で取り上げるチューブフィーディングが適応となるような症例は，主に①に問題があり，栄養状態が悪化していることがほとんどであろう。ただ，必ず②や③も重要な因子であることは忘れないようにしたい。

①症例の要因

- 病歴：消化器徴候の程度・期間，食事摂取量，食事に関連する行動の変化（例：食べたがるが食べない），運動能力（虚弱や運動不耐性）
- 身体診察：体重，毛並み，BCS（図3），MCS（図4）
- 血液検査：貧血，低アルブミン血症，低カリウム血症
- 投薬内容

当然，入院以前から食欲不振が継続していることも多いため，必要なエネルギー量を摂取できなくなってからどの程度の時間が経過しているか，来院以前から

数えて知る必要がある。では，栄養療法開始の基準となる食欲不振日数はどの程度かというと，おおむね犬・猫ともに食べなくなってから3日とされているものが多い。これは，犬では3日間の絶食で人の飢餓状態と同じような代謝変化が起きたという報告や[18]，猫では絶食期間4日ほどで免疫機能の低下が確認されたという報告[19]がもとになっていると考えられる。

前述のとおり，疾患動物では蛋白質の異化が亢進することで骨格筋（＝除脂肪組織）量が少なくなるため，BCSのみでは栄養評価は不十分である。また，筋肉量の変化は全身で一様ではないため，複数箇所（側頭筋，軸上筋，肩甲骨，骨盤）を評価することが推奨されている。

②食事要因

食事の詳細な内容はもちろんだが，給与回数，動物の好み，おやつやサプリメントも重要な情報である。手づくり食を給与している場合は，特に必須栄養素が不足している可能性があるため注意が必要である。

291

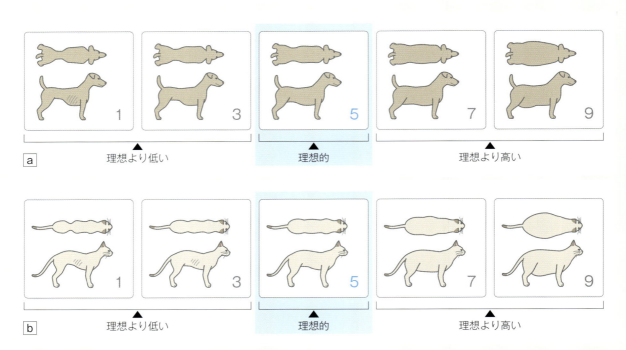

図3 犬と猫のボディ・コンディション・スコア（BCS）
BCSは、視診・触診により定量的かつ主観的に体型を評価する方法である。評価は1～5または1～9段階のどちらかで行う。この図は9段階の評価方法であり、表記は「BCS 3/9」のようになる。
BCS1：遠くからでも肋骨などの骨がみえる、体脂肪に全く触れない。
BCS3：腰のくびれが明らかで骨盤周囲が骨ばってみえる、体脂肪にほとんど触れない。
BCS5：腰のくびれが明らかで、腹の巻き上がりが明瞭である、肋骨に容易に触れる。
BCS7：腰のくびれはほとんど／全くない、肋骨には何とか触れる。
BCS9：腹部は丸みを帯び、腰のくびれはない、首と四肢に脂肪沈着がある。
（文献14、15をもとに作成）

③環境要因

- 飼育環境：おもちゃ、同居動物、ケージ、自動給餌器など
- 家での運動量：室内／室外飼育、散歩の頻度・時間・距離など
- 環境ストレス要因：最近の屋内・屋外での変化、同居動物との関係など

残念ながら、臨床的有用性について検討された栄養評価法は確立されていない。これらの栄養評価基準の項目をいくつかに絞ってリスク評価を行い、治療介入の指標にする評価法も報告されているので、参考にするとよいだろう（表2）[20]。

身体診察では、意識レベル、腹水・浮腫の有無は注意して確認したい。体重の変化は短期的な水分量の変化を表すため、状態が安定しない場合は1日の間に複数回測定する。チューブフィーディングと静脈内点滴を併用している場合は、トータルの水分量に注意が必要である。特に猫では、過水和になりやすいため、給与量の増加とともに輸液量も調節する。

血液化学検査（血糖値やトリグリセリド）や画像検査（消化管のうっ滞の有無や循環血液量の評価など）も、必要に応じて実施する。食事に関しても、RERの計算、給与内容、給与量（RERに対する割合）、給与頻度、給与経路の検討、自力摂食量などを毎日評価する必要がある。

2．どのように？：自力摂食vsチューブフィーディングvs経静脈栄養

基本的には経腸栄養が推奨される。経腸栄養のメリットは、絨毛への栄養供給、消化管運動改善、消化

一般内科

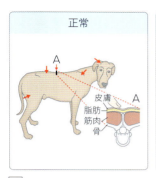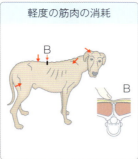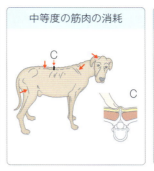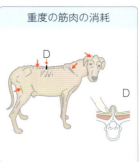

a

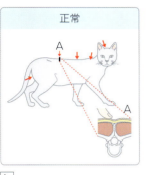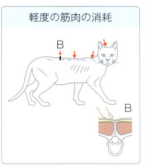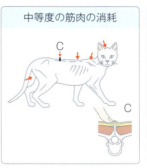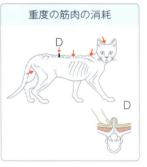

b

図4 犬と猫のマッスル・コンディション・スコア（MCS）
MCSは脊椎，肩甲骨，頭蓋骨，腸骨翼の視診，および筋肉の触診によって評価する．すべての筋肉が一様に変化するわけではないため，注意が必要である．
（文献16, 17をもとに作成）

表2 簡易的な栄養評価の一例

評価項目		低リスク	中リスク	高リスク
食事摂取量 <80% RER	<3日	○		
	3～5日		○	
	>5日			○
体重減少		○		
重度の嘔吐／下痢			○	
BCS<4/9		○		
MCS<2			○	
低アルブミン血症			○	
状態改善までの 予想期間	<3日	○		
	3～9日		○	
	>9日			○

高リスクの項目が2つ以上当てはまるならば，栄養不良リスクが高い症例として，状態が安定化し次第すぐに栄養療法を実施する．中リスクやそれ以外の場合でも，数日ごとに評価をするべきである．また，栄養評価は入院中も毎日実施すべきである．
RER：安静時エネルギー要求量，BCS：ボディ・コンディション・スコア，MCS：マッスル・コンディション・スコア
（文献20をもとに作成）

食欲不振症例への栄養療法

管血流改善，消化管免疫機能活性化，神経内分泌調整の回復，腸内細菌叢の安定化，酸化ストレス低減[21]など，様々である。経口摂取できるのであれば自力で食べてもらうに越したことはないが，基本的には RER の 70％前後を安定して摂取できるようになるまでは，チューブフィーディングを継続した方がよいとされる。

後述する食欲増進剤も，自力摂食による摂取量を増やす上では有効な方法だが，十分なエネルギー量が摂取できないのであれば，チューブフィーディングによるサポートを実施するべきである。実際に，病的な食欲不振症例では，食欲増進剤を使用しても十分な食事摂取量を維持できないことがほとんどである。また，動物がおとなしく，ストレスなく給与できる場合は，チューブフィーディングではなく強制給与を行うこともあるだろう。ただ，強制給与はストレスによる自力摂食回復の遅れ，給与する食事に対する食物嫌悪，誤嚥，スタッフの負担など，様々なデメリットがあるため，筆者はあまり推奨しない。十分な量を給与するのは困難であるため，自力摂食回復に時間がかかる予想なのであれば，早急にチューブフィーディングを開始すべきである。

一方で，重度の嘔吐や下痢・吸収不良を伴う消化器疾患症例や，経腸栄養のためのルート確保が困難な症例，嚥下反射が消失している症例，麻酔リスクが高い症例，凝固・止血異常がある症例，循環動態が不安定な症例，水和状態や電解質の異常を有する症例には，経腸栄養は不適応となる。このような場合や，チューブフィーディングを実施しても十分なエネルギー量を給与できない（目安としては RER の 50％未満）場合は，経静脈栄養が考慮される。ただ，設置・使用に際しては，チューブフィーディングよりも合併症の発生率が高い[22]ことを念頭に置いておく必要がある。それぞれのチューブの特徴については，後述する。

3．いつから？

医学領域では，侵襲後あるいは ICU 入室後おおむね 24 時間以内，遅くとも 36〜48 時間以内の経腸栄養の開始を推奨していることが多い。実際に，開始が遅れた群と比較して，より有益な効果を得られることが多くの研究で示されている。

獣医学領域でも，なるべく早く給与を開始すべきという流れになっており，医学領域にくらべて，来院時の食欲不振や栄養不良の経過が長いことを加味すれば当然といえる。パルボウイルス感染症や腹膜炎，急性膵炎の入院管理において，早期栄養治療の開始が良好な転機につながることが示唆されている[3, 23, 24]。また，これらの報告でも，早期の栄養介入は基本的に忍容性が高く，合併症もほとんどないとされている。したがって，先の栄養評価において栄養不良リスクが高いと判断した症例では，リスク評価が終わってから「なるべく」早く治療を開始することが有効と考えられる。

ただ，栄養療法を遅らせるべき症例も存在する。まず，水和状態，電解質，酸塩基平衡，循環が不安定な場合は，バイタルが安定するまで遅らせるべきである。栄養療法はこれらの異常を増悪させる可能性が高いため，対処する前に栄養療法を開始すると，合併症のリスクが増加する。また，消化管運動が低下している症例（例：麻酔を行った症例，オピオイド鎮痛薬投与中，イレウス）では，嘔吐や誤嚥のリスクがあるため，実施する場合は注意深くモニターすべきである。さらに，意識レベルが低下している症例では，食道より近位からの給与は（胃のうっ滞がある場合は胃瘻チューブも），食道逆流からの誤嚥リスクとなるため避けるべきである。

4．どれくらい？：
必要カロリーの計算

（1）エネルギー量の指標

まず大前提として，症例の栄養状態を健康に戻すことが目的ではなく，安定化させることが目的であることに留意する必要がある。医学領域でも，近年のガイドライン[25, 26]をみる限り，そもそもの必要カロリー量の算出について根拠のある方法はないようである。ただし，重症患者においては，早期（入院 2 日以内）から必要カロリー量の 100％を給与することは，むしろ有害であることが，多くの研究結果から指摘されている。したがって，早期においては必要カロリー量の

70％以下に抑えることが推奨されている。なお，50％を下回ると栄養失調のリスクが高まるようである。

　獣医学領域でも，摂取カロリー量の目標は不明である。現時点では目標とするエネルギー量の指標として，RERが利用されることがほとんどである。なお，間接熱量計を用いて測定した消費エネルギー量と，後述する式を用いて測定したRERでは乖離が大きかったとの文献もある[27]。また，同文献において，個体ごとの消費エネルギー量にも大きなばらつきがあったとされている。さらに，過去には，1.0〜1.5の疾病係数により補正したRERも用いられてきたが，疾病係数が医学の値を外挿していること，病的状態では内因性エネルギー産生も増加すること，そして過栄養による弊害なども相まって，現在は疾病係数による補正はされていない。つまり，RERのような予測式は必要エネルギー量の指標にはなるものの，盲信することは注意が必要といえる。したがって，入院期間中も小まめに栄養状態を評価し，必要なエネルギー量の調整を行うことが重要である。近年の報告では，入院中の動物のうち，RERを100％摂取できている動物の割合はわずか5.6％であり，50％以上がRERの25％未満の摂取量であったとされている[28]。RERを必要エネルギー量の指標にしてよいのかは別として，多くの病院において，入院動物へのエネルギー供給量が十分なレベルに達していないのが現状であろう。

　RERの計算式は以下のとおりである。

$$RER（kcal/日）= 70 \times 体重（kg）^{0.75}$$

（2）RERの目標

　前述のとおり，栄養不足・過剰栄養はどちらも様々な弊害をもたらすため，いつまでにRERを達成するかについても議論が分かれるが，獣医学領域では，給与を開始して3日でRERを達成することが目標とされていることが多い。全身状態や栄養状態の悪化している症例では，さらに数日をかけてRERを達成することが目標となる。また，長期的に飢餓状態の症例では，給与の開始とともにリフィーディング症候群＊を

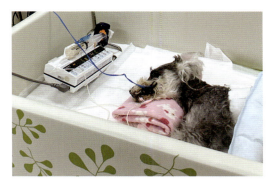

図5　微量点滴機を用いた持続給与

起こす危険性もあるため，より少ない給与量から様子をみながら増量していく必要がある。

　1回あたりの給与量も重要である。経鼻食道チューブ，食道瘻チューブ，胃瘻チューブを使用する場合，1回あたりの給与量は10 mL/kg未満とし，15〜20分かけて給与することが推奨されている。一方で，慢性的に食欲が低下している症例や，消化管運動が低下している症例では，1回の給与量が2 mL/kg以下でも許容できない可能性があるため，動物の反応をみながら給与すべきである。また，微量点滴機が使用可能で，かつ動物の様子をモニタリングできる体制が整っているのであれば，持続点滴で少量を投与しつづけることも有用である（図5）。

＊：絶食・飢餓状態の動物に対する給与は血糖値の上昇を引き起こし，その結果インスリン分泌が亢進する。インスリンによりグルコースが細胞内に移動するだけでなく，細胞外液中のカリウムやリンなどの電解質も細胞内に移動するため，低カリウム血症や低リン血症を引き起こし，最悪の場合死亡する。

5．何を？：食事内容

　栄養療法の目標は，異化亢進による蛋白分解に対して蛋白質の合成を適正化し，除脂肪体重を維持することである。したがって，健常動物が必要とする蛋白質では不十分であり，成書には犬では100 kcalあたり5〜6 g（総エネルギーの25〜35％），猫では100 kcalあたり6〜8 g（総エネルギーの30〜40％）の蛋白質が必要と記載されている[22]。反対に，肝性脳症や重度高窒素血症を呈する動物では　100 kcalあたり3〜4 g

臓器・疾患別　最新の治療ガイドライン

に蛋白質を制限し，高血糖または高脂血症の動物では，炭水化物と脂質の量をそれぞれ減らす必要がある。なお，消化器疾患のある犬（膵炎やリンパ管拡張症など）では，食事中の脂肪含有量を 100 kcal あたり 2 g 前後に減らすこともあるが，猫ではそもそも脂肪要求量が高く，吸収効率も高いため制限する必要はない。また，脂肪はエネルギー密度が高いため，給与量を減らしたい場合には有用である。ただし，脂肪含有量が高い食事は胃からの排泄に時間がかかるため，胃排泄障害がある場合には注意が必要である。

　内径の細いカテーテルを用いる経鼻食道（胃）チューブや空腸チューブの場合は，液体食でなければ給与が難しいため，市販の液体食に頼ることになる。また，食道瘻チューブや胃瘻チューブの場合は内径が太くなるため，給与内容の選択肢は広がるが，それでも厳密な調整は難しいのが現状である。

　ドライフードで流動食を作製する場合，粘稠性を下げるためには大量の水をミキサーにかけることになるため，給与量が増えてしまう。粘稠性が低いほど胃からの排泄は速やかになるが，胃の蠕動運動は促進されないため，1 回の給与量が多くなりすぎると，液体食では胃内貯留を引き起こす可能性もあるため注意が必要である。

各フィーディングチューブの特徴（表 3）

1．経鼻食道（胃）チューブ

　チューブフィーディングの中で最も利用しやすい方法である。5 日未満の短期間の栄養補給が必要な症例や，全身麻酔のリスクが高い症例で適応となる。なお，退院後も自宅で使用を継続し，推奨より長い期間設置したが，重篤な合併症（誤嚥性肺炎，気管への迷入）はなく，軽度な合併症（くしゃみ，事故抜去，嘔吐／吐出など）で済んだとの報告[29]もあるため，症例によっては 10 日以上使用可能な場合もある。

　一方で，設置が不適応となる状況も少なくない。嘔吐のある症例や咽喉頭反射のない症例に対しては，誤

嚥のリスクが高いため使用は避けるべきである。呼吸状態が悪化した症例（特に猫）でも，呼吸苦を増大させるため使用できない。頭蓋内圧亢進症例では，挿入に際して脳圧亢進を助長する可能性があるため危険である。また，チューブ径が細い（犬では 6～8 Fr，猫では 5 Fr 前後）ため，給与内容は液体食に制限される。

　以前は，チューブの先端位置は，食道括約筋に干渉し，逆流性食道炎を誘発する懸念から，食道遠位が推奨されていた。しかし，近年の研究では，先端を胃内に置いた場合でも（＝経鼻食道胃チューブ），合併症率に差がなかったことが報告されている[30, 31]。胃内までチューブを進めることで胃内容の抜去が可能となるため，後述する胃うっ滞が重度の場合には，抜去を目的に留置しておくこともある。

　不適応症例を除けば，合併症（鼻炎，吐出，嘔吐，誤嚥性肺炎など）の発生率は高くないものの，嘔吐や発咳の際にチューブの位置がずれてしまったり，抜去されてしまったりすることは少なくない。特に，咳，レッチング，暴れるなどの行動があるときは，チューブ先端の位置が変位している可能性があるので注意が必要である。したがって，給与前には毎回，10 mL シリンジで陰圧がかかる（＝気管内にチューブ先端がない）ことを確認してから給与することが重要である。

2．食道瘻チューブ

　軽い鎮静では咽喉頭領域の反射を遮断するのは難しいため，全身麻酔が必要ではあるものの，慣れれば短時間で設置可能である。また，太い内径のチューブを利用できることから，選択できる食事の幅が広がること，投薬が可能であることは最大のメリットだろう。胃瘻チューブと比較して抜けやすく，使用できる期間も短いが，瘻管の形成を待つ必要がないため簡単に抜去でき，傷も二期癒合で閉鎖できる。猫でも忍容性が高く，数週間～数カ月であれば自宅での管理も可能である。

　一方で，設置部位の感染には注意が必要である。猫では感染症の発生率が 12.1～17.8 ％であったという報告があり，グルココルチコイドや抗がん剤使用症例，栄養状態の悪化した症例などで発生率が高かったとさ

296

一般内科

表3　各フィーディングチューブの特徴

チューブ	経鼻食道(胃)チューブ	食道瘻チューブ	胃瘻チューブ	空腸チューブ
使用期間	3〜5日	長期(数週間〜数カ月)	長期(数カ月〜1年)	入院期間中
メリット	●設置が容易 ●全身麻酔が不要 ●即時抜去可能 ●非侵襲的	●設置が簡単 ●食事の選択肢が広い ●投薬が可能 ●忍容性が高い ●即時抜去可能 ●自宅で使用可能	●食事の選択肢が広い ●投薬が可能 ●長期使用可能 ●自宅ケアに使用可能	●膵臓，胃，十二指腸をバイパスできる ●嘔吐している症例でも使用可能
デメリット	●チューブ径が細い ●基本的に液体食のみ ●動物への干渉 ●一部の動物では鎮静必要 ●自宅使用には不向き	●全身麻酔が必要 ●瘻孔感染のリスク ●瘻孔のケアが必要	●全身麻酔が必要 ●開腹または内視鏡が必要 ●14日間は取り外し不可	●全身麻酔が必要 ●開腹手術が必要 ●液体食のみ利用可能 ●入院下の管理のみ
禁忌・ 不適応症例	●鼻腔疾患 ●顔面外傷 ●食道疾患 ●嘔吐／吐出が重度 ●嚥下反射低下 ●出血傾向	●食道疾患 ●麻酔リスクの高い症例 ●出血傾向 ●嘔吐／吐出が重度	●麻酔リスクの高い症例 ●出血傾向 ●重度低蛋白血症 ●胃の疾患／機能障害	●麻酔リスクの高い症例 ●出血傾向
備考	重篤な疾患のある猫には推奨されないが，迅速かつ特別な禁忌がない場合に便利である。	長期栄養サポートが必要な症例に推奨される(例：肝性脂肪症，顔面手術，顎骨骨折，膵炎)。	食道疾患や長期の栄養サポートが必要な症例に適している。	特定の症例に適しているが，頻繁には使用されない(例：膵炎，胃食道逆流，難治性嘔吐)。

れる[32]。感染が軽度の場合は，傷口の洗浄により自然治癒するが，重度の場合はチューブの抜去やデブリードマンのような外科的処置が必要となる。したがって，設置時の手技に気を使う，チューブの固定をきつくしすぎない，バンテージや設置部位を1日1回は確認し清浄化する，などに気を付けて予防に努めることが重要である。

3．胃瘻チューブ

　胃瘻チューブの最も大きなメリットは，長期的な栄養管理が可能になることである。療法食や投薬はもちろん，手技に慣れれば自宅での管理も容易である。設置には全身麻酔が必須ではあるが，開腹下・内視鏡下どちらでも設置可能である。設置する上で禁忌となる症例は，胃と腹壁を近接できない症例(脾臓腫瘍や腹水貯留が重度の症例など)や，凝固異常，低アルブミン血症など瘻孔形成に支障がある症例である。また，胃排泄障害がある症例も不適応となる。

　合併症としては，設置部位の炎症や感染，気腹，胃

出血，脾臓または肝臓の損傷，嘔吐，胃排出障害，誤嚥性肺炎，敗血症性腹膜炎，チューブの脱落・除去，瘻孔形成など様々だが，発生頻度はそこまで高くはない。ただ，瘻孔が安定する2週間前後までは，瘻孔周囲の状態の確認や事故抜去が起こらない管理を心掛ける。また，グルココルチコイド使用症例では，設置後の重篤な合併症の発生率が高いことが報告されており[33]，注意が必要である。

4．空腸(腸瘻)チューブ

　外科的に設置するため，開腹手術の術後栄養補給がメインとなるが，胃うっ滞や嘔吐があることで胃より近位からの給与が困難な症例でも，適応可能である。後述するが，一般状態の低下した症例や，侵襲の大きな腹部外科を実施した症例では，術後に胃うっ滞や嘔吐が発生することが多い。したがって，術前にあらかじめリスク評価を行うことが重要である。

　デメリットとしては，経鼻食道チューブと同様，内径が細いチューブ(6 Fr)を挿入するため，流動食が詰

まりやすく，完全液体食でなければ給与しづらい点が挙げられる。また，強く牽引することで容易に抜去ができてしまうため，牽引されないように注意が必要である。筆者の施設では，必ず1日1回は腹部超音波検査にて，消化管うっ滞の確認と，消化管内にチューブがあることを確認している。

早く抜去しすぎても消化管からの漏出リスクが高く，抜去が遅れると縫合している糸の抗張力低下とともに事故抜去のリスクが高くなる。よって筆者の施設では，術創抜糸と同時に抜去することにしている。

給与に関しては間欠給与，持続給与どちらでも可能だが，一度に大量に給与すると，吸収できずに下痢をしてしまう可能性がある。したがって，筆者は24時間持続給与や，日中は液体食を持続給与し，夜間は水だけ持続給与する方法を選択している。

トラブルへの対応

1．チューブの閉塞

チューブフィーディングにおいて，チューブの閉塞は一般的である。大前提として，詰まりにくいフードを選択する，給与後は水でフラッシュする，そして給与しない間は水でチューブを満たしておくことが重要である。また，閉塞した際にはまず，フードの閉塞以外の原因（折れ曲がり，カテーテルの位置の問題，ライントラブルなど）を除外することも絶対に忘れないようにしたい。チューブが閉塞してしまった場合は，体温程度に温めた水でフラッシュする。閉塞を解除しづらい場合は，水を入れたまま少し置いた後に再度フラッシュすることで開通することもある。重曹や膵酵素を溶かした水や炭酸水を使用する方法もあるが，閉塞解除のしやすさは水道水と差はないようである[34]。

2．消化管のうっ滞

栄養療法が適応となる症例で，消化管の機能性イレウスに遭遇することがある（図6）。特に一般状態の著しく低下した症例や，上腹部の高侵襲外科（胆囊摘出や巨大肝臓腫瘤摘出など）の術後に，胃内液体貯留や

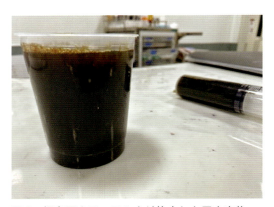

図6　経鼻胃カテーテルより抜去した胃内容物
胃液貯留が重度の場合，筆者は経鼻食道チューブや胃瘻チューブを用いて抜去するようにしている。抜去後に再貯留する症例も少なくないため，定期的な確認が重要と考えている。本症例では，胃出血の合併により黒色の胃液が抜去された。

消化管運動低下として確認されることが多いと感じる。原因については不明だが，消化管・周囲組織の炎症，消化管の虚血，間質浮腫，オピオイドの使用，交感神経亢進など，様々な要因が関与していると考えられる。嘔吐ではなく吐出することも多いため，横臥状態や意識レベルの低下した症例では誤嚥するリスクが非常に高い。

対応としては①制吐薬・消化管運動改善薬の使用（マロピタント，メトクロプラミド，シサプリド，エリスロマイシン，六君子湯，大建中湯など），②胃内容物の抜去，③可能な範囲内での軽い運動，④疼痛管理，⑤過剰な鎮痛・鎮静の見直し，⑥入院環境の改善などを実施する。図6のように胃粘膜出血を併発することもあるので，その場合はプロトンポンプ阻害薬を併用する。

食欲増進剤

1．食欲増進剤を検討する前に

原則として，食欲増進剤を使用する前に，食欲低下の原因を考え，対処することが重要である。診断が遅れる可能性があるため，各種検査実施前の食欲低下症例の初期治療としては適さない。また，前述のとおり，自発的な摂食を促すことはできるが，食欲廃絶し

ている症例が必要なエネルギー量をすべて満たせるほどの摂食は期待できない。したがって，すぐには自力での摂食が回復しない症例（例：肝リピドーシス）や，必要カロリー量を満たせない症例には，チューブフィーディングを実施する必要がある。さらに，効果には個体差があるので，効果がない場合もチューブフィーディングが必要となる。

食欲増進剤が適応となるのは，主に以下のとおりである。

- 診断を待つまでの間の短期的なサポート
- 自力で摂食できるが，原疾患の治療をしていても食欲不振が持続する症例
- 行動（例：食物嫌悪），環境（例：入院のストレス）による食欲不振
- 慢性疾患（例：慢性腎臓病や腫瘍性疾患）の長期管理

これらを踏まえると，入院管理が必要になるような重症例で食欲増進剤が適応になるのは，急性期を離脱して病態が改善傾向にあるタイミングである。急性期では，仮に食欲があっても自力摂食ができないレベルの症例も少なくない。したがって，病態が改善傾向にあり，自力摂食を始めたものの必要カロリー量に届かない症例や，入院管理がまだ必要であるものの性格的に院内での自力摂食を望めない症例（特に猫）などが適応になると考えられる。

2．ミルタザピン

- 猫：15 mg 製剤 1/8 錠（＝1.88 mg/head，単位に注意），PO，sid
  肝機能・腎機能の低下した症例では eod
- 犬：1.1～1.3 mg/kg（ただし 30 mg/head を超えないように注意），sid
- ミルタザピン軟膏：1.5 インチ，1 日 1 回，内耳に塗布。必ずグローブを着用し，塗る耳は 1 日ごとに左右を変える。

中枢神経におけるシナプス前アドレナリン $\alpha2$ 受容体を遮断することで，ノルアドレナリン作動性の抗うつ作用を有する薬剤である。また，セロトニン受容体（5-HT$_2$ 受容体と 5-HT$_3$ 受容体），ヒスタミン受容体（H$_1$ 受容体）の強力な阻害作用を有する。ミルタザピンの食欲増進の作用機序は不明とされるが，5-HT 受容体拮抗や，食欲調節に関連している H$_1$ 受容体の拮抗作用によるものと考えられている。また，5-HT$_3$ 阻害による嘔気軽減・制吐作用，H$_1$ 受容体遮断による鎮静作用を有する。

肝臓で代謝後，腎臓で排泄されるため，肝疾患・腎疾患では投与量や投与頻度を減らすことで副作用を軽減できる。

猫においては，意図しない体重減少の症例[35]，慢性腎臓病の症例[36, 37]，リンパ腫の化学療法症例[38]に対して，ミルタザピンは食事摂取量・体重を増加・維持したことが報告されている。また，錠剤だけでなく，軟膏製剤も経口投与と同じように有効であり，投薬が難しい症例でも使用可能である（ただし輸入薬のみ）。

犬においても使用は可能であるが，食欲増進を目的とした有効性の報告は少なく，猫にくらべると効果は薄いようである。一方で，猫での報告は見当たらないものの，健康な犬では，胃の非泄時間と結腸通過時間が短縮することが報告されている[39]。

[副作用]
- 猫：鳴くことが増える，興奮する，嘔吐，震え，流涎などの徴候がみられることがある。
- 経皮軟膏では塗布部の炎症が起こる可能性がある。

3．カプロモレリン

- 犬：3 mg/kg，PO，sid
- 猫：1～3 mg/kg，PO，sid

胃で血液中に分泌されるグレリンは，視床下部のグレリン受容体に作用し，下垂体からの成長ホルモン分泌を促進させる。カプロモレリンはグレリン受容体作動薬であり，食欲および食事摂取量を増加させる。また，成長ホルモンの分泌を亢進することから，除脂肪

臓器・疾患別　最新の治療ガイドライン

体重の回復に寄与する可能性がある。げっ歯類では抗炎症効果が報告されているが[40]，犬・猫での効果は明らかになっていない。一方で，成長ホルモン濃度が亢進するため，インスリン抵抗性につながる危険性があり注意が必要である。

　食欲が低下した犬を対象にした研究では，プラセボ群と比較してカプロモレリン投与群では，食欲増進と体重増加を認めている[41]。猫では，健常猫において食欲・体重の増加が報告されており[42]，長期投与でも比較的安全性が高いとされるが，臨床例での報告は乏しい。現時点では輸入薬のみであり，値段も高価であるため，筆者自身はほとんど使用したことがない。

[副作用]

- 犬：下痢，嘔吐，多飲，唾液分泌過多，鼓腸などが報告されている。
- 猫：犬と同様の徴候に加えて，低血圧と徐脈を呈する可能性があるため，投与後の状態には注意が必要である。

to senior
高齢の動物への配慮

- 食欲不振の原因として何かしらの疾患を有する可能性が高いため，原因の特定に努める。
- そもそもBCS・MCSの低下した症例が多いため，臨床徴候が軽度でも栄養不良リスクは非常に高い。
- 積極的な栄養療法による介入が有効である。

to family
動物の家族に伝えるポイント

- 自宅でも体重，食事内容（内容，給与量，給与回数，摂取カロリー量など），飼育環境などをモニタリングしてもらう。
- 食欲不振に対して不安を抱くことが多いので，食欲不振と栄養療法について正しい情報を共有する。

to staff
スタッフに指導するときのポイント

- 栄養不良が疾患の予後に影響することをまずは認識してもらい，栄養状態のチェックをルーティンワークとして実施する。
- 栄養不良リスクのある症例では，積極的に治療介入を実施する。
- 食欲増進剤も選択肢にはなるが，盲信的な使用は危険である。

参考文献

1) Brunetto MA, Gomes MO, Andre MR, et al. Effects of nutritional support on hospital outcome in dogs and cats. J Vet Emerg Crit Care (San Antonio). 2010; 20(2): 224-231.

2) Economu L, Chang YM, Priestnall SL, et al. The effect of assisted enteral feeding on treatment outcome in dogs with inflammatory protein-losing enteropathy. J Vet Intern Med. 2021; 35(3): 1297-1305.

3) Mohr AJ, Leisewitz AL, Jacobson LS, et al. Effect of early enteral nutrition on intestinal permeability, intestinal protein loss, and outcome in dogs with severe parvoviral enteritis. J Vet Intern Med. 2003; 17(6): 791-798.

4) Liu DT, Brown DC, Silverstein DC. Early nutritional support is associated with decreased length of hospitalization in dogs with septic peritonitis: a retrospective study of 45 cases (2000-2009). J Vet Emerg Crit Care (San Antonio). 2012; 22(4): 453-459.

5) Brunet A, Bouzouraa T, Cadore JL, et al. Use of feeding tubes in 112 cats in an internal medicine referral service (2015-2020). J Feline Med Surg. 2022; 24(10): e338-e346.

6) Leung YB, Cave N, Wester TJ. Loss of body weight and lean mass in long-stay, hospitalized canine patients. J Anim Physiol Anim Nutr (Berl). 2023; 107(6): 1444-1455.

7) Taylor S, Chan DL, Villaverde C, et al. 2022 ISFM consensus guidelines on management of the inappetent hospitalised cat. J Feline Med Surg. 2022; 24(7): 614-640.

8) Kondrup J, Rasmussen HH, Hamberg O, et al. Nutritional risk screening (NRS 2002): a new method based on an analysis of controlled clinical trials. Clin Nutr. 2003; 22(3): 321-336.

9) Detsky AS, McLaughlin JR, Baker JP, et al. What is subjective global assessment of nutritional status? JPEN J Parenter Enteral Nutr. 1987; 11(1): 8-13.

10) Kaiser MJ, Bauer JM, Ramsch C, et al. Validation of the mini nutritional assessment short-form (MNA-SF): a practical tool for identification of nutritional status. J Nutr Health Aging. 2009; 13(9): 782-788.

11) Freeman L, Becvarova I, Cave N, et al. WSAVA nutritional assessment guidelines. J Small Anim Pract. 2011; 52(7): 385-396.

12) Cline MG, Burns KM, Coe JB, et al. 2021 AAHA nutrition and weight management guidelines for dogs and cats. J Am Anim Hosp Assoc. 2021; 57(4): 153-178.

13) Wootton FE, Hoey CSFK, Woods G, et al. An undernutrition screening score for dogs with protein-losing enteropathy: a prospective multicenter study. J Vet Intern Med. 2023; 37(5): 1821-1829.

14) World Small Animal Veterinary Association (WSAVA). WSAVA Global Nutrition Committee. Body-Condition-Score-Dog. https://wsava.org/wp-content/uploads/2020/01/Body-Condition-Score-Dog.pdf, 参照 2024-08

15) World Small Animal Veterinary Association (WSAVA). WSAVA Global Nutrition Committee. Body-Condition-Score-Cat. https://www.cvmcourses.com/courses/pluginfile.php/280/mod_page/content/7/Feline BCS.pdf, 参照 2024-08

16) World Small Animal Veterinary Association (WSAVA). WSAVA Global Nutrition Committee. Muscle-Condition-Score-Dog. https://wsava.org/wp-content/uploads/2020/01/Muscle-Condition-Score-Chart-for-Dogs.pdf, 参照 2024-08https://wsava.org/wp-content/uploads/2020/01/Muscle-Condition-Score-Chart-for-Cats.pdf, 参照 2024-08

17) World Small Animal Veterinary Association (WSAVA). WSAVA Global Nutrition Committee. Muscle-Condition-Score-Cat. https://wsava.org/wp-content/uploads/2020/01/Muscle-Condition-Score-Chart-for-Cats.pdf, 参照 2024-08

18) Owen OE, Reichard GA Jr, Patel MS, et al. Energy metabolism in feasting and fasting. Adv Exp Med Biol. 1979; 111: 169-188.

19) Freitag KA, Saker KE, Thomas E, et al. Acute starvation and subsequent refeeding affect lymphocyte subsets and proliferation in cats. J Nutr. 2000; 130(10): 2444-2449.

20) Chan DL. Nutritional support of the critically ill small animal patient. Vet Clin North Am Small Anim Pract. 2020; 50(6): 1411-1422.

21) McClave SA, Heyland DK. The physiologic response and associated clinical benefits from provision of early enteral nutrition. Nutr Clin Pract. 2009; 24(3): 305-315.

22) Perea SC. Parenteral nutrition. In: Applied Veterinary Clinical Nutrition. Fascetti AJ, Delaney SJ, ed. Wiley-Blackwell, 2012, p. 353-373.

23) Harris JP, Parnell NK, Griffith EH, et al. Retrospective evaluation of the impact of early enteral nutrition on clinical outcomes in dogs with pancreatitis: 34 cases (2010-2013). J Vet Emerg Crit Care (San Antonio). 2017; 27(4): 425-433.

24) Mansfield CS, James FE, Steiner JM, et al. A pilot study to assess tolerability of early enteral nutrition via esophagostomy tube feeding in dogs with severe acute pancreatitis. J Vet Intern Med. 2011; 25(3): 419-425.

25) Compher C, Bingham AL, McCall M, et al. Guidelines for the provision of nutrition support therapy in the adult critically ill patient: the american society for parenteral and enteral nutrition. JPEN J Parenter Enteral Nutr. 2022; 46(1): 12-41.

26) Singer P, Blaser AR, Berger MM, et al. ESPEN practical and partially revised guideline: clinical nutrition in the intensive care unit. Clin Nutr. 2023; 42(9): 1671-1689.

27) O'Toole E, Miller CW, Wilson BA, et al. Comparison of the standard predictive equation for calculation of resting energy expenditure with indirect calorimetry in hospitalized and healthy dogs. J Am Vet Med Assoc. 2004; 225(1): 58-64.

28) Molina J, Hervera M, Manzanilla EG, et al. Evaluation of the prevalence and risk factors for undernutrition in hospitalized dogs. Front Vet Sci. 2018; 5: 205.

29) Dumont R, Lemetayer J, Desquilbet L, et al. Tolerability of naso-esophageal feeding tubes in dogs and cats at home: Retrospective review of 119 cases. J Vet Intern Med. 2023; 37(6): 2315-2321.

30) Yu MK, Freeman LM, Heinze CR, et al. Comparison of complication rates in dogs with nasoesophageal versus nasogastric feeding tubes. J Vet Emerg Crit Care (San Antonio). 2013; 23(3): 300-304.

31) Camacho F, Humm K. Complication rates associated with nasoesophageal versus nasogastric feeding tube placement in dogs and cats: a randomised controlled trial. J Small Anim Pract. 2024; 65(7): 417-423.

32) Breheny CR, Boag A, Le Gal A, et al. Esophageal feeding tube placement and the associated complications in 248 cats. J Vet Intern Med. 2019; 33(3): 1306-1314.

33) Aguiar J, Chang YM, Garden OA. Complications of percutaneous endoscopic gastrostomy in dogs and cats receiving corticosteroid treatment. J Vet Intern Med. 2016; 30(4): 1008-1013.

34) Parker VJ, Freeman LM. Comparison of various solutions to dissolve critical care diet clots. J Vet Emerg Crit Care (San Antonio). 2013; 23(3): 344-347.

35) Poole M, Quimby JM, Hu T, et al. A double-blind, placebo-controlled, randomized study to evaluate the weight gain drug, mirtazapine transdermal ointment, in cats with unintended weight loss. J Vet Pharmacol Ther. 2019; 42(2): 179-188.

36) Quimby JM, Lunn KF. Mirtazapine as an appetite stimulant and anti-emetic in cats with chronic kidney disease: a masked placebo-controlled crossover clinical trial. Vet J. 2013; 197(3): 651-655.

37) Quimby JM, Benson KK, Summers SC, et al. Assessment of compounded transdermal mirtazapine as an appetite stimulant in cats with chronic kidney disease. J Feline Med Surg. 2020; 22(4): 376-383.

38) Ferro L, Ciccarelli S, Stanzani G, et al. Appetite stimulant and anti-emetic effect of mirtazapine transdermal ointment in cats affected by lymphoma following chemotherapy administration: a multi-centre retrospective study. Animals (Basel). 2022; 12(2): 155.

39) Yin J, Song J, Lei Y, et al. Prokinetic effects of mirtazapine on gastrointestinal transit. Am J Physiol Gastrointest Liver Physiol. 2014; 306(9): G796-G801.

40) Rhodes L, Zollers B, Wofford JA, et al. Capromorelin: a ghrelin receptor agonist and novel therapy for stimulation of appetite in dogs. Vet Med Sci. 2017; 4(1): 3-16.

41) Zollers B, Wofford JA, Heinen E, et al. A prospective, randomized, masked, placebo-controlled clinical study of capromorelin in dogs with reduced appetite. J Vet Intern Med. 2016; 30(6): 1851-1857.

42) Zollers B, Allen J, Kennedy C, et al. Capromorelin, an orally active ghrelin agonist, caused sustained increases in igf-1, increased food intake and body weight in cats: 2015 ACVIM forum research abstract program. J Vet Intern Med. 2015; 29(4): 1122-1256.

臓器・疾患別　最新の治療ガイドライン

救急疾患

誤食に対する内視鏡テクニック

森田　肇
公益財団法人 日本小動物医療センター　夜間救急診療科

アドバイス

　消化管内視鏡（以下，内視鏡）を用いた消化管内異物除去は，催吐処置で目的の異物を含んだ嘔吐がみられない場合や，催吐処置が不適な場合に選択される。外科手術による異物除去とくらべて，比較的短時間で実施できることや，組織への侵襲が少なく，入院が短期間で済むことなどメリットが多い。

　また，内視鏡による異物除去の成功率は比較的高く，近年の報告では，食道および胃内異物に対して，内視鏡によって88％の症例で異物が除去された[1]。筆者の体感としても同程度，あるいはもう少し成功率は高いと感じる。しかし，異物の種類，動物側の要因などが，成功率だけでなく内視鏡を実施するかどうかという点にも関与してくるため，明確な数値が出しにくい。また，多くの施設で実施される処置であるが，実は獣医療でまとまった報告は少なく，ガイドラインなどは存在しない。そのため，臨床医の判断によるところが非常に大きい。

　エビデンスがあまりないため，本稿では，筆者が内視鏡での異物除去時に気を付けていることや考えていること，工夫していることなど，経験をもとに解説する。

鉗子の選択と異物

　異物の摘出には，内視鏡のテクニックとあわせて適切な鉗子の選択が重要である。様々な鉗子が存在するが，筆者は主に4つの鉗子を使い分けている。この4つの鉗子で，ほとんどの異物に対応可能だと考えている。本稿では，鉗子を紹介した後，実際の症例を紹介し，どのような異物に対しどのような鉗子を使用しているのか，そしてその際の思考について解説する。

1．V字鰐口把持鉗子（図1a）

　最も汎用性が高く，様々な異物に対応可能である。鉗子の操作が非常に容易で，異物にアプローチしやすいため，筆者はどのような異物に対しても最初に使用することが多い。また，異物を把持するだけでなく，りんごなどの食道内異物では異物を砕くこともできる（症例6参照）。ただし，おそらく適応外使用のため，鉗子の故障のリスクには注意する。

2．バスケット型把持鉗子（図1b）

　ある程度の大きさのものをしっかりと把持することができる。把持力はV字鰐口把持鉗子より強く，しっかりとバスケット内に収納することができれば，摘出は比較的容易である。デメリットとしては，操作が少し複雑で，異物をバスケット内に収納するのに工夫が必要なこと，そして，バスケットのサイズによっては，把持できる異物のサイズより大きいものの把持が困難であるということである。そのため，使用するバスケットの把持できるサイズを事前に把握しておくとよい。ただし，異物を完全にバスケット内に収納できず，異物の一部のみの把持になってしまっても，その強い把持力を活かすシーンも存在するため，活躍するシーンは広い。

3．回収ネット（図1c）

　小さい異物や，バスケット型把持鉗子でうまく把持できない異物に対して使用することが多い。また，食渣が邪魔で異物へのアプローチが困難な際に，食渣をまとめて除去するのにも便利である。

救急疾患

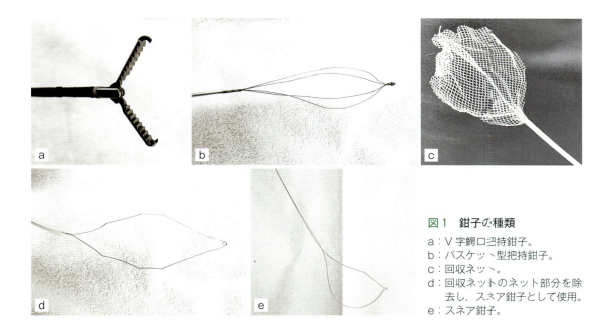

図1 鉗子の種類
a：V字鰐口把持鉗子。
b：バスケット型把持鉗子。
c：回収ネット。
d：回収ネットのネット部分を除去し，スネア鉗子として使用。
e：スネア鉗子。

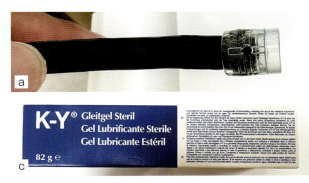
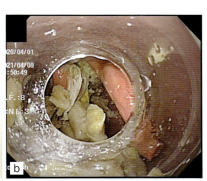

図2 鉗子以外のアイテム
a：内視鏡用装着フード。
b：内視鏡用装着フード使用時の所見。視野は狭い。
c：潤滑剤（K-Y® ルブリケーティングゼリー）。

4．スネア鉗子(図1d, e)

　スネア鉗子はV字鰐口把持鉗子よりも把持力が強く，バスケット型把持鉗子よりも異物へのアプローチが容易である。回収ネットのネットを外したものを使用することや，ポリペクトミー実施用のスネア鉗子を用いることもある。球状の異物は不向きであるが（異物のちょうど中央にアプローチする技術が必要），使用用途は広い。

鉗子以外のアイテム

1．内視鏡用装着フード(図2a)

　尖った異物などを牽引する際に，粘膜の傷害を最小限にすることができる。視野が狭くならない工夫がなされているが，実際に使用するとどうしても視野が狭くなる（図2b）。そのため，まずはフードを装着せずに異物へアプローチし，異物の把持が可能であると判

303

臓器・疾患別　最新の治療ガイドライン

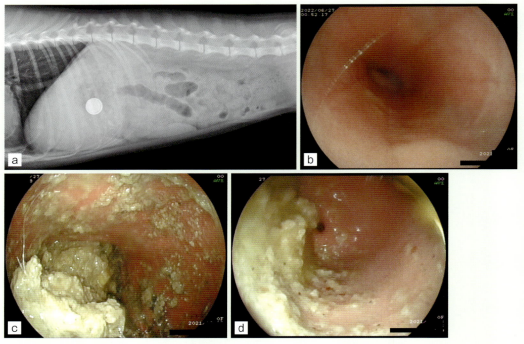

図3　症例1（ボタン電池の誤食）の検査所見
a：X線検査（側方像）。内視鏡検査前には必ずX線検査を実施し，可能な限り異物の場所や形，大きさを特定しておく。誤食してからあまり時間が経過していなくても，大腸内に異物が移動している場合や，食道内に異物が停滞している場合なども経験する。本症例では，胃内にボタン電池が確認できた。また，多量の食渣があるため，胃洗浄を行う可能性があることも事前にインフォームしておく必要があると判断した。
b：食道の内視鏡検査。食道内に著変はなかった。
c，d：胃の内視鏡検査。胃内には多量の食渣があった。幽門洞に異物はみられなかった。

断した際に改めてフードを装着するとよい。なお，フードをしっかりと装着しても，少し不安定な場合もあるので，筆者はサージカルテープなどで補強している。

2．潤滑剤（図2c）

　異物を牽引するときに潤滑剤を使用することで抵抗が少なくなり，摘出が容易になることがある。ただし，潤滑剤を使用すると，V字鰐口把持鉗子では滑って把持ができなくなってしまうので，使用する際にはバスケット型把持鉗子やスネア鉗子，回収ネットと組み合わせることが多い。潤滑剤は，鉗子口からシリンジを使用して投与してもよいが，その後滑って異物を把持できないと困るので，筆者は，異物を把持できた段階で栄養チューブを胃内へ挿入し，内視鏡でチューブの先端の位置を確認しながら適宜注入して使用している。

実際の症例

1．症例1（ボタン電池の誤食）

プロフィール

シベリアン・ハスキー，8カ月齢，雌

検査所見

- X線検査（図3a）：胃内にボタン電池が確認された。
- 消化管内視鏡検査：食道内に著変はなかった（図3b）。胃内には多量の食渣があり，異物の探索が困難と判断した（図3c，d）。

異物摘出

- 胃洗浄を実施後，異物を確認した（図4a）。
- V字鰐口把持鉗子での把持は，噴門や喉頭で異物を脱落させてしまう可能性が高いと考え，回収ネット

救急疾患

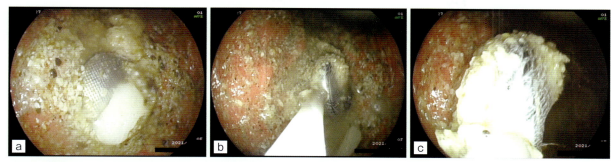

図4 症例1（ボタン電池の誤食）の異物摘出時の所見
a：胃洗浄を実施後，ボタン電池が確認できた。今回は使用しなかったが，異物へのアプローチが困難な場合は，この段階でV字鰐口把持鉗子を使用し，異物をアプローチしやすい場所に一度移動する。その後に回収ネットやバスケット型把持鉗子を用いた方が，アプローチが容易になることがある。
b，c：回収ネットのアプローチ。壁に押しつけるときは，スコープから少しだけ長めに回収ネットを出しておくと操作しやすい。

で包みこみ把持をするのが，最も安全かつ容易と判断した。

- 回収ネットを最大に開いて，胃壁に当てつけるようにスコープを操作し，ゆっくりとネットを閉じていき，都度スコープを壁に当てつけるように調整して，ネットを閉じ切った（図4b，c）。大きな抵抗もなく，異物を除去することが可能であった。

考察（処置のポイント）

　稟告や全身麻酔前の画像検査などで胃内異物が明らかであっても，食事のタイミング次第では，異物の確認が困難なことが多い。その場合，筆者は①V字鰐口把持鉗子を用いて異物を探す，②回収ネットを用いて大きめの食渣を摘出・除去する，もしくは③胃洗浄を行うのいずれかを実施している。①は経験によるところも大きく，計画的に実施しないと，時間がある程度経過しても，あまりよい結果が得られないこともある。②は食事がまだふやけていない場合や，野菜や肉などの固形物が多い場合には有用である。ただし，時間が比較的かかる。③は，猫や超小型犬では胃内へ挿入できるホースが細いため，あまり効率的でないことがある。また，異物を含んだ液体の気道内への誤嚥リスクが大きいため，実施する際には，気管チューブのカフをしっかりと膨らませたり，ガーゼを詰めたりして，誤嚥のリスクを可能な限り避ける。もちろん，処置終了後はガーゼを回収し，さらに内視鏡で観察しながら可能な限り液体を吸引する。

　V字鰐口把持鉗子は異物へのアプローチが容易な一方，凹凸が少ない硬めの異物や，牽引する際に抵抗のかかる異物では，把持力が足りないことが多い。バスケット型把持鉗子は，しっかりとバスケット内に異物を入れることができれば理想的であるが，技術が必要であり，時間がかかってしまうことがある。今回のケースのように回収ネットを使用すると，ある程度雑に異物へアプローチしても，しっかりと把持することが可能なため，少ない時間で済む。

類似症例

　ボタン電池のサイズが小さければ，図5のように，V字鰐口把持鉗子でも除去が可能である。ただし，V字鰐口把持鉗子で不安定なまま牽引し，食道内で把持できなくなってしまうことは極力避けたい。そのために，内視鏡実施時に鉗子の選択を行うよりも，事前にX線検査を実施し，異物の大きさを把握し，鉗子を検討しておくべきである。

2．症例2（手羽先の骨の誤食）

プロフィール
チワワ，10歳齢，避妊雌

検査所見
- X線検査：胃内に骨陰影が認められた（図6a）。

臓器・疾患別　最新の治療ガイドライン

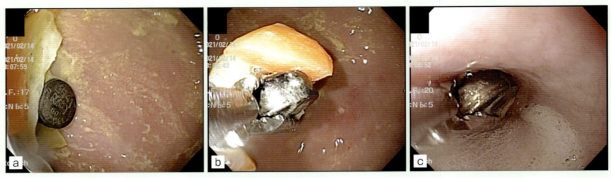

図5　症例1の類似症例（ボタン電池の誤食）の異物摘出時の所見

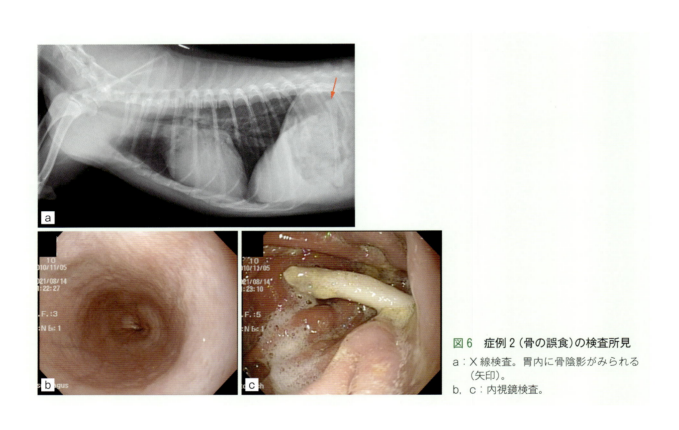

図6　症例2（骨の誤食）の検査所見
a：X線検査。胃内に骨陰影がみられる（矢印）。
b, c：内視鏡検査。

- 消化管内視鏡検査：食道内に著変はなかったが（図6b），胃内に骨が認められた（図6c）。

異物摘出
- バスケット型把持鉗子を用いて骨を移動させ（図7a），可能な限り骨の端を把持できるように，鉗子の位置を調節した（図7b）。
- ゆっくりと骨を牽引し，異物を除去した。

考察

骨を摘出すべきかどうかの議論もあると思うが，その点については今回は割愛する。

骨を除去する場合には，バスケット型把持鉗子が非常に便利である。骨のサイズにもよるが，長軸方向に引き出す必要があるため，骨の端を鉗子がかかる位置に移動させる必要がある。また，胃をしっかりと膨らませておかないと，骨の端が胃に接着しアプローチが困難となるため，適度に胃を拡張させる。

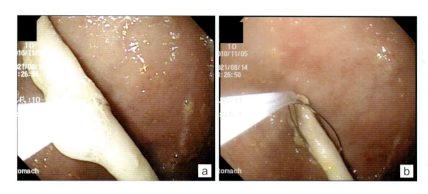

図7 症例2（骨の誤食）の異物摘出時の所見

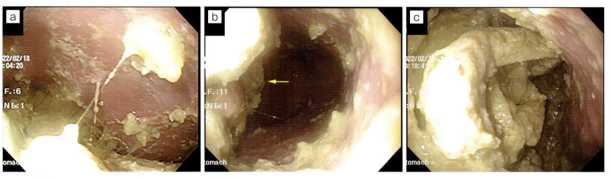

図8 症例3（マスク〔?〕の誤食）の内視鏡画像
胃内容物が多量にみられた。よく観察すると，食渣とは異なった質感の異物が観察された（矢印）。

　スネア鉗子はバスケット型把持鉗子よりもアプローチが容易であるが，少し大きい骨だと，牽引する際に不安定になることも多いため，筆者はバスケット型把持鉗子を好んで使用している。バスケット型把持鉗子は，まずしっかりとバスケットを開いてから，4本ある線のうち，できるだけ2本を骨の下に通す。そこからゆっくりと鉗子を閉じていき，適宜位置を微調整する。端を把持することができたら，少しずつ牽引していくと，おそらく噴門で長軸方向になるはずである。ここで長軸にならず抵抗がかかるようでは，噴門を通過することはできないので，一度スコープごと胃内へ挿入し，再度把持する位置を調整する。

3．症例3（マスク〔?〕の誤食）

プロフィール
アイリッシュ・セター，1歳齢，避妊雌

稟告
散歩中に何か白っぽいものを食べてしまった。

検査所見
- X線検査：胃内に明らかな異物の陰影はなかったが，内容物が多量であった。
- 消化管内視鏡検査：食道に著変はなかった。胃内には多量の食渣があり（図8a），噴門からの観察，噴門部・幽門洞の観察を実施していたところ，食渣とは異なった質感の内容物を確認した（図8b）。V字鰐口把持鉗子を用いて把持してみると，紐のようなものを確認でき（図8c），誤食した異物であると判断した。

異物摘出
　紐状異物となっている可能性も否定できなかったため，幽門洞の近くからゆっくりと牽引した（図9）。異

臓器・疾患別　最新の治療ガイドライン

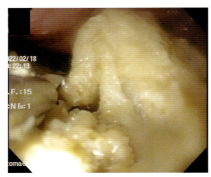
図9　症例3（マスク〔？〕の誤食）の異物摘出時の所見

物がすべて胃内にあることを確認できたため，そのまま摘出した。異物は布製のマスクであった。

考察

　内視鏡検査を実施する際は，ルーチンで胃内をしっかりと観察することを怠らないようにする。内視鏡を食道から挿入して，胃体部を確認し，少しスコープを進めてJターンしたら，噴門，胃底部を確認する。スコープをねじりながら胃角を確認した後，幽門洞を確認し，Jターンを解除しながら幽門へスコープを進める。この際，食渣がスコープのレンズに付着したり，レンズが曇ったりすることがあると思うが，都度水で洗浄したり，少し送気することで視野を確保する。この作業をきちんと行っていると，今回のように異物の存在に早めに気付くことができる。

　異物の正体が分からない場合，幽門までしっかりと確認しておく。紐状異物になってしまっている場合，幽門まで異物があると，無理に牽引することで，粘膜に重度の傷害が起こってしまう可能性もある。本症例では，幽門内に異物は存在せず，胃内にすべて存在すると判断されたため，多少力を入れて牽引することとした。また，布製のマスクのように，紐の部分がゴム製だと牽引する際に伸びてしまって摘出が困難なこともあるため，紐だけでなくほかの部分も一緒に把持し牽引すると，少し容易になる。

4．症例4（胃〜十二指腸内異物）

プロフィール
トイ・プードル，3歳齢，去勢雄

稟告
　頻回の嘔吐を呈し，吐物内にプラスチックが混じっていた。

検査所見
- 腹部超音波検査：胃は軽度に拡張しており，幽門〜十二指腸の内腔に，連続した異物がみられ，十二指腸の壁は波状に変化していた（図10）。胃内にアンカーの存在する紐状異物*と診断した。
- 消化管内視鏡検査：食道に著変はなかった。胃粘膜に軽度の点状出血がみられた（図11a）。幽門において緑色の異物が認められ，糸が絡まっているようにみえた（図11b）。

＊：紐は引っかかりがないと紐状異物とならないが，引っかかり（アンカー）ができることで，紐状異物となる。舌根部や胃内でアンカーとなることが多い。

異物摘出
　まず，内視鏡による摘出を試みてから，摘出が困難な場合には外科手術を実施することとなった。
- V字鰐口把持鉗子を用いて異物を軽く牽引したところ，十二指腸が内反してきたため，このままの異物除去は危険と判断した（図12a，b）。
- 十二指腸の観察を行い，異物の遠位端を胃内へ移動させてから異物を摘出することとした。
- スコープ径を細いものに変更し（本症例では5.9 mm），十二指腸内へ挿入したところ，異物の紐部分が確認できた（図12c）。
- 異物の遠位端をV字鰐口把持鉗子で把持し（図12d），胃内に紐のすべてを移動した。その後，十二指腸内を観察したが，十二指腸曲〜空腸近位まで異物はみられなかった（図12e）。
- 胃内に移動させた異物をV字鰐口把持鉗子で一括に把持し，異物を摘出した。
- 幽門洞の粘膜に軽度の点状出血やびらんがみられたため（図12f），スクラルファートを鉗子口から胃内へ注入し，オメプラゾール（1 mg/kg）を静脈内投与して処置を終了した。

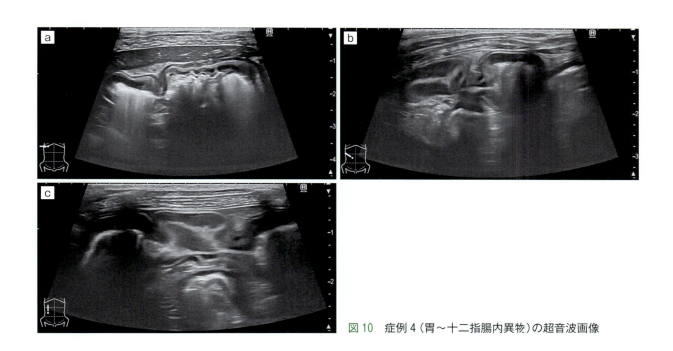

図10 症例4（胃〜十二指腸内異物）の超音波画像

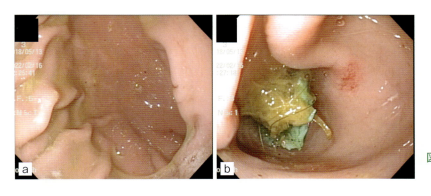

図11 症例4（胃〜十二指腸内異物）の内視鏡画像

考察

 一般的に，小腸内異物は外科手術が適応とされている。しかし，本症例のように，小腸内異物でも内視鏡のみを使用して摘出することはできる。

 幽門にアンカーのある紐状異物は，比較的遭遇することが多い。このような場合は，アンカーとなっている部分を牽引するだけではうまくいかないことが多い。異物の遠位端を把持し，ゆっくりと胃内へ異物の全体を移動させて，その後摘出すると，比較的容易に摘出することができる。

 本症例は2kgと体格が小さかったため，内視鏡のスコープを途中で変更したが，ある程度体格が大きい症例であれば，内視鏡スコープを変更せずに処置が可能である。また，胃粘膜の傷害などが明らかな場合は，粘膜保護としてスクラルファート，胃酸分泌阻害としてプロトンポンプ阻害薬（PPI）を使用することが多い。

類似症例

 消化管内視鏡検査にて，胃内に繊維質の太い紐のようなものが噴門から幽門に連続して存在し，胃角の粘膜は潰瘍・出血を呈していた（図13a）。直前の超音波検査で，十二指腸内に異物の存在が疑われていたため，噴門〜十二指腸内の紐状異物と診断した。

臓器・疾患別　最新の治療ガイドライン

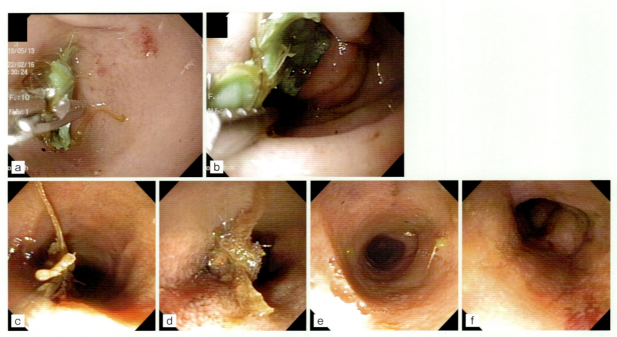

図12　症例4（胃〜十二指腸内異物）の異物摘出時の所見

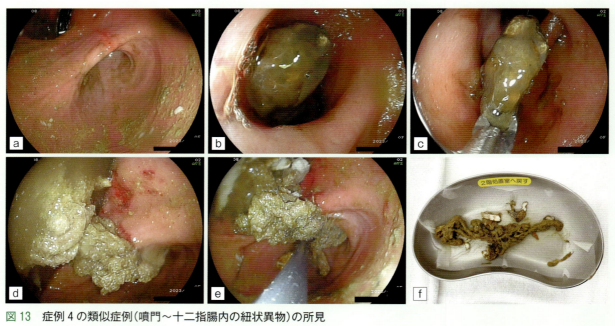

図13　症例4の類似症例（噴門〜十二指腸内の紐状異物）の所見
a：内視鏡検査所見，b〜e：異物摘出時の所見，f：摘出した異物。

　まず，十二指腸内にスコープを挿入し，異物の遠位端を確認した（図13b）。V字鰐口把持鉗子で異物の遠位端を胃内へ移動させ，その後，粘膜に食いこんでいる紐を粘膜から剥がすように移動させた（図13c）。異物を牽引してもテンションがかからないことを確認してから，異物を摘出した（図13d〜f）。胃角に潰瘍

救急疾患

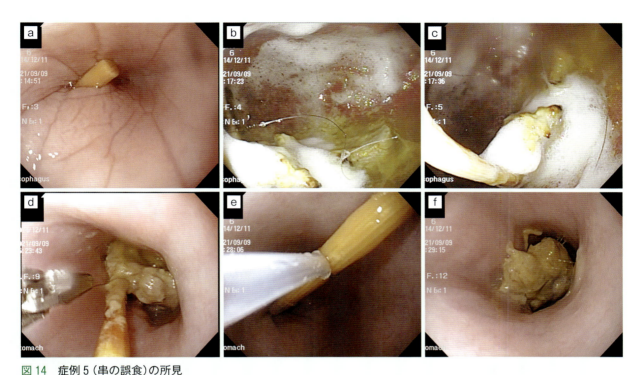

図14 症例5（串の誤食）の所見
a：内視鏡検査所見，b〜f：異物摘出時の所見。

がみられたため，スクラルファートおよびオメプラゾールを投与した。

このように，胃内から連続した十二指腸内異物は，遠位端から処理することで摘出可能なことが多い。このときに無理に牽引すると粘膜傷害が増悪するため，胃をしっかりと拡張させるとともに，胃内の異物が粘膜から剥がれているかを確認しながら処置を行うと，比較的安全であると筆者は考えている。

5．症例5（焼き鳥の串の誤食）

プロフィール
柴，6歳齢，去勢雄

消化管内視鏡検査所見
食道の粘膜に著変はなかった。食道遠位に串が観察された（図14a）。

異物摘出
- 内視鏡スコープが串に当たらないように，串を避けながら胃内へ挿入した。
- 胃内への送気を十分に行い，胃を拡張させることで，串を自然に胃内に落とした（図14b）。
- 串の先端付近をV字鰐口把持鉗子で牽引しようとしたが，噴門で串に付いた肉が抵抗となり，牽引不可能であったため，スネア鉗子を使用することとした（図14c，d）。
- 肉は牽引時に串から外れ，串を無事摘出することができた（図14e）。串をすべて確認した上で，食道内の肉を胃内に押しこみ処置を終了した（図14f）。

考察
串は，内視鏡を使用して摘出する異物でよく遭遇するケースである。串の摘出で気を付けるべきポイントは，串が折れずに，あるいは折れたとしても比較的長い状態で残存している場合に，串を内視鏡スコープで押してしまい胃を損傷させないことである。また，食道内での鉗子の操作は可動域が狭く困難なため，可能であれば，胃内に異物のすべてが存在する状態で処置を行う。本症例のように食道内に串がみえるケースは少なくなく，その場合，内視鏡スコープを串の横から

臓器・疾患別　最新の治療ガイドライン

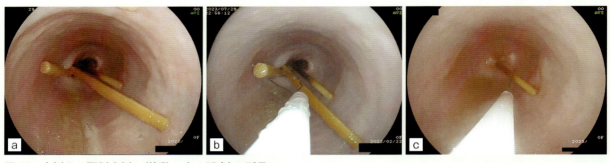

図15　症例5の類似症例1（複数の串の誤食）の所見

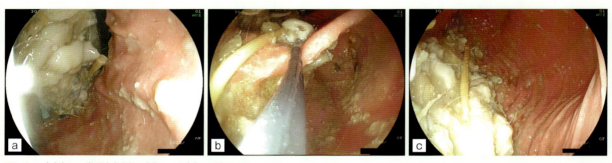

図16　症例5の類似症例2（串の誤食）の所見

通すことで噴門が拡張し，胃内へ異物が落ちることもある．送気を十分に行い胃を拡張させることで，より胃内へ異物が落ちやすくなるはずである．

　串だけの摘出であれば，V字鰐口把持鉗子のみで牽引することは比較的容易であるが，本症例のように串に肉が付いている場合は，噴門部で抵抗がかかるためV字鰐口把持鉗子の把持力では牽引が困難である．その場合はスネア鉗子を使用するとよい．串の端から1cm程度を目安にスネアをかけ，牽引する．牽引する際は，把持している部位を常に観察しながら行う．この作業を怠ると，食道に不必要な傷害を与える可能性がある．また，喉頭を通過する際は無理に引き抜くのではなく，スコープを少しねじりながらゆっくりと引くとよい．抵抗が強い場合はもう一度スコープを食道内へ挿入し，把持している部位を端から5mm程度のところにすると，おそらく牽引可能となる．なお，スネア鉗子であまりにもギリギリを把持しようとすると，滑ってしまうこともあるので注意する．

類似症例1

　V字鰐口把持鉗子では滑ってしまうケースも多いため，最初からスネア鉗子を用いてもよい．この症例は，串の部分だけを複数本食べてしまったという稟告で来院した．消化管内視鏡検査にて，食道内に複数の串が観察された（図15a）．内視鏡スコープを胃内へ挿入するのは困難であること，かつすべての串で先端がみられないことから，この状態で牽引できると判断した．食道内でスネア鉗子を使用するときは，スネアを完全に開かず，少し開いた状態で串にスネアをかけにいく（図15b）．串にスネアがかかったら，少しずつスネアを閉じていき，スコープを固定したまま目的とする位置に微調整する（図15c）．

類似症例2

　胃内，特に噴門部～胃底部に串がある場合（図16a），まずはV字鰐口把持鉗子を用いて串を移動させる（図16b）．その際は送気を十分に行い，胃を拡

救急疾患

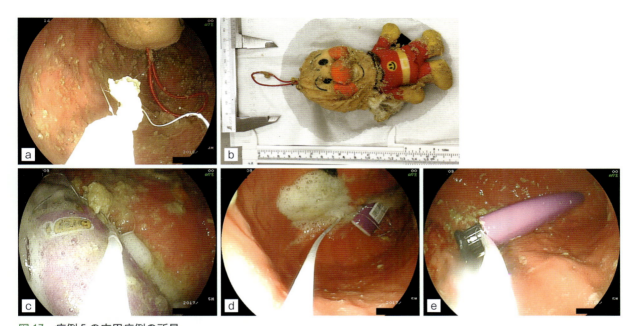

図17　症例5の応用症例の所見
a, b：ぬいぐるみの誤食，c〜e：ライターの誤食。

張させておく。串を移動させた後は，少しだけ胃から空気を抜き，シワがみえる程度にする（図16c）。そうすることで，串が大きく移動してしまうことを防ぐことができる。このテクニックは，バスケット型把持鉗子を使用する際にも役立つ。バスケット型把持鉗子は，鉗子の先端を胃壁にうまく当てることで微調整が可能となる。胃壁に当たらないと，バスケットを一度すべて開いてからのアプローチとなり，少し操作が困難となる印象がある。目的にあわせて胃のサイズをコントロールすることは，内視鏡による異物摘出テクニックのひとつの大きな要素であると考えている。

応用症例

　スネア鉗子はバスケット型把持鉗子にくらべ操作性がよく，V字鰐口把持鉗子よりも把持力に優れている。例えば，ぬいぐるみを誤食した症例では（図17a），頭に付いている紐にスネア鉗子をうまく通すことでしっかりと把持することができ，異物を摘出できた（図17b）。

　続いて，ライターを食べてしまった症例を紹介する。ライターは，バスケット型把持鉗子ではすべてをバスケット内に入れることは困難で，かつ素材が滑りやすい場合は，バスケットをきれいにかけることが非常に難しい。スネア鉗子の方が操作性に優れており，ライターの溝を狙うことが可能であり，摘出することができた（図17c〜e）。

　このように，スネア鉗子は非常に出番が多いのでぜひ試していただきたい。

6．症例6（食道内異物〔りんご〕）

プロフィール

　チワワ，1歳齢，去勢雄

消化管内視鏡検査

　食道遠位に異物がみられた（図18a）。

異物摘出

- 異物を内視鏡スコープで押しこもうとしたが移動しなかったため，食道内で異物を小さくすることとした。
- V字鰐口把持鉗子を用いて異物の中央を削っていき，それを何度か繰り返した（図18b）。

臓器・疾患別　最新の治療ガイドライン

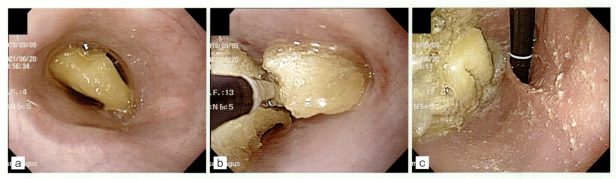

図18　症例6（食道内異物〔りんご〕）の所見

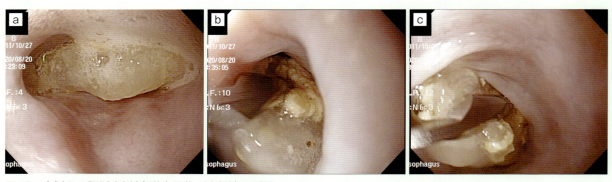

図19　症例6の類似症例（食道内異物〔大根〕）の所見

- 完全に2分割せずとも，ある程度形を削った段階で，再度内視鏡スコープで胃内へ押しこんだところ，りんごは食道内で崩れ，胃内へ押しこむことができた（図18c）。

考察

食道内異物は摘出可能な場合もあるが，胃内へ一度押しこむケースが多い。全身麻酔導入時に食道が弛緩して，食道内から胃内へ異物が移動するようなケースもあるが，この症例のように，内視鏡スコープを利用して押しこもうとしても，異物が全く移動しないケースも存在する。野菜や果物，おかし（ガムなどは除く）であれば，本症例のように食道内で異物を少しずつ削ることで移動が容易になることが多い。ガムなどの比較的硬い異物の場合は削ることができないため，摘出を試みるか，あるいは食道内に潤滑剤を投与することで移動が容易になるケースもある。

類似症例

りんごだけでなく，大根でも同様の処置を行ったケースを紹介する（図19）。食道内で異物を削る際のポイントは，V字鰐口把持鉗子をスコープから完全に出してから少しだけ進めて，極力スコープの近い位置で鉗子を操作することである。こうすることで狙いがしっかりと定まり，同じところを徹底的に削ることができる。

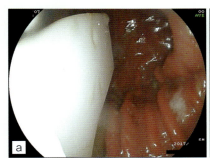
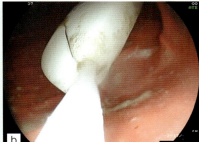
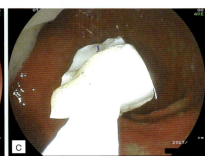
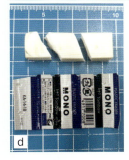

図20 症例7（消しゴムの誤食）の所見

7. 症例7（胃内で異物を変形〔消しゴム〕）

プロフィール
ミニチュア・ダックスフンド，6歳齢，去勢雄

稟告
消しゴムを1つ丸のみしてしまった。

消化管内視鏡検査所見
食道に著変はなかった。胃内に目的の異物が確認されたが，消しゴムと紙は分離していた（図20a）。

異物摘出
バスケット鉗子で異物を摘出しようとしたところ，噴門を通過できなかったため，スネア鉗子を用いて異物を分割し摘出した（図20b〜d）。

考察
胃内で異物を操作することで，異物摘出が容易になるケースがある。使用する機会は限られるかもしれないが，噴門を通過できない場合や，そのままの大きさでは把持しにくい場合などでは，胃内で異物にアプローチできることがないかを考えてみると，応用できることがあるかもしれない。

おわりに

本稿では，実際の症例をもとに，どのように異物を摘出したのか，鉗子の選択と思考を可能な限り解説した。なかなか伝わりにくい部分もあったと思うが，筆者が大切だと感じているのは事前の準備である。スコープの操作を練習すること，手元にある鉗子の特徴を知っておくこと，そして，いざ異物を摘出する場合には，稟告だけでなくX線検査や超音波検査を実施し，イメージトレーニングを行ってから実施することが，上達への第一歩であると感じている。

参考文献
1) Maggi G, Tessadori M, Marenzoni ML, et al. Endoscopic retrieval of esophageal and gastric foreign bodies in cats and dogs: a retrospective study of 92 cases. Vet Sci. 2023;10(9):560.
2) 高橋雅弘．写真と動画でわかる 犬と猫の内視鏡〜消化管・鼻咽頭の検査・処置テクニック〜．緑書房，2023．

索　引

【欧文】

ACNU（ニムスチン）······· 72，120，121，
　　　　　　　　　　　　128，133，155
AC プロトコール ······························· 153
ALL（急性リンパ芽球性白血病）
　······························· 15，172，178
AML（急性骨髄性白血病）
　····················· 55，172，174，176
BCS（ボディ・コンディション・スコア）
　····································· 259，291
B 細胞性消化器型リンパ腫 ····················· 129
B 細胞性慢性リンパ性リンパ腫 ··············· 80
B 細胞性リンパ腫 ····················· 10，12
CAR-T（キメラ抗原受容体遺伝子改変 T）
　細胞 ··············· 160，162，164，168
CCECAI（犬慢性腸症活動性指標）
　····································· 142，215
CCNU（ロムスチン）··········· 72，84，94，
　　　　　128，133，150，152，155
centroblastic 型（中心芽球型）··········· 23
CHOP ················· 67，106，118，133，
　　　　　　　151，155，177，178
CIBDAI（犬炎症性腸疾患活動性指標）··· 142
CKD（慢性腎臓病）··························· 231
CLL（慢性リンパ性白血病）··········· 12，15，
　　　　　　　　　　　　176，179
Clostridioides (Clostridium) difficile
　···································· 211，216
CML（慢性骨髄性白血病）
　····························· 173，175，179
COAST，COASTeR ········· 257，259
COP ····························· 133，153
CSF（脳脊髄液）検査 ············· 37，246
CVD（脳血管障害）··························· 242
dacryops（涙腺嚢腫）··················· 270
DJD（変形性関節症）··················· 256
DLBCL（び漫性大細胞型 B 細胞性リンパ腫）
　····························· 11，22，113
DMAC プロトコール ············· 150，153
dry FIP（非滲出型）············· 185，187
DTIC（ダカルバジン）············· 150，154
FAB 分類 ····································· 172
FAD（ノミアレルギー性皮膚炎）
　····································· 278，283
FAS（猫アトピー症候群）··················· 278
FASS（猫アトピー性皮膚症候群）··········· 278
FCEAI（猫慢性腸症活動性指標）··········· 142
FECV（猫腸コロナウイルス）··········· 183
FeLV（猫白血病ウイルス）
　····························· 103，130，183
FFA（猫食物アレルギー）··········· 278，281
FGF-23 ····································· 231
FHV-1（猫ヘルペスウイルス I 型）··· 275
FIP（猫伝染性腹膜炎）··················· 183

FIV（猫免疫不全ウイルス）········· 103，130
FS（左室内径短縮率）··················· 153
GS-441524 ····························· 193
GS-5734（レムデシビル）··········· 193
Hotz-Celsus 法 ····························· 272
IBD（炎症性腸疾患）··························· 51
immunoblastic 型（免疫芽球型）··········· 23
IRE（免疫抑制薬反応性腸症）··············· 213
IRIS（国際獣医腎臓病研究グループ）··· 231
LAP プロトコール ····························· 150
L-CHOP ··················· 69，118，180
LGL（大顆粒リンパ球性）リンパ腫
　····································· 25，80
LOPH プロトコール ····················· 156
LOPP 変法プロトコール ··················· 153
L-アスパラギナーゼ ··········· 69，84，93，
　　　119，128，134，155，157，180
MCS（マッスル・コンディション・スコア）
　··· 291
MDR1 遺伝子 ····························· 67
MOPP プロトコール ····················· 150
Mott-cell ··················· 82，129
NK 細胞性リンパ腫 ················· 15，80
NRE（免疫抑制薬非反応性腸症）··········· 216
NSAIDs（非ステロイド系抗炎症薬）
　····································· 259，261
NSE（非特異的エステラーゼ）染色 ··· 174
N アセチルシステイン ····················· 202
OA（骨関節炎）····························· 256
ORF 3c ····································· 184
PARR（クローナリティ）··············· 28，82，
　　　　　　　　　　　132，175
PCR 検査 ····································· 191
PEAum（超微細化パルミトイル
　エタノールアミド）····················· 286
PO（ペルオキシダーゼ）染色 ··········· 174
PTCL（末梢性 T 細胞性リンパ腫）
　····························· 15，16，24
Pucker 法 ····································· 269
RER（安静時エネルギー要求量）
　····································· 288，295
S（スパイク）蛋白 ··············· 184，191
stage migration（ステージ変移）··········· 66
STT（シルマー涙液試験）··················· 264
T 細胞性慢性リンパ球性白血病 ··············· 81
T 細胞性リンパ腫 ················· 14，81
T 細胞豊富型 B 細胞性リンパ腫 ··········· 11
T 細胞領域リンパ腫 ··· 14，24，80，81
T リンパ芽球性リンパ腫 ··················· 24
UPC（尿蛋白クレアチニン比）··············· 231
UW-25（プロトコール）
　····························· 68，118，134
VAPC プロトコール ····················· 157
VCOG ····································· 66

VELCAP-EL ····························· 94
VELCAP-SC ····························· 128
V 字鰐口把持鉗子 ····················· 302
wet FIP（滲出型）····················· 185
Willis 動脈輪（大脳動脈輪）··················· 242
β 作動薬 ····································· 199

【あ行】

悪玉菌（病原性菌）····················· 208
アクチノマイシン D ····················· 153
アスピリン ····································· 231
アドレナリン ····································· 205
亜白血病性白血病 ····················· 174
アミトリプチリン ····················· 204
アミノフィリン ····························· 200
アモキシシリン ····························· 228
アモキシシリン・クラブラン酸 ··········· 285
アルキル化剤 ····························· 150
アルブテロール ····························· 199
アレルギー検査 ····························· 284
アレルゲン特異的 IgE 血清検査 ··········· 285
アレルゲン特異的免疫療法 ··················· 286
アンスラサイクリン ··················· 148，150
安静時エネルギー要求量（RER）
　····································· 288，295
暗帯 ··· 10
アンピシリン ····························· 228
一次損傷［脳］····························· 244
一次濾胞 ··· 10
一過性脳虚血 ····························· 243
イドクスウリジン ····················· 276
犬炎症性腸疾患活動性指標（CIBDAI）··· 142
犬コロナウイルス ····················· 185
犬慢性腸症活動性指標（CCECAI）
　····································· 142，215
胃のリンパ腫 ······························· 46
イマチニブ ····································· 179
胃リンパ節 ····································· 34
胃瘻チューブ ··················· 226，297
インスリン抵抗性 ····················· 288
インターフェロン ····························· 93
咽頭リンパ腫 ····························· 108
栄養失調 ····································· 288
栄養療法 ··················· 226，288
腋窩リンパ節 ····························· 32
エリスロポエチン製剤 ··················· 240
エリスロマイシン ····················· 276
エレベーテッドフィーディング ··········· 226
嚥下困難 ····································· 224
炎症性腸疾患（IBD）··················· 51
エンロフロキサシン ····················· 228
オクラシチニブ ··················· 93，285
オフロキサシン ····························· 276
オメガ 3 系不飽和脂肪酸 ··················· 261

オメプラゾール ·················· 228，308
オンダンセトロン ······················ 154

【か行】

外因性エネルギー ······················ 289
回収ネット ······························· 302
外部寄生虫症 ···························· 283
回盲結口部のリンパ腫 ················· 52
外用グルココルチコイド ·············· 285
下顎腺 ······················· 19，21，31
下顎リンパ節 ············· 18，31，115
喀痰 ······································· 201
過剰栄養 ·································· 289
ガバペンチン ··················· 204，262
カプロモレリン ·························· 299
カルシウム ················ 67，232，234
カルボシステイン ······················ 202
鉗子［内視鏡］ ························· 302
眼周囲リンパ腫 ·························· 40
肝障害 ······································ 94
関節軟骨 ·································· 256
肝臓のリンパ腫 ··························· 40
肝毒性 ······························ 72，73
眼内リンパ腫 ··················· 39，109
顔面外傷 ·································· 273
肝リンパ節 ······························· 33
気管気管支リンパ節 ···················· 33
気管支拡張薬 ···························· 199
気管リンパ腫 ····························· 58
キサンチン誘導体 ······················ 200
キサントクロミー ······················ 248
気道粘液潤滑薬 ························· 201
気道粘液溶解薬 ························· 202
気道粘膜修復薬 ························· 202
気道分泌促進薬 ························· 201
キメラ抗原受容体遺伝子改変 T（CAR-T）
　細胞 ········· 160，162，164，168
急性白血病 ····················· 172，180
　── 急性骨髄性白血病（AML）
　··············· 55，172，174，176
　── 急性リンパ芽球性白血病（ALL）
　························ 15，172，178
吸入器 ···································· 197
吸入ステロイド薬 ······················ 204
胸腔内リンパ節 ·························· 32
凝固障害 ·································· 231
胸骨リンパ節 ····························· 33
胸水 ············ 53，104，188，190
胸腺腫 ··························· 53，223
虚血性疾患［脳血管障害］ ··········· 243
巨大食道症 ······························ 222
去痰薬 ···································· 201
菌状息肉症 ······················ 15，90
筋層 ····················· 26，50，138

空腸チューブ ···························· 297
空腸リンパ節 ··················· 34，140
くも膜下出血 ···························· 243
グラピプラント ··················· 259，261
グルーミング ···························· 278
グルココルチコイド（ステロイド）
　··········· 73，92，204，249，285
グレード分類［骨関節炎］ ············ 257
グレード［リンパ腫］ ··············· 14，22
グレリン ·································· 299
クローナリティ（PARR） ············· 28，82，
　　　　　　　　　　　　132，175
クロピドグレル ·························· 231
クロラムブシル ········· 93，120，141，
　　　　　　　　　154，179，181
クロルフェニラミン ····················· 286
経静脈栄養 ······························ 292
経鼻食道（胃）チューブ ··············· 296
血管外漏出 ································ 68
血球貪食症候群 ························· 188
血腫［脳］ ······························· 243
結腸リンパ節 ····························· 34
結直腸原発 B 細胞性消化器型リンパ腫
　··· 129
結直腸のリンパ腫 ······················· 52
瞼球癒着 ·································· 275
原発性マクログロブリン血症 ··········· 80
抗 CD20 抗体薬 ·············· 164，168
抗 NGF モノクローナル抗体 ·········· 259
抗アセチルコリンレセプター抗体 ······ 224
抗炎症薬 ·································· 204
高カルシウム血症 ················ 67，232
高グレードリンパ腫
　················· 49，65，126，137
高グロブリン血症 ························· 67
高血圧 ··························· 238，245
抗コリン薬 ······························· 201
好酸球性局面 ···························· 280
好酸球性肉芽腫 ························· 281
甲状腺機能低下症 ······················ 223
抗体薬 ···················· 160，161，166
好中球減少症 ········ 94，96，128，142，
　　　　　　　　　　　　153，172
喉頭リンパ腫 ··················· 57，108
抗ヒスタミン薬 ·························· 286
硬膜下出血 ······························ 243
誤嚥性肺炎 ····················· 224，296
呼吸器薬 ·································· 197
誤食 ······································· 302
骨関節炎（OA） ························· 256
骨髄性白血病 ···························· 172
骨髄抑制 ········· 70，72，73，94，142，
　　　　　　　　　　153，154，156
コデイン ·································· 202

コバラミン ······························· 138
コリスチン ································· 276
コルチゾール ····························· 225

【さ行】

細隙灯顕微鏡 ···························· 268
サイトカインの嵐 ······················ 188
細胞診 ·········· 18，22，25，82，140
サイリウム ····················· 211，234
左室内径短縮率（FS） ················· 153
サルブタモール ·························· 199
サルメテロール ·························· 199
シクロスポリン ·························· 285
シクロホスファミド ·········· 68，70，85，
　　　119，120，134，153，157，178
自傷性脱毛症 ···························· 278
膝窩リンパ節 ····························· 32
シトシンアラビノシド ··· 153，155，178
ジヒドロコデイン ······················· 203
ジフェンヒドラミン ······················· 68
脂肪 ··························· 288，295
縦隔型リンパ腫 ··················· 53，104
充血除去薬 ······························ 205
重症筋無力症 ···························· 222
出血性疾患［脳血管障害］ ··········· 243
腫瘍随伴症候群 ························· 223
腫瘍溶解症候群 ··························· 71
消化管 T 細胞性小細胞性リンパ腫 ········· 81
消化管 T 細胞性リンパ腫 ··············· 16
消化管穿孔 ······························ 131
消化管内視鏡 ····················· 140，302
消化管のリンパ腫 ······················· 46
消化器型高グレードリンパ腫 ··········· 126
消化器型低グレードリンパ腫 ··········· 137
消化器型リンパ腫 ········· 25，126，137
消化器毒性 ············ 69，128，133
小細胞性リンパ腫
　············· 16，26，51，81，137
小腸のリンパ腫 ··························· 49
上皮向性リンパ腫 ··············· 15，88
ジョーンズ試験 ··················· 265，271
除去食試験 ······························ 281
食事療法 ······················· 232，238
食道炎 ··················· 223，226，228
食道瘻チューブ ························· 296
食物繊維 ·································· 210
食欲増進剤 ····················· 240，298
食欲不振 ·································· 288
自力摂食 ·································· 292
シルデナフィル ·························· 227
シルマー涙液試験（STT） ·············· 264
侵害受容性疼痛 ························· 256
新型コロナウイルス ····················· 193
神経学的検査 ···························· 245

317

神経障害性疼痛 ······················· 256
神経調整剤 ····························· 204
腎結石 ································· 238
滲出型（wet FIP） ····················· 185
新生子眼炎 ······················· 275，276
腎性貧血 ······························· 240
腎リンパ腫／腎臓のリンパ腫 ····· 44，104
心毒性 ··························· 68，71
腎毒性薬剤 ····························· 237
シンバイオティクス ··············· 210，213
腎リンパ節 ····························· 34
髄索 ································· 10
髄質［リンパ節］ ························ 10
膵十二指腸リンパ節 ··················· 34
水溶性食物繊維 ······················· 210
スクラルファート ····················· 228
ステージ分類［リンパ腫］ ············· 65
ステージ変移（stage migration） ········· 66
ステージング［リンパ腫］ ····· 18，66，91
スネア鉗子 ····························· 303
スパイク（S）蛋白 ··············· 184，191
脊髄リンパ腫 ··························· 38
セザリー症候群 ··················· 15，90
節外性 ··············· 10，15，17，103
節性 ··················· 10，80，84
セフポドキシム・プロキセチル ········· 276
浅頸リンパ節 ··························· 32
仙骨リンパ節 ··························· 34
前縦隔リンパ節 ······················· 33
全層生検 ······················· 25，140
浅鼠径リンパ節 ······················· 32
善玉菌（有用菌） ····················· 208
粟粒性皮膚炎 ··················· 280，283

【た行】

大顆粒リンパ球性（LGL）リンパ腫
································· 25，80
代謝性アシドーシス ··················· 240
体重管理 ······························· 259
大脳動脈輪（Willis 動脈輪） ··········· 242
体表リンパ節 ······················· 31，65
ダカルバジン（DTIC） ············· 150，154
多中心型高グレードリンパ腫 ··········· 65
多中心型リンパ腫 ··········· 31，65，148
脱水 ································· 238
多能性造血幹細胞 ····················· 172
短鎖脂肪酸 ····························· 209
胆嚢・胆管のリンパ腫 ················· 41
蛋白質［栄養素］ ················· 288，295
蛋白制限 ······························· 239
蛋白尿 ······················· 233，238
中心芽球型（centroblastic 型） ········· 23
中枢神経（型）リンパ腫 ········· 36，106
チューブフィーディング ··········· 292，296

中分子薬 ······························· 160
腸内細菌叢 ····························· 208
超微細化パルミトイルエタノールアミド
（PEAum） ························· 286
鎮咳薬 ································· 202
ツロブテロール ······················· 200
低アルブミン血症 ········· 231，235，293
低グレードリンパ腫 ········· 50，80，137
ディスバイオーシス ··················· 209
低分子薬 ······························· 160
テーブルフィーディング ··············· 226
テオフィリン ··························· 200
デキサメタゾン ······················· 153
デキストロメトルファン ··············· 202
テモゾロミド ··························· 150
テルブタリン ··························· 199
テルミサルタン ············· 232，235，237
頭蓋内リンパ腫 ······················· 37
頭頸部掻破痕 ··················· 279，283
ドキシサイクリン ····················· 276
ドキソルビシン ········ 68，71，84，119，
　　120，133，153，156，157，178
吐出 ······················· 224，296
トセラニブ ··················· 94，160，179
ドラッグデリバリーシステム ··· 161，197
トラマドール ··················· 259，262
トリアムシノロン ····················· 285

【な行】

内因性エネルギー ····················· 288
内眼角形成術 ··························· 272
内視鏡生検 ··············· 25，27，140
内視鏡用装着フード ··················· 303
内側咽頭後リンパ節 ··················· 31
内側腸骨／内腸骨リンパ節 ············· 34
鉛中毒 ································· 223
涙やけ（流涙症） ····················· 263
涙やけ症候群 ··················· 271，276
難消化性オリゴ糖 ····················· 210
二次損傷［脳］ ························· 244
二次濾胞 ······························· 10
ニムスチン（ACNU） ······ 72，120，121，
　　　　　　　　　128，133，155
尿蛋白クレアチニン比（UPC） ··········· 231
尿毒症徴候 ····························· 240
尿路感染症 ····························· 238
猫アトピー症候群（FAS） ··············· 278
猫アトピー性皮膚症候群（FASS） ········· 278
猫コロナウイルス ····················· 183
猫食物アレルギー（FFA） ··········· 278，281
猫喘息 ······················· 199，282
猫腸コロナウイルス（FECV） ··········· 183
猫伝染性腹膜炎（FIP） ················· 183

猫白血病ウイルス（FeLV）
························· 103，130，183
猫ヘルペスウイルスⅠ型（FHV-1） ······ 275
猫慢性腸症活動性指標（FCEAI） ········· 142
猫免疫不全ウイルス（FIV） ········ 103，130
ネブライザー ··························· 197
脳灌流 ································· 244
濃グリセリン・果糖 ··················· 249
脳血管障害（CVD） ····················· 242
脳梗塞 ······················· 243，246
脳出血 ································· 243
脳脊髄液（CSF）検査 ··········· 37，246
脳動脈 ································· 242
ノミアレルギー性皮膚炎（FAD）
································· 278，283

【は行】

胚中心 ································· 10
肺リンパ腫 ····························· 58
パジェット様細網症 ··············· 15，90
バスケット型把持鉗子 ················· 302
白血病 ······················· 80，172
発熱 ······················· 94，189
バブルテスト ··························· 273
パンチ生検 ····························· 91
鼻咽頭リンパ腫 ··················· 56，113
皮下リンパ腫 ··························· 107
鼻腔リンパ腫 ··················· 56，113
皮質［リンパ節］ ······················· 10
非上皮向性［リンパ腫］ ··········· 15，89
微小涙点 ······························· 269
皮疹 ································· 88
非滲出型（dry FIP） ············· 185，187
非ステロイド系抗炎症薬（NSAIDs）
································· 259，261
脾臓のリンパ腫 ······················· 42
脾臓辺縁帯リンパ腫（MZL） ············· 84
必須脂肪酸 ····························· 286
必要カロリー ··························· 294
非特異的エステラーゼ（NSE）染色 ······· 174
ヒドロキシウレア ····················· 179
ヒドロコルチゾン ····················· 285
皮内反応試験 ··························· 285
非白血病性白血病 ····················· 174
皮膚 T 細胞性リンパ腫 ··············· 15，89
皮膚型リンパ腫 ··················· 88，107
ビブラマイシン ······················· 276
ピプラント系消炎鎮痛剤 ··············· 261
び漫性大細胞型 B 細胞性リンパ腫
（DLBCL） ················ 11，22，113
病原性菌（悪玉菌） ··················· 208
標的臓器障害 ··························· 238
病理組織学的検査
················· 10，22，82，114，140

日和見菌	208
脾リンパ節	34
鼻涙管	263，269，274
鼻涙管洗浄	266
鼻涙管造影検査	267
鼻涙管閉塞症	270
ビンクリスチン	68，70，84，
	119，133，153，156，178
ファムシクロビル	276
ファモチジン	228
フィーディングチューブ	296
負荷試験	282
腹腔内遊離ガス	46
腹腔内リンパ節	33，189
副腎皮質機能低下症	222，225
腹水	186，189
ブデソニド	204
ブドウ球菌性皮膚炎	284
ブトルファノール	204
不溶性食物繊維	210
ブラノプロフェン	276
フルオレセイン	265
フルチカゾンプロピオン酸エステル	204
フルネベトマブ	167，262
プレドニゾロン	68，71〜73，
	85，92，119，120，133，
	141，153，157，179〜181，
	253，282，285，286
プレバイオティクス	208，210，213
フローサイトメトリー	83
プロカテロール	199
プロカルバジン	153，157
フロセミド	68
プロバイオティクス	208，209，213
ブロムヘキシン	201
分子標的薬	160
糞便移植療法	208，211，214
ベクロメタゾンプロピオン酸エステル	
	205
ベジンベトマブ	261
ペルオキシダーゼ(PO)染色	174
辺縁帯(マージナルゾーン)	10
辺縁帯(マージナルゾーン)リンパ腫	
	12，23，80，84
変形性関節症(DJD)	256
放射線療法	95，104，107，
	115，118，135
傍皮質［リンパ節］	10

ボディ・コンディション・スコア	
（BCS）	259，291
ポリープ	57
ポリクローナルガンモパチー	186

【ま行】

マージナルゾーン(辺縁帯)	10
マージナルゾーン(辺縁帯)リンパ腫	
	12，23，80，84
マクロファージ	184
末梢神経リンパ腫	36，38
末梢性T細胞性リンパ腫(PTCL)	
	15，16，24
マッスル・コンディション・スコア	
（MCS）	291
マバコキシブ	261
麻痺性イレウス	70
マラセチア過剰増殖	284
マロピタント	203
慢性腎臓病(CKD)	231
慢性腸症	137，213
慢性白血病	172，180
── 慢性骨髄性白血病(CML)	
	173，175，179
── 慢性リンパ性白血病(CLL)	
	12，15，176，179
マントル細胞リンパ腫	81
マントルゾーン	10
マンニトール	249，253
ミルタザピン	299
無菌性出血性膀胱炎	70
無痛性潰瘍	280
明帯	10
メチルエフェドリン	203
メチルプレドニゾロン	285
メトクロプラミド	154，228
メトトレキサート	155
眼のリンパ腫	39
メルファラン	150，153，154
メロキシカム	261
免疫芽球型(immunoblastic型)	23
免疫グロブリン	161
免疫染色	27，140，191
免疫チェックポイント阻害薬	160，167
免疫抑制薬反応性腸症(IRE)	213
免疫抑制薬非反応性腸症(NRE)	216
モサプリド	228
モノクローナリティ	28

モルヌピラビル	194

【や行】

有機リン中毒	223
ユウサイロイベシック症候群	226
有用菌(善玉菌)	208
腰大動脈リンパ節	34

【ら行】

ラクナ梗塞	243
ラバクフォサジン	151
理学療法	261
リヒター症候群	86，179
リフィーディング症候群	295
流涙症(涙やに)	263
流涙ドレナージシステム	263
領域性梗塞	243
リン	231，232
リン吸着剤	239
リンパ球性腸炎	26
リンパ形質細胞性リンパ腫	80
リンパ腫様肉芽腫症	60
リンパ性白血病	12，15，80，176
リンパ節	31
リンパ濾胞	10
涙液層	263
涙小管	263，269
涙小管閉塞症	268
涙腺囊腫(dacryops)	270
涙点，涙点造孔術	269
涙点閉鎖(症)	268，275
涙囊	263，269
涙囊炎	273
レスキュー療法(レスキュープロトコール)	
	67，134，148
レチノイド	92，96
レムデシビル(GS-5734)	193
ロイコトリエン拮抗薬	205
ロベナコキシブ	261，276
濾胞型リンパ腫	12
濾胞中心芽細胞／中心細胞	10
濾胞中心細胞性リンパ腫	12，81
ロマノフスキー染色	19
ロムスチン(CCNU)	72，84，94，
	128，133，150，152，155
ロメフロキサシン	276

■総監修者プロフィール

石田卓夫（いしだ たくお）

1950年東京生まれ。農学博士。

国際基督教大学卒，日本獣医畜産大学(現・日本獣医生命科学大学)獣医学科卒，東京大学大学院農学系研究科博士課程修了。米国カリフォルニア大学獣医学部外科腫瘍学部門研究員を経て，1998年まで日本獣医畜産大学助教授。1998〜2021年まで一般社団法人日本臨床獣医学フォーラム（JBVP）会長。現在はアジア小動物獣医師会（FASAVA）会長，日本獣医がん学会（JVCS）会長，ねこ医学会（JSFM）会長，JBVP名誉会長，日本獣医病理学専門家協会会員および赤坂動物病院医療ディレクター。

研究専門分野は，小動物の臨床病理学，臨床免疫学，臨床腫瘍学と猫のウイルス感染症。今後の研究課題として，培養幹細胞移入による免疫疾患および慢性炎症性疾患の治療がある。

新 伴侶動物治療指針1〜3／伴侶動物治療指針Vol.1〜12の「診療科目別INDEX」を公開しています。QRコードをスマートフォンやタブレット型端末で読み取ることで，PDFをご覧いただけます。QRコードが読み取れない場合は，以下のURL（https://www.midorishobo.co.jp/pdf/shishin_index2024.pdf）よりご確認ください。

新 伴侶動物治療指針 3

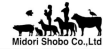

2024年10月10日　第1刷発行

監修者	石田卓夫
発行者	森田浩平
発行所	株式会社 緑書房 〒103-0004 東京都中央区東日本橋3丁目4番14号 TEL 03-6833-0560 https://www.midorishobo.co.jp
編　集	小島奈皇，加藤友里恵，大澤里茉
カバーデザイン	尾田直美
印刷所	アイワード

ⒸTakuo Ishida
ISBN978-4-89531-996-6 Printed in Japan
落丁，乱丁本は弊社送料負担にてお取り替えいたします。
本書の複写にかかる複製，上映，譲渡，公衆送信(送信可能化を含む)の各権利は株式会社緑書房が管理の委託を受けています。

JCOPY 〈(一社)出版者著作権管理機構 委託出版物〉
本書を無断で複写複製(電子化を含む)することは，著作権法上での例外を除き，禁じられています。
本書を複写される場合は，そのつど事前に，(一社)出版者著作権管理機構(電話03-5244-5088，FAX03-5244-5089，e-mail：info@jcopy.or.jp)の許諾を得てください。
また本書を代行業者等の第三者に依頼してスキャンやデジタル化することは，たとえ個人や家庭内の利用であっても一切認められておりません。